Introduction	I
Information	
Time	T
Rate	R
Rhythm	
Extrasystole	E
Arrhythmia	A
Coronary Heart Disease	CH
Event/Symptom	ES
Treatment/Overview/Propose	TOP

個人授業

心電図・不整脈

ホルター心電図でひもとく循環器診療

監修 | 自治医科大学・学長
永井良三

執筆 | 京都府立医科大学附属病院・循環器内科
杉山裕章

執筆協力 | 自治医科大学循環器内科/臨床病理学・教授
今井　靖

東京大学大学院医学系研究科特任助教・コンピューター画像診断学・予防医学講座
前田恵理子

医学書院

> 謹告 著者,監修者ならびに出版社として,本書に記載されている情報が最新かつ正確であるように最善の努力をしておりますが,薬の用法・用量・注意事項や機器に関連した諸設定などは,基礎研究や臨床治験,市販後調査によるデータの蓄積により,時に変更されることがあります.したがって実際の臨床現場における薬の使用や機器の各種設定に際しては,読者御自身で十分に注意を払われることを要望いたします.
> 医学書院

個人授業　心電図・不整脈
ホルター心電図でひもとく循環器診療

発　行	2011年 4月15日　第1版第1刷 © 2021年 6月15日　第1版第4刷
監　修	永井良三（ながいりょうぞう）
著　者	杉山裕章（すぎやまひろあき）
発行者	株式会社　医学書院 代表取締役　金原　俊 〒113-8719　東京都文京区本郷 1-28-23 電話　03-3817-5600（社内案内）
印刷・製本	三美印刷

本書の複製権・翻訳権・上映権・譲渡権・貸与権・公衆送信権（送信可能化権を含む）は株式会社医学書院が保有します.

ISBN978-4-260-01335-2

本書を無断で複製する行為（複写,スキャン,デジタルデータ化など）は,「私的使用のための複製」など著作権法上の限られた例外を除き禁じられています.大学,病院,診療所,企業などにおいて,業務上使用する目的（診療,研究活動を含む）で上記の行為を行うことは,その使用範囲が内部的であっても,私的使用には該当せず,違法です.また私的使用に該当する場合であっても,代行業者等の第三者に依頼して上記の行為を行うことは違法となります.

JCOPY 〈出版者著作権管理機構　委託出版物〉
本書の無断複製は著作権法上での例外を除き禁じられています.複製される場合は,そのつど事前に,出版者著作権管理機構（電話 03-5244-5088,FAX 03-5244-5089,info@jcopy.or.jp）の許諾を得てください.

監修の序

　高齢社会が進行するなかで，心臓病患者が急速に増加している．一定の年齢になれば，ほとんどの国民が心臓病を抱える時代となった．一方で，心臓病の診療やケアの改善も著しい．薬物療法だけでなく，さまざまな医療器械やデバイスも大きく進歩し，個々の患者に最適な医療を実践できるようになった．ホルター心電計も軽量・小型化されただけでなく，最近は 12 誘導の記録も可能になった．さらに自動解析器の性能も改善され，循環器診療への貢献はきわめて大きい．

　医学は科学によって裏づけられるが，医療の実践は経験に依存する．これはホルター心電図についても同様である．標準 12 誘導心電図とは異なるいくつもの注意点があり，専門家による報告書を鵜呑みにしてばかりいると，判読力は身につかない．当初は自分の眼で実記録を確認してトレーニングを積むべきである．このため実践に即したわかりやすいテキストが望まれていた．

　臨床医学のテキストは学術体系を俯瞰するだけでなく，現場の視点に立った記述が必要である．本書は多忙な業務の中でホルター心電図を勉強しようという若手医師向けに企画された．執筆と編集は東大病院循環器内科の心電図グループに属する若手医師が担当した．心電図の基本的な測定法から不整脈診断，さらに波形診断まで，初学者でも直ちに理解できるように，多くの図を用いて丁寧に執筆されている．ホルター心電図の入り口に立った医師や医学生，そしてあらゆる医療職の方々にお役に立つことを期待している．

　2011 年 3 月

　　　　東京大学大学院医学系研究科循環器内科教授　　永井良三

序

　循環器疾患を捉えるにあたって心電図は必要不可欠な基本的検査であり日々多く実施されています．安価で簡単でありながらさまざまな情報をそこから得ることができます．心電図診断は「波形診断」と「調律診断」からなりますが，特に後者の調律診断は不整脈診断そのものであり，循環器を専門にされる方はもちろんのこと，その他のさまざまな分野においても必須と考えられます．この本ではホルター心電図を主なテーマとしてとり上げておりますが，ホルター心電図の2つの誘導から得られる情報の解釈の仕方は一般の12誘導心電図やモニター心電図を判読するのと基本的には同じですので，この本を通じてホルター心電図の読み方のみならず，心電図全般にわたる読み方・解釈について理解できるものと思います．またその心電図から想定される循環器疾患に実際どう取り組むべきか，診断・治療といった側面についてもわりやすく記載しており，心臓電気生理検査，カテーテルアブレーションといった専門的な話題を含め不整脈診療全般を概観できるようになっています．

　本書は2010年3月に出版された永井良三 監・杉山裕章，今井靖 著『個人授業　心臓ペースメーカー─適応判断から手術・術後の管理まで─』に続く入門書の第二弾として企画されたものです．今回，第一弾の執筆者でもある杉山裕章先生が責任執筆者として日々の臨床症例のデータ・臨床情報を丹念に蓄積し，出版に向けて編集・加筆したものです．日々の忙しい臨床の中で通り過ぎていく数多くの症例を教材として形として残すのは意外に難しく地道な努力が必要だと思いますが，それがここに結実したといえます．本書でも第一弾のペースメーカー入門書と同様，専門医と若手ドクターとの問答形式で進められ，なにげない会話のように特に構えることなく短時間で読み通せるような構成としています．また，さらに詳しく学びたい方のために「アドバンス」として専門に踏み込んだ話題も掲載されております．その中で虚血性心疾患のみならず器質的心疾患の診断に多用される心臓CTに関して，杉山先生の同期で放射線科の画像診断の専門家である前田恵理子先生にわかりやすく解説を加えていただきましたので，虚血性心疾患の心電図判読とともに理解を深めていただきたいと思います．少し専門的で診療から離れる話になりますが，不整脈の遺伝子に関する話題について私，今井が簡単な解説を加えさせていただきました．本書がこれから内科・循環器科で学ぶ若手医師，医学生の方，さらには心電図に関わる看護師，臨床検査技師，臨床工学技士など多くの医療関係者の方の入門書としてお役立ていただければ幸いに存じます．

　本書の発刊にあたり当科教授の永井良三先生にはご多忙の中，監修の労をおとりいただきました．ここに厚く御礼申し上げます．またこの本が執筆できましたのも循環器内科の永井良三先生，平田恭信先生をはじめとしてすべての先生の日々の診療におけるご指導ご支援の賜物であり，深く感謝申し上げます．特に不整脈グループの同僚である藤生克仁先生，小島敏弥先生，鈴木健樹先生

には本書の直接の題材となる不整脈診療で日々お世話になっており，執筆内容につきましてもさまざまなアドバイスを頂き本当に有難うございました．また私共をこれまでもご指導くださり，今もさまざまな形でご支援をいただいております心臓血管研究所の山下武志先生，相良耕一先生，JR東京総合病院の安喰恒輔先生にこの場を借りまして厚く御礼申し上げます．またフクダ電子東京販売 田中清一様には画像データ・生理検査データの取得・編集におきまして大変御世話になりました．最後になりましたが本書の企画・出版に際しましてご尽力を頂いた医学書院 中根冬貴氏に感謝いたします．

　2011年2月　執筆陣を代表して

東京大学大学院医学系研究科特任講師　今井　靖

目次

§1 Introduction
— "めざせ頂点"プロジェクト始動 …………………………………………………………… 1

アドバンス1 秘伝！ 心拍数計算法
— "マス"と"目盛り"を最大限活用しよう ……………………………………… 12

§2 Information
— 判読前に情報収集からはじめよう ……………………………………………………… 17

§3 Time
— 記録時間あれこれ ………………………………………………………………………… 23

§4 Rate
— 数字からアタリをつけよう ……………………………………………………………… 27

アドバンス2 心房細動での至適心拍数とは？
— 心拍数コントロール指標 …………………………………………………… 35

§5 Rhythm
— 基本調律から高らかに宣言しよう ……………………………………………………… 45

アドバンス3 目で見る洞調律
— 美しき不整脈画像の世界 …………………………………………………… 61

§6

① Extrasystole（1）
── 期外収縮のキホン中のキ・ホ・ン ……………………………… 67

アドバンス4 心房期外収縮の3パターン
── "コビトのすべり台モデル"で理解する ……………………… 75

② Extrasystole（2）
── 自動解析結果から効率良く情報を引き出す …………………… 81

③ Extrasystole（3）
── 本当に退治すべき"敵"か？ …………………………………… 97

アドバンス5 心房細動のカテーテルアブレーション
── "最後の難敵"は攻略可能？ ………………………………… 112

§7

① Arrhythmia（1）
── 不整脈の世界へようこそ ……………………………………… 118

② Arrhythmia（2）
── 不整脈の診断と治療の基本 …………………………………… 122

③ Arrhythmia（3）
── 拾い上げをキッチリと ………………………………………… 131

④ Arrhythmia（4）
── 洞機能不全：命には関係ないとは言うけれど ………………… 143

アドバンス6 洞不全症候群は大病？
── 洞結節アブレーションに思う ……………………………… 161

⑤ Arrhythmia（5）
── 房室ブロック："つながり"でとらえる ……………………… 163

⑥ Arrhythmia（6）
── 徐脈性心房細動の診断と対処法 ……………………………… 183

アドバンス7 2度房室ブロック鑑別法
── とっておきの方法を伝授！ ………………………………… 191

⑦ Arrhythmia（7）
── Narrow QRS tachycardia 識別法"ASAPメソッド" …………… 194

| アドバンス 8 | 発作性上室性頻拍あれこれ
―― "谷間の宝探し" よりも治療を優先しよう ……………………………… 215

§8

① Coronary Heart Disease（1）
―― ST 変化を論じる前に ……………………………………… 228

| アドバンス 9 | 胸痛患者の初期評価
―― ホルター心電図だけで本当に大丈夫？ …………………… 246

| アドバンス 10 | 心臓の形態評価
―― 何でも見える!?　心臓 CT …………………………………… 249

② Coronary Heart Disease（2）
―― ST 低下：いくつかの"割り切り"がタイセツ ……………… 253

| アドバンス 11 | ST を測る（応用編）
―― 既存の変化の扱い方 ………………………………………… 276

③ Coronary Heart Disease（3）
―― ST 上昇：頻度は少いけれど重要 …………………………… 279

| アドバンス 12 | ブルガダ症候群
―― 働き盛りの男性を襲う"ぽっくり病" ……………………… 288

| アドバンス 13 | 不整脈の領域におけるゲノム解析の意義
……………………………………………………………………… 298

§9

○ Event/Symptom
―― 自覚症状を考える …………………………………………… 302

| アドバンス 14 | ザ・動悸学
―― ドキドキの謎に迫る！ ……………………………………… 313

§10

○ Treatment/Overview/Propose
―― いよいよファイナル ………………………………………… 316

索引 ………………………………………………………………………………… 329

執筆担当
アドバンス 10，13 以外すべて：杉山裕章
アドバンス 10：前田恵理子，アドバンス 13：今井　靖

§1

Introduction
—— "めざせ頂点"プロジェクト始動 ——

〜鮮やかな新緑あふれる春，循環器病棟にて〜

みなさん，こんにちは．僕は医師になって4年目の後期研修医です．2年間の初期研修生活を終えて，昨年から循環器内科の病棟で働いています．慌ただしくも充実した臨床現場と華々しいカテーテル治療に憧れてこの世界に入りました．今ではCCU（冠動脈疾患集中治療室）で心筋梗塞の患者さんを担当したり，たまに心臓カテーテル検査室（心カテ室）に入れてもらったりもする忙しい毎日です．そんな僕もこの春から循環器2年目として検査も担当することになりました．トレッドミル検査とホルター心電図です．ドキドキ．トレッドミルは昨年から自分の患者さんの検査時に立ち会って，また判定の仕方も先輩に習ったり教科書を読んだりして大分わかるようになってはきたんですけれど，もう一つのホルター心電図が…．もちろん，最初は苦手だった心電図だってこの1年で大分読めるようにはなったんです．でも今も難しい不整脈になるとまったく自信がないのに，1日分の心電図を読むなんて考えただけでも頭が痛くなって病院を休んでしまいそうです（笑）．でも，悩んでばかりいても始まらないので，とりあえずは検査責任者の先生に挨拶に行かなきゃ．先生は不整脈が専門だっていうけれど，あんまりしゃべったことないんだよなぁ．でも教育熱心で有名だし，良い本とか勧めてくれるかな….

〜この本はそんな循環器2年目の修練医（レジデント）の成長記録の一部である〜

* * *

顔合わせ

4月からホルター心電図の判読でお世話になることになりました．よろしくお願いします．

よろしく頼むね．期待してますよ．君は何年目かな？

医者としては4年目，循環器内科にお世話になってからでは，この春で2年目になります．

一番楽しい時期だね．いきなりだけれど，ホルター心電図はどれくらい読んだことがあるのかな？

お恥ずかしいですが，自分一人では一つも読んだことがありません．この先どうなることかと心配で心配で…

👓 そうかい．ところで，やる気は？ 義務的にイヤイヤやるのか，そこらへんはどうかな？

📕 やる気はあるんですっ！ でも，いかんせん実力が伴っていなくて….12誘導心電図でも複雑な不整脈になると歯が立たないですし…

👓 そんなの全然かまわないよ．私だってはじめてホルター心電図を読んだのは，たしか6年目か7年目じゃなかったかな．まだ昔の機械で不便でね…

📕 先生でも6～7年目からなのに4年目の僕で大丈夫ですか？

👓 大事なのは経験年数とか今の実力なんかじゃなくて"読めるようになりたい"っていう強い気持ちだよ．やる気さえあれば，少なくともホルター心電図は必ず読めるようになるって約束するよ．でも，生半可な気持ちでいい加減に読んでいたら，いつまでたっても無理だからね．

📕 はい，元気とやる気だけが僕のトリエかなって…

👓 君は素直そうだから大丈夫かね．しばらく私と一緒に読んでいこうか．

📕 はい．不出来ですが頑張りますのでよろしくお願いします．

～こうして先生と若き修練医のホルター心電図"道場"がはじまったのである～

* * *

"めざせ頂点"プロジェクト

👓 さて，ホルター心電図を一から勉強していこうか．まず，「ホルター心電図を読むのって退屈で面倒くさい仕事だなぁ」って声をよく耳にするけれど，どう思う？

📕 たしかに．僕も先輩方が同じようなことを言っているのを耳にしたことがあります．

👓 24時間にわたる10万拍近い心臓の"生活記録"を見て，なんらかの臨床判断を下すんだから，不整脈や虚血性心疾患をはじめ，循環器科医としての総合力が試されるクリエイティブ（creative）な仕事だと思わない？

📕 そうですね．でも先生だからそう思えるだけで，特に不整脈などは複雑で難しいですし…．絶対の自信をもって判読できないと，"見えない恐怖"から無意識のうちに自分を遠ざけてしまうんじゃないでしょうか？

👓 たしかに微妙な苦手意識の一部がそうした発言を作っているのかもしれないね．だからこそ私のすべきことは，きちんと勉強すれば誰でもホルター心電図が読めるようになる一つの"お手本"を示すことじゃないかな，って思うワケ．次の表（次頁上段）を見てくれる？

魔法のコトバ "IT REACHES TOP" ―頂点めざして

"めざせ頂点"プロジェクト：魔法の合言葉

Information：患者情報
Time：記録時間

Rhythm and **R**ate：調律・心拍数
Extrasystole：期外収縮
Arrhythmia：不整脈
Coronary **H**eart disease：冠動脈疾患（虚血性心疾患）
Events and **S**ymptoms：イベント・自覚症状

Treatment：治療的介入
Overview：通覧・総括
Propose：提出

🔰 なんですか，これは…．"IT REACHES TOP"ってどういう意味ですか？ "それはトップに到達する"ですか，直訳すると．

👓 いやぁ，英語としての意味をなしているかは別としてオリジナル・キャッチフレーズなんだよ．"魔法の合言葉"だから，ホルター心電図を読む時には毎回唱えてね．これを思いつくのに何年かかったことか…．

🔰 合言葉？　本当にこんなフレーズで大丈夫なんですか？

👓 もちろん．これを唱えながらホルター心電図を読んでいくと"漏れ"のない判読ができるんだよ．名付けて"めざせ頂点"プロジェクトだ．エッヘン．

🔰 "頂点"って"TOP"だからですか？　それぞれ1～2文字ずつ語呂合せになっているんですね．まずはそれから覚えなきゃ．大変だな，コリャ．

まずは"IT"

👓 詳細は順々に扱っていくとして，それぞれのサワリだけ押さえておこう．最初の"I"は"Information"の"I"，これは"患者情報"のことだよ．ホルター心電図を読む前に，その患者さんについて良く知っておこうということさ．

🔰 次は"T"で"Time"ですね．時刻ですか？

👓 これは記録"時間"のつもりだよ．こじ付けみたいでゴメンね．ホルター心電図が××月××日の〇〇時〇〇分から翌日の△△時△△分までの計□□時間□□分記録されたのかを確認するプロセスだね．詳しくは後ほど学ぼう．

次に"REACHES"

🤓 次は"R"だ．これは"Rhythm"と"Rate"の2つと覚えてね．12誘導心電図でもはじめにリズム（調律）とレート（心拍数）を確認しなさい，って習ったでしょ？　ホルター心電図でもまったく同じさ．

📘 同じ心電図の仲間ですからね．"Rhythm"と"Rate"の2つあることを忘れないようにしなきゃ．次は"E"ですね．"Extrasystole"ってコトバ，聞き慣れませんが…

🤓 "期外収縮"といえばわかるかな？　"extra"は"〜から外れた"という意味があるじゃない？　ここでは"予定から外れた収縮"っていう意味になるよ．

📘 心臓の正常なリズムが続くと仮定した時，次に想定される収縮のタイミングからズレてるという意味ですよね，たしか．

🤓 そのとおり．大方の予想より早く出るのが期外収縮の特徴で，心房期外収縮（PAC）とか心室期外収縮（PVC）と呼ばれるものだね．さて，次の"A"は？

📘 "Arrhythmia"の"A"です．ちなみに，僕，"不整脈"って聞いたたけで自分が不整脈になっちゃうぐらい苦手なんですよ，先生．なんとかしてください．

🤓 たしかに，苦手意識を持たれることが多い不整脈だけど，一つずつ確実に読んでいけば決して難しくなんかないんだよ．気難しく近寄りがたく見えても話してみると案外いいヤツで友達になれた，というケースがあるじゃない．

📘 そりゃ，僕だって不整脈と"お友達"になりたいですよ…

🤓 なれるさ．不整脈には速いものと遅いものがあるから，両方に注目しないとダメなんだ．

📘 頻脈と徐脈ですね．そして，お次は"Coronary Heart Disease"のはじめの2文字をとって"CH"ですか？

🤓 狭心症や心筋梗塞などのいわゆる虚血性心疾患のことさ．

📘 別名，"冠動脈疾患"ですね．心電図では主にST部分の変化を見るんですよね．

🤓 ホルター心電図では虚血性ST変化に関しては独特の判読手順があるから，後々ゆっくり勉強していこう．

ホルター心電計もイベント心電計の一種

📘 次も2文字で，"ES"の部分，ここは"Events and Symptoms"ですね．"イベントと症状"でいいですか？

🤓 そうさ．ホルター心電図では，何かしら症状を感じた時に患者さんに心電計についているイベントボタン（図1⬇）を押してもらうんだ．その時刻と一緒に専用用紙（行動記録

カードという）に記録してもらうことになってるよ．「いつものドキドキがはじまったぞ」と思ったら，患者さん自身がボタンを押して"18：45 動悸"と記入してもらうんだ．これをイベント（event）というよ．

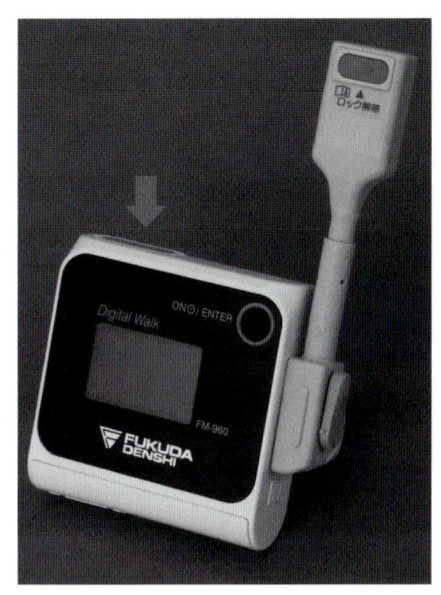

FM-980（フクダ電子）．防水設計．

⬇イベントボタン

🔖 判読する側はイベントボタンが押された時刻の前後で心電図異常がないかチェックすれば良いですね．たしかに記録中にうまいこと"発作"が起こった場合，不整脈とか心筋虚血やその他の心電図変化との関連性がはっきりしますね．

👓 そう．通常イベントボタンが押された部分に関しては，その時の心電図波形が添付されているはずだから，それをよく見てね．拡大波形というんだけど．

圧縮波形と拡大波形

🔖 先生，拡大波形ってのは何ですか？

👓 まだ話していなかったね．ホルター心電図に特有の心電図の様式として圧縮波形と拡大波形というのがあるんだ．それをここで説明しておこう．

🔖 両方とも初めて聞く言葉です．

👓 ホルター心電図は約 24 時間の全心電図波形を記録するわけだけど，それを通常の心電図と同じサイズで印刷してしまうと紙がいくらあっても足りないでしょ．

🔖 大量の紙が必要になりますね．"エコ（ecology）"が日常的に叫ばれる現代の流れの"真逆"を行ってしまいますし．

👓 でも，せっかく記録した波形をまったく見ないわけにはいかないので，ホルター心電図では私たちが見慣れている心電図のサイズに比べてかなり縮小したサイズで全波形を表示してくれるんだよ．これを**圧縮波形**というんだ．実例を見てごらん(**図2**)．

📖 たしかにミニチュア QRS 波がたくさんいますね．かわいいもんですね．

図2

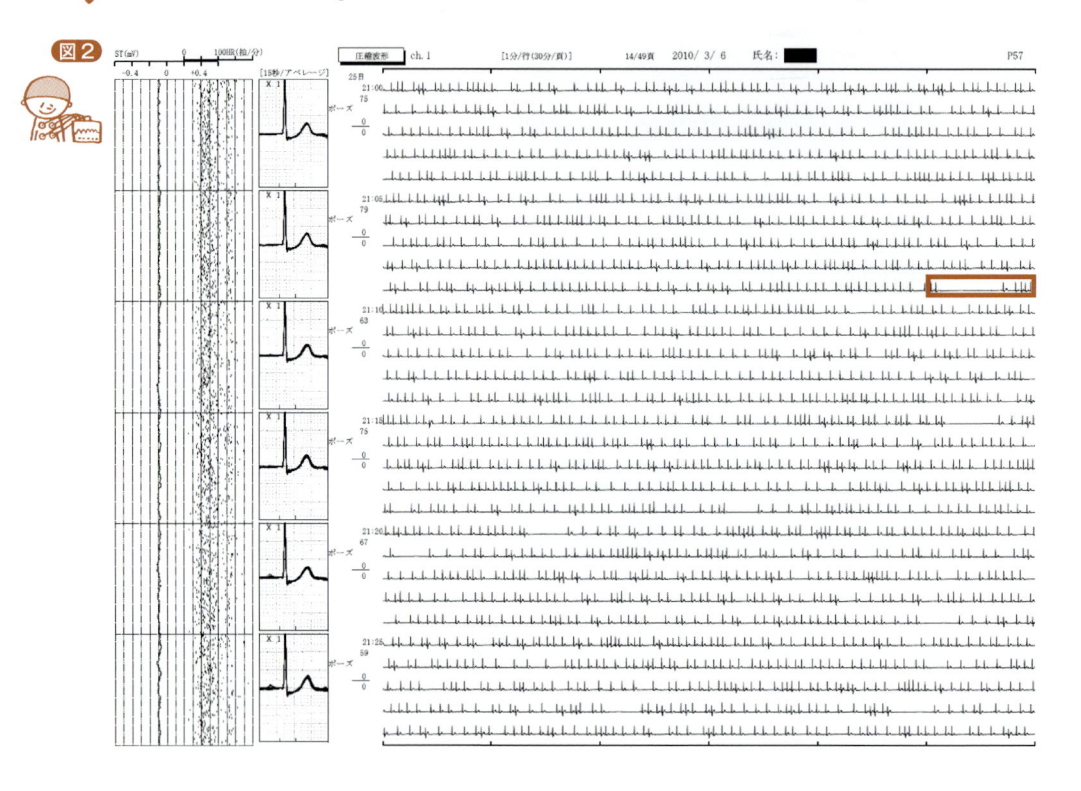

👓 図2 は 30 分を 1 ページに集約した圧縮波形になってるね．細かい様式は製造会社ごとに微妙に違うけど，基本コンセプトはみな同じさ．まずは自分の病院の様式に慣れるといいよ．別の様式をもう 1 つ見てみようか(**図3**)．

📖 これはレイアウトが少しだけ違うけれど，やっぱり 30 分ぶんの圧縮波形ですね．基本は一緒ですね．

§1 Introduction

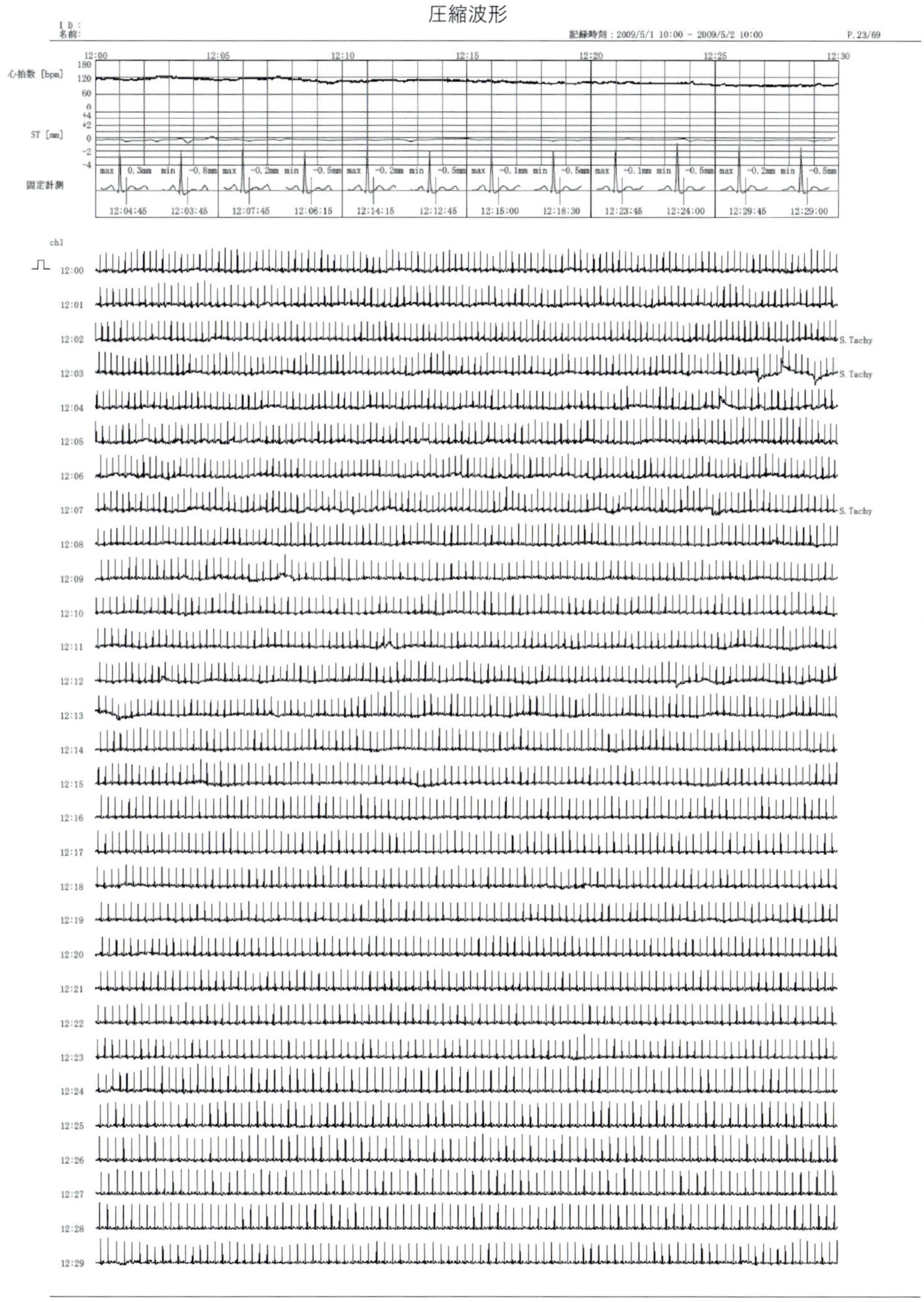

"めざせ頂点"プロジェクト始動

図3

拡大波形を見よう

👓 じゃあ次は拡大波形にいこう．圧縮波形は全体の大きな流れをつかむのには便利だけれど，細かい波形異常とか不整脈に関しては十分にはわからないよね．

🛡 たしかに．これじゃ虫眼鏡でいくら拡大してもやっぱり辛そうです…．

👓 だから，じっくり見たい部分は"通常サイズ"の心電図で見たくなるのが人情ってもんじゃない．これが拡大波形と呼ばれるよ．

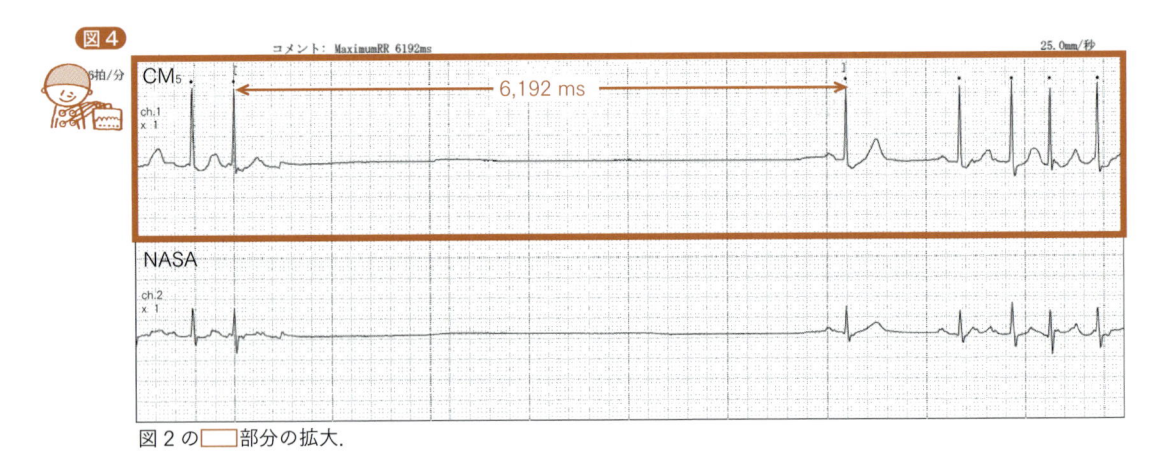

🛡 なるほど．問題のありそうな部分は見慣れたサイズで心電図を見て診断をしなくてはならないんですね．

👓 では，最初の圧縮波形（図2）の一部から抽出した拡大波形（図4）を見てみよう．

図4

6,192 ms

図2の ▢ 部分の拡大．

🛡 なんか途中で心臓が止まっていますね．大変だコリャ．はじめの方は心房細動ですか？

👓 そう．圧縮波形でもなんとなくQRS波の間隔が空いているのはわかるよね．でも，こうして拡大してみると，心房細動が止まった瞬間からしばらく心停止が起こっているのがよくわかるし，何秒止まっているのか計測することもできるね．

🛡 約6秒心臓が止まってますね．でも「どこを拡大するか？」は誰が決めるんですか？

👓 いい質問だね．次の写真を見てくれるかな．私たちの判読に回ってくる際には事前に検査技師さんたちがホルター心電計から記録データを抽出・解析して冊子にしてくれているんだ（図5）．図5Aが解析システムの一例だよ．

🛡 図5Bが解析してくれた実際の冊子ですか？　なんか本みたいですね．

👓 実は，この冊子の中にあらかじめ大事そうなポイントを抜き出して拡大波形を作ってくれているんだ．おおかたの場合はそれで十分だけれど，もし君が判読する過程で「この部分の拡大波形も欲しい」という部分があれば，追加で頼めば作ってもらえるよ．

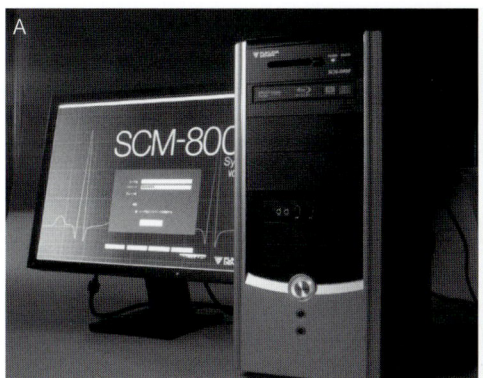

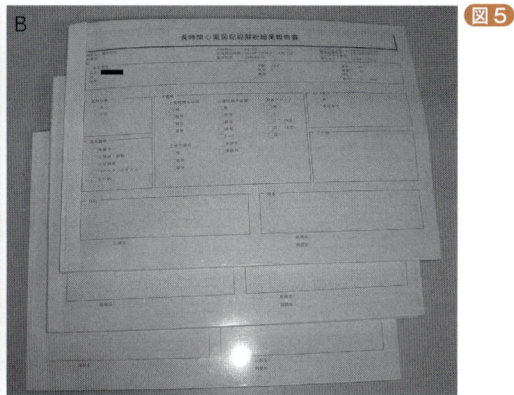

| §1 Introduction |
| "めざせ頂点"プロジェクト始動 |

A　SCM-800（フクダ電子）　　B　ホルター解析冊子

図5

🛡 イベントや自覚症状と圧縮・（黒い点）や拡大波形についてもわかりました．ホルター心電図では患者さんの協力が不可欠なんですね．記録をはじめる前に患者さんに方法を十分に説明しておかないとダメですね．

👓 そのとおり．1日のうちに発作的に生じる自覚症状と心電図所見との関連を直接観察するのはホルター心電図の最も得意とする芸当の一つだからね．

最後に"TOP"

🛡 あとは"TOP"だけですね．"T"は2つ目の登場ですが，"Treatment"，つまり"治療"ですね．

👓 ホルター心電図の基本的な判読は"IT REACHES"の段階で終わっていて，最後の3つ"TOP"の段階では得られた所見を総括しよう．依頼してくれた先生に有益なアドバイスをする"まとめ"のプロセスと考えてくれないかな．特に何らかの治療を要する病態が見られた場合には必ずコメントしなきゃね．

🛡 それって，狭心症が疑われれば必要に応じて冠動脈造影や経皮的冠動脈インターベンションをお勧めするとかそういうことですか？

👓 そう．不整脈についても同様で，徐脈性不整脈を見つけたらペースメーカー適応があるか，頻脈性不整脈に抗不整脈薬が必要か，近ごろ盛んに行われるようになってきているカテーテルアブレーションで根治できるかなど…．

🛡 先生のおっしゃった"総合力が試される"っていう意味がようやく少しわかった気がします．ホルター心電図を正しく読むためには，普段から冠動脈心疾患から不整脈まで循環器の広い分野に精通していないといけませんね．しかし，責任重大ですね…トホホ．

報告書の作成

👓 逆に言えば，それがやりがいにもつながるんだよ．続いて"O"は"Overview（概観）"で，最後に全体をもう一度見渡しながら報告書（レポート）を作ろう．検査をオーダーした先生が知りたがっていることに答えるのはもちろんだけど，可能ならホルターの結果から

図6

ホルター心電図報告書

病院名 ○○○○クリニック　　氏名 ○○ ○○ 殿　　ご報告 2010/2/1

①不整脈について　　(1) 期外収縮　　☆上室性期外収縮（SVPC）　　総数約 1,581個
　　　　　　　　　　　　　　　　　　　　　　　　　　　　　　　　　ショートラン（連発）1回（最大 3連）
　　　　　　　　　　　　　　　　　SVPCは、数が多く頻発していても、またショートランがあってもそれ自体は
　　　　　　　　　　　　　　　　　生命予後とは関係いたしません。SVPCを積極的に治療する必要があるのは、
　　　　　　　　　　　　　　　　　ご本人の自覚症状が強く自制を超える場合、およびSVPCが引き金となって、
　　　　　　　　　　　　　　　　　治療を必要とする頻脈性不整脈・徐脈性不整脈が起こる場合などです。

　　　　　　　　　　　　　　　☆心室性期外収縮（VPC）　　総数約 190個
　　　　　　　　　　　　　　　　　　　　　　　　　　　　多形性（＋）好発時間帯 型
　　　　　　　　　　　　　　　　　　　　　　　　　　　　連発 0 回/day　最大連発 連
　　　　　　　　　　(2) 徐脈性不整脈（0回/day） 2秒以上の心停止（47回/day）：max R-R 6.2秒（25日 21:09）
　　　　　　　　　　(3) 頻脈性不整脈（227回/day） 詳細は下記コメント記載

②ST変化について(圧縮波形：CM5)　　定常的なST変化（±）　　可逆的なST変化（＋）

③その他の特記事項：　なし
④コメント

―――

【患者情報】73歳 男性 病名：C型肝硬変・発作性心房細動　検査目的：不整脈の検査（主訴：自覚症状なし）
1) 解析時間は24時間0分でした。
2) 総心拍数は110,935/day（最小 54bpm～最大 180bpm、平均 77bpm）と正常範囲でした。
3) 基本調律は洞調律です。何度か発作性心房細動（PAF）を認めます（記録開始時～25日 21:15 まで断続的に＋）。
4) 期外収縮：SVPCが約1,600発/dayと散発して認められPAFの背景となっていると思われます。症状によってはPAFとともに何らかの薬物療法の対象となると思われますが下記のように洞機能障害が示唆されるため、薬物投与の場合にはペースメーカーによるバックアップはほぼ必須と考えられます。
5) 不整脈：頻脈性不整脈としては上記のようにPAFを認め、頻拍中の平均HR 100～150bpmと明らかな頻脈傾向が認められます（→動悸症状など確認ください）。心房粗動へのconvertはありません。一方、PAF停止時に再現性をもってR-R延長（洞停止）が認められ、最大 6.2秒でした（25日 21:09）。行動記録カードには明らかな自覚症状の記載はありませんが、PAFに対する薬物療法を考慮した場合、ペースメーカー埋込みはほぼ必須と考えて良いと思います。
6) ST変化：頻脈性PAF時に明らかに水平～下行型ST低下（－0.2～－0.3mV）が認められます。洞調律時にも軽度ながら（一応－0.1mV以内）ST低下を認めるため正式な評価は若干困難ながら、通常は虚血性ST低下と考えてOKでしょう。
7) イベントボタン操作および行動記録カードの症状（イベントボタン操作：なし、症状記載：なし）

【総合コメント】
　今回のホルター心電図では頻脈正PAFに加えて停止時の洞停止（→比較的強い洞機能障害が示唆されます）も見られ、いわゆる徐脈頻脈症候群と思われます。その他、頻拍（PAF）中の虚血性ST低下を思わせる所見もありますので、以上3点につき精査・御加療頂けますと幸いです。

§1 Introduction
"めざせ頂点"プロジェクト始動

お勧めする追加検査や治療方針についても述べられるようになると一人前だね．例えば私が作成したホルター心電図の判読レポートの一例をお見せしようか（**図6**）．

▶ たしかに調律，心拍数，期外収縮や不整脈，心筋虚血に関する記載はもちろん，自覚症状と心電図の関連から対処法に至るまでコンパクトに述べられています．でも，先生，僕にもこんなレポートが書ける日が来るのでしょうか…．

👓 いきなり自分一人で完璧にこなそうなんて考えなくていいんだよ．はじめのうちは恥ずかしがらずに上級医に自分なりの"答案"を持っていこう．心電図所見や解釈に間違いはないか，治療方針の選択は適切かどうかを見てもらえばいいじゃない．この"Overview"にはそういった意味も込めたつもりさ．

▶ そう言ってもらえると少し気が楽になります．最後の最後，"Propose"の"P"ですね．プロポーズと言っても"求婚する"って意味じゃないんですね，ハハハ．

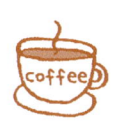

👓 ここでは"提案する"とか"提出する"という意味で考えてちょうだいな．手間暇かけて作成したレポートを完成品として世に送り出すというプロセスだね．

▶ 本当に読めるようになると，この瞬間に底知れぬ達成感や喜びを感じるんでしょうね．僕も先生に一歩でも近づけるように頑張りますので，ご指導よろしくお願いしますっ！

アドバンス ①
秘伝！ 心拍数計算法
—— "マス"と"目盛り"を最大限活用しよう ——

"マス"や"目盛り"とは何か？

　心電図解析の第一歩は心拍数を数えることであり，それは12誘導心電図でもホルター心電図でも変わりません．最近では自動的に心拍数を算出してくれる心電計も多いですが，全部ではないです．もちろん機械だって間違うこともあります．ここでは簡単に心拍数を求める"秘密の方法"をご紹介し，ぜひとも自分で計算できるようになってもらいたいと思います．
　心電図の記録用紙をよく眺めてみると，方眼紙のようになっていて，細い線と太い線があることがわかります(図1).

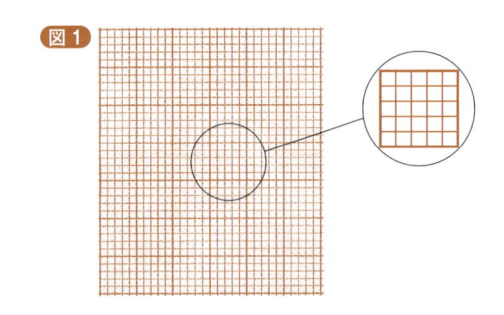

図1

　いま，小さな細線の四角を"目盛り"，少し太い枠の四角を"マス"と呼ぶことにしましょう．"目盛り"も"マス"も似ていて，ともに正式な用語ではないのですが割り切って覚えてしまえば，これらの個数をうまく数えることで簡単に心拍数がわかってしまうのです．ただし，この方法は心電図の紙送り速度が25 mm/秒の時のみ使用可能であることに注意してください(よほどのことがない限り，12誘導心電図もホルター心電図での拡大波形も25 mm/秒以外の速度で記録されることはないので大丈夫ですが…)．

心拍数の計算① ——R-R間隔がピッタリN"マス"の場合

　さて，いよいよ本題に入りましょう．心電図の世界では1拍ずつの心収縮がQRS波1個に相当しますから，心拍数を計算する際には，R-R間隔(隣り合うQRS波の間隔)を知ることから始めましょう．以下ではR-R間隔がレギュラー(整)な場合を考えることにします．さて，まずは何も考えず次の"魔法の公式"を覚えましょう．

> R-R間隔がN"マス"なら心拍数は300÷N/分(レギュラーな場合)

　簡単でしょ？　まずは理由なんか考えずに頭を真っ白にして次の心電図を見てください(図2).
　R-R間隔は一見しただけでレギュラーとわかりますね．どのQRS波の頂点も太線にぴったり乗っていて("オン・ザ・ライン"といいましょう)，その間隔は4"マス"ですよね？　ですから，この心拍数は75/分になります．300÷4，ただそれだけです．

図2

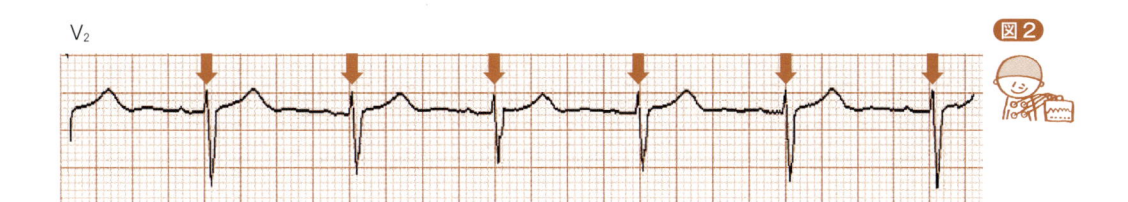

…へっ？　って言う感じでしょうか？　いいんです，細かいことは気にせずに．**何事も"わかる"より"できる"ことが大事**なんですよ，はじめのうちは．心電図に限らず，何かに興味を持つ，あるいは好きになるためには"できる"ことが大事なんです．心拍数の計算も同じで，最初はゲーム感覚でいいんです．この"マス"と心拍数の"魔法の関係"をわかりやすく図3にまとめました．

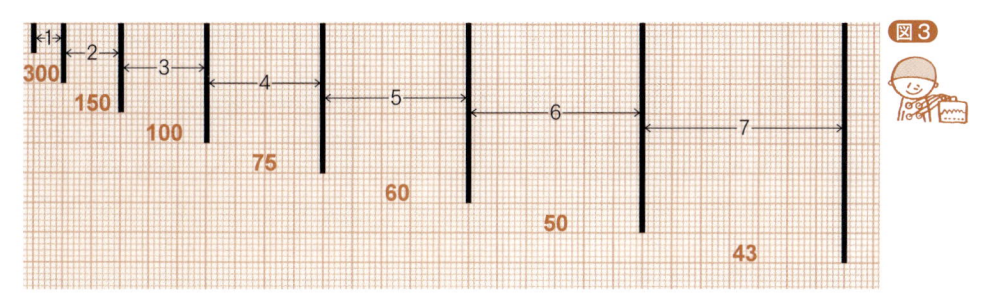

図3

心電図におけるマスと心拍数の関係（上段：マス，下段：心拍数［/分］）

　図中の黒線がR-R間隔だと思ってください．慣れない最初のうちは300÷N"マス"などと考えながらでしょうが，そのうち300→150→100→75→60→50と呪文のように唱えられるようになるはずです．

　さて，ひとまず計算はできるようにはなりましたが，皆さんはやはりこうなる"理由"が気になりますか？　もっともなことです．"理由"を知らずしては前に進めないという方のため，簡単に理由を述べておきます．先ほど心電図の紙送り速度の話をしましたが，一般的には1秒間に25 mm，つまり25"目盛り"分の心電図波形が描かれるということです．だから，1秒÷25"目盛り"として，

横1"目盛り"＝**0.04秒**（40 ms）

なんです（この数値は大事なので覚えておきましょう）．だとすると，1"マス"は"5目盛り"，つまり0.2秒（0.04×5）となり，N"マス"なら0.2×N秒ですね？　ここまでくれば，後は簡単です．1心拍分にこれだけ時間がかかるのですから，心拍数，つまり1分（60秒）間に何心拍あるかは，60秒をこの間隔で割ればよくて，60÷（0.2×N）を計算してみると…300÷Nになりませんか？　でもこんな面倒な計算，一度やれば十分です．もう理由もヘッタクレもなく覚えたもの勝ちです．自転車の乗り方やインターネットの使い方と同じで1回でも"できる"ようになれば，あとは細かいことなんか気にしないことが上達の秘訣なんですよ．

心拍数の計算②―R-R間隔がN"マス"ピッタリでない場合

　R-R間隔がN"マス"ピッタリの場合の計算方法がわかったところで，次に応用問題にいきましょう．図4の心拍数を計算することを考えます．

図4

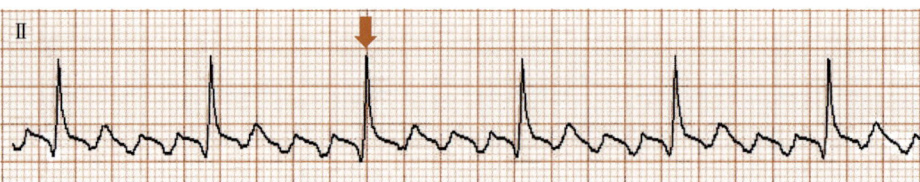

　R-R間隔はレギュラーなのはいいとして，今度はR-R間隔が"マス"ピッタリにはなっていないようで困りましたね．でも，3拍目のQRS波が"オン・ザ・ライン"ですから（図4↓），ここからはじめましょう．次のQRS波までは4"マス"と5"マス"の間で，正確には4"マス"と1"目盛り"です．ここで，もし仮にR-R間隔が4"マス"であったなら心拍数は75/分ですし，5"マス"であれば60/分になることは先ほど学習しましたね．でも実際のR-R間隔はこれらの間になっています．さて，ここで大胆に75－60＝15/分を1"マス"，つまり5"目盛り"で等分してしまいましょう．この場合には1"目盛り"＝3/分になりますね．そして，実際のR-R間隔は4"マス"よりも1"目盛り"分だけ長く，心拍数としては遅くなりますから，75－3＝72/分になると考えるのです．優秀な方は，「こんな方法はインチキだ」と言うかもしれません．そうです，この方法は近似法であり，実は正確ではありません．しかし，通常の心拍数である50～100/分程度の範囲ではこうして求めた心拍数と実際の値との誤差は小さいことがわかっています（この例でも心電計が表示した心拍数は71/分でした）．もう言いたいことはわかりますね？　そうです，とりあえず使ってみましょう！

　次の例ではどうでしょう．いきなり1拍目が"オン・ザ・ライン"ですよ（図5↓）！

図5

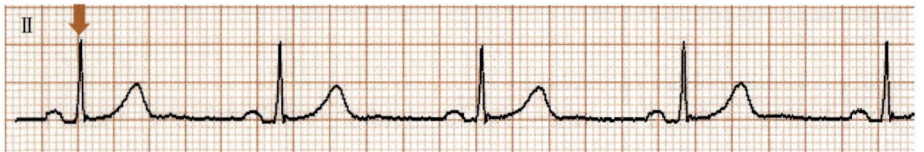

　心拍は明らかにレギュラーでR-R間隔は5"マス"と6"マス"の間です．ここでも5"マス"とした場合の60/分，6"マス"とした場合の50/分との差である10/分（60－50）を5"目盛り"で等分しましょう．1"目盛り"＝2/分ですね．6"マス"ピッタリよりは2"目盛り"短い，つまり心拍数としては速いと考えれば50＋2×2＝54/分になりますし，5"マス"ピッタリより3"マス"長い，つまり心拍数としては遅いと考えて60－2×3＝54/分としても同じ値になります．驚くことに心電計の計算値も54/分でしたよ．最後にまとめておきましょう．

> R-R間隔がN"マス"ピッタリではなく中途半端な場合，"マス"の間を等分し，はみ出した部分を"足し引き"することで微調整する！

心拍数の計算③ ─頻脈傾向の場合には工夫しよう

　"マス"ピッタリでも多少はみ出していても心拍数が計算できるようになったと思いますが，実は2番目の方法は心拍数が速い時（目安としては100/分以上です）には誤差（ズレ）が大きくなることが知られています．その対策について考えてみます．**図6**を見てください．

アドバンス

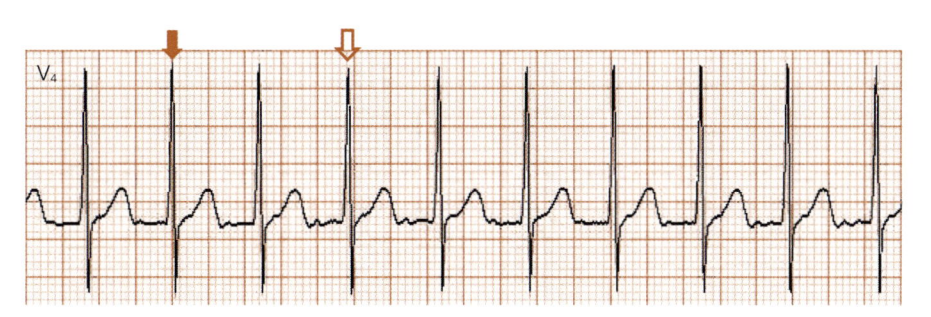

1 秘伝！心拍数計算法

図6

　まずは先ほどの方法で心拍数を計算しましょう．2拍目が"オン・ザ・ライン"で（図6 ↓），3拍目との間は2"マス"と2"目盛り"で，1"目盛り"が10/分に相当することを考えると，心拍数は150－10×2＝130/分となります．しかしながら心電計の計算値124/分とは若干ずれているんです．ここでぜひお薦めしたい工夫は，

> 頻脈時の心拍数計算は 2～3拍分"まとめて"考える

とすることです．R-R間隔が3"マス"（100/分）よりも短い時にはこの方法を念頭におきましょう．この例では3拍目のQRS波を一つ飛ばして4拍目のQRS波（図6 ⇩）までの間隔を考えましょう．すると5"マス"より1"目盛り"短いことがわかりますね．この間を心拍数で換算すると60＋3×1＝63/分となりますが（4～5"マス"の間は1"目盛り"が3/分なので），これは2拍分に相当するため，実際の心拍数は2倍速くて63×2＝126/分とするほうが心電計の計算値に近くなりますね．すごいでしょ？

　最後に，もう1例，同様の例で学習しておきましょう（図7）．

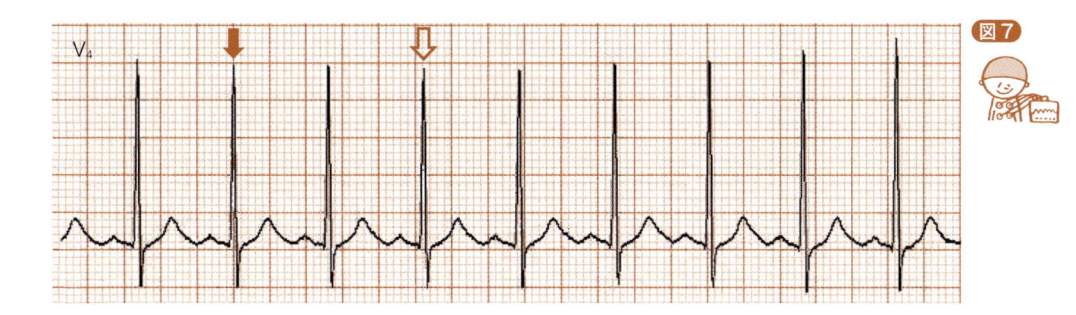

図7

　もう簡単ですね．そう，2拍目が"オン・ザ・ライン"で（図7 ↓），R-R間隔は3"マス"よりも短く頻脈が予想されるため，ここでも4拍目（図7 ⇩）までをまとめて見てみましょう．すると，この間は5"マス"と1"目盛り"ですので心拍数で言えば60－2＝58/分ですので，実際の心拍数としてはこの2倍の116/分となるわけです（心電計による自動算出値は114/分でした）．頻脈なら 2～3拍まとめて見る ことで，誤差の少ない50～100/分の範囲にしてから"いつもの方法"で計算して実際には2ないし3倍したりして心拍数を算出するのがポイントです．

さいごに ― まとめ

　以上，心拍数の計算法について学びました．肩肘はらず"ゲーム感覚"でいいのです．既に皆さんはR-R間隔がレギュラーであれば，おそらくどんなパターンでも心拍数の計算がうまくできるようになっていると思います．最後に今回学んだ心拍数計算法をまとめておきましょう．

心拍数計算法まとめ

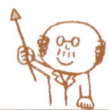

1) R-R間隔がピッタリN"マス"の場合は心拍数 300÷N/分
2) R-R間隔がピッタリN"マス"でなくても，はみ出した"目盛り"の分だけ等分した心拍数を"足し引き"して微調整を行う
3) 頻脈の時には2～3拍分まとめて眺めたR-R間隔から仮の心拍数を計算して倍算

　さぁ，手当たり次第自分の身の回りの心電図の心拍数を計算してみましょう．そして，ホルター心電図でも拡大波形を見た場合には必ず心拍数を算出する習慣をつけてくださいね．どうでしょう，ためになりましたか？

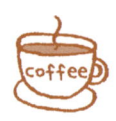

§2

Information
―― 判読前に情報収集からはじめよう ――

知るべき情報とは

早速ホルター心電図の読み方について学んでいこう．まずは"IT"の"I"からだよ．ここは実際の判読に入る前の大事な"情報収集"のプロセスだよ．

"I"は"Information"の意味でした．ホルター心電図に必要な情報ってことですね．

そのとおり．私がここで確認してもらいたいのは，次に示す"ABCDE"なんだ．検査を申し込んだ医師からの依頼書をよく見よう．

> **判読に欠かせない周辺"情報"ABCDE**
>
> **A**ge：年齢（性別も）
> **B**ackground：背景疾患（特に心血管系疾患）
> **C**hief Complaint：主訴（自覚症状）
> **D**rug：薬剤
> **E**lectrocardiogram(ECG)：12誘導心電図

また語呂合せ？　先生，ほんと語呂好きですよね…．

そう言わないで．漏れのない判読をしようとすると，どうしても"型"にはめたくなるのさ．初心者のうちは良いガイドになるからね．

いざ"ABCDE"

わかりました．まず"A"は"Age"の"A"，患者さんの年齢ですね．

そう．年齢とくれば，普通は性別も知りたくなるでしょ．まずは"67歳男性"とか"82歳女性"を把握するんだ．想定される異常のヒントになったりもするからね．

例えば，"17歳女性"の胸痛精査だったら，狭心症なんかは普通ないかな，って考えたりだとか…．

もちろん先入観が強すぎるのはダメで，ちゃんと心電図所見から診断するのが基本だよ．でも，これから実際のホルター心電図を読んでいくと，判断に迷う場面があるものさ．そういう時に年齢や性別ってのは意外に大事な後押しになってくれたりするんだよ．

次は"B"ですね．"Background"って"背景"だから，既往歴とかですか？

👓 既往でも現在治療中でもいいけれど背景疾患だね．特にホルター心電図は心疾患の有無をチェックするのが主目的だから，心血管系疾患を中心におさえておく必要があるよ．

📖 具体的には狭心症や心筋梗塞や不整脈などでいいですか？

👓 そうだね．不整脈についても，具体的にわかれば発作性心房細動や心室期外収縮頻発などわかる範囲で銘記しておきたいね．もっともこれは依頼者側の要素でもあるけれど．

📖 次は"C"．"Chief Complaint"，つまり主訴の"C"ですね．これは？

👓 これは自覚症状と置き換えていいよ．医師がホルター心電図をオーダーしようと思うのは，スクリーニングという場合もあるだろうけれど，基本的には患者さんが何らかの症状を訴えているからでしょ．どんな症状が思いつく？

📖 多いのは動悸とか胸痛，胸部違和感などでしょうか．

👓 そうだね，他にはめまい，ふらつきや失神，息切れなんかもホルター心電図をオーダーする理由になるかな．

📖 はい．じゃあ，胸痛ならST部分を，めまいやふらつきなら徐脈じゃないかアタリをつけて，それだけ読めばいいんですね．

👓 いや，さっきも言ったけれど先入観は見逃しのモトだよ．それに私たちの感じ方というのは人それぞれで，狭心症の症状ひとつだって胸痛と訴えたり，胸のむかつきだったり，歩いた時の息切れや胸苦しさだったりと千差万別じゃないからなぁ．

📖 時には心筋梗塞でも肩の痛みや歯痛として発症するケースもあるって習いました．

👓 そうだね．極端な場合，心筋虚血や不整脈があっても無症状なことだってあるよ（無症候性）．だから，どんな症例でも漏れなくすべて所見をチェックする必要があるんだ．めまいを訴える患者さんでも，徐脈だけでなく頻脈やST部分も全部見なきゃダメだよ．

📖 じゃあ，なんのために自覚症状なんてチェックするんですか！ どうせ全部見るなら症状記載も見ないで"ガチンコ"で勝負すればいいのにー．

👓 いやいや，そうじゃないよ．もちろん主訴は最初にチェックしておいて多少の狙いを定めるのは結構だよ．判読の過程で見つけた心電図所見に対して，主訴を説明できる異常がないか振り返るというスタンスがいいかな．

📖 たとえばST低下の所見があって，検査目的が胸痛精査だったりすると，依頼の先生のお見立てのとおり，「虚血性心疾患の可能性が高いです」という返事を返せばいいですね．

内服薬は要注意

📖 次は"Drug"の"D"ですね．これも胃薬や鎮痛薬なんかを書いても仕方がないので，心疾患に関連したものを中心におさえればいいですね．硝酸薬を飲んでいれば狭心症かな，降圧薬や血糖降下薬を飲んでいれば高血圧や糖尿病があるのかな，ってわかりますし．

§2 Information
判読前に"情報収集"からはじめよう

違います？

🔍 基本的にはそれでいいね．でも，ホルター心電図を読むにあたって特に注意して欲しい薬剤は**抗不整脈薬**なんだ．

📙 なるほど，薬が効いているかを知りたいからですか？

🔍 もちろん**薬効評価**といって，ある薬を飲んだ状態で不整脈が起きるか起きないかも大事なんだけれど．それ以外に抗不整脈薬には**催不整脈作用**といって，むしろ危険な不整脈を生じやすくさせたりする副作用があるからね．

📙 たしかに QT 時間を延長させて torsade de pointes を起こしやすくしたりするとかって聞いたことあります．

🔍 基本的にどの種類でも不整脈を起こすことはあるよ．あと，忘れずに言っておきたい薬剤として**ジギタリス製剤**があるんだけど，何かピンとこない？

📙 ジギタリスは心不全や心房細動の患者さんに使われますよね．強心作用とか脈を遅くしたりする作用があるんですね．それが何か？

🔍 じゃあ，心電図所見で "ST 盆状低下" っていえば？

📙 …というとジギタリス中毒でしたっけ？

🔍 惜しい，"中毒" じゃなくてジギタリス **"効果"** が正解．過量じゃなくても心電図変化は生じるよ．実は，**ジギタリスを服用しているだけで安静時から ST 部分が下がってしまって ST 変化の評価が困難**になるんだよ．

📙 だからジギタリス内服の確認が重要なんですね．虚血の観点から．

🔍 余談だけれど，左室肥大，脚ブロックや WPW 症候群でもはじめから ST-T 変化が出るよね．これらがある患者さんでは心電図上での ST "変化" から心筋虚血の有無を判定するのが難しくなってしまうんだよ．特に偽陽性が多くなるんだ（⇨詳細は §8-1 p.236「"してはならぬ" その時には」参照）．

📙 トレッドミル検査と一緒ですね．まったく同じ話を聞いたことがあります．

🔍 さて，最後は **"E"** だ．"Electrocardiogram"，つまり **12 誘導心電図**を確認してください，ってことだよ．ただ，実際に私が担当した連続 500 例の経験ではホルター心電図依頼の約 4 分の 1（24％，122/500 例）にしか心電図が添付されていないんだよ．これはちょっと残念だな．

📙 自分でオーダーする時に気をつけます．現実的には，心電図が添付されていれば，それを確認してからホルター解析に入れというわけですね．

🔍 その通り．はじめにまとめておこう．ポイントは 3 つだよ．まずは当然，普通に**安静時心電図**を読む．これは本題ではないけれど，漏れなく読んでね．

ホルター判読前の 12 誘導心電図

> 1) 心電図判読（調律，P 波・QRS 波・T 波の異常，不整脈など）
> 2) NASA 誘導の確認（→ V_1 誘導か aV_F 誘導か）
> 3) 既存の ST-T 変化の有無

🔖 はい，頑張ります．次に 2) の NASA 誘導って何ですか？ ナサ？

NASA・CM_5 誘導とは

👓 NASA 誘導はホルター心電図における誘導の一つだよ．あのスペースシャトルで有名な NASA（アメリカ航空宇宙局）に関連してるから興味があれば調べてみるといいよ．現在，最も標準的に行われているホルター心電図では，次のように電極を貼って CM_5 誘導と NASA 誘導という 2 つの誘導から得られる心電図波形を解析するんだよ．

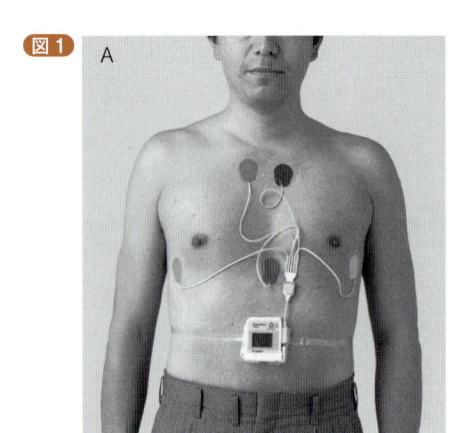

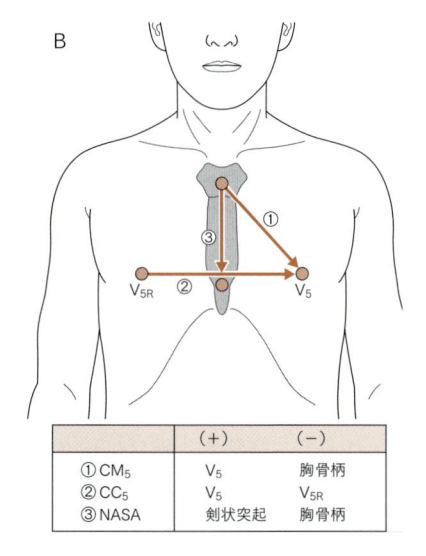

図1 A / B

	（＋）	（－）
① CM_5	V_5	胸骨柄
② CC_5	V_5	V_{5R}
③ NASA	剣状突起	胸骨柄

🔖 NASA？ CM_5？ まったく聞いたことないです…．

👓 まぁ，心配しないで．これらは類似誘導といって，私たちが日頃親しんでいる 12 誘導心電図"モドキ"なんだよ．まとめよう．

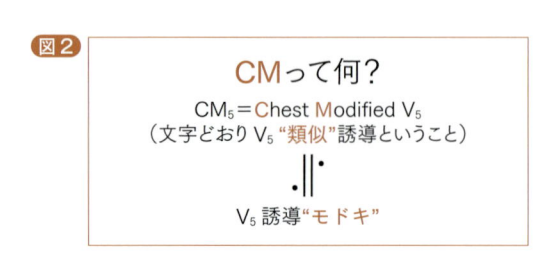

図2
CMって何？
CM_5 ＝ Chest Modified V_5
（文字どおり V_5 "類似"誘導ということ）

∥

V_5 誘導"モドキ"

> CM₅誘導はV₅誘導モドキ，NASA誘導はV₁誘導またはaVF誘導モドキ

🔰 要するに"そっくりさん"ですね．でも先生，CM₅誘導は"5つながり"でV₅誘導でいいとして，NASA誘導のV₁かaVF誘導のどっちですか？

👓 正解は"人それぞれ"なんだ．ある人ではV₁誘導モドキになっていて，別の人ではaVF誘導モドキだったりね．だからホルター判読を始める前に，その患者さんのNASA誘導がどっちなのかを予め認識しておこう．実際にはV₁誘導のことが多いかな（⇒§5 p.53〜54「ホルター心電図では洞調律診断はできない？」参照）．

既存のST低下にはご注意

🔰 なるほど．それで，最後の3)は，安静時心電図にもともとのST-T変化があるかないかですか？ ベースラインっていうか．

👓 そう．さっきジギタリス製剤のところでも触れたけれど，既存のST-T変化がある場合には，時に心筋虚血診断をはじめとして心電図におけるST変化の解釈が困難になるから，はじめにチェックしておきなさいってワケさ．はじめからST-T変化が強い場合には，熱を入れてST変化を読んでも不正確になる可能性が高いんだ．

🔰 はい．ST変化がもとから強い場合には無理をしなくていいんですね．

👓 だからそういう場合は，「既存のST-T変化が強く虚血性ST変化の判定は困難です」のようなコメントを段階で書くのも悪くないね．

🔰 わかりました．これで"Information"の"I"をひととおり見たことになりますね．準備段階のはずなのに，意外に盛りだくさんでしたね．

👓 慣れてくると当たり前のことばかりだけれど，何事もはじめが肝心．しばらくは手順どおりにすることをオススメするよ．それと，今回学んだことは，君がホルター心電図をオーダーする側になった時にも判読医に最低限伝えるべき情報だから忘れないでね．これらの情報を網羅できるような依頼書を作っておくのがいいかと思うよ．例えばこんなふうにね（図3）．

図3

ホルター心電図依頼書

●患者様の年齢・性別　　（68）歳　男性・女性

●患者様の基礎心疾患に関してご教示下さい．
1. 心血管系疾患あり（具体的に：発作性心房細動, 高血圧）
2. 明らかな基礎心疾患なし
3. その他の疾患（具体的に：糖尿病, 脂質異常症）
4. 不明

●今回のホルター心電図の依頼目的は何ですか？
☐スクリーニング　　　　　　　　　　☑動悸・結滞の精査（不整脈の検出）
☑胸痛精査（虚血性ST偏位の検出）　　☐めまい・失神の精査
☐心房細動・粗動の心拍数チェック　　☐ペースメーカー作動状況チェック
☐薬効評価や経過観察　　　　　　　　☐その他（具体的に：　　　　）

●患者様の自覚症状に関して教えて下さい（複数回答可）．
☑動悸　　　　　☐めまい・ふらつき　　☐失神
☑息切れ　　　　☑胸痛（胸部不快感）　☐易疲労感・倦怠感
☐その他（具体的に：　　　　）　　　　☐なし（無症状）

●現在の投薬内容に関して教えて下さい．
☐ジギタリス製剤　　　☐β遮断薬　　　☐カルシウム拮抗薬
☐抗不整脈薬

※よろしければ具体的な処方を教えて下さい（処方箋コピー添付でも可）．

　タンボコール 100mg 2x, ワーファリン 3mg 1x
　ディオバン 40mg 1x, クレストール 2.5mg 1x, ジャヌビア 100mg 1x

●12誘導心電図の添付（なるべく添付して下さい）：あり・なし

●判読・解析医に特別な依頼事項などあれば以下に記載して下さい．

　ここ1〜2週間くらい労作時を中心に胸部症状を訴えています．
　原因となる虚血性心疾患あるいは不整脈はありますでしょうか？

　　　　　　　　　　　　　　　　　　　　ご協力ありがとうございました．

> きちんと"ABCDE"が網羅された依頼書ですね．参考になります．これに**12誘導心電図**も添付しておけばパーフェクトですね．

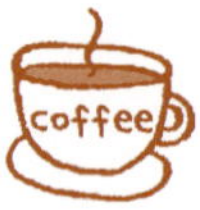

§3

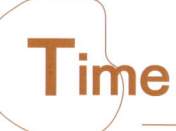

Time
――記録時間あれこれ――

記録時間（Time）――基本は24時間で

さて，今回のテーマは"Time"の"T"．ホルター心電図の記録時間について考えることにしよう．

ホルター心電図って別名"24時間心電図"ですから，記録時間としてはだいたい24時間になっているはずですよね．

そうだね．早速，質問です．午前10：00から記録を開始しても，患者さんが予定の時間より少し早めに来院したらどうする？　例えば9：30だとしようか．

10：00ぴったりまでの30分間，待合室の椅子で待っていてもらうのも気の毒ですね．僕なら「もうOKです」とホルター心電計を外してしまうような…ダメですか？

良かった，君が堅物でなくて．患者さんにもいろいろ都合があるだろうし，ホルター心電図の記録時間は厳密に24時間ぴったりにこだわる必要はないよ．

もちろん極端に早かったり遅いのはマズイですから，記録をはじめる時に「明日の10：00前後に取り外しに来てください」と説明しておくことが重要ですね．

実例で見てみよう

図1を見て．これから何度も登場するけど，記録冊子の最初のページはコンピュータが自動解析してくれた結果要約（サマリー）であることが多いよ．この場合，記録時間に関する情報はページ右上方にあるよ（☐部分）．

ホントだ．"2009年6月15日の11：05から翌日の10：35まで"と表示されてますね．時間でいうと23時間29分です．だいたい23時間半で時間的にもクリアですね．

じゃあ，レポートにはこの数字をそのまま転記すればよいかな？

違います？　それならラクチンですが…．

残念ながら"そうは問屋が卸さない"よ．君には必ず圧縮波形でも時間の確認をして欲しいな．最低でも，

> 記録時間の最初と最後の心電図記録を圧縮波形で確認する

習慣を身につけて欲しいんだ（図2）．

図1

解析結果概要　　　2009/12/28　氏名：　　　P2
　　　　　　　　　　　　　　　　　ID：　　　1/1頁
解析時間　2009年 6月15日 11:05:57　から　2009年 6月16日 10:35:57　までの 23時間29分57秒

心拍情報

心拍数	最小	:	57 拍/分	16日 3:09:48
	平均	:	79 拍/分	
	最大	:	122 拍/分	16日 10:33:47

総心拍数　　　　　　　107,712 ビート　　　　　モフォロジー総数

正常心拍	(N)	107,704 ビート	(99.993 %)	→	1 個
心室性期外収縮	(V)	1 ビート	(0.001 %)	→	1 個
上室性期外収縮	(S)	7 ビート	(0.006 %)	→	1 個
その他の心拍	(?)	0 ビート	(0.000 %)	→	0 個
ペース心拍	(P)	0 ビート	(0.000 %)	→	0 個
フュージョン	(F)	0 ビート	(0.000 %)	→	0 個
B.脚ブロック	(B)	0 ビート	(0.000 %)	→	0 個
E.補充収縮	(E)	0 ビート	(0.000 %)	→	0 個
X.ユーザ定義の心拍	(X)	0 ビート	(0.000 %)	→	0 個

総雑音時間
　ch.1　：　7 秒
　ch.2　：　8 秒

ST情報

STイベント	最大値	(持続時間)	時刻
ch.1 上昇			
下降			
ch.2 上昇			
下降			

計測値		STレベル	(STスロープ)	時刻
ch.1	最小	-0.20 mV	(+0.0 mV/秒)	15日 11:31:34
	平均	-0.03 mV		
	最大	+0.12 mV	(+1.6 mV/秒)	16日 10:25:40
ch.2	最小	-0.16 mV	(+0.0 mV/秒)	15日 11:29:56
	平均	+0.04 mV		
	最大	+0.17 mV	(+1.4 mV/秒)	15日 12:23:38

レベル基準点：64 m秒　スロープ基準点：64 m秒　計測点：120 m秒
レベル基準点：64 m秒　スロープ基準点：64 m秒　計測点：120 m秒
ST上昇：0.10 mV　ST下降：0.10 mV　持続時間：1分 0秒
ST上昇：0.10 mV　ST下降：0.10 mV　持続時間：1分 0秒

不整脈情報

心室性不整脈

	検出個数	最大値	時刻
連発	0		
2連発	0		
RonT	0		
2段脈	0		
3段脈	0		
単発	1		

上室性不整脈

	検出個数	最大値	時刻
ポーズ	0		
連発	0		
2連発	0		
単発	7	56 %	16日 7:04:18
頻脈	43	122 拍/分	16日 10:13:29
徐脈	0		

RonT ≦ 250 m秒
患者イベント数：0

ポーズ ≧ 2.0 秒　　頻脈 ≧ 100 拍/分
上室性 ≦ 90 %　　徐脈 ≦ 50 拍/分

図2

記録開始

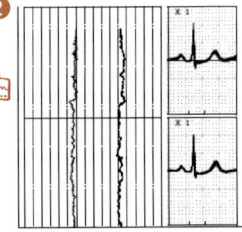

⋮

ST(mV)　0　100拍/分　圧縮波形　ch.1　[1分/行(30分/頁)]　46/48頁　2009/12/28　氏名：　P74

記録終了

🛡️ この圧縮波形(図2)では11：05から記録がはじまり，たしかに次の日の10：35まで心電図波形がちゃんとありますね．

👓 実際には，慣れた臨床検査技師や看護師がちゃんと装着してくれれば，記録開始時点がダメということは少ないよ．だから，記録終了時間まできちんと心電図波形が記録されているかを特に注目してみてね．最後のほうは何も記録されていないとか，ノイズなのに記録・解析時間に含まれてしまう場合もあるんだよ．

🛡️ ［記録終了］のボタンが押される前に電極を外した場合とか，コードが途中で断線してしまう場合ですね．ハイ，必ず確認する習慣をつけます．

記録時間と解析時間

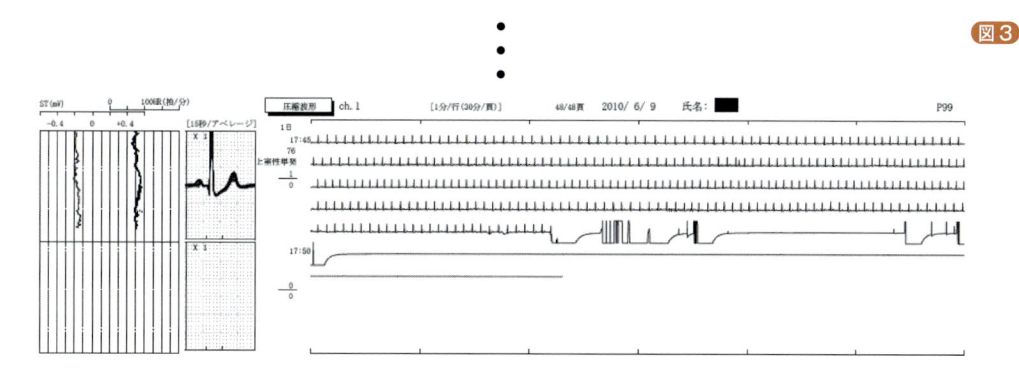

👓 次の別の記録(図3)を見てくれるかな．どう？

図3

🛡️ おっと，最後の17：49の途中から最後の17：51までは正しい心電図記録になっていませんね．こりゃまずいですね．

👓 そうだね．最近の自動解析システムではこうした時間を除いてくれることが多いけど，今でも記録時間を「17：51まで」と表示してしまうケースもあるから要注意だね．

🛡️ たしかに記録時間としては17：51までかもしれないけれど，最後の約2分には心電図記録はありませんから，僕たちが判読すべき時間帯は17：49までですね．

👓 この記録は前日の18：01から始まっていたから，18：01〜翌17：49の心電図を解析しましたよ，ということで「有効な解析時間は23時間50分です」とレポートに表記しようね．

🛡️ 必ずしも記録時間＝解析時間とは限らないわけですね．数分とはいえデータの扱いに正確性を期すという細やかな気配りが大事なんですね．先生のプロならではの発言に共感できます．

👓 もちろん，この方法だと記録の途中にだけ記録不良がある場合には気づかないから，より厳密にはパラパラと冊子をめくって圧縮波形全体を確認するほうが良いけどね．

🛡 途中に数時間ドーンと記録が抜けてて，その後正常に復帰する例も少ないでしょうけれど．

👓 最近の機械はとても優秀だから，ノイズや記録不良のひどい部分を除いて解析時間を算出してくれることも多いけど，我々も常に意識しておくことが重要だね．

📌 記録時間の最低ラインはどこ？

🛡 さきほど患者さんの都合とかで早めにホルター心電計を外すこともあるとのことでしたが，ホルター心電図の場合，そもそも「最低何時間は記録しないとダメ」っていうルールはあるんですか？

👓 そうだね，もちろんホルター心電図の記録時間は24時間が最も標準的だし，後々学習してもらう虚血性心疾患の有無を評価する場合には，実は48時間が理想的といわれているよ．

🛡 48時間って丸2日ですか？ そりゃあまりにもキツイですよ．シャワーやお風呂のことを考えると，特に夏場はつらそうです．

👓 最近はシャワーや入浴もOKなホルター心電図もあるけど，そうはいっても48時間記録がなされることはまずなくて24時間どまりだね，通常は．

🛡 僕が知りたいのは短いほうです．何時間あれば解析に耐えうるかっていう…．

👓 ゴメン，ゴメン．もちろん正確な決まりはないけど，ホルター心電図でのデータを使った大規模臨床試験（AFFIRM試験：Wyse DG, et al. N Engl J Med 2002；347：1825など）では"最低18時間以上記録されている"ホルター心電図という条件付けがなされていることがあるよ．

🛡 18時間というと1日の4分の3ですね．最低1日の75％くらい記録されていないと物事は語れないってワケですね．

👓 もう少し欲を出せば24時間の8割ちょっとが20時間くらいでしょ？ だから，私は"T"として実際の解析時間を確認して，

解析時間に関するコメントの仕方

> 18時間以下 → "不十分"（明らかに短く過小評価の可能性あり）
> 18〜20時間 → "短め"

というようにコメントしているよ．やはり20時間分ぐらいの記録は欲しいね．

🛡 記録時間が短いホルター心電図では，不整脈や心筋虚血を見逃すリスクが増すことにもなりますからね．特に短時間しかない記録は要注意ですね．

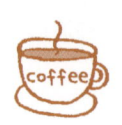

§4

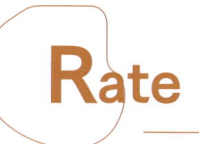

Rate
—— 数字からアタリをつけよう ——

心拍数の正常範囲

👨‍⚕️ 今回からいよいよ実際のホルター心電図を用いた解析に入ろう．早速，"REACHES"の"R"から始めるよ．"R"には2つあるって言ったけれど，覚えてるかな？

🧑‍🎓 はい．たしか"Rhythm"と"Rate"でした．どっちからいきますか？

👨‍⚕️ まぁ，慣れてくればどっちからでもOKだけれど，とりあえずアルファベット順に"Rate"からいくかね．では質問です．正常の心拍数（heart rate；HR）はいくつでしょう？

🧑‍🎓 心臓はだいたい1秒に1回のペースで収縮しますよね．心拍数は1分間に収縮する回数で，1分は60秒だから60/分でしょうか．

👨‍⚕️ OK．でも，いつも一定かな？

🧑‍🎓 もちろん，走ったり怒ったりすればドキドキするでしょうから，教科書などでは60〜80/分ぐらいと書いてありますね．それが心拍数の正常値ですか？

👨‍⚕️ 心電図の世界では一般的には心拍数が60/分以下を徐脈，100/分以上の場合を頻脈という定義があるから，その間が"正常"な心拍数といえるんじゃないかな．

🧑‍🎓 なるほど．60〜100/分が正常なんですね．

👨‍⚕️ でも，夜寝ている時などは心臓も"休憩モード"に入って60/分より遅くなることもあるよ．心拍数50/分までは正常と書いてある本も多いんだ．

🧑‍🎓 たしかに60/分を切ったらすぐ"徐脈"の烙印（らくいん）を押されるのもかわいそうですからね．

👨‍⚕️ 50/分か60/分かはそれほど重要じゃないから，どっちでもいいよ．覚えやすいのは100/分の半分が50/分だから，それ以下なら徐脈でいいじゃない．それより今の私たちの興味の中心はホルター心電図でしょ？

🧑‍🎓 はい．"1分"ではなく，規模は大きく"1日＝24時間"単位の話をしなきゃダメですよね．

1日総心拍数と平均心拍数

👨‍⚕️ ホルター心電図は1日ずっと記録しっぱなしだね．さて，ここで再び君に質問です．心臓は1日に何回収縮してるでしょうか？

🧑‍🎓 うーん，いきなり言われても困ってしまいます．今まで心拍数を1日単位で考えたこ

となんてなかったから…．でも計算できるはずですよね．僕，暗算は苦手なんですよね…．

👓 今，心拍数60/分だとすると？　1時間で60×60回で，1日は24時間だから….

📕 60×60×24，つまり，えっと電卓で計算しちゃうと，ピピピのピッで86,400回です．これが1日の拍動回数になりますね．

👓 だいたい8万ちょっとになるね．ホルター心電図の世界では，この心拍数を1日総心拍数(total heart beat；THB)と言って大事にするんだよ．逆にこの1日総心拍数を記録(解析)時間で割ったものが平均心拍数になるよ．

見るべき4つの心拍数

📕 なるほど．記録時間は"T"で調べ済みであるハズです．"R"ではこの2つだけを見ればいいですか？

👓 いや，あと2つ，最小心拍数と最大心拍数を含めた計4つの数値に着目してね．ホルター心電図の解析冊子の始めの"まとめ"シートに必ず記載されているから，実例を見て(図1)．

ホルター心電図で注目すべき心拍数

① 1日総心拍数(total heart beat；THB)
② 平均心拍数(average/mean heart HR)
③ 最小心拍数(minimum HR)
④ 最大心拍数(maximum HR)

図1

```
心拍数        最小  :    57 拍/分    16日  3:09:48
              平均  :    79 拍/分
              最大  :   122 拍/分    16日 10:33:47

総心拍数             :  107,712 ビート              モフォロジー総数
  正常心拍      (N)  :  107,704 ビート  ( 99.993 %)  →   1個
  心室性期外収縮 (V) :        1 ビート  (  0.001 %)  →   1個
  上室性期外収縮 (S) :        7 ビート  (  0.006 %)  →   1個
  その他の心拍   (?) :        0 ビート  (  0.000 %)  →   0個
  ペース心拍    (P)  :        0 ビート  (  0.000 %)  →   0個
  フュージョン  (F)  :        0 ビート  (  0.000 %)  →   0個
  B.脚ブロック  (B)  :        0 ビート  (  0.000 %)  →   0個
  E.補充収縮    (E)  :        0 ビート  (  0.000 %)  →   0個
  X.ユーザ定義の心拍(X):      0 ビート  (  0.000 %)  →   0個


総雑音時間
              ch.1  :    7秒
              ch.2  :    8秒
```

§4 Rate
数字からアタリをつけよう

📘 たしかに4つの値が出ていますね(色線に注目).じゃあ,その値だけレポートに書いて次にいきますか.

1日総心拍数の目安

🤓 まぁ,待ってよ.これらの"正常"の目安も知っておかなきゃ.これも誰が決めたわけでもないんだけれど,総心拍数の目安は8万〜12万/日,つまり"10±2万"と覚えてね.

> 1日総心拍数(THB)"正常"の目安 10±2万/日(8〜12万/日)

📘 あれあれ….さっき,心拍数60/分だと8万6千くらいになったから8万で許せるとして,100/分まで正常だとすると,上限は100×60×24で,また電卓でピピピのピッで14万4千では?

🤓 それだと寝ても覚めてもずっと100/分ってことになるでしょ.それは少し変だから,実際の正常範囲はそれより少ないと思ってくれるかな.

📘 せいぜい10秒くらいを記録した安静12誘導心電図と24時間全体を相手にするホルター心電図との違いですね.

🤓 10万/日っていうのは平均心拍数でいうとだいたい70/分で,12万/日は80/分くらいに相当するんだよ.計算してごらん.

📘 なるほど.8万〜12万/日っていうのは平均心拍数でいうと60〜80/分に相当するんですね.最初に学んだ1分間の心拍数にほぼ一致していて妥当な気がします.

> 平均心拍数"正常"の目安 60〜80/分

🤓 おっと1つ忘れてた.心拍数50/分を1日総心拍数に換算するとどう?

📘 ちょっと待ってくださいね,50×60×24=72,000ですから,7.2万ですね.

🤓 正確にはそうだね.でも,総心拍数を語る時には細かい数字なんて切り捨ててザックリでOKさ.このさい,7万でいいじゃない.どうせ記録時間だってみんなバラバラで"だいたい"24時間なんだから.

📘 なるほど.そのほうが親しみやすいですね.

心拍数スケール(まとめ)

🤓 今までの関係をまとめてみよう."Rate"としては始めに1日総心拍数を見て"10±2万"の範囲内かどうかを調べよう.その際,記録時間があまりに短い場合にはアテにならなくなるので,ほぼ24時間であることを念のため確認しておいてね(図2).

図2

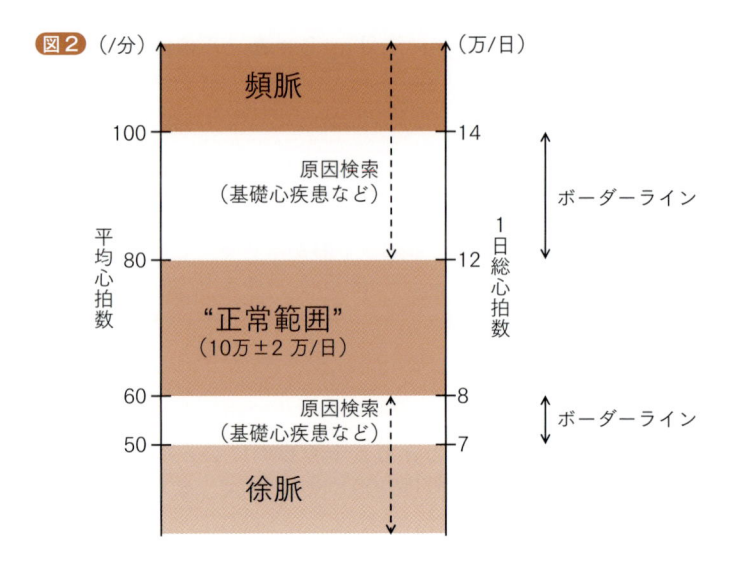

(図の説明:
- 縦軸左: 平均心拍数 (/分) — 50, 60, 80, 100
- 縦軸右: 1日総心拍数 (万/日) — 7, 8, 12, 14
- 100以上: 頻脈
- 80〜100: 原因検索(基礎心疾患など)
- 60〜80: "正常範囲"(10万±2万/日)
- 50〜60: 原因検索(基礎心疾患など)
- 50以下: 徐脈
- 右側: 14〜12万 ボーダーライン、8〜7万 ボーダーライン)

📕 記録時間は，すでに"IT"の"T"で確認しているはずですから，その時点で注意しておくようにします．なるほど，記録時間ってこんなところでも大事になってくるんですね．

👓 1日総心拍数が 14万/日 を超える場合には 頻脈"傾向" があって，逆に 7万/日 以下の場合には 徐脈"傾向" だってまずは判断すればいいよ．

📕 それぞれ平均心拍数で 100/分以上 と 50/分以下 に相当するわけで，最初の話にもリンクします．

👓 その時は頻脈および徐脈の原因となる病態があるかもなと念頭に置いておこう．何かしらの異常を見つけた時には必ずその"理由"を考える習慣をつけよう．この段階はここまでで良くって，細かな検索は"Arrhythmia"のところですればいいよ．

📕 具体的には「心拍数が多く，あるいは少なくなる不整脈があるなら総心拍数に異常があるんじゃないか？」というヒントの一つに1日総心拍数を使えということですね．

> THB＞14万なら頻脈性不整脈，THB＜7万なら徐脈性不整脈の存在を疑う

👓 そうだね．じゃあ，ここで質問です．総心拍数が 12万〜14万/日 とか 7万〜8万/日 だったらどうするかな？

📕 "正常範囲"は外れていても明らかな"異常"でもないわけで…．でも，"準異常"などにして問題視するほうがいいですか？ どんな検査でもこういうボーダーラインって本当に厄介で困ります．

👓 そうだよね．総心拍数が 13.2万/日 や 7.7万/日 の場合は，軽い異常のこともあるかもしれないから，私は「総心拍数の正常範囲の基準を(やや)上回っています or (やや)下回っています」というコメントを必ずしているよ．

📕 ボーダーラインでも一応は病的意義のある頻脈や徐脈がないかチェックしておきたいですね．

👓 結果として洞性頻脈や洞性徐脈のみで状況的にも特別異常がなさそうなら，それでいいじゃない．"漏れ"のない正確な判読をするには，こうした"スクリーニング"の段階で手を抜かないことだね．

記録時間が足りない時は？

🔰 ところで先生，質問です．何らかの理由で 18.5 時間などしかホルター心電図が記録されていなかった場合にはどうしますか？ その時の 1 日総心拍数が 7 万だったりすると，この時も"徐脈"って断言していいですか？

👓 いい質問だね．ちょうどこの後，質問しようと思っていたところなんだ．逆に聞くけど，どうすればいいと思う？

🔰 名案ではないかもしれないけれど，18.5 時間は 24 時間の 8 割弱だから，"10 万±2 万"の基準も 8 割にして…

👓 悪いアイディアではないけれど，計算もメンドくさいし，8 割ちょうどでないと暗算もできないしね．正解を言ってしまうと，平均心拍数に注目せよ．

🔰 そうかっ！ たしかに 1 日総心拍数しか見てませんでした．総心拍数 8 万～12 万/日は平均心拍数でだいたい 60～80/分 に相当するんでした．ちなみにこの時の平均心拍数はいくらですか？

👓 63/分と表示されているとしようか？

🔰 なるほど"正常"なんですね．よく見ないと"7 万→やばい徐脈だ！"って早トチリしちゃいますね．気を付けなきゃ．やはり"Time"の確認は大事ですね．

👓 記録時間が 24 時間前後なら 1 日総心拍数と平均心拍数はほぼ同義だから，"10±2 万"だけ見ればいいけど，あまりにも記録時間が短かすぎる場合には平均心拍数を主に見てね．平均心拍数が"60～80/分"から外れている場合にはアンテナ，ピンッて立てるんだ．

🔰 わかりました．さて先生，4 つの残りの 2 つ，最小心拍数および最大心拍数はどうすればいいですか？

最小心拍数は徐脈のヒント

👓 最小とか最大心拍数も基本的に機械が自動的に計算・表示してくれるよ．さて，まずは最小心拍数だけど，いくつくらいまでの心拍数なら許されると思う？

🔰 いわゆる徐脈の定義は，最初のほうで先生がおっしゃった 60/分以下でしょうけれど，それを 1 でも割って 59/分になったらすぐさま異常かっていうとそうではないと思います．

👓 じゃあ，もう一つの定義である 50/分を採用したらどう？

🔰 そうですね．でも，それでも結構ありそう…困ったなぁ．

👓 別に正解なんてないから自由でいいんだよ．あんまり困らせてもかわいそうだから言うけれど，一応，最小心拍数が 40/分 より遅くと表示されていたらおかしいんじゃないかって思っていいよ．

📕 なるほど．何かしらの徐脈性不整脈を疑えってわけですね．たしかに 30/分台はさすがに僕でもヤバイと思います．

👓 ここで心拍数情報から徐脈性不整脈を疑う所見をまとめておこうか．ホルター心電図の解析冊子には，直接診断にはつながらなくても異常を見つけるための"ヒント"がちりばめられているから，うまく利用したいものだね．

徐脈性不整脈の存在を疑う所見

① 1 日総心拍数　＜7～8 万/日
② 平均心拍数　　＜50/分
③ 最小心拍数　　＜40/分

最大心拍数は頻脈のヒント

📕 なるほど，気をつけて見るようにします．あと一つ，最大心拍数についてはどうですか？　頻脈の定義は一つしかなくて 100/分以上だと思うのですが…

👓 正常の人でも全力ダッシュしたり，好きな人にバッタリ出くわしたり，ものすごい怒ったりする時に心拍数は増えるよね．

📕 洞性頻脈(sinus tachycardia)ですよね．これは正常というか，生理的なんですよね．

👓 もちろん．じゃあ，洞性頻脈も考慮して 1 日のうちの最大心拍数ってどこまで許されると思う？　あっと，あらかじめ言っておくとこれも正解なんてないよ．

📕 （じゃあ聞かないでくださいよ…）えい，150/分くらいですか．

👓 おおー，いい線いってるじゃない．そんなものだ．でも，すべての人が同じ基準でいいかね？

📕 たしかに．80 歳のおばあちゃんで心拍数 150/分っていうと，よほどのハツラツ高齢者か，普通は病的な頻脈性不整脈を考えるほうが良い気がします．逆に 25 歳の若者だったりすると，激しい運動なんかすればすぐ心拍数 150/分になんかなるかも…．

👓 そう．年齢や普段の活動レベルっていうのは大事な視点だよね．これを加味した指標として，トレッドミル検査などの運動負荷心電図検査で使う目標心拍数が役立つよ．

運動負荷心電図における目標心拍数

（220－年齢）×0.85/分（年齢予測最大心拍数の 85％）

§4 Rate
数字からアタリをつけよう

🔍 君はたしかトレッドミル検査も担当しているよね？ 通常，目標心拍数まで運動した後の患者さんの状態はどう？

📖 けっこう激しくて汗をかいてます．多くの患者さんは「普段はここまで運動しないよ」って言いますね．

🔍 そうでしょ．だから，しようとすればできるけれど普通の生活ではまずしない運動をした時の心拍数としてこの値をちょこっと計算しておいて，これ以上の値が表示されていたら"病的"な頻脈の存在を疑いたいね．

> 最大心拍数の正常値の目安は 150/分　ないし　（220－年齢）×0.85/分 以上

📖 たしかに．80歳なら約120/分になりますし，25歳なら165/分です．これだと150/分っていう値を見たら片方では異常で，もう片方では正常かもって思えますね．

🔍 あまり教科書などにそう使えとは書いていないだろうけれど，頻脈のスクリーニングとして覚えておいて損のない計算式じゃないかな．ここで頻脈性不整脈を疑う所見をまとめておこう．

頻脈性不整脈の存在を疑う所見

① 1日総心拍数　＞14万/日
② 平均心拍数　　＞100/分
③ 最大心拍数　　＞150/分（目安）　＊（220－年齢）×0.85 も上限値の参考に

📖 僕みたいな素人には具体的な数値で示してもらえると異常か，そうでないかの判定に少し自信が持てます．今日，教えていただいた数値は10個もないので必死で覚えるようにします．

🔍 必死にならなくても何例か読んでいくうちに自然に身に付くから大丈夫だよ．あと，普通のホルター自動解析では最小心拍数と最大心拍数の際の拡大波形がプリントアウトされているはずだから，その心電図波形（拡大波形）にも目を通しておいてね．

実例で学ぼう

🔍 実は，1日総心拍数や最小・最大心拍数が"正常"範囲内で最小・最大心拍数の際の心電図が洞調律（洞性徐脈・頻脈を含む）なら，不整脈に関しては大きな見逃しは少ないよ．1つ例を示そうか（図3）．この症例の心拍数情報を読みとってみてよ．

> **【症例】** 72歳女性．主訴：動悸およびめまい発作
> 1日総心拍数 62,778/日（記録時間：23時間47分）
> 最小心拍数 36/分，最小心拍数 172/分，平均心拍数 44/分

🛡 動悸とめまいのある72歳女性ですね．記録時間はほぼ24時間です．総心拍数は6.3万くらいと7万を割り込んでいて，明らかに徐脈傾向が示唆されます．

👓 そうだね，平均心拍数も50/分以下になってるよね．じゃあ，最小・最大心拍数はどう？

🛡 最小心拍数は36/分と40/分を下回るので，やはり病的な徐脈の存在を考えます．洞不全症候群かな，房室ブロックかな，その時の拡大波形で確認してみたいです．

👓 あと，残る最大心拍数はどう？

🛡 これも低いはずです…．おっ，172/分？ 間違いですか？

👓 いや，間違いじゃないよ．

🛡 えっ？ だって150/分は超えてるし，さっき習った運動負荷試験での目標心拍数を計算してみても（220－72）×0.85≒125/分になりますから，さすがに172/分は異常です．素直に解釈すると徐脈だけじゃなく頻脈も合併しているってことですか？

👓 鋭いね．そのとおりだよ．この情報だけでわかるのはそこまでだ．実はこれは発作性心房細動を合併した洞不全症候群の患者さんのホルター心電図記録なんだよ．まぁ，実波形を見れば気づくけれど，この段階で意外とスクリーニングできるものでしょ？

🛡 たしかに，心電図を見なくても数字だけでおおまかにアタリがつけられますね．ひょっとして心房細動が止まる時に心臓が止まるパターンですか？

👓 徐脈頻脈症候群だね（⇒§7-4 p.146「ルーベンシュタイン分類Ⅲ型」参照）．この患者さんはベースから洞性徐脈を認めていて1日総心拍数も少ないし，心房細動が止まるときに図3のように約4秒の洞停止も認めたんだ．

🛡 なるほど．動悸とめまいの理由もそれぞれ説明できますね．

👓 長くなったけれど大事なところだから，よく復習しておいてね．

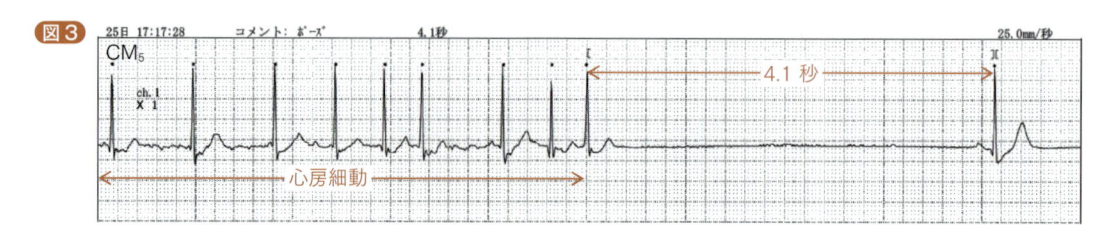

図3

アドバンス 2
心房細動での至適心拍数とは？
── コントロール目標とその評価 ──

心房細動に対する薬物治療

　脳塞栓などの塞栓症を予防する抗凝固療法は別にして，ここでは不整脈（リズム異常）としての心房細動そのものに対する薬物治療を考えてみましょう。いわゆる抗不整脈薬を用いて心房細動が起こらないよう洞調律を維持しようとする治療が調律コントロール（リズム・コントロール）です。一方，心房細動自体は受け入れて，心拍数軽減を行うものは心拍数コントロール（レート・コントロール）と呼ばれます。いったいどちらが優れた治療法なのでしょうか？

　これは誰もが一度は考える疑問だと思います。欧米では，実は15年以上も前にいくつかの臨床試験でこれが検証されています。最大規模のAFFIRM試験の結果をお示しします。最も大事な評価項目ですが，生命予後という観点で実は両者とも同等という結果になりました（図1-A）。ごく最近ではメタ解析の結果も発表されていて，全死亡，心血管死，脳卒中のいずれに関しても，薬物を用いた調律コントロールと心拍数コントロールには差がないという結論でした。全死亡（all cause death）に関する"forest plot"を示しておきます（図1-B）。一方，なぜかこのメタ解析には含めてもらっていませんが，J-RHYTHM試験という名でわが国でも調律 vs. 心拍数のコントロール対決が行われており，欧米とほぼ同様の結果が得られています。

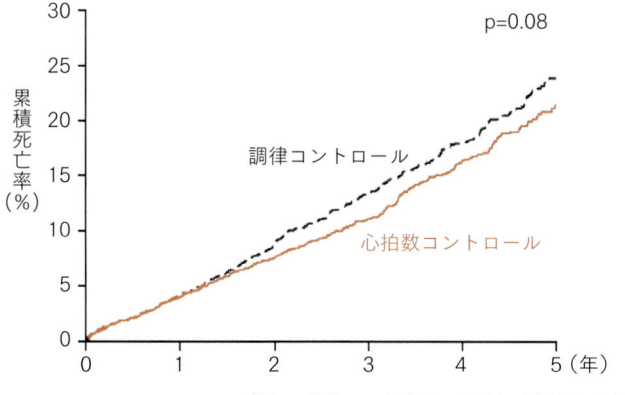

A. AFFIRM試験（N＝4,060, 2002年）

(Wyse DG, et al. N Engl J Med 2002 ; 347 : 1825)

B. メタ解析

(Al-Khatib SM, et al. Ann Intern Med 2014 ; 160 : 760)

図1 AFにおける rhythm vs rate control

生き死にという観点では差がないからと言って，どちらかの方針をランダムに選べばいいというものではありません．というか，数年あるいは数十年にわたって心房細動と"共生"している患者さんで，洞調律への復調および維持を目指すことは一般的にきわめて困難です．近年，カテーテルアブレーションの進歩で一部状況が変わりつつありますが．ですから，実臨床では慢性心房細動の患者さんに対しては心拍数コントロールが選択されることが多いです．では，その際のコントロール目標値はいったいいくらなのでしょう？　そもそも，目指すべき"最適な"心拍数は存在するのでしょうか？　それを本コラムのメイン・テーマです．

心拍数コントロールが必要な理由

　はじめに，どうして心房細動の心拍数コントロールが必要になるのかという話からします．
　心房細動が起こっている時，心房筋は毎分400〜600回という高頻度で収縮します．驚くべきペースですね．刺激伝導系のイラストを頭に思い浮かべてください．すると，この"お祭り"的な痙攣シグナルが心室に波及して頻脈を呈することが理解できるでしょう．ただし，心室筋の興奮頻度（心拍数）は心房筋よりはおとなしくなります．心房と心室との間に房室結節というフィルターがあるためです．房室結節の興奮は主にCaチャネルで制御され，Naチャネルの寄与の大きい通常の心筋細胞に比べて"おっとり"とした性格を示すためとされます．そのため，矢継ぎ早に飛び込んでくる心房細動の電気興奮シグナルに対しても"マイペース"を貫き，すべてに取り合わずに適当に間引いて心室へ伝えます．もちろん，それでも房室結節が柄にもなく"せっかち"になった結果が，ごく一般的な頻脈性心房細動と考えて下さい．
　このように，放っておくと頻拍傾向を呈する心房細動ですが，その心拍数（より正式には心室応答（ventricular response）という形で表現）をコントロールする臨床的な意義としては以下の3つが挙げられます．

> 1) 血行動態破綻の予防
> 2) 自覚症状の緩和
> 3) 心不全発症の予防（頻拍誘発性心筋症）

　まずは1)，洞調律から心房細動になっただけで有効な心房収縮が失われてポンプ機能が20〜30％低下します（いわゆる"atrial kick"の消失）．さらに，頻拍傾向がひどくなると血行動態に悪影響が出てきます．本来，心房からの血液を心室に貯めこむ時には一定の時間（いわゆる"ため"）が必要です．でも，高度な頻拍になって十分な"ため"が失われると，回数（心拍数）とのかけ算になる心拍出量は減少していき，高齢者や低心機能症例では血圧低下や心不全を起こし，ひどいケースではショック状態となる場合もあります．この"ひどい頻拍"は一般的に心拍数130〜140/分以上とされ（Br heart J 1990；63：157），こうした患者さんで心拍数コントロールをすることは，十分な心室充満時間を確保して血行動態を安定させることにつながります．
　次の2)は理解しやすいと思います．心房細動の代表的な自覚症状は動悸ですが，すべてではないにせよ，頻拍による要素は少なくありません．そこで，心拍数のコントロールは自覚症状軽減に役立ちます（一部には心拍数だけコントロールしても脈不整などによる気分不快を訴える患者さんがいるのも事実ですが）．つまり，患者さんのQOL改善のため，とも言えるでしょうか．
　最後の3)は頻拍持続による心不全の発症を防止すること．頻脈誘発性心筋症（tachycardia-induced cardiomyopathy）という言葉はあまり耳にしたことがないかもし

| | 2 心房細動での至適心拍数とは？ |

れません．これは，心房細動による頻拍状態が持続すると左室収縮能がびまん性に低下して心不全を起こすという病態です．「心拍数がいくつ以上の状態が続くと頻脈誘発性心筋症を起こすのか？」という質問に対し，ビシッと正確に答える論文は多くないようですが，"頻脈"の定義の通り心拍数100/分以上というのが一つのコンセンサスになっています（Umama E et al. Am J Med 2003；114：51, Khasnis A et al. PACE 2005；28：710）．頻脈誘発性心筋症が拡張型心筋症と異なるのは，可逆的な病態であるということです．

長い場合では数か月を要することもありますが，上手に心拍数をコントロールしてあげることで正常近くにまで心機能回復が得られます．頻脈誘発性心筋症による心不全予防が3つ目の理由です．

そんなに躍起にならなくて良い？―心拍数コントロールの是非

心房細動で心拍数コントロールする理由がわかったところで，具体的な数値について考えてみます．心房細動における理想的，すなわち至適心拍数はいくつなのかという問題です．「心房細動患者では"最善の"心拍数○○〜○○○/分を目指すべき」と，できれば言い切りたいものです．

実際には，この点に関して，生き死に，つまり長期予後という観点では十分に検討した研究はありません．さらに，2010年に発表された臨床試験以降，状況はやや混乱しているようです．ここではその試験を紹介します．

RACE II試験は，約600名の慢性心房細動患者（持続期間1年以内）を対象に行われたオランダの臨床研究です（Van Gelder IC, et al. N Engl J Med 2010；362：1363）．片や心拍数を安静時80/分未満，かつエアロバイク（自転車）で適度な運動をした際にも110/分を越えないようにコントロールを試みる群（strict control群）．もう一方は，最低1種類の薬剤（β遮断薬，非ジヒドロピリジン系Ca拮抗薬，ジゴキシン）を用いて，ひとまず病院に来た時の安静時心電図での心拍数を110/分未満にすることだけを考える lenient control 群です．"レニエント（lenient）"とは聞き慣れない単語だと思いますが，"手ぬるい"とか"甘めの"といったニュアンスです．

この2群比較，結果はどうなったと思いますか？手間的に大変そうなstrict群の苦労が報われて欲しいというのが人情ですし，やはりlenient群では動悸などの訴えや心不

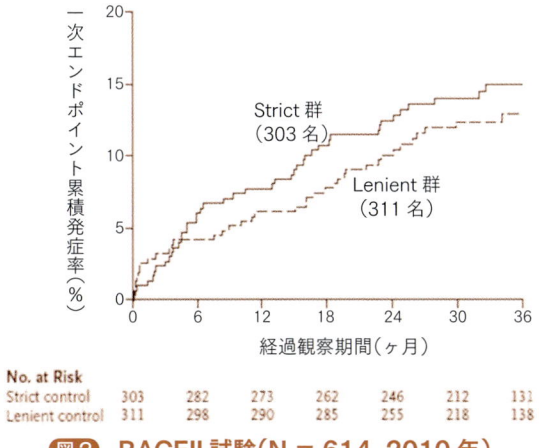

図2 RACEII試験（N = 614, 2010年）
Lenient群よりも，むしろStrict群でイベント発生が多いようにも見えてしまう（統計学的有意差なし）．

全発症が多いような気がしませんか？　ただ，驚くなかれ，結果はさにあらず．一次エンドポイントは複合（心血管死，心不全入院，脳梗塞，重大な不整脈など）ながら，両群で差はなかったのです（**図2**）．しかも，目標心拍数の達成率もlenient群では98％とほぼ全例で成功したのに対し，strict群では最終的に67％と3分の2のみにとどまりました．

　このRCAE II試験の結果は，鼻息荒く「何が何でも心房細動の心拍数をきっちりコントロールしてやる」というスタンスは目標達成が難しく，仮に可能であっても"ほどほど・たいがい"の心拍数コントロールと臨床的には大差ないことを示唆していますね．Lenient群よりも，むしろStrict群でイベント発生が多いようにも見えてしまう（統計学的有意差なし）．

　実は，AFFIRMとRACE（RACE IIの前作：N＝1,091）という2つの試験の合作集団による解析でも，ほぼ同様な結果であることが報告されています（Van Gelder IC, et al. Europace 2006；8：935）．今までに紹介した臨床試験の結果だけを真に受ければ，使い方も難しく副作用への配慮も必要な抗不整脈薬を用いた調律コントロールや，心拍数コントロールを行うにしても，いくつもの薬剤を用いてできるだけ厳密に管理すべきというような大義名分が失われつつあるのです．実際，こうした薬物治療の閉塞感がカテーテルアブレーションという侵襲的治療がにわかに注目される背景にもなっていると思います．

勘違いするなかれ――安静時110/分未満は"ひとまず"

　RACE II試験以降，心房細動の心拍数コントロールは少し肩の力を抜いて良しとの流れになりつつあることは事実です．「安静時110/分未満」だからといって，たとえば外来時のスナップショット12誘導心電図の心拍数や，入院中の患者さんであれば検脈時にナースが測定してくれる脈拍数でずっと90〜100/分台で本当に良いでしょうか？…答えは否．

　そもそも"いつも100/分以上"だと，先ほど述べた頻脈誘発性心筋症のリスクがあります．90/分台だって，洞調律の人と比べるとだいぶ速いです．そして，それ以上に，安静時の心拍数が100/分近かったら，きつい坂道や階段をのぼった時，あるいは走ったらどうなるでしょうか．きっと，それ以上の頻脈になって動悸や胸部不快を感じる人も少なくないはずです．

> 心房細動の心拍数は安静時と労作時の両方で評価する

　これは大事なポイントです．「安静時110/分未満」というのは，"取り急ぎ（ひとまず）"というか，初期管理目標としてとらえるべきで，心房細動患者さんのケアにおいては，労作時の心拍数にも注意を払う必要があります．

　ときどき「心房細動では安静時110/分以上の心拍数コントロールはしてもムダ」のように誤解している人に出会います．これは正しくない．心房細動で頻拍傾向を呈する場合，継続的に患者さんを診ていく中で，自覚症状や心不全などへのから追加投薬が必要になる方が普通です．RACE II試験におけるlenient群でも，1年および2年時の安静時心拍数は85±15/分程度となっており，"＋α"的な薬剤調整がなされた可能性大です．

ホルター心電図を用いた心拍数コントロール評価の実際

　安静時，労作時両方の心拍数を評価する場合，患者さんの1日の日常生活を記録し

アドバンス
2　心房細動での至適心拍数とは？

たホルター心電図は非常に有効な評価ツールとなると思いませんか？　実際に「心房細動の心拍数評価を」という判読依頼も少なくありません．その手法について述べましょう．まずは"周辺事項"として確認して欲しい情報から．

下調べが大事

- 房室伝導薬（ジギタリス製剤，β遮断薬，ワソラン・ヘルベッサー）
- イベントボタン操作，自覚症状の有無

　ホルター心電図に限らず，ふだんの外来でも心房細動の心拍数コントロールを評価する際にチェックすべきは薬剤と自覚症状です．まずは薬剤．主にジギタリスは安静時，β遮断薬は労作時の心拍数低下に寄与し，ワソランやヘルベッサーなどのカルシウム拮抗薬はその中間と考えて下さい．特に無投薬ないしジギタリス製剤のみという患者さんでは，労作時の様子が気になってきます．もう一つは，自覚症状（動悸，胸部不快・苦悶感など）です．そう，これは行動記録カードやイベントボタン操作に注目です．思わせぶりな症状記載が多い場合，"管理不行き届き"かもしれません．
　ここをおさえたら，いよいよ具体的な心拍数の評価です．絶対的なものではないですが，国内外のガイドラインや過去の研究報告をふまえて作成してみた一評価法を提示します．

ホルター心電図での心房細動の心拍数評価法

1) 平均心拍数 60～100/分（1日総心拍数 8～14万/日）
2) 安静時心拍数 60～110/分
3) 最大心拍数＜予測最大心拍数（220－年齢）×100～110％
4) 心拍数上昇時はせいぜい 110～120/分（都市型生活の場合）
5) ポーズ（R-R延長）日中：＜3秒　夜間（就寝中）：＜5秒

　できるだけシンプルにしたので，順に確認していきましょう．
　まず1) は基本的に1日総心拍数のハナシです．記録時間が短ければ平均心拍数で評価して下さい．洞調律例では，1日総心拍数は 10±2万（8～12万）/日が許容範囲でした．平均心拍数なら 60～80/分に相当するのでしたね（→ §4『心拍数スケール（まとめ）』参照）．心房細動再三言ってるように頻
拍傾向がありますから，上の境界に若干余裕を持たせて1日総心拍数では 14万/日 までをセーフにして下さい．この値は平均にすると 100/分 でした．下限（8万/日）は洞調律と同じです．ここで，"100/分"という数字，何かピンときませんか？　…そう，平均心拍数 100/分以上を見たら，『頻脈誘発性心筋症のリスクがあるため，心エコーその他による心機能評価や心不全所見のチェックをして下さい』とコメントしたいものです．
　2) は言わずと知れた安静時心拍数です．110/分未満は何度も登場した数値ですね．安静時にこの値を越えているなら，普通は平均心拍数も 100/分以上でしょうから，上記1) と同じ論調でOKです．他に，究極の安静状態である睡眠中の心拍数も確認して下さい．行動記録カードを参照すれば就寝時間はわかりますし，心拍数トレンドグラムでもガクッと減速しますので気づきやすいでしょう．後で登場しますが，解析冊子には心拍数情報を1時間ごとに表示したページもあるので，それを参照しても良いです（図

4，〇〇ページ）．どこを見るかと言えば，安静時として注目すべきは各時間帯の最小心拍数のことが多い（完全に 1 対 1 対応するわけではないですが）．もちろん，心拍数トレンドグラムをザーッと確認することも重要です．一方，下限値の 60/分 は洞調律でも"徐脈"の定義の一つでした．心房細動なのに徐脈というのは，やはり何かおかしいと考えるべきです．

続いて 3）では最大心拍数のチェックです．これは主に労作時の評価となります．洞調律では，年齢から計算された最大予測心拍数（220－年齢）/分の 85％を越えることはないと予想されました．心房細動の場合はどうでしょうか．

はじめの 1）で議論したように 1.2 倍ちょっとくらいのマージン（80→100）を見越したのと全く同じ感じで良くって，実際には（220－年齢）/分そのもの，つまり 100％（×1.0）ないし"1 割増し"の 110％（×1.1）までぐらいがせいぜいと言われます．これは AFFRIM 試験などで用いられた基準の一つでもあります．たとえば 70 歳の方なら，いくら心房細動でも 150/分（220－70）ないし，その 1 割増しの 165/分（150＋15）を越える部分が心拍数トレンドグラムや散見されるようであれば，「労作時心拍数のコントロール不十分の可能性あり」とコメントして，β遮断薬などの追加・増量などに言及して下さい．ただ，これはあくまでも"マックス"（Max）を評価しただけですので，本当はもう少し"労作時"を評価したいのですが…

実は現在，ガイドラインでは"削除"の憂き目にあっていますが，ほんの少し前までは，「安静時 60～80/分，中等度運動時 90～115/分」というような基準が設けられていました．これは主に AFFIRM 試験に使用された管理指標です．"中等度の運動"というのは，6 分間歩行試験（文字通り「6 分間で何メートル歩けますか？」を検証するテスト）という検査が想定されていて，時速 4km だと 6 分間では 400m で歩く計算になります．イメージとして 5 分程度かけて 300～400m 歩いた時の状態と思って下さい．また，ほとんど同じですが，RACE II 試験での strict 群は「安静時 80/分未満，中等度運動時 110/分未満」にコントロールされており，結果も lenient 群に負けたわけでもないですから，管理目標として一定の妥当性はあります．つまり，おおむね現代の都市型生活をしている人の労作時心拍数はせいぜい 110～120/分程度と考えたらいいと思います（115 という数字は若干ハンパなので少し丸めてみました）．心拍数 130/分を越えると拡張充満時間も障害されるので，実臨床で念頭に置く数値としても妥当かと考えます．24 時間心拍数トレンドグラムでスパイク状になっている部分をチェックすればいいでしょう．

最後の 5）は徐脈に関して．薬剤による心拍数調節が過度になったり，一部では無投薬でも徐脈傾向を示す心房細動例が存在します（徐脈性心房細動）．1 日総心拍数で 8 万/日を割ってくる場合などがそうですが，有意な R-R 延長（ポーズ）イベントがないかもチェックして下さい．ポーズに関しては明確な決まりはなく，後に詳しく述べますが日中（覚醒時）＜ 3 秒，夜間（就寝時）＜ 5 秒を目安にしてください（→ §4『心拍数スケール（まとめ）』参照）．めまいやふらつきなどのエピソード確認も忘れずに．

いざ実践【症例 1】

知識を得たところで早速実践です．まずはβ遮断薬投与中の 78 歳・女性．「慢性心房細動の心拍数コントロール評価を」との依頼です．はじめのサマリーを表示したページでアタリをつけます（図 3）．

心拍数について考察します．記録時間はほぼ 24 時間ですので，1 日総心拍数を評価すると 116,583/日は 8～14 万/日に入っています．平均心拍数も一応見ると 82/分とこれもセーフです．次は安静時のチェックです．「不整脈発生表」という名前になっていますが，上室・心室期外収縮などと一緒に心拍数に関して，各時間帯ごとに数値が表示されているテーブルを見ましょう．

アドバンス

2　心房細動での至適心拍数とは？

図3

解析結果概要

2009/12/28　氏名：　　　　P2
ID：　　　　1/1頁

解析時間　2009年 9月 7日 10:56:55　から　2009年 9月 8日 10:56:28　までの　23時間59分30秒

心拍情報

心拍数
- 最小　：　62 拍/分　　7日 23:12:24
- 平均　：　82 拍/分
- 最大　：　130 拍/分　8日 10:13:11

総心拍数　116,583 ビート　　モフォロジー総数

種別		ビート数	割合	個数
正常心拍	(N)	116,166 ビート	(99.642 %) →	2 個
心室性期外収縮	(V)	417 ビート	(0.358 %) →	7 個
上室性期外収縮	(S)	0 ビート	(0.000 %) →	0 個
その他の心拍	(?)	0 ビート	(0.000 %) →	0 個
ペース心拍	(P)	0 ビート	(0.000 %) →	0 個
フュージョン	(F)	0 ビート	(0.000 %) →	0 個
B.脚ブロック	(B)	0 ビート	(0.000 %) →	0 個
E.補充収縮	(E)	0 ビート	(0.000 %) →	0 個
X.ユーザ定義の心拍	(X)	0 ビート	(0.000 %) →	0 個

総雑音時間
- ch.1　：　88 秒
- ch.2　：　3,892 秒

ST情報

ST イベント　最大値　（持続時間）　時刻
- ch.1　上昇／下降
- ch.2　上昇／下降

計測値　STレベル　（STスロープ）　時刻
- ch.1　最小　−0.24 mV　(−1.5 mV/秒)　8日 10:08:44
- 　　　平均　+0.02 mV
- 　　　最大　+0.11 mV　(+1.2 mV/秒)　7日 13:42:49
- ch.2　最小　−0.10 mV　(−0.2 mV/秒)　7日 11:22:04
- 　　　平均　−0.01 mV
- 　　　最大　+0.05 mV　(+0.7 mV/秒)　7日 17:42:57

レベル基準点：56 m秒　スロープ基準点：56 m秒　計測点：96 m秒
レベル基準点：56 m秒　スロープ基準点：56 m秒　計測点：96 m秒

ST上昇：0.20 mV　ST下降：0.10 mV　持続時間：1分 0秒
ST上昇：0.20 mV　ST下降：0.10 mV　持続時間：1分 0秒

不整脈情報

心室性不整脈

	検出個数	最大値	時刻
連発	0		
2連発	6		
RonT	0		
2段脈	0		
3段脈	0		
単発	405		

RonT ≦ 250 m秒
患者イベント数：0

上室性不整脈

	検出個数	最大値	時刻
ポーズ	40	2.6 秒	8日 0:59:24
連発	0		
2連発	0		
単発	0		
頻脈	79	130 拍/分	8日 10:05:51
徐脈	0		

ポーズ ≧ 2.0 秒　　頻脈 ≧ 100 拍/分
上室性 ≦ 90 %　　徐脈 ≦ 50 拍/分

図4

不整脈発生表

2009/12/28　氏名：　　　　P3
ID：　　　　1/1頁

解析時間　2009年 9月 7日 10:56:55　から　2009年 9月 8日 10:56:28　までの　23時間59分30秒

時刻	心拍数(拍/分) 最小	平均	最大	総数(ビート)	心室性 ビート数(ビート)	連発	2連発	RonT	2段脈	3段脈	単発	上室性 ビート数(ビート)	ポーズ	連発	2連発	単発	頻脈	徐脈	心房細動(秒)	雑音(秒)
10:56	66	76	83	234	0						0									2
11:00	66	83	102	4,970	12						12	0	1				2			85
12:00	65	79	93	4,715	4						4	0	6							77
13:00	65	79	94	4,750	14						14	0	5							16
14:00	66	79	95	4,736	12						12	0	4							12
15:00	67	79	94	4,746	10						10	0	1							11
16:00	71	80	100	4,809	8						8	0								5
17:00	65	80	99	4,781	7						7	0								31
18:00	74	86	106	5,119	32	1					30	0					8			19
19:00	73	88	102	5,231	32						32	0	1							28
20:00	65	83	99	4,960	24						24	0								51
21:00	70	83	102	4,979	21						21	0					1			39
22:00	66	78	95	4,663	11						11	0	2							14
23:00	62	71	83	4,288	4						4	0	6							10
0:00	67	76	90	4,535	9						9	0	3							16
1:00	64	79	101	4,750	15						15	0	1							83
2:00	70	79	94	4,735	10						10	0	1							98
3:00	67	77	88	4,623	9						9	0	1							38
4:00	70	79	93	4,735	9						9	0	2							37
5:00	65	78	105	4,639	7						7	0	1				3			104
6:00	68	89	122	5,240	36	2					32	0	1				23			566
7:00	67	86	112	5,084	30	2					26	0					11			559
8:00	75	90	123	5,360	44	1					42	0					12			543
9:00	67	82	105	4,861	27						27	0					8			462
10:00 10:56	65	91	130	5,040	30						30	0					11			1,059
総計	62	82	130	116,583	417	6					405	0	40				79			3,965

就寝中

注）表中の値は各イベント数を表しています。

行動記録カードによれば，22：00に就寝して翌朝6：00起床のようで，その間の心拍数も平均で見てみると70〜80/分程度とOKのようです．その他，日中の最低心拍数をザーッとみても60〜75/分と80/分未満という条件も満たすようです．労作時はどうでしょう．サマリーでも最大心拍数130/分と予測最大心拍数以下となっています．こういう時，220−78＝142/分と厳密に出してもいいですが，78歳をまぁ80歳とか考えれば220−80＝140/分程度，そして上限は"1割増し"の154/分(140＋14)くらいまでと暗算ができてしまいますよ．不整脈発生表(**図4**)でも，最大心拍数も多くて120/分台ですので，全然心配ないようです．年齢的にも"中等度の運動"ができればいいような感じで，「110〜120/分」の目安にも合致しています．他に動悸などの症状記載もなく，ポーズ(2秒以上)も1日40回，最大R-R間隔は深夜に2.6秒と許容範囲でした．心拍数トレンドグラムもパラパラ閲覧した後，「心拍数コントロールはおおむね良好で現状の薬剤継続で大丈夫そう」とレポートで返答しました．

もう一例挑戦してみよう【症例2】

　さて，だいぶ慣れたところで最後にもう一例だけ考えて終わりましょう．これも慢性心房細動の60歳・男性です．依頼目的は「動悸症状の精査」でした．先ほどと同じ手順で，まずはサマリーを眺めます(**図5**)．

図5 解析結果概要

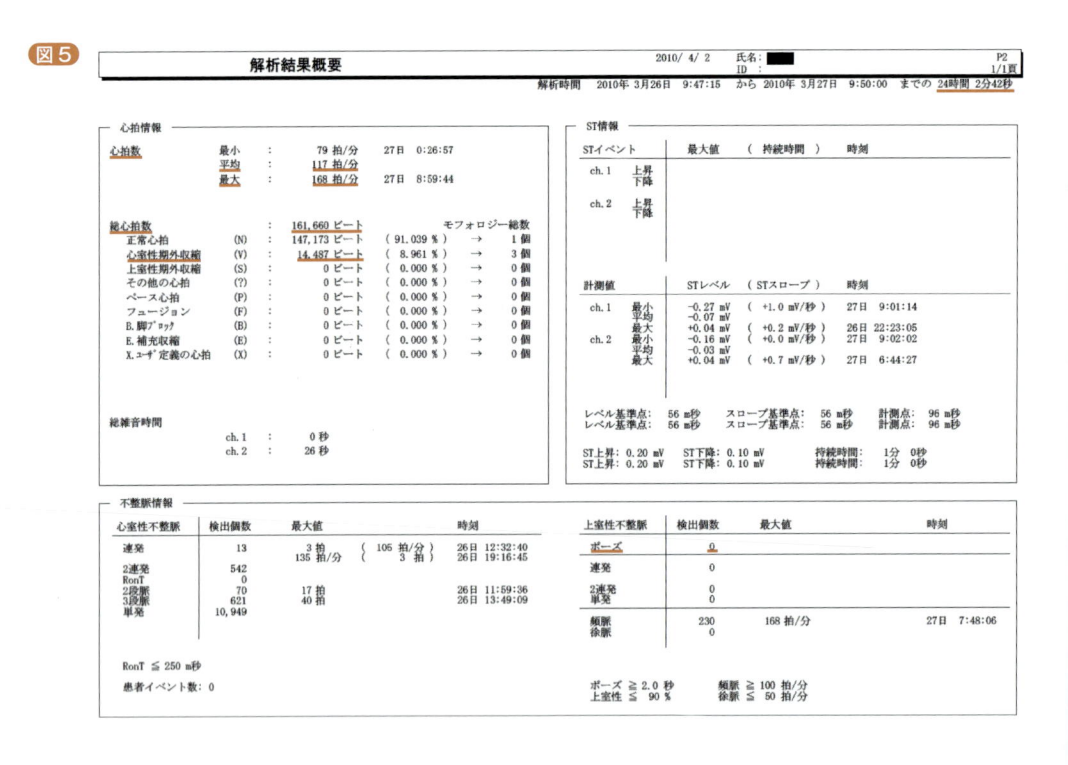

　1日総心拍数はなんと161,660/日，平均心拍数117/分と明らかに許容範囲を大きくオーバーしています．予測最大心拍数は160/分(220−60)で，1割マージンを見込んで上限ギリギリ＝176/分(160＋16)としても，最大心拍数168/分はだいぶ早めの印象です．各時間帯での心拍数の様子を示したテーブルも一緒に見て下さい(**図6**)．

アドバンス

2 心房細動での至適心拍数とは？

図6

不整脈発生表

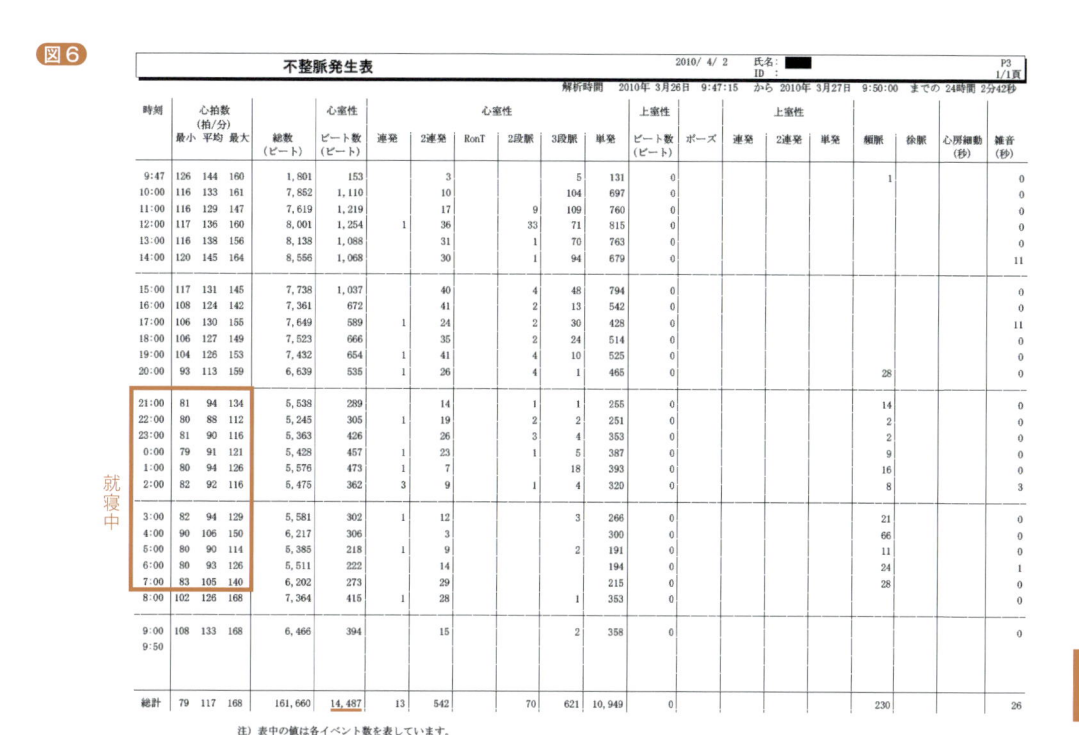

(就寝中)

　この表を見ると，就寝時間帯(21：30〜翌7：30)でも心拍数は平均90〜100/分で，寝ている間にも110/分を越えているようです(最大心拍数)．日中はどうかと言えば，最小心拍数でも100〜120/分と安静時にも頻拍傾向を示し，平均で120〜140/分と拡張充満時間が短縮して血行動態に悪影響を及ぼしかねないレベルかもしれません．動悸

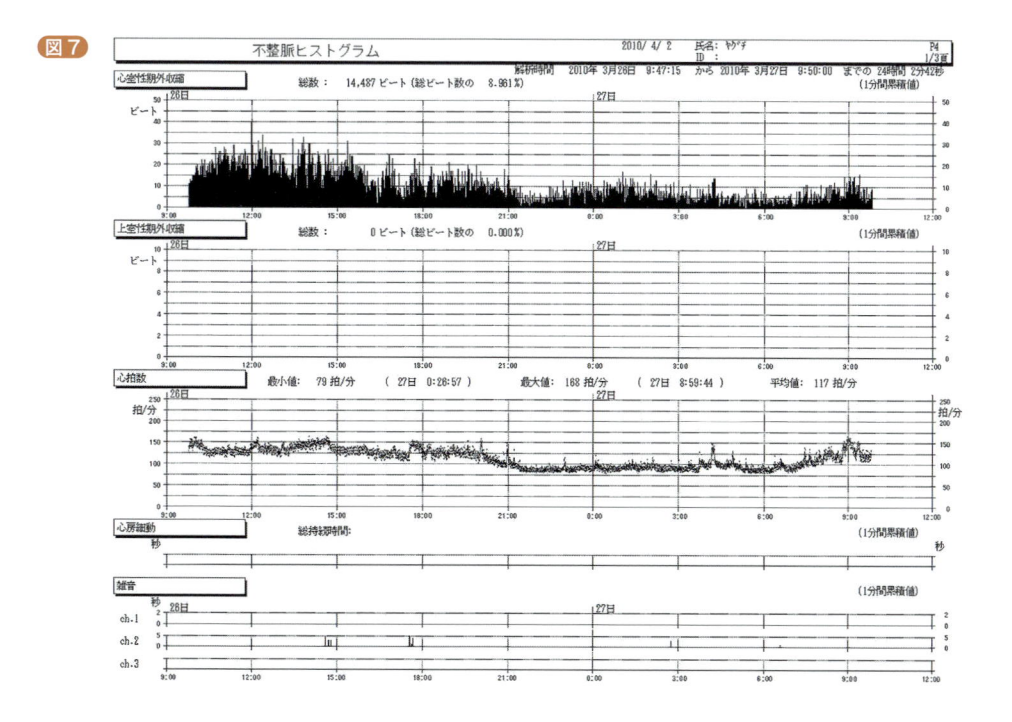

図7

不整脈ヒストグラム

があるとしたら，これが原因でしょう．実際，記録中にも動悸や息切れなどの症状記載が何度か認められました．

60歳と年齢は比較的若いですが，約120/分の頻脈性心房細動が長期間持続すれば，頻脈依存性心筋症による心不全を発症するのは時間の問題でしょう．一方，徐脈の要素はまったくなく，2秒以上のポーズも一度も認めないようでした(**図6**)．

他に，サマリーをよく見ると，心室期外収縮(PVC)も15,000発近く出ていて，息切れの訴えもあるようですから，心不全徴候を反映しているのかもしれません．24時間の心拍数トレンドグラフと，PVC発生数のヒストグラムをお示ししておきます(**図7**)．心拍数の推移をもう一度，確認してみて下さいね．

まとめると，終日の動悸の主因は頻脈性心房細動と思われ，頻脈誘発性心筋症のリスクも高いと思われる症例なわけです．主治医の先生には，可及的速やかに現状把握(うっ血性心不全の有無)を行い，心拍数コントロール開始を勧めるコメントをすべきです．このような場合，ジギタリス単剤でのコントロールは困難であり，強い心不全がなければβ遮断薬が良い適応となります．ちなみに，この症例では房室伝導抑制薬は投与されていませんでした．

最後に

心房細動における心拍数コントロールについて考えました．欧米の大規模臨床試験の結果を受け，心拍数に関する基本的な考え方が近年大きく変わりつつあると思います．詳細には述べられませんでしたが，皆さんはそれなりに心房細動患者さんの心拍数コントロールに関してコメントすることができるようになりましたね？

日本の心房細動患者数は100万人に達すると推計するものもあり，全員への循環器専門医(1万人程度)の"名人芸"的な薬剤調製がなされるのは現実的には不可能と思われます．しかし，実は"ほどほど"の心拍数コントロールが許容されうる可能性を示唆するデータは，非専門医に勇気を与えるものであると同時に，実は"コントロールし過ぎ"による徐脈が臨床的に悪さをしうることを示唆していると思われます(今回はあまり述べませんでしたが)．

ホルター心電図を用いた心房細動の心拍数評価法は基本的"技能"としてマスターしつつ，結果を受けて薬剤変更・追加のアクションを起こす基準は今までよりも高めに設定しておくというのが，皆さんにオススメしたい無難な対応だと筆者は考えています．

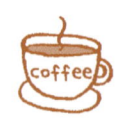

§5

Rhythm
―― 基本調律を高らかに宣言しよう ――

■ 調律って何？

👨‍⚕️ "Rate"に続く2つ目の"R"について学ぼう．今回のテーマは"Rhythm"，日本語では"調律"だよね．ではまず調律って何だろうか？

👦 日常生活ではピアノなどの音色を整えるっていう意味で使われますけど…．

👨‍⚕️ でも医学用語としての調律は全然違うよね．

📖 もちろんそうなんですけど，改めて定義を問われると困っちゃいますね．でも，心臓の正常なリズム，っていうか"洞調律"のことですよ．一日中絶え間ない．

👨‍⚕️ では，洞調律って何だろう？

📖 やっぱりそうくると思いました（笑）．心臓はものすごい数の心筋細胞からできていますが，各々が好き勝手に収縮するのではなくて，洞結節からの"号令"に従って動いています．その全体を統率するものが洞調律だと思います．

👨‍⚕️ 心臓全体に流れる"旋律"が洞調律ってとこかな．

📖 なんか，"音楽"的な感じでまとまりましたね．特に洞結節から"号令"，いや"BGM"が発せられている時が洞調律（sinus rhythm）ですね．

■ 洞調律の判定法

👨‍⚕️ では，次．洞調律かどうかの判定は何の検査でやるのかな？　エコーだと思う？　X線かな？

📖 先生は僕をバカにしてるでしょ（怒）．それくらいわかりますよ．心電図です，先生が三度の飯より好きなシ・ン・デ・ン・ズでしょ．

👨‍⚕️ ごめんよ．じゃあ，心電図でどんな所見があると洞調律って言えるんだろうか？　意外とみんな知らないんだよ．

📖 たしかに．サイナス（sinus），サイナスって簡単に言いますけど，本当は心電図における洞調律の定義って気にしたことがなかったです．でも先生，普通にP波があって，QRS波，次にT波ってきてれば洞調律じゃないんですか？

👨‍⚕️ そう思うでしょ？　私も本当によく質問されるんだ．はじめに正確な洞調律の定義から確認しておこうか．

洞調律における P 波の極性

👓 次のまとめの表を見てくれるかな．これは非常に大事だよ．P 波の極性の"＋"は陽性，つまり上向きの波を表わすよ．洞調律では I，II，aV_F 誘導および V_4〜V_6 誘導で P 波が陽性なんだ．これも呪文のように毎回唱えてね．

洞調律の定義

基本的に P 波形・心拍数のみで定義・分類される！
1) 明確な P 波が認識できて，P 波の極性が以下のような場合に洞調律という．

肢誘導	P 波	胸部誘導	P 波
I	＋	V_1	
II	＋	V_2	
III		V_3	
aV_R	－	V_4	＋
aV_L		V_5	＋
aV_L	＋	V_6	＋

2) あとは心房レート（P-P 間隔）で分類するだけ！
①正常洞調律（normal sinus rhythm） 60〜100/分・整
②洞性頻脈（sinus tachycardia） ＞100/分・整
③洞性徐脈（sinus bradycardia） ＜60/分（時に 50/分）・整
④洞性不整脈（sinus arrhythmia） P-P 間隔の変動が 160 ms 以上・不整

📘 "－"は陰性ですね．aV_R 誘導だけ陰性なんですね．P 波の向きが下向きなんですね．あと，空欄の部分はどうなんですか？

👓 空欄は人，いや心臓によってバリエーションがある誘導だよ．特にIII誘導や aV_L 誘導や V_1 誘導などは"＋"や"±"だったり，ひどい時は"－"になったりで，ぜんぜん一定しないんだ．だから，そんなのは相手にしない方がいいから空欄にしたワケさ．

📘 12 誘導心電図でもIII誘導とか aV_L 誘導は正常な人でも異常 Q 波が出ちゃったり，かなりお騒がせな誘導だったりしますしね．ここでも同じなんですね．

P 波を見つけるコツ

📘 では心電図を見たら，まずは難しいことを考えずに"きちんとした P 波があるか？"を見て洞調律か否かを確認するのが先決ですね．

👓 P 波は"神出鬼没"で特に不整脈の症例では実にいろいろな場所に登場する．ここで P 波を見逃さないためのコツを伝授しておこう．普通，どの誘導で見ても QRS 波がどれかわからない状況は少ないよね．

📘 さすがに僕でもどれが QRS 波かぐらいは自信を持って答えられます．

§5 Rhythm
基本調律を高らかに宣言しよう

👓 では QRS 波の後に必ず来る波は？

🛡 T 波ですか？

👓 そのとおり．どんな場合でも"QRS 波→T 波"という流れは絶対に崩れないんだ．QRS 波の直後に一定してある波が T 波だよ．ここで QRS 波の直後にある T 波から，その次の QRS 波までの部分に注目してほしいんだ．図1 を見て．

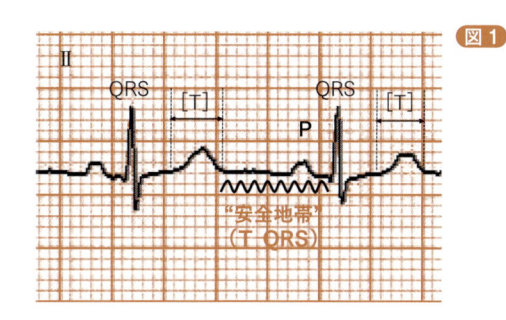

図1

🛡 そこの部分は普通は一直線ですよね．まれに U 波などもあるようですが．

👓 そのとおり．この T 波と次の QRS 波を結ぶ線は"±0 mV"の等電位線になっていて，私は"安全地帯"と名付けてるよ．

🛡 では，P 波は"安全地帯"上で次の QRS 波の少し手前にあるはずですね．でも，こんな考えをしなくても P 波は見つかるような…．

👓 複雑な不整脈では QRS 波の少し手前の"定位置"に P 波がいない時が多いんだよ．そんな時，まずはこの"安全地帯"に何らかの波があるか見つけて P 波だと認識するのさ．

P 波を見逃さないためのコツ

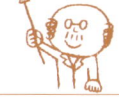

1) "安全地帯（T-QRS ライン）"で QRS 波の手前が"定位置"
2) "定位置"になければ，"安全地帯"のどこかに怪しい波はないか
3) T 波や QRS 波に重なって隠れていないかも注意

👓 ときどき P 波は T 波や QRS 波の中に潜り込んでしまうこともあるけど，"安全地帯"で P 波形を確認しておけば，隠れた P 波を見つけ出すヒントにもなるんだ．

🛡 なるほど"達人の見方"を垣間見た気がします．

実例で確認しよう

👓 最後のほうは少し脱線して難しいことも言ったけれど，まずは簡単な例で P 波の認識と洞調律の判定を勉強しよう．図2 の心電図はどうだろうか？

🛡 P 波はすべての誘導で"安全地帯"の QRS 波ちょっと手前にコンスタントにありますね．

👓 そうだね．では P 波の極性はどうかな？

図❷

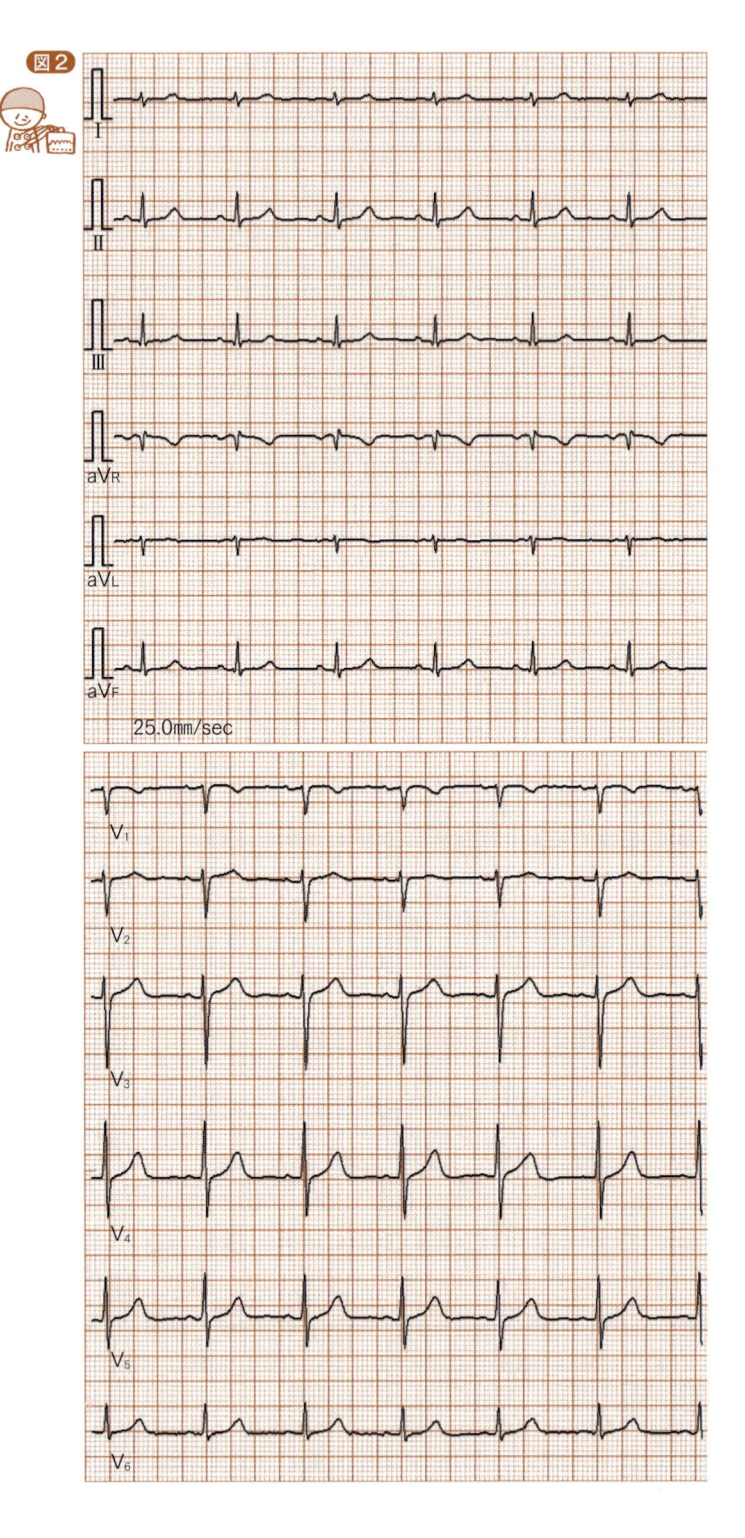

📖 Ⅰ，Ⅱ，aVF 誘導で陽性，aVR 誘導で陰性，V₄〜V₆ 誘導で陽性の P 波ですから，自信を持って洞調律です．今まで QRS 波とか T 波とかも見なければいけないと思ってたけれど，実は洞調律か否かは P 波だけを見ればいいんですね．

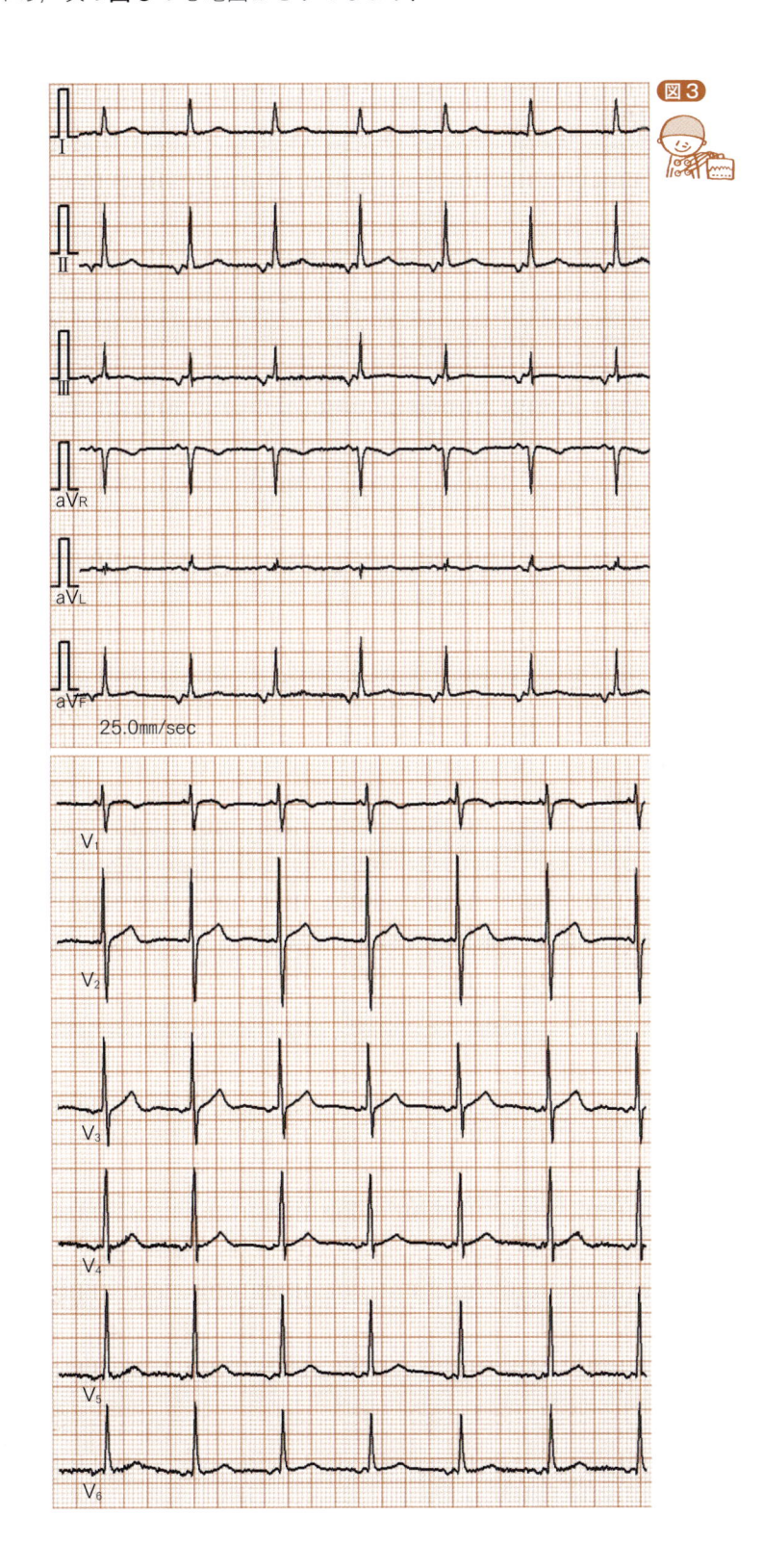

§5 Rhythm
基本調律を高らかに宣言しよう

👓 正解．じゃあ，次の**図3**の心電図はどうでしょう．

図3

25.0mm/sec

R

🛡️ まずP波は"安全地帯"でQRS波の前にコンスタントにあるようですが…．P波の極性はというと…，なんと，いきなりⅠ誘導からほとんどフラットでお世辞にも陽性とはいえません．

👓 おっ，ナイスな着眼！　続けて，続けて．

🛡️ さらにⅡ誘導やaVF誘導のP波は完全に陰性です．V₄〜V₆誘導でも明らかに陰性の波がメインです．しかもaVR誘導も陽性になっています．これは確実に洞調律ではないと思います．

👓 そのとおり．こういう風に明らかにP波はあるんだけれど洞性P波ではない調律を異所性心房調律（ectopic atrial rhythm）というんだ．

🛡️ 異所性？　洞結節じゃない部分が心臓全体を統率しているって意味ですね．今日，先生に習うまでは，こういうのも何も考えずに「洞調律です」と答えていたと思います．いやぁ，恥ずかしい．ちなみに質問なんですが，"異所性"ってどこですか？

👓 それは少し難しいよ．この場合，私の予想は左房の下のほうかな．でも，洞調律以外の心房調律は最初のうちは全部"異所性心房調律"って呼んでしまえば良くて，どこが起源とかあまり難しく考えると面白味も…．

🛡️ たしかに楽しく続けるのには単純明快が一番ですよね．まずは細かいことは気にしないことにします．

電気軸と一緒にチェックすると便利

👓 ここでまた質問です．いきなりだけどQRS電気軸って知ってる？

🛡️ ⅠとⅡ誘導あるいはaVF誘導でQRS波が陽性（上向き）なら軸偏位なし（正常軸）っていうやつですか？　12誘導心電図で最初のほうに確認せよって習いましたが…．

👓 そのとおり！　実は私はその時にP波の極性も一緒に見ちゃえ，って教えてるんだ．Ⅰ・Ⅱ・aVF誘導のQRS波で電気軸を見る時に，P波の極性もセットで見てしまって全部陽性ならだいたい洞調律だよ．さらにちょこっと目を移してaVRとV₄〜V₆誘導も見ちゃえば確実さ．

🛡️ 電気軸を調べると同時に"脇目"でP波も見て洞調律か否かまでチェックしているんですね．先生が瞬時に心電図を読めるのは同時に複数のことをやってるんですね．聖徳太子みたい．

👓 こらこら，褒めても何も出ないぞ．でも使える豆知識でしょ．

心房レートと規則性で洞調律を分類

🛡️ 次に2番目（P.46）の心房レート（P-P間隔）で洞調律を分類とは何ですか？

👓 よく言う洞性頻脈も洞調律でしょ？

§5 Rhythm
基本調律を高らかに宣言しよう

🛡 はい．"洞性"って"洞結節由来の"って意味でしょうからね．

👓 次に示した4つはすべて"洞調律"の定義，つまりP波の極性条件を満たすんだけれど，何が違うかといえば心房レートと規則性なんだ．

洞調律の判定（再掲）

洞調律はP波形とそのレートのみで定義・分類される！
洞調律とわかれば，次は心房レート（P-P間隔）で4つに分類する．

①正常洞調律（normal sinus rhythm）　60～100/分・整
②洞性頻脈（sinus tachycardia）　＞100/分・整
③洞性徐脈（sinus bradycardia）　＜60/分（時に50/分）・整
④洞性不整脈（sinus arrhythmia）　P-P間隔の変動が160 ms以上・不整

🛡 規則性って，整（レギュラー）か不整（イレギュラー）かってことですか？

👓 そう．洞調律はP波に関する話だったから，心拍数（レート）といっても正式には"心房"心拍数だけれど，実際にはP波の間隔（P-P間隔）って測りにくいし，通常は心室レートに等しいのでR-R間隔で測ればいいよ．

🛡 60～100/分なら正常洞調律，100/分以上なら洞性頻脈，60/分以下なら洞性徐脈っていえばいいんですね．まぁ，徐脈に関しては以前も議論になりましたが，場合によっては50/分なんですね（⇒§4 p.27「心拍数の正常範囲」参照）．

👓 そう．まぁ，どっちでもいいよ．ちなみに北米（ACC/AHA）のガイドラインでは60/分以下が徐脈と定義されています，ハイ．

洞性不整脈も知っておこう

🛡 最後の4つ目は洞性不整脈ですかね．"呼吸性不整脈"と一緒でしたっけ？

👓 代表例が呼吸性だね．他の3つの洞調律はP-P（R-R）間隔が整だけれど，洞性不整脈ではこれが大きくブレるんだ．正常でも多少の心拍変動はあるけれど，ブレが0.16秒（160 ms）以上になったら洞性不整脈と診断していいよ．図4を見て．

🛡 たしかに．一見してR-R間隔が不整です．ホントの"不整脈"ですね．

👓 まずはP波をみるんだったね．どうかな？

🛡 Ⅰ誘導とⅡ誘導は陽性，aVF誘導はちょっと微妙ですが一応陽性で，V4～V6誘導も陽性だから洞調律です．それで次には心拍数を見るんですね．

👓 aVR誘導が陰性だってことも忘れずに．正確には心房心拍数だけど，この症例みたいにPR（Q）間隔が一定の場合にはR-R間隔で代用して良いと言ったよね．

🛡 たしかに全部のR-R間隔が少しずつ違います．一番短いのが肢誘導の1～2拍目の間で，

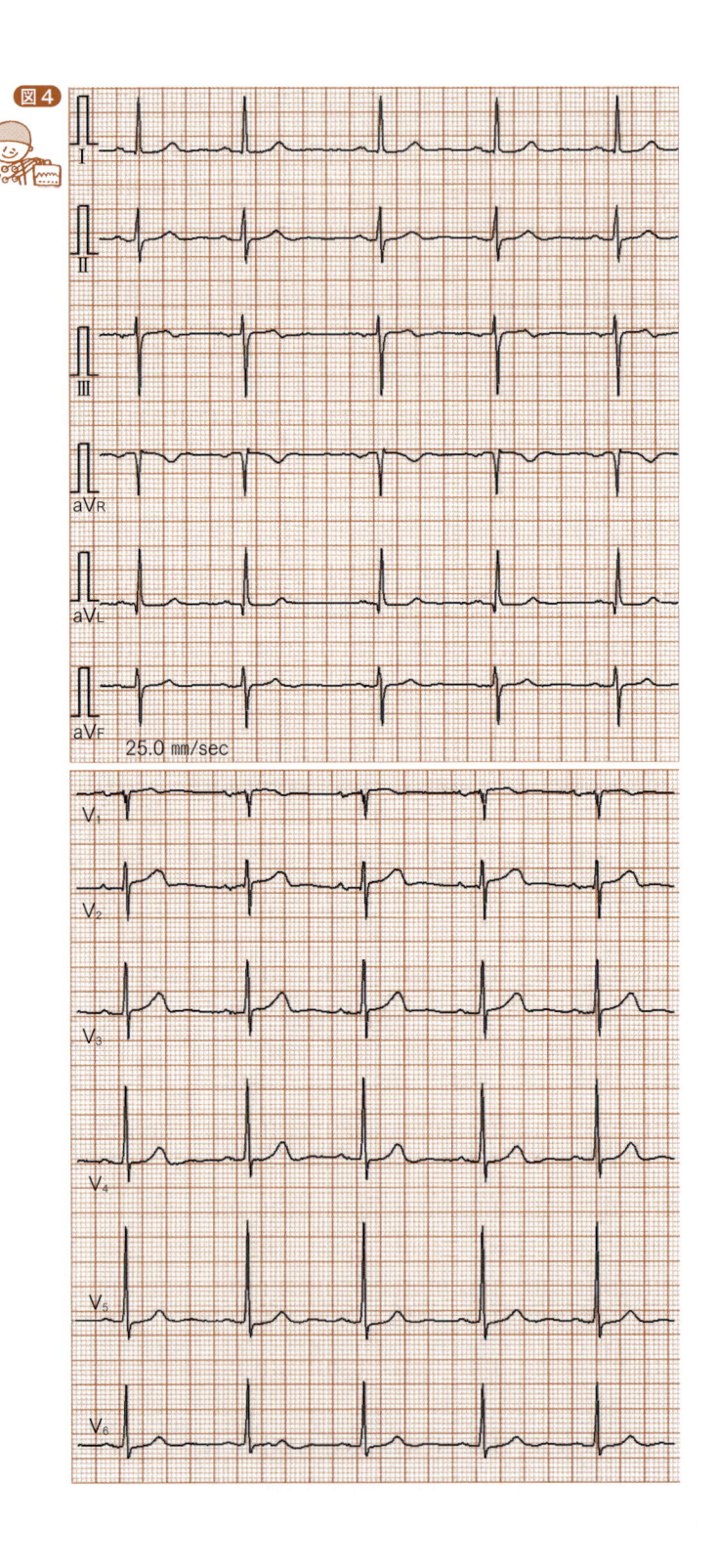

図4

25.0 mm/sec

🤓 逆に最も間隔があいてるのが同じく肢誘導の 2〜3 拍目でしょうか．

👓 そうだね．最長と最短の差はどれくらいだろうか？

🛡 5 目盛りぐらい違いますね．時間でいうと 0.2 秒ですね．1 "目盛り" は 0.04 秒でしたから（⇒アドバンス 1 p.12「心拍数の計算①」参照）．

👓 でしょ．こういう時に洞性不整脈と言うんだ．

🛡 なるほど．サイナスで一番短いのと一番長い R-R 間隔とを比べて心電図用紙の方眼で小さい目盛り 4 つ以上離れていれば洞性不整脈なんですね．

> 心電図用紙　横 1 目盛り＝0.04 秒（40 ms）

👓 そのとおり．4 目盛りは 160 ms（0.16 sec）だね．さて，前置きが長くなったけど，いよいよ本題のホルター心電図での洞調律の話をしようか．

ホルター心電図では洞調律診断はできない？

👓 実は通常の<u>ホルター心電図では正式には洞調律の診断はできない</u>んだ．知ってる？

🛡 へっ？　先生，それって本気で言ってますか？

👓 本気さ．一般的なホルター心電図での誘導はいくつあったっけ？

🛡 2 つです．いくつか誘導はあるようですが，CM_5 誘導と NASA 誘導の 2 つであることが多いんでした（⇒ §2 P.20「NASA・CM_5 誘導とは」参照）．

> CM_5 誘導は V_5 誘導モドキ　NASA 誘導は V_1 または aV_F 誘導モドキ

👓 ホルター心電図で完璧な洞調律の診断が難しい理由として，I，II，aV_F 誘導と V_4〜V_6 誘導と aV_R 誘導のすべてで P 波形が確認できないってこと．これは致命的だよね．

🛡 さっき一生懸命覚えた "洞調律の定義" が確認できないですからね．"NASA≒aV_F 誘導" の人の場合なら，P 波が CM_5 誘導で陽性かつ NASA 誘導でも陽性なら一部分はクリアしてることにはなりますけど．

👓 でも，実際には "NASA≒V_1 誘導" って人のほうが多いんだよ．例えば，私自身が判読したホルター心電図の連続 128 症例のうち添付されていた 12 誘導心電図で洞調律と診断できた 107 例（84％）で検討したことがあるから，その結果を報告しよう．

🛡 結果はどうだったんですか？

表1 NASA誘導は"どっち似"？
（連続107症例での検討）

V_1 誘導	54例（50％）
aV_F 誘導	13例（12％）
その他等	40例（37％）

👓 ほぼ半数（50％）に相当する54人は V_1 誘導モドキで，aV_F 誘導に似ていた人はその4分の1（12％）の13人だったんだ．

📖 先生って疑問に思うと本当に何でも自分で調べちゃうんですね．その活力はどこからくるんだろう…．

👓 残りの3分の1強（37％）は"どっちつかず"で，12誘導の他の誘導類似だったり，まったく異なるケースだったんだ．こうして調べてみると納得できる結果が得られたよ．さて，話をP波に戻すと，V_1 誘導は洞調律の定義の表で空欄だったよね？

📖 人によって"±"だったり"＋"だったりして一定しないんでした．では，大半の症例ではNASA誘導の情報も使えないとなると，ホルター心電図ではP波形だけで洞調律かどうかの判定は難しいことになりますね．これは困りました．

ホルター心電図での洞調律

👓 現実的な対処として，ホルター心電図における洞調律診断は次のように考えよう．

ホルター心電図での洞調律の確認

1) 12誘導心電図でのP波の極性（添付されていれば）
2) ホルター心電図での標準2誘導におけるP波の極性（基本的に陽性）
3) 心拍数トレンドグラムでの自然なゆらぎとなめらか（連続的）な増減

👓 1)は少しズルイような気もするけど，以前から「"Information"の"E"で心電図を確認しなさい」って口すっぱく言ってるじゃない．

📖 なるほど．まずは12誘導心電図を見て，さっきの表（⇒ §5 p.46「洞調律におけるP波の極性」参照）でP波の極性を確認すればいいですね．もちろん，12誘導とホルター心電図で同じ調律とは限りませんが．

👓 でも，§2の19ページで紹介したように，悲しいことに現実的には約25％のケースでしか12誘導心電図が添付されていないんだったね．だからいくつかの条件を組み合わせて考えよう．

CM_5・NASA誘導におけるP波形

👓 次に CM_5 誘導とNASA誘導でP波の極性に注目しよう．洞調律では，この2つの誘導でP波が基本的には陽性がメインの振れになっていることが多いんだ．

§5 Rhythm
基本調律を高らかに宣言しよう

> 洞調律では基本的に CM_5・NASA 誘導ともに P 波が **陽性（上向き）**

🔰 はい．これが 2 つ目の条件ですね．僕もうすうす予想はしていたんです．

👓 実際，さきほど示した 107 例の自験例で実は P 波の極性についても調べて見たんだけれど，その結果では 80％に相当する 86 人では CM_5 誘導と NASA 誘導の P 波がともに両方陽性だったよ．一例をお見せしよう（**図 5**）．

🔰 両方ともきれいに P 波が陽性です．これで一応は洞調律かを判定できそうですね．先生，最後の 3 つ目はどういう方法でしょう？

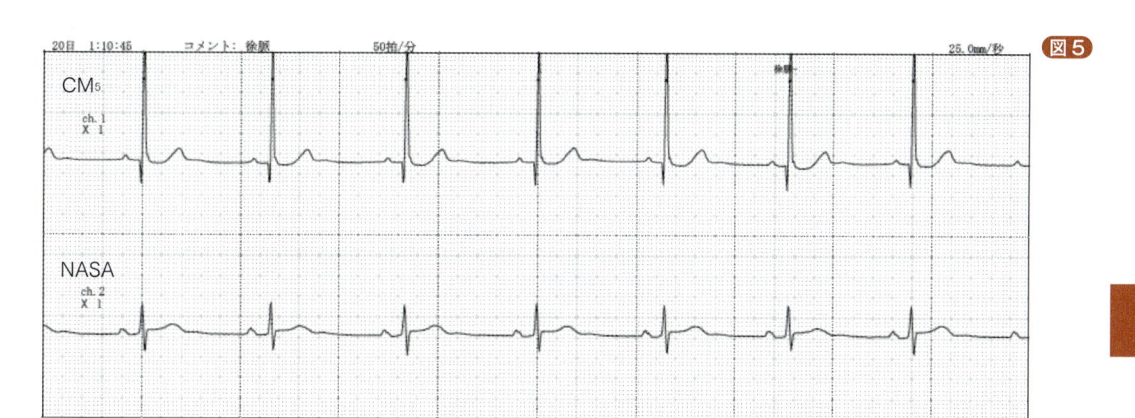

図 5

洞調律の"ゆらぎ"と連続性―心拍数トレンドグラムをチェック

👓 君は**心拍数（HR）トレンドグラム**って知ってるかな？

🔰 いえ，全然聞いたことないです….

👓 別名，**R-R トレンドグラム**とか R-R プロットとかって言われるよ．ホルター心電図は記録されたすべての心電図の 1 拍ごとの **R-R 間隔**（QRS 波の間隔）を計測・記憶していて，要はその瞬間，瞬間の心拍数をグラフにしてくれるんだ．実例をお見せしよう（**図 6**）．

🔰 一拍ずつの心拍数がプロットされているんですね．会社ごとに微妙なレイアウトの違いはあるけど，A も B も本質的には同じですね．

👓 これは 24 時間すべてを表示したものだけれど，もっと便利なものとして 30 分ごとの**心拍数（R-R）トレンドグラム**がついているものがあって，これは素晴らしく見やすいんだ．**図 7** を見てみよう．左はしに注目してくれるかな．

A（フクダ電子）

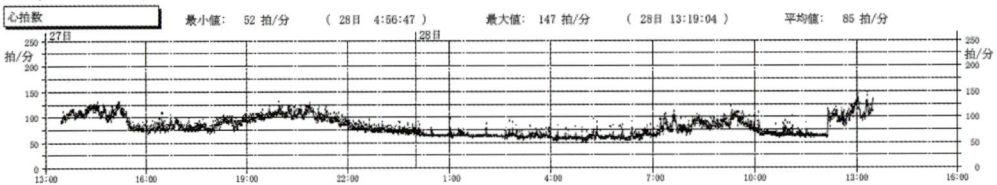

心拍数　　　最小値: 52 拍/分　（28日 4:56:47）　　最大値: 147 拍/分　（28日 13:19:04）　　平均値: 85 拍/分

B（日本光電）

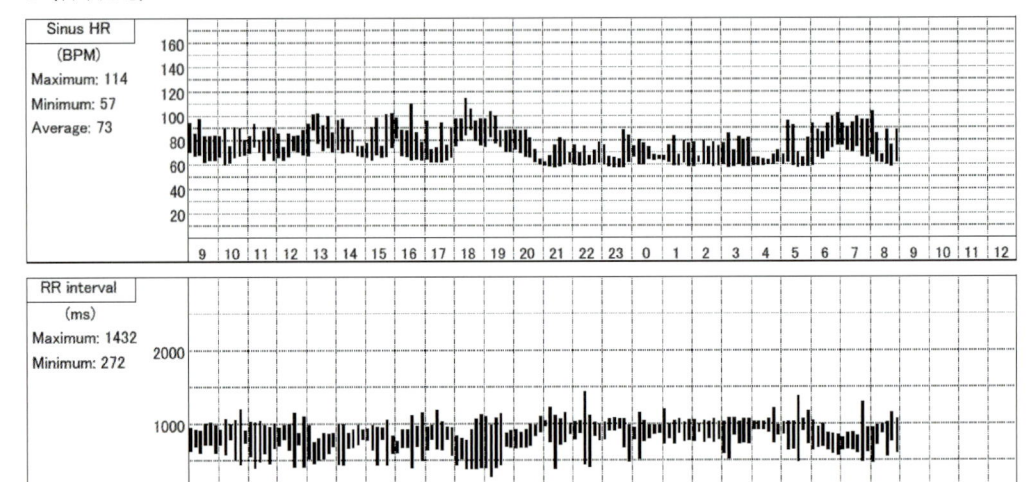

Sinus HR (BPM)
Maximum: 114
Minimum: 57
Average: 73

RR interval (ms)
Maximum: 1432
Minimum: 272

図6　代表的な心拍数トレンドグラム

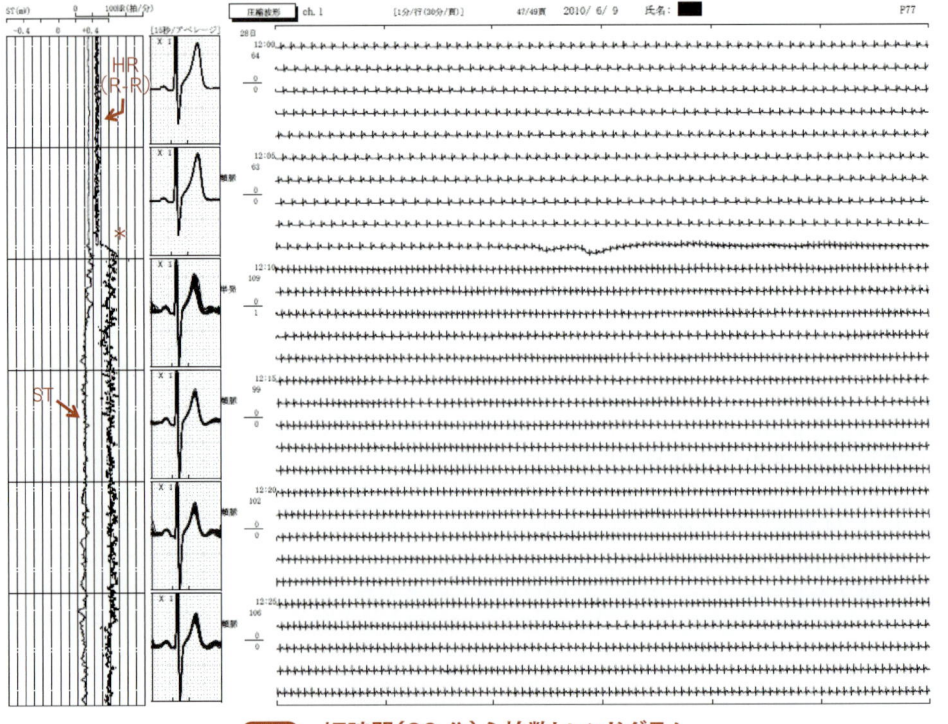

図7　短時間（30分）心拍数トレンドグラム

§5 Rhythm
基本調律を高らかに宣言しよう

📖 これは以前学んだ圧縮波形のページですね．左のグラフは心拍数トレンドグラムだったんですね．気になってはいたんです．

👓 心拍数トレンドグラムをよく見ると，微妙にゆらいでいるのに気づくかな？

📖 たしかに．直線にはならずに，自然な"ゆらぎ"が洞調律の特徴なんですね．わかりました．

👓 そのとおり．洞性不整脈のところで少し述べたけれど，私たちの心拍数ってのは，呼吸や微妙な自律神経バランスなどの影響を受けて常に変動するから，心拍数トレンドグラムは一直線ではなく，少し幅を持った線になるんだよ．

📖 たしかに1日中ずっと同じ心拍数ってのは変ですしね．

👓 こうした変動は正常洞調律ではもちろん，洞性頻脈や洞性徐脈でも見られるよ．図7でも12：10くらいに洞性頻脈になっているでしょ．

📖 たしかに心拍数が100/分を超えていますね．頻脈になってからもゆらぎはありますね．

👓 "ゆらぎ"以外に，早くなる時も遅くなる時もこうして連続的に変化していくのも洞調律の持つ特徴なんだよ．この場合も緩やかなスロープで洞性頻脈へ移行しているよね（＊）．

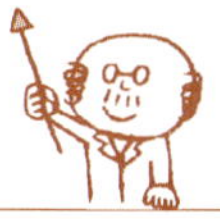

> 洞調律の心拍数トレンドグラム
> 1) 微妙なゆらぎ（幅をもった線），
> 2) 連続的（なめらか）な変化，
> が洞調律であることを示唆する所見

📖 ちなみに先生，洞調律でない場合にはこの2つの特徴が見られないんですか？

👓 さすが鋭いね．では次の心拍数トレンドグラムを見てくれるかな（図8）．少しわかりづらいけれど，ST表示ではないほうに注目してね．

図8

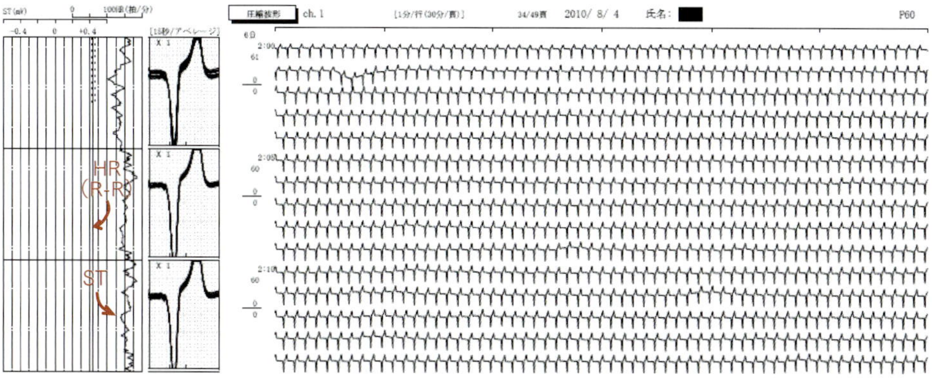

📖 わー，これは一直線ですね．機械的なぐらいまっすぐです．ずっと50/分ちょっとです！

🤓 そのとおり．こうした"機械的"な直線状になる代表例は**ペースメーカー調律**だよ．もちろん，これだけではなく拡大波形で実際の心電図も見て最終的には判断してね（**図9**）．この例では心拍数60/分となるように心房と心室がペーシングされているね．

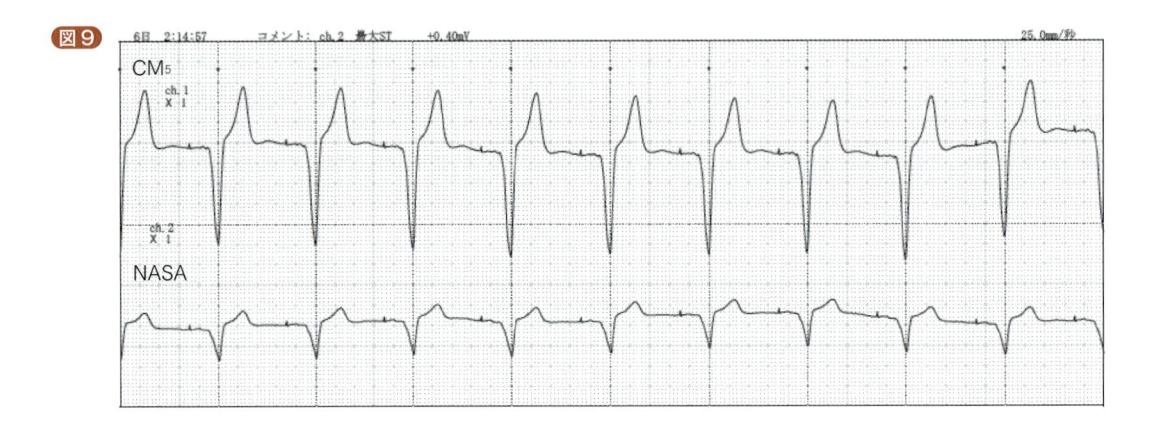

図9

🤓 その他としては**異所性心房調律**でも洞調律のような"ゆらぎ"が消失することが多いとされるよ．では，次．**図10**はどうかな？

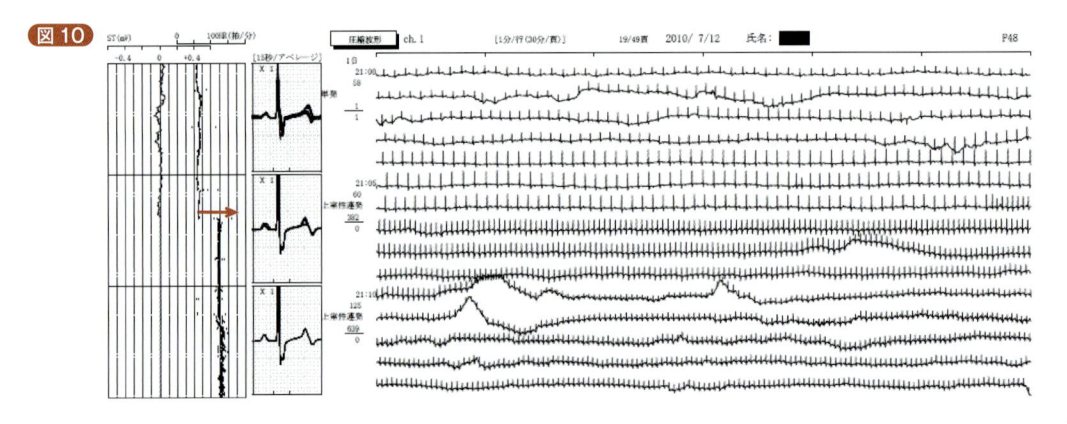

図10

🛡️ さっきの洞性頻脈の場合とは違って21：06の最後のほうで，いきなりポンと心拍数が120〜130/分にまで上昇してしばらく持続しています！

🤓 そう．まぁ，こうやって"世の常・道理"とも言うべき洞調律のなめらかな増減を無視したような**不連続**な心拍数上昇は病的な不整脈のことが多いよ．これは**発作性上室性頻拍**を呈した74歳の女性の心拍数トレンドグラムだよ．

🛡️ なるほど．ホルター心電図での洞調律診断法，何となくわかってきました．

基本調律の宣言

🤓 ここまできたらあと少しだ．長くなったけど，2つ目の"R"で私たちがすべき最も大事なことは**基本調律（dominant rhythm）**を宣言することだよ．まずはまとめから見てみよう．

§5 Rhythm
基本調律を高らかに宣言しよう

基本調律の宣言

- 次のいずれか一つを選択する（時に複数のことも）
  ① 洞調律　② 異所性心房調律　③ 心房細動・粗動など（心房性不整脈）
  ④ ペースメーカー調律　⑤ その他
- 心房と心室が別部位から捕捉されている場合にはそれぞれ別個に述べる！

📖 洞調律以外に今回習った異所性心房調律とかペースメーカー調律とかが基本調律になるんですね．

👓 ほかにも，心房細動や心房粗動，心房頻拍といった心房性不整脈も代表的な調律だね．明確な決まりはないけれど，1日のうち3分の1から半分（2分の1）くらいを占めるものが基本調律と言うべきだろうね．

📖 心房細動の時間帯が10時間くらいあって，残り（14時間）は洞調律という場合には？

👓 基本調律は洞調律で発作性心房細動ありと表現すればいいよ．

心房と心室の調律が違う場合

📖 でも先生，⑤の"その他"の調律っていうのは？

👓 よく気づいたね．普通は心房も心室も同じ調律で支配され，正常心では洞結節からの"号令"で心房も心室も同じペースで収縮するでしょ？

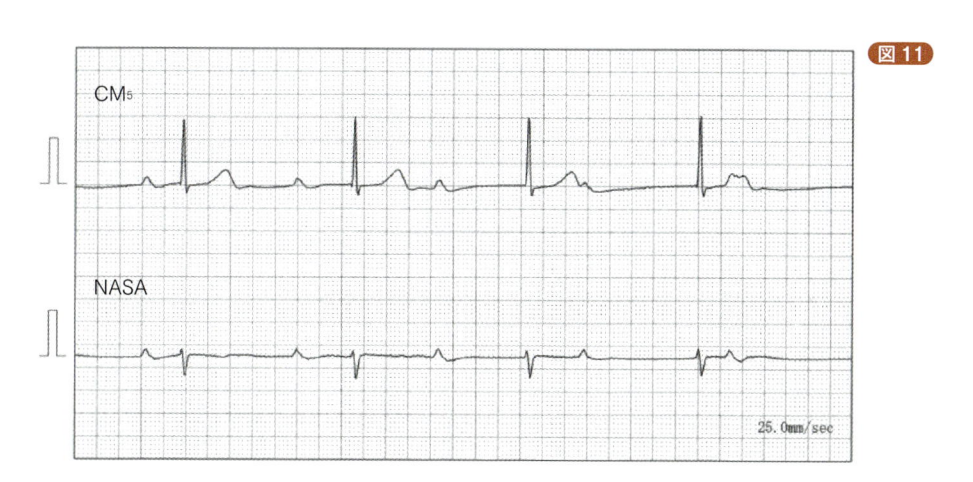

📖 そりゃそうですね．

👓 じゃあ，いま完全房室ブロックになったとしよう．具体的には次の心電図も示しておこうか（**図11**）．CM₅誘導もNASA誘導で陽性P波で心房は洞結節からの"号令"で収縮してそうだね．心室のほうはどうかな？

図11

📖 徐脈ですね．心拍数でいうと40/分ぐらいです（⇒アドバンス1参照）．洞結節からの電

気信号が心房と心室の間で切断されるのが房室ブロックですから，心室には洞結節からの"司令"は届いてないはずですね．

🤓 こういう非常事態の時に作動する"非常灯"のシステムが心臓には備わっているんだけど，知ってるかな？

🔰 補充なんとか…でしたっけ？

🤓 **補充調律(escape rhythm)**だね．こうやって補充調律が幅の狭いQRS波の場合は"非常灯"を提供してくれる場所は房室結節の付近で，名前は少しやっかいだけれど**房室接合部**といわれるんだ．

🔰 接合部っていうくらいだから，心房と心室の"つなぎめ"みたいな意味ですね．

🤓 そう．この症例の場合，心室は房室接合部からの"司令"で収縮しているんだね．つまり心房は洞結節，心室は房室接合部からの調律でそれぞれ別々に捕捉されているんだ．

🔰 **心房と心室とで違う調律**ってことですか？

🤓 そのとおり！　良い勘してるね．だから，こういう時にはそれぞれの調律を宣言しなくちゃいけなくて，正式には「完全房室ブロックで心房は洞調律，心室は房室接合部補充調律で捕捉されています」というのが正しい表現になるよ．

🔰 補充調律としては房室接合部以外に**心室調律**なんかもありますね．

🤓 そうだね．じゃあ，練習問題．**図12**の"調律"はどうなるでしょうか？

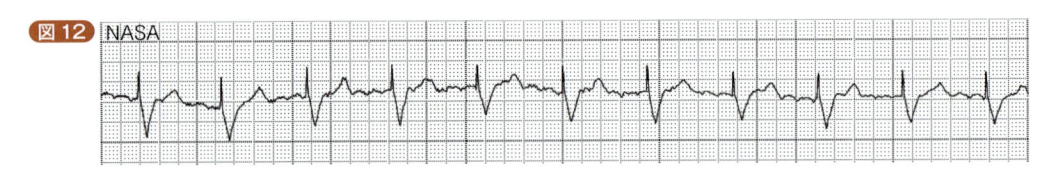

図12 NASA

🔰 あっ…ペーシングが入ってます．僕，ペースメーカー心電図って全然わからないですよ．でも，ペーシング・スパイクの後にQRS波がきてますから心室ペーシングですか？

🤓 正解．心房はどうだろうか？

🔰 洞調律なら明らかな陽性のP波がなくちゃいけないのに，全然確認できませんね．基線がグチャグチャに揺れてますよ．あっ…そうか，心房細動ですね！

🤓 大正解！　P波でなくてf波だね．まとめると？

🔰 心房は心房細動，心室はペースメーカー調律でそれぞれを統率している調律が異なります．ですから，基本調律は**心房細動**と**ペースメーカー調律（心室ペーシング）**の2つです．

🤓 素晴らしい！　長々と調律について述べてきたけど，ここらへんで終わるよ．"調律"って意外に奥が深かったね．大事なことばかりだからよく復習しといてね．

アドバンス 3

目で見る洞調律
── 美しき不整脈画像の世界 ──

洞調律を切る！

　心電図で洞調律かどうか判断するには，肢誘導でⅠ，Ⅱ，aVF誘導で陽性，aVR誘導で陰性のP波を確認するのでした．ところで，研究熱心なあなたは「どうしてそうなの？」と思いませんか？
　その答えは，洞結節から生じた電気興奮が心房内をどうやって伝わっていくかを考えるとわかってきます．はじめに心電図の表示に関して，

> 各誘導に電気興奮が**向かってくる場合に陽性（＋）**の波として表示し，反対に各誘導**から離れていく場合には陰性（－）**の波として表示する

という基本的なルールを復習しておきましょう（図1）．

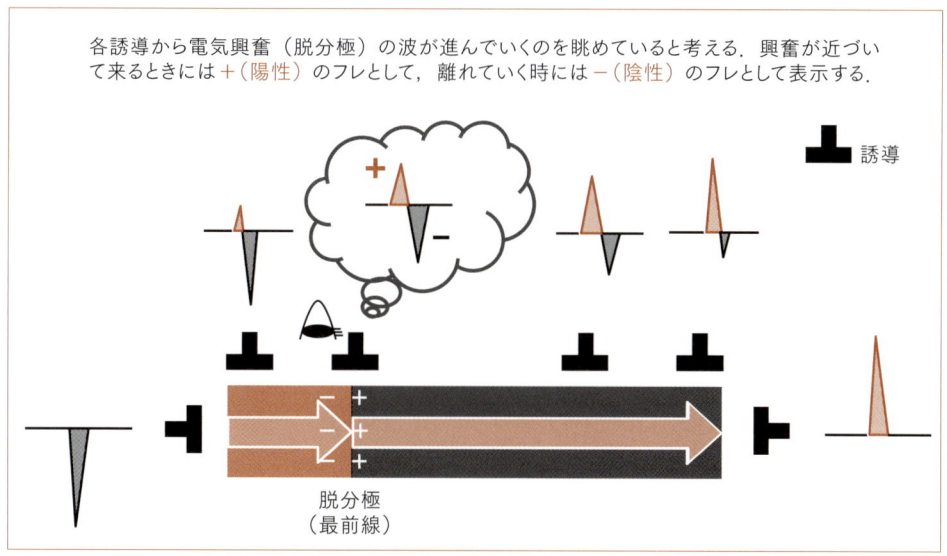

図1　心電図波形表示の約束

2次元で見る洞調律

　今，心臓をオデコ（額）に平行な面（前額面）で切った場合，**洞調律において心房内を電気シグナルがどのように流れていくのか**を考えましょう（それがわかれば**P波形**のできるしくみが理解できます）．心臓が"2階建てアパート"だとすると，スタートの**洞結節**は"2階"の天井で，ゴールの**房室結節**は"1階"と"2階"の境目のちょうど心臓の中心付近にあたります．ですから，右房の中の電気の流れは，全体として図中の**右ななめ下方向**（図中矢印＊）に向かうはずですね（図2A）．一方，各肢誘導はこの前額面上にのっていて，それぞれの方向を円のように描いた中に矢印で表示すると次のようになります（図2B）．

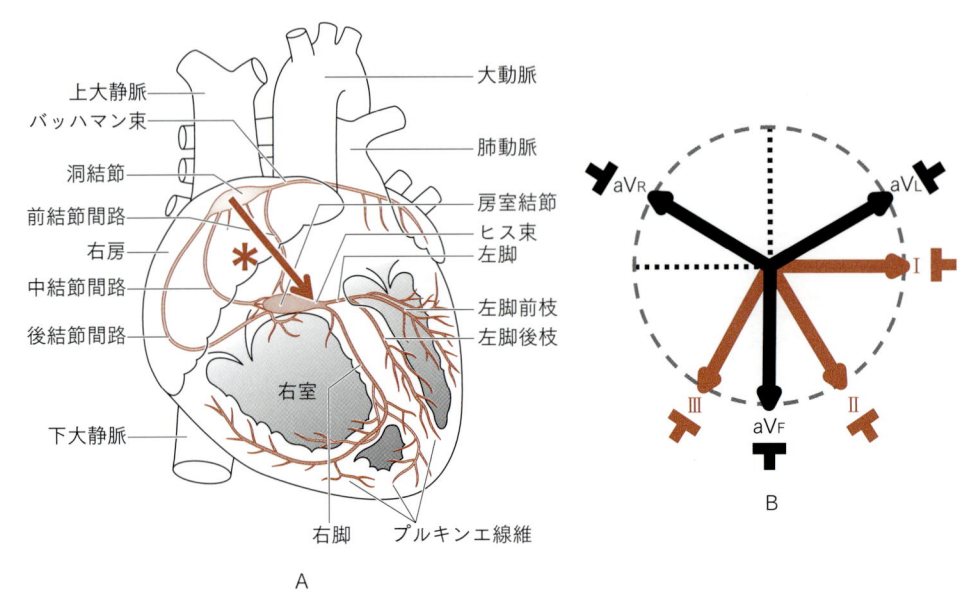

図2 洞調律時の電気の流れ（心房）と各肢誘導の方向（前額面）

次にこれら2つの図を重ねてみましょう（**図3**）．

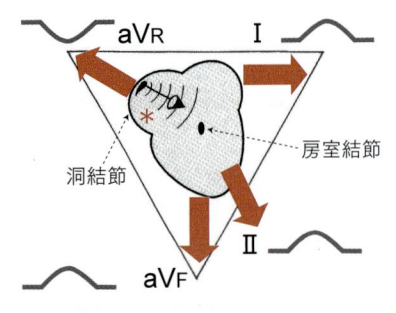

図3 各肢誘導とP波極性

　まず，一見しただけでII誘導は（＊）のとドンピシャの方向，aVR誘導はほぼ真反対になることがわかりますね．ですから，洞調律のP波はII誘導で陽性，aVR誘導で陰性になるんです．さらに，**図2A**の＊のついた⬇を2方向に分けて考えれば，**右→左**かつ**上→下**の方向になりますから，真"左"の方向に相当するI誘導，真"下"方向に相当するaVF誘導でも，心房の電気シグナルは常に向かってくることになるため，これらの誘導でもP波が陽性となることがわかります．以上，洞調律でのP波の極性に関して，肢誘導を例にとって説明しました（ここでは述べませんが，胸部誘導に関してもほぼ同様に理解できます）．

美しく魅力的な不整脈画像の世界へようこそ！

　私たちが住んでいるのは3次元です．実は最近，こうした心臓のダイナミックな電気現象を"3D"で見せてくれるシステムが登場してきて，不整脈領域を一気に華やかにしています（**3次元マッピングシステム**といいます）．

アドバンス

3　目で見る洞調律

　早速，実物を見てください(**図4**)．これは electro-anatomical mapping（CARTO）と呼ばれるシステムで，**図4**は洞調律時に描いた右房の CARTO マッピングです．CARTO では赤→橙→黄→緑→青→藍→紫と"虹色"の順番で電気興奮が伝搬していく様子を表示する約束になっており，洞結節から放射状に電気興奮が広がっていく様子がはっきりと見てとれますね．

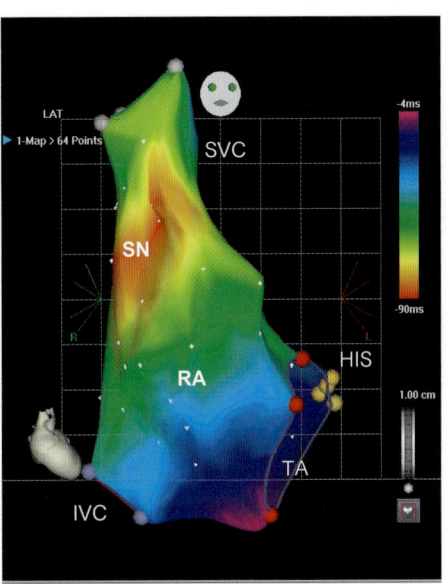

右前斜位像
SVC：上大静脈
SN：洞結節
IVC：下大静脈
TA：三尖弁
HIS：ヒス束電位記録部（房室結節）
RA：右房

図4　CARTO システム（洞調律）

　もう一つ，別のシステムもご覧ください(**図5**)．こちらは Non-contact mapping（EnSite）と呼ばれるシステムで，やはり洞調律時の右房内の興奮伝搬の様子を示しています．細かいことを言い出すと難しくなるのですが，簡単には紫色の右房のシルエットの上を電気の流れに沿って白い部分が動いていくと考えてください．

　どうでしょう，**図4**も**図5**も両方ともにきれいな画像だと思いませんか？　ほんの少し前までは，不整脈の検査（心臓電気生理検査）といえば，心臓各所の興奮を表した心内心電図における各波形の順序や各場所からのペーシングに対する反応を解析するのが基本でした(**図6**)．

　あなたは**図6**を見ているだけで頭がクラクラしてきませんか？

　慣れてくるとこれでも面白いと思えるかもしれませんが，これから不整脈を勉強しようとする初学者にとっては実に退屈で高いハードルになっているのが現実です（もちろん，かつての筆者にとってもそうでした）．かなり知識を溜め込まないと太刀打ちできない心内心電図だけの退屈な世界では，不整脈の世界の面白さを体感する前に「不可能だ，マニアックで難しくて自分には理解できない」などと思って逃げ出してしまう人も多いはずです．その点，最初に示した2つの3次元マッピングシステムは基本的な表示ルールさえ知ってしまえば初学者でも比較的簡単に不整脈診断ができる点で"敷居を下げる"役割も果たしてくれています．

　私を臨床不整脈の世界へと誘ってくれたものはいくつかありますが，そのうち一つは確実にこの"美しき 3D 画像"たちだと思っています．

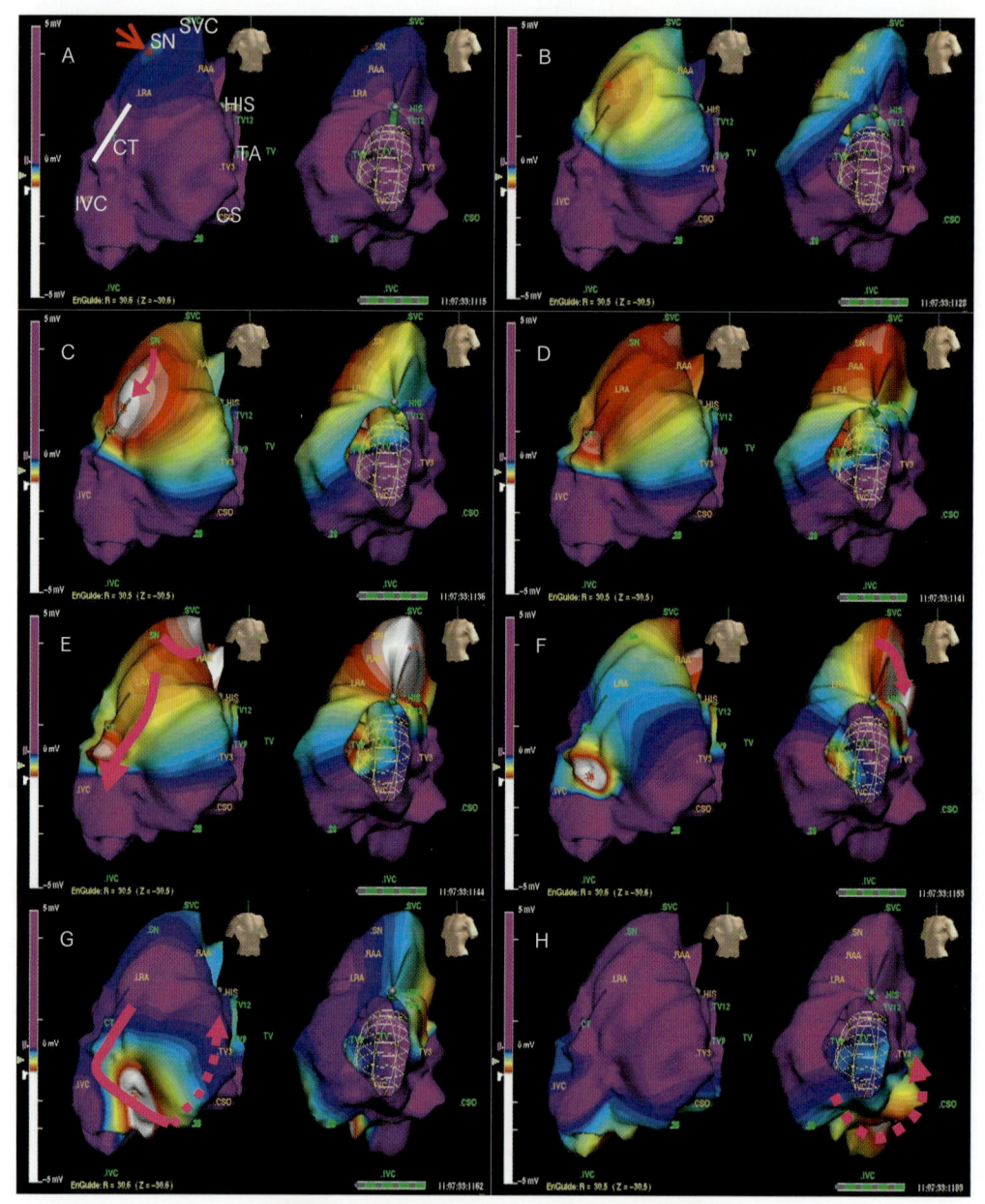

図5 EnSite システムによる洞調律の観察

すべての図で左側が前前斜位(RAO)像,右側が左前斜位(LAO)像.
SVC:上大静脈, SN:洞結節(A↓), IVC:下大静脈, HIS:ヒス束電位記録部(房室結節), CT:分界稜, TA:三尖弁(輪), CS:冠静脈洞(入口部)

図6 心房粗動時の心内心電図

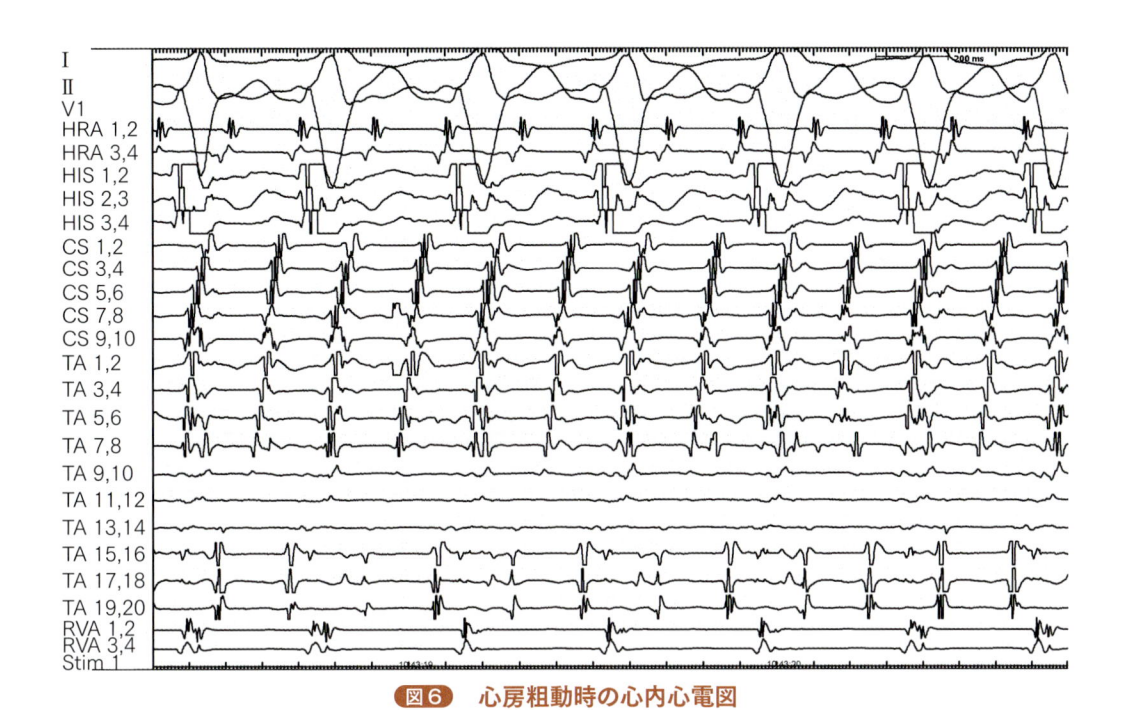

最後に本題─立体的な洞調律（EnSite で体験しよう）

CARTO や EnSite などは立体的な心腔構造に電気興奮に関する情報を乗せていきます．最後に詳しく見てみましょう．

洞結節は右房上端と上大静脈のつなぎ目，すなわち"心臓アパート"の"2 階"の後側方にあります．もしも洞結節が"豆電球"とすれば，図4 のパッと見でそう見えるように発火点から時間経過に伴って放射状に伝わるはずです．しかしながら実際にはそうはなりません．これを EnSite の図5 で説明しましょう．

洞結節から発せられた電気興奮は均一に伝わるのではなく，洞結節から前下方の房室結節とをつなぐ"優先道路"（正式には結節間伝導路と呼ばれる）が 3 本あることが知られています．最も有名なのは，右房の後側には分界稜（crista terminalis；CT）という断崖絶壁があるのですが，そこを"綱渡り"のように下り落ち，下端で冠静脈洞側へクルッと方向転換しそのまませり上がるように房室結節へと侵入する後結節間伝導路です．2本目は上大静脈を回って前側に出て左房へ繋がる電線（バッハマン束）を分枝して，心房中隔を房室結節へ向け下行するルートで前結節間伝導路と呼ばれます．最後の1 本は両者の間を走る中結節間伝導路と呼ばれるものです．これらの位置関係を漫画で示すと次の図のようになります（図7）．

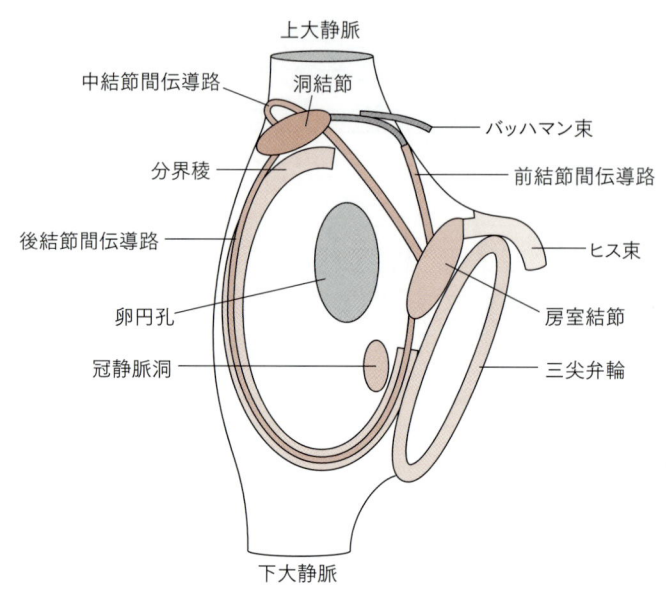

図7 右房内の刺激伝導システム

　実際,（**図5**）を眺めると，B〜H（左のRAO像）では後結節間伝導路，D〜F（右のLAO像）ではバッハマン束と前結節間伝導路が房室結節へ至る様子が見事に表現されていますね（中結節間伝導路は示されていません）．これだけを見ても，3次元マッピングの素晴らしさがわかると思います．

　ちなみに，CARTOとEnSiteは，どちらが優れているということではなく，対象とする不整脈の種類や特徴などにより使い分けるものです．ここでは，具体的な洞調律時の興奮伝搬の様子を知っていただくこともさることながら，不整脈の世界は美しく，知的感動の得られる魅力的な分野だと少しでも思っていただければ十分です．さあ，皆さんも不整脈の勉強をはじめてみませんか？

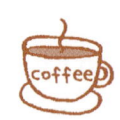

§ 6-1

Extrasystole（1）
―― 期外収縮のキホン中のキ・ホ・ン ――

さて，今回のテーマは"Extrasystole"の"E"だよ．期外収縮について学ぼう．

はい．あまり馴染みのない言葉ですけど，要はPAC（心房期外収縮）とかPVC（心室期外収縮）のことでしたね，期外収縮って．

期外収縮の概念

まずは期外収縮とは何かを確認しておこうか．まずは**図1**を見て，1本の縦線が1個のQRS波を表わすと思ってね．

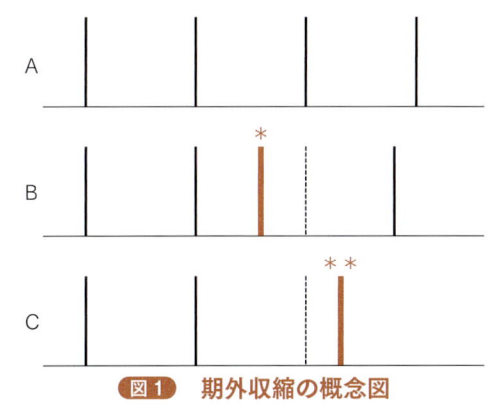

図1 期外収縮の概念図

一番上（A）は洞調律ですね．4拍とも規則正しいですね．

真ん中（B）はどうかな？

最初の2拍は上の洞調律（A）と一緒です．3拍目（＊）は本来なら点線の場所に来るはずでしょうけれど，実際にはその少し手前に来ていますね．

それが期外収縮だよ．次は点線の場所に来るだろうという大方の"予想"を裏切って早目に出てしまうんだよ．別名，早期収縮とも言われるんだ．

なるほど．わかりやすいイラストですね．"予想"というか"期待"の"期"ですね．そこから"外れて"いるのが期外収縮なんですね．

"予想"よりも遅れると？

じゃあ一番下のパターン（C）はどう？ これも"予想"から外れているけれど．

これも3拍目（＊＊）が問題ですね…．この場合は点線よりも後にきてますね．やっぱりこれも期外収縮，っていうか"晩期"収縮ですか？ 予想されるより遅いですから．

🤓 考え方はいいけど正しくはないな．正解は補充収縮というよ．

🛡 あっそうか．でも先生，じゃあ補充収縮も広い意味では期外収縮ですか？"予想"から外れているのは事実ですから….

🤓 たしかに．君がそう思うのも無理ないかもね．でも，期外収縮という場合には"予想"よりも早いっていうことが絶対条件なんだ．

🛡 では"予想"より遅い補充収縮は期外収縮とは言えないということですね．

🤓 そのとおり．本当なら点線の場所でQRS波が出なければいけないのに，何らかの理由でこれが出ないのをヤバイと思った"助っ人"がヘルプを出してくれた結果が補充収縮で，どちらかというと"でしゃばり"なイメージの期外収縮とは根本的に違うんだよ．

🛡 補充収縮のほうはむしろ"ありがたや"って感じですもんね．

🤓 このように期外収縮と補充収縮は似て非なるものなんだけど混同されがちなんだ．ちなみに期外収縮は分類するとすれば"頻脈"性不整脈なのに対し，補充収縮は"徐脈"性不整脈とされるよ，余談だけれど．

🛡 図1を見ればそれにも納得できます．よくわかりました．

期外収縮の出所は？

🤓 じゃあ次に質問です．期外収縮ってどこから出ーるか？

🛡 それはカンタン，カンタン．期外収縮はPACかPVCのことでしたから，それぞれ心房と心室のどこかから洞調律の"豆電球"が光る前にピカーンと光るんですよ．違います？

🤓 そうだね．もう少し正確に言うと，心房と心室の"はざま"も第3の"光源"になることがあるんだけれど…わかる？

🛡 ひょっとして房室接合部ですか？

🤓 素晴らしいね．実際に房室接合部からの期外収縮というのが知られているよ．PVCがPACとはQRS波形が全然違うのに対し，PACに形がソックリなんだよ．

🛡 房室接合部期外収縮はPACの"親戚"なんですね．

🤓 その"親戚"の共通点は心室より"上"に位置してるってことだから，2つをまとめて"上室(supraventricular)"期外収縮と呼んだりするんだ．

🛡 なるほど．心室の"上"だから上室ですね．わかりました．

🤓 ただ，房室接合部期外収縮なんてのは非常に稀だから，私は臨床的にはPACとPVCの2つでいいと思うな．

📖 でも僕，今思い出したんですけど，教科書によく「心房期外収縮と房室接合部期外収縮を見分ける方法」が説明されているのを見たことがあるんですが….

👓 そんなものを覚えようとするから心電図の勉強がつまらなくなるんだよ．百歩譲って名前だけ"上室"期外収縮と"心室"期外収縮って呼んだとしても，頭の中では PAC と PVC の 2 つに割り切って考えるほうがいいと思うよ．

📖 先生がそう言ってくれると安心です．

PAC と PVC との違い

👓 さて，いよいよ心電図の話に入ろう．心電図では PAC と PVC はどう違うでしょう？

📖 それならわかります．PAC は電気刺激が房室結節に到達したら，あとは正常の洞調律の時と同じだから幅の狭い(narrow) QRS 波になります．PVC の時には心室が正常とは全然違う興奮パターンになるから幅の広い(wide) QRS 波になるんですよね．

👓 そうだね．一般的に心電図の方眼用紙で小さい目盛り 3 つ分，つまり 0.12 秒以上の QRS 幅なら wide と言って，それ以下なら narrow と考えよう．目盛り 2.5 個(0.1 秒)以内が本当の narrow なんだけど，まぁそんなの気にしないで．違いはそれだけ？

📖 これだけじゃダメですか？　たしかに"境界ギリギリ"のような場合もありそう….

👓 そうだね．じゃあヒントだ．PAC の場合は QRS 波ができる前に心房が興奮して収縮するはずだから，心房が収縮すると…？

📖 P 波ができる？

👓 そうっ！　では洞調律の時と同じ P 波かな？

📖 PVC の QRS 波が洞調律と違うのと同じ原理で，PAC の P 波も洞調律時とは違う…？

👓 さすが．洞性 P 波と違うってことで P′波っていうイメージでいよう．つまり，PAC には QRS 波の前に P′波が先行するけれど PVC にはそれがない，っていうのが 2 つ目の違いだね．

📖 なるほど．でも，先生が"2 つ目"って言い方するからには….

期外収縮をはさむ R-R 間隔

👓 君もだんだん私の性格を把握してきてるね．一般的には QRS 波の幅と P′波の有無で十分だとは思うけど，実は 3 つ目の違いもあるよ．少し難しいから余裕があったら覚える感じでいいよ．ポイントはズバリ，期外収縮をはさむ R-R 間隔なんだ．

📖 へっ？　期外収縮をはさむ？　サッパリです….

👓 そう．期外収縮の出る前の QRS 波と期外収縮の出た後の QRS 波を見るのさ．図 2 を

見てくれるかな．

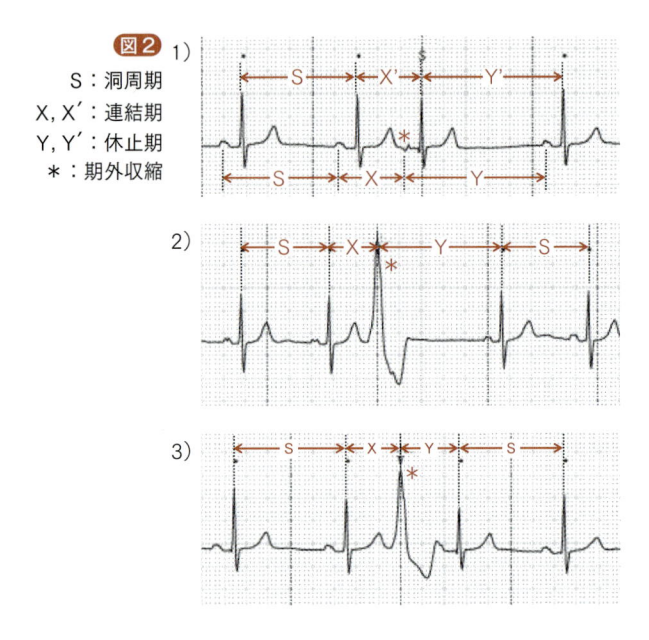

図2
S：洞周期
X, X'：連結期
Y, Y'：休止期
＊：期外収縮

1)
2)
3)

🛡️ 3つのパターンですか？ （＊）がついてるのが期外収縮ですね．どれもタイミング早いですし．それで一番上の期外収縮は narrow な QRS 波で残りの2つは wide です．

👓 ということは？

🛡️ 1)が PAC で，2)と3)は PVC かなって思います．たしかに1)では P' 波が先行しているようです．

連結期と休止期

👓 だいたい正解だけれど，ちょっと説明させてね．まず，1)を見て．洞調律の時の P-P 間隔あるいは R-R 間隔を S（洞周期）とするよ．1個前の洞調律から期外収縮が出るまでの時間を連結期（coupling interval）というよ．図では X となっているね．

🛡️ 連結期？ 全然聞いたことないです…．

👓 いいよ，全然心配しないで．PAC では洞調律-期外収縮の P-P 間隔が，PVC では洞調律-期外収縮の R-R 間隔が連結期になるよ．

🛡️ 先生…．R-R 間隔なら測りやすいんですけど，P-P 間隔はちょっとメンドウクサイというか，わかりづらいというか…．

👓 じゃあ，PAC でも洞調律の時と PR(Q) 間隔が "だいたい" 同じだと考えればいいんじゃない？ そうすれば PAC の時も R-R 間隔を連結期と考えれば良いんじゃない？

🛡️ また出た…先生ってたまにテキトーになりますからね．

§6-1 Extrasystole
期外収縮のキホン中のキ・ホ・ン

🤓 いいの，いいの．実はホルター心電図の自動解析器も同じような考え方をしてるんだ．今あるホルター解析器の多くは QRS 波を認識する力はすごく優秀なんだけれど，実は P 波が案外苦手なんだ．

📘 ノイズにまみれたり，T 波の中に埋もれたりしますね．難しいんだ，P 波って．

🤓 そう．ホルター心電図の世界では PAC は"心房"期外収縮といっても，いろいろな計測は基本的には QRS 波でやっているんだよ．だから PAC の連結期も R-R 間隔で測ってしまえばいいよ．図では X′ にしてあるけど X ≒ X′ と考えて OK さ．

📘 へぇー機械も P 波は苦手なんですね．なるほど，なるほど．

🤓 ちなみに S と X′（X）の長さはどうでしょう．どちらが短いかな？ それとも同じ？

📘 期外収縮は"早出しジャンケン"なわけですから，自信を持って X′ が S より短いですよ，エッヘン．

🤓 そのとおり．S＞X が期外収縮の定義だもんね．じゃあ気を良くして次だ．期外収縮が出た後，次の 1 個後の洞調律までの時間を休止期（pause）というんだ．これも用語だよ．

📘 連結期も休止期も両方覚えにくそうな名前ですね，ホント．

🤓 期外収縮が出ている間は洞結節が"休憩中"ってことで，次に働き出すまでの時間が休止期なわけだね．

📘 連結期と同じで PAC の休止期も期外収縮−洞調律の R-R 間隔で測っちゃっていいですか？

🤓 もちろん．君は吸収が早いね．図2 の 1）では"本当"の休止期を Y，R-R 間隔で計測した場合を Y′ と書いてあるけど，連結期と同じで Y ≒ Y′ と考えていいよ．休止期は名前が示すように"休憩"だから，連結期とは逆に S＜Y になるんだ．

さてそろそろ本題に

📘 なるほど．で，本題は期外収縮をはさむ R-R 間隔でしたね．あれ，ひょっとして X′ + Y′ のことですか？

🤓 そう．最初から何も考えずに期外収縮の前後で R-R 間隔を測れというのでもいいんだけれど，後々のことを考えて連結期や休止期を説明したんだよ．まずは典型的とされる 2）から見よう（図2）．

📘 2）は PVC だから P 波がなくて，連結期も休止期もそのまま X と Y になってますね．

🤓 期外収縮をはさむ R-R 間隔を測ってごらん．何か気づく？ 特に洞調律との長さの関係で見てほしいんだけれど…．

📘 洞調律の間隔って S のことですね．S って期外収縮をはさむ R-R 間隔の半分くらい？

E

🧑‍🎓 実際に測ってみますが…．あっ！　先生，このX＋YはSのぴったり2倍になってますね．不思議．

👓 これは偶然じゃないよ．ちなみに1)のPACではどうだろうか？

🧑‍🎓 同じようにやってみますね．おっと，この場合はぴったりじゃないです．X′＋Y′はSの2倍より若干短いようです．PVCのほうが気持ちいいなぁ．

👓 これもまた偶然じゃないよ．まとめておこう．

> 期外収縮をはさむR-R間隔はPVCの場合は洞周期のぴったり2倍
> （PACの場合にはぴったりにならないことが多い）

種あかし

🧑‍🎓 へぇー．でもなぜです？　気になる，気になるー？

👓 期外収縮ってのは，いわば"不意打ち"でしょ．洞結節に対して"ワッ"ってビックリさせるようなもんじゃない？

🧑‍🎓 えー，はい（出た！　またたとえ話…）．

👓 PACは心房内から"ワッ"と声を出すし，PVCの場合には心室から"ワッ"ってやるわけだ．どっちのほうがビックリするかな？

🧑‍🎓 へっ？　あーっ，それは近くで声を出されたほうがビックリしますかね．

👓 そう．心房内からの"不意打ち"に洞結節は自分のペースを乱してしまって，ビックリした瞬間からまたゼロに戻って自分のペースで仕事をはじめるんだよ．

🧑‍🎓 じゃあ心室のほうは？

👓 心室からはいくら叫んでも洞結節は"不意打ち"には動じないんだ．

🧑‍🎓 自分のペースを守り通すんですか？

👓 そう．だから，1回は邪魔されても次のビートは本来の自分のペースで出るから，期外収縮が出る前から見れば2拍後は"予定通り"仕事をするわけ．

🧑‍🎓 だからPVCの場合には"ちょうど"2倍になるんですね．

👓 一方，PACの場合には乱されたペースをその時点から取り直すため，本来の"予定"からはいくらか手前にずれちゃうんだよ．

🧑‍🎓 なるほど．たとえ話，よく理解できました．要は期外収縮の前後のR-R間隔と洞周期を比べてぴったり2倍ならPVC，そうじゃなければPACと考えればいいですね．

§6-1 Extrasystole
期外収縮のキホン中のキ・ホ・ン

👓 PAC が洞結節のペースを乱して 1 からやり直しさせることは リセット（reset）と呼ばれる現象なんだよ．

📕 まぁ実際の細かいことはわからないけど，結果だけは覚えておきます．ちなみに先生，この知識はどういう時に役立つんですか？

いざ実践だ

👓 もともと脚ブロックがあるような場合とか，QRS 幅が 2.5〜3 目盛りで"微妙"な時とかだよ．こういう場合は PAC でも wide な QRS 波に見えるからね．例えば図3 を見てよ．4 拍目はどうだろうか？

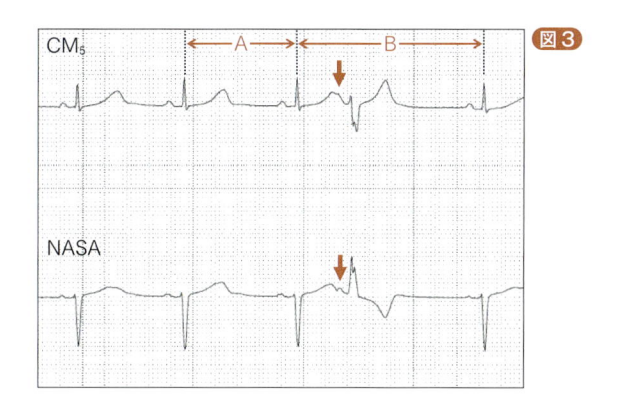

📕 最初の 3 拍は QRS 幅も narrow ですね．4 拍目が期外収縮だと思うんですけど，洞調律の時とは QRS 波形も違うし幅もだいぶ wide ですよね．

👓 んで，いったいどっちなの？ PAC？ それとも PVC？

📕 よく見ると直前に P 波（↓）らしきものがありますから PAC？ wide なのに？ うーん，考えれば考えるほどわからなくなりますね…．

👓 そういう時に"第 3 のルール"を使ってごらんよ．1〜2 拍目，ないし 3〜4 拍目が洞調律だからね．

📕 なるほど．あっ！ 4 拍目の期外収縮の前後の R-R 間隔（図3 B）は洞調律の R-R 間隔（図3 A）の 2 倍ぴったりにはなっていないです．ちょっと短いや．リセットですね，コレ．

👓 ということは？

📕 "ぴったり"が PVC だったから，そうじゃないほう，つまり PAC ですか？

👓 正解．君が既に指摘してくれたように，直前に P 波（図3 ↓）があることも PAC に矛盾しないね．これは少し難しいのでここでは触れないことにするけど，PAC の 変行伝導（aberrant conduction）といって，PAC なのに 幅広い(wide)QRS 波 になる代表だよ．でも，そんなことは知らなくても"第 3 のルール"を知っていれば大丈夫だよね．

🔰 たしかに，少しだけ自信をもって PAC と言えそうです．

最後に間入性についても知っておこう

👓 ちなみにぴったり 2 倍なら PVC って言ったけれど，PVC でも特殊な状況ではこうならない時があるんだ．

🔰 えー，せっかく覚えたのに．"ぴったり"を．

👓 図 2 の 3) を説明するのを忘れてたでしょ？

🔰 ありゃま，この 3) では期外収縮をはさむ前後の R-R 間隔がずいぶんと短いですね．

👓 試しに洞調律の長さ (S) と比べてごらんよ．

🔰 はいっと…っていうか先生，ぴったり S と同じ長さじゃないですか！

👓 さっきは洞調律の長さの "2 倍" がポイントだったけれど，これはいわば ぴったり "1 倍" と言えるでしょ．実際には割と稀だけれど，こういうのを 間入性 PVC って言うんだ．いずれにしても PVC は "ぴったり" なんだよ．

🔰 たしかに洞調律の "間" に "入って" ますね．だから間入性なんですね．ちなみに先生，ぴったり "2 倍" の状況は何て言うんですか？

👓 ほとんどの状況がこうなるんだけれど，名前は 完全代償性 PVC っていうんだ．

🔰 なんか複雑そうな名前ですね…．カイゼンダイショウセイなんて…．

👓 これらの名前は忘れてしまって構わないけれど，一応ぴったり 2 倍の難しい表現だと思って．ちなみに PAC は一般的に 不完全代償性 と呼ばれるよ．

🔰 なるほど．ぴったりじゃないってことですね．わかりました．

👓 長くなったけど，これで期外収縮に関する基本的なことはすべて学習したよ．実際のホルター心電図判読での期外収縮の扱いについては次回学ぼう．

アドバンス 4
心房期外収縮の3パターン
—— "コビトのすべり台モデル"で理解する ——

心房期外収縮なのに QRS 幅が広いとはいかに？

　心房期外収縮（PAC）の QRS 幅は基本的に狭い（narrow）のでしたが，時々 QRS 幅が広く（wide）なることがあるのを知っていますか？
　もちろんもともと脚ブロックを有している人に PAC が生じると wide QRS になります．ただし，普段は QRS 幅が狭くても PAC に際して QRS 幅が広くなる変行伝導（aberrant conduction または aberrancy）と呼ばれる現象が知られています．具体的な心電図でお見せしましょう（図1）．

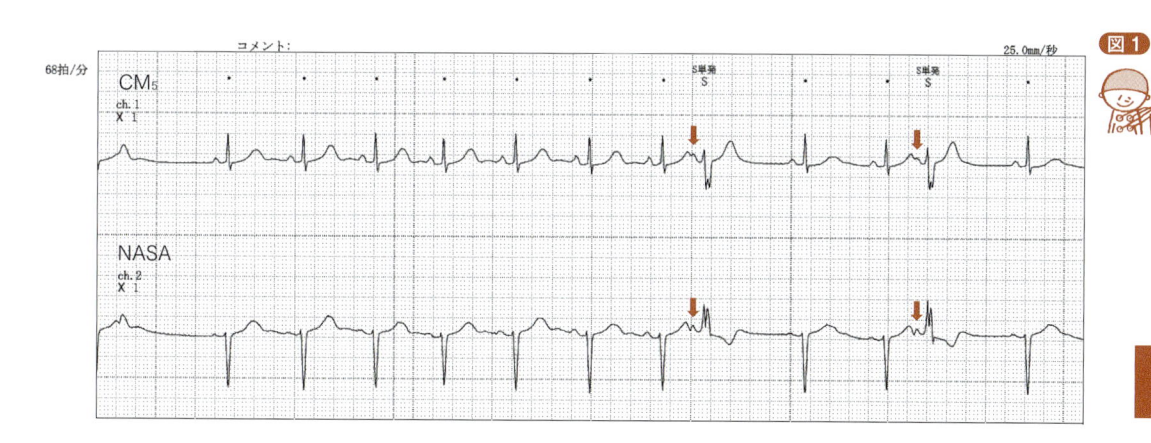

図1

　8拍目と11拍目が期外収縮なのはわかりますね．QRS 幅は wide なようです．PVC でしょうか？　ただし，よく見ると QRS 波の直前に T 波に埋もれた P′波 と思われる部分があります（図1 ↓）．しかも，§6-1 で強調した期外収縮をはさむ R-R 間隔に注目してみても"ぴったり2倍"にはなっていないようですね（不完全代償性）．つまり，この wide な期外収縮は PAC らしい特徴も2つ備えているのです．
　これら期外収縮の QRS 波形ですが，どこか見慣れた波形ではないでしょうか？　V_1 誘導に類似した NASA 誘導（ch. 2）が RR′パターンを示し，V_5 類似誘導である CM_5 誘導（ch. 1）に深い S 波があります．これらは完全右脚ブロックの診断をする時にポイントとなる波形ですよね？　実は，

> PAC の変行伝導は右脚ブロック波形となることが多い

ことが知られており，ぜひとも知っておいて欲しい知識です．ここで示した波形が変行伝導を伴った PAC として最も典型的なものです．
　さらに，特殊なバリエーションの PAC として，P 波だけで QRS 波を欠くものだってあるんです．これってビックリじゃないですか？　ブロックされた PAC（blocked/non-conducted PAC）と呼ばれるものがそれに当たります．次の心電図を見てください（図2）．

図2

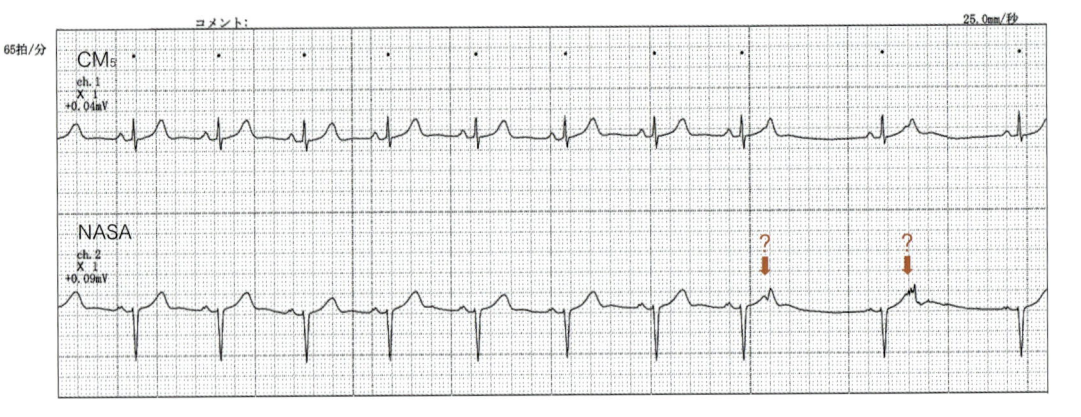

65拍/分

　8拍目と9拍目のQRS波の間がビューンと伸びているように見えます．でも，よく見ると，特に下段のch. 2(NASA誘導)がわかりやすいですが，T波に重なる位置に洞調律とは異なるP波(P'波)らしきものがいて(T波が変形しています)，しかもそのタイミングは1拍前のP-P間隔よりも明らかに短くないですか？　そうです，これもPACなのです！　でも，このP'波の次にはQRS波がつながらずに，しばらくタイミングをおいて次の洞性と思われるP波が出ています．つまり，ここでは心房(P'波)と心室(QRS波)との間が遮断された状態，すなわち房室ブロックとなっており，これがブロックされたPAC(blocked PAC)なのです．ちなみに，この特殊なPACが頻発すると，洞性徐脈や房室ブロックと間違えられることがあるので要注意です．基本に忠実に心電図を眺めれば間違いであることに気づくでしょう．1例を示しましょう．

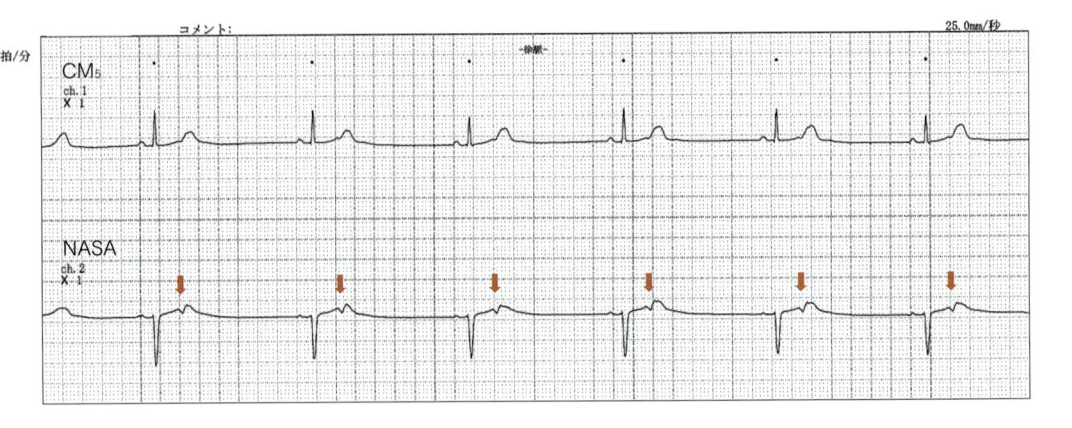

図3

48拍/分

　この心電図診断は何でしょう？　この心電図の正確な診断は"ブロックされたPAC"が1拍ごとに出た状態(2段脈)です．T波に重なってQRS波を欠くP'波(**図3**↓)が出ていますね．相当注意して心電図を見ないと著明な洞性徐脈と間違えてしまうのも無理はなく，実際に本徐脈には偽性洞性徐脈(pseudo-sinus bradycardia)というアダ名もついています．§6-1で学んだように，ホルター心電図の自動解析器はPACもQRS波で認識しているため，このような場合には洞性徐脈との区別はできず，判読医の"目"が必要になるのです．

　このようにPACにはQRS幅がワイド(wide)になったり，QRS波が消えてしまったりと，いくつかバリエーションがあるわけですが，これらを理解するための小話を一つ．あなたを"コビト"の世界にご案内しましょう．

アドバンス

4　心房期外収縮の3パターン

コビトの世界へご招待―"すべり台モデル"

…夜中にふと目を覚ますと，いつもと違う世界にいることに気づきました．あなたは"コビトの世界"に迷いこんだようです．家の前の公園で真夜中に一人のコビトがすべり台で楽しく遊んでいます．すべり台は組み立て式で，殊勝なコビトは準備から後片付けまですべて1人で行っているようです．まずは準備から．ブロックやはしごなどの材料を使って，自分の背丈ほどになるまですべり台を組み立てます．コビトは"職人タイプ"らしく，組み立てるすべり台の高さも準備時間もブレなくほぼ一定のようです．

「どうして毎回ぴったり正確なリズムを刻めるんだろう？」と不思議に思ったあなたが周りを見渡すと，ある"秘密"に気がつきました．近くの木の上のフクロウが"黒幕"のようです．コビトは何も考えずすべり台の準備に没頭し，タイマー時計を持ったフクロウが鳴く"合図"が聞こえると，仕事を止め階段を上って"ヤッホー"と楽しくすべり降りているようです．一度すべると滑り台は壊れてしまうので，コビトはまた一から準備をはじめるのです….

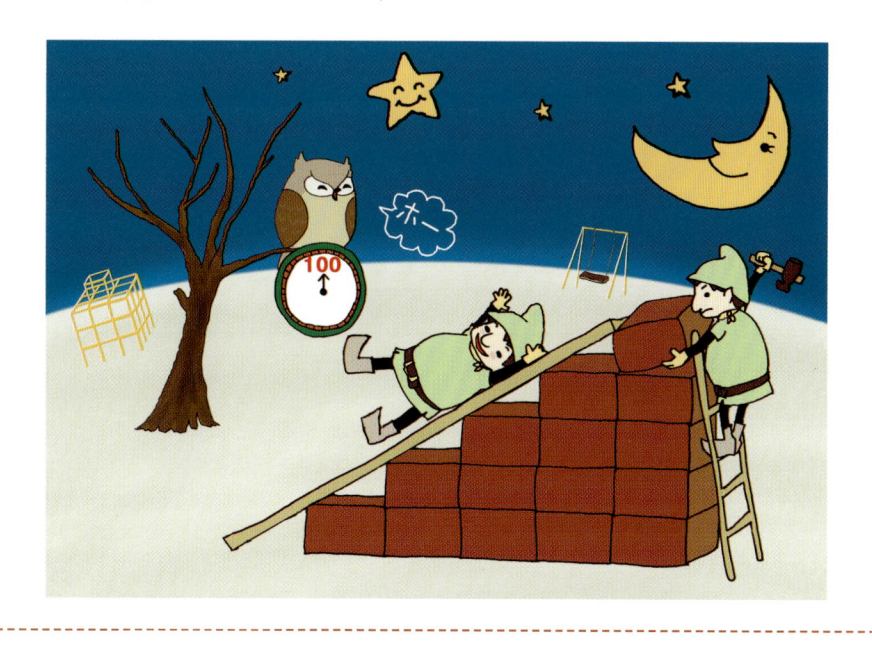

いま，コビトがすべり台から見事1回すべり降りると心電図でQRS波が一つできると考えてください．「ホルター心電図の勉強なのになぜ子どもの"おとぎ話"を聞かされなきゃならないの！　しかもかなり不自然な話！」とあなたは思うかもしれませんが，今しばらくのご辛抱を．では続けます．

フクロウにイタズラすると？

「何だか楽しそうだなぁ」と思った矢先，イタズラ好きなあなたはここで一つコビトにイタズラをしかけてやろうと画策します．しばらく見ていると，どうやらフクロウは自分のタイマーで 100 まで数え終わると一鳴きの"合図"をするようです．
「そうだっ，あのフクロウをびっくりさせてやろう！」
「まずは 80 くらいでいってみようか」
「77，78，79，80…」とフクロウが言った瞬間，あなたは思いっきり手をバチンと鳴らしました．びっくりしたフクロウは思わず「ヒャー」と鳴いてしまいました．さて，コビトはどうなったでしょう？

　フクロウの"合図"を聞いたコビトは作業を中断して階段を上り，すべり台を降りました．コビトは「なんだかいつもよりすべるのが早い気がするなぁ」とは思いつつも，すべり落ちるスピードもかかる時間もほとんど普段とは変わらないため「気のせいかな？」と思いました．そして，また一からすべり台をつくる準備をはじめました．

お気づきになりましたね？　この話は通常の上室（あるいは心房）期外収縮としての PAC のモデルになります．では次はどうでしょう？

もう少し早いタイミングで PAC が生じると？

「まだあんまり影響はないみたいだなぁ」
あなたはちょっと不満気な顔で，
「次は 60 くらいでいってみるか」
「57，58，59，60…」「バチンッ」「ヒャー」
…さてさてどうなったでしょう？

　コビトのすべり台はいつもの高さの 6 割ですが，"ルール"に従いコビトは階段を上って"ヤッホー"といってお尻からすべり出します．ただ，いつもに比べて角度が足りず勢いも出ません．コビトもスピードが出ないすべり台に怪訝そうな表情を浮かべていますが，いつもよりかなり時間がかかったものの何とか下まで滑り切ることができました．
「なんか今日は調子が出ないなぁ」と困惑し表情を浮かべながらも前向きなコビトはまたすべり台の準備に取りかかります．

アドバンス
4　心房期外収縮の3パターン

RR'

変更伝導を伴うPAC

E

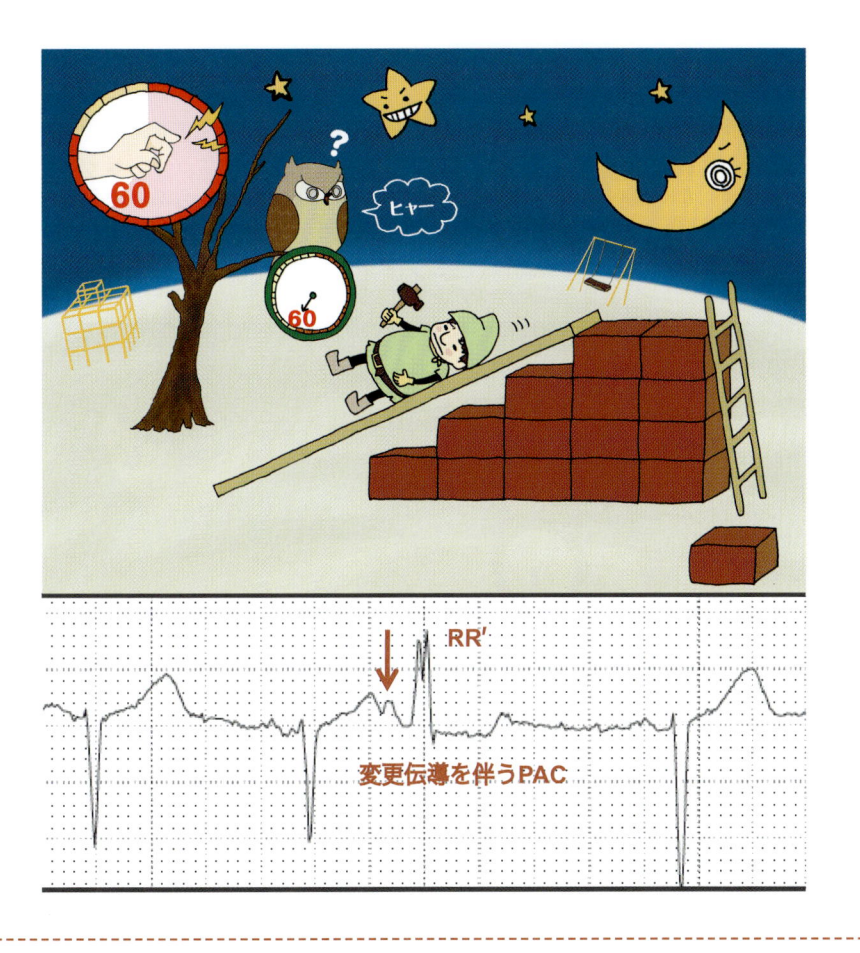

　すべり台が中途半端な高さの場合，時間をかけて何とかすべり切ることはできますが角度が甘く勢いがないためすべるのにいつもより時間がかかってしまう，このモデルが**変行伝導を伴うPAC**のたとえ話です．心電図でいう伝導時間はQRS幅に相当しますから，この場合には**幅広い(wide)QRS波形**を呈することになり，現実としては**右脚ブロック型**になることが多いのでしたね．ホルター心電図ではPACに際して先行するR-R間隔の何％短いかが表示されることがありますが(⇨§6-2 p.82「期外収縮認証のしくみ」参照)，それがフクロウの持つ"100カウントタイマー"がいくつの時にフクロウを驚かせるのかに相当するのです(以前学んだ連結期の概念に相当するものです)．このタイミングが短くなればなるほどすべり台の傾斜が緩くなり，コビトがすべるのにかかる時間も長くなって結果として変行伝導を生じやすくなることは直感的に理解できるのではないでしょうか？

タイミングを究極的に短くすると？

完全にあなたのイタズラ心に火が付いてしまいました．
「えいっ，今度は思い切って50でどうだっ！　」
「48，49，50…」「バチンッ」「ヒャー」
コビトは明らかに準備不十分で高さの足りないすべり台にムッとした顔をして，仕

方なさそうにため息をつきながら「ハッ，ヤッホー」とすべり台にお尻をつけました．
「…」「ヤッホー」「…」「ヤッホー」何度言おうとまったく進みません．
あまりにすべり台の傾斜がなく体操で使う"平均台"のようになってしまったため，まったくすべれなくなったのです．これにはコビトもフクロウもあきれ顔です．
そしてしばらく"空白の時間"が流れた後，また何事もなかったかのようにコビトは準備をはじめます．ねえ，そこのあなた．もうイジワルはしないであげてくださいね！

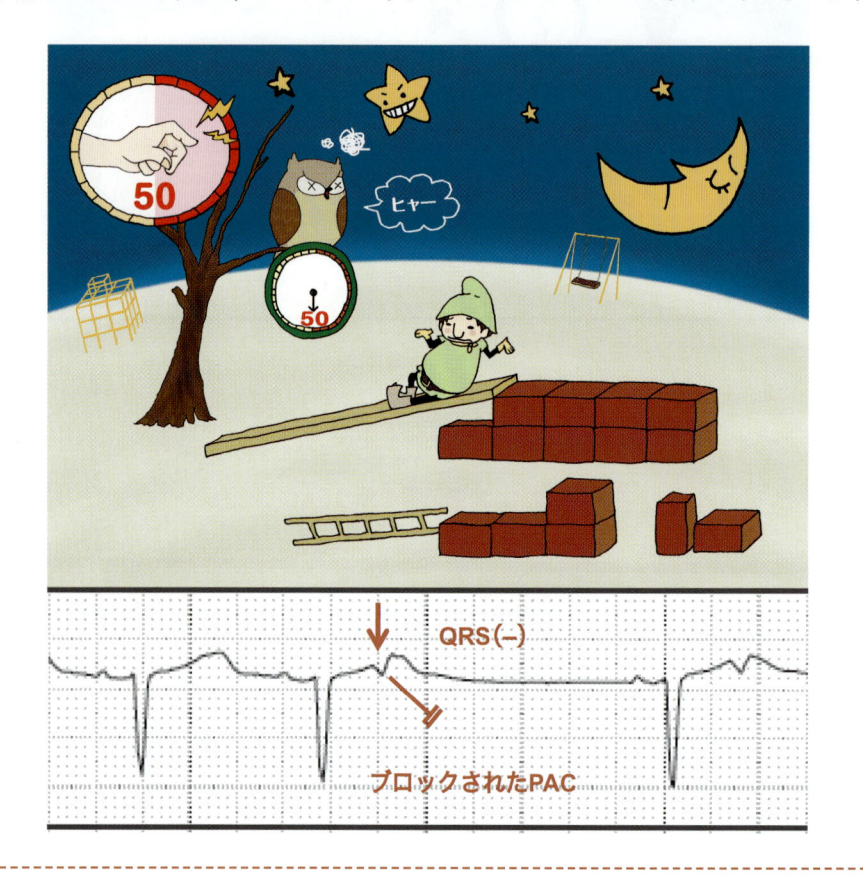

ついに最後の最後，コビトは大好きなすべり台の上で"立ち"ではなく"座り往生"になってしまいました．あなたのイタズラは大成功なわけですが，コビトはすべり台から降りられなかったので **QRS波はできません**．つまり，このパターンが **ブロックされたPAC** のモデルになるわけです．

わかりやすいようなわかりにくいようなコビトのたとえ話はいかがでしたか？ 心電図が一通り苦なく読めるようになれば，このような比喩は必要なくなりますが，はじめのうちに頭で理解していくプロセスにはなかなか有用だと思っています．なお，これらは厳密には右脚や房室結節の"不応期"という概念を導入することで説明されますが，最初のうちは無理せず"コビトの世界"の事情で頭を整理しておくだけでも十分ですよ！

§ 6-2

Extrasystole（2）
―― 自動解析結果から効率良く情報を引き出す ――

自動解析結果を活用しよう

今回は実際のホルター心電図での期外収縮の扱い方について学んでいこう．

"REACHES"の"E"の段階で具体的にどのように読んでいくかですね．

そう．私たちがホルター心電図を判読する時，ナマの心電図波形を端から端まで見るだけではないって以前言ったよね？

臨床検査技師さんが事前に解析器で"下読み"してくれたものを冊子にしてくれるんでした（⇒§1 p.8「拡大波形を見よう」参照）．

自動解析結果で表示される内容には各社で多少の違いはあるけれど，ホルター心電図の判読は，この"下読み"をいかにうまく使いこなせるかにかかっていると言っても過言ではないよ．

なるほど．機械との"コラボ（collaboration）"ですね．

まずは自分の病院の形式に慣れればいいからね．期外収縮に関してのレポートで必要となる事項を始めに確認しておこう．

期外収縮に関する記載事項
1) 総数
2) 連発（ショートラン）
3) 日内変動（好発時間帯）
4) 多形性（または多源性）
5) 拡大波形の確認
6) 病的意義の検討（⇒§6-3参照）

なるほど．けっこうたくさんありますね，ポイントが．

まずは個数に注目

実際の症例で見てみよう（図1）．まずは総数から．

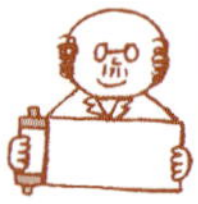

```
心拍数              最小    :    54 拍/分    26日 1:31:58
                   平均    :    84 拍/分
                   最大    :   180 拍/分    25日 15:26:20

総心拍数                  :  110,935 ビート              モフォロジー総数
     正常心拍      (N)    :  109,164 ビート  ( 98.404 %)  →   1個
     心室性期外収縮 (V)    :      190 ビート  (  0.171 %)  →   3個
     上室性期外収縮 (S)    :    1,581 ビート  (  1.425 %)  →   1個
     その他の心拍   (?)    :        0 ビート  (  0.000 %)  →   0個
     ペース心拍     (P)    :        0 ビート  (  0.000 %)  →   0個
     フュージョン   (F)    :        0 ビート  (  0.000 %)  →   0個
     B.脚ブロック   (B)    :        0 ビート  (  0.000 %)  →   0個
     E.補充収縮     (E)    :        0 ビート  (  0.000 %)  →   0個
     X.ユーザ定義の心拍 (X) :       0 ビート  (  0.000 %)  →   0個

総雑音時間
                   ch.1   :    2 秒
                   ch.2   :    4 秒
```

図1 心拍情報

📖 期外収縮の個数に関する情報は心拍情報の中にあるんですね.

👓 だいたい各社とも同じかな. まずは順序に注意して1日のPACとPVCの総数を記載しよう. PACは上室性期外収縮と表記されているね, ここでは.

📖 全心拍に対する割合(%)も表示されていますね. PAC 1,581個, PVC 190個で, それぞれ1.4%, 0.2%に相当します. ここらへん, 機械ってスゴイですね.

期外収縮認証のしくみ

👓 ホルター自動解析器は1日の期外収縮を隈なく数えてくれるけれど, そもそも機械はどうやってPVCとかPACを認識してると思う?

📖 そう言われると不思議ですね. どうやってるんです?

👓 実は機械は1つ1つのQRS波形を"顔"のように認識しているんだよ.

📖 すごい! じゃあ, この波形ならPVC, これならPACってやってるんですか?

👓 そう. 正確には"下読み"の段階で技師さんが機械に学習させてくれるんだ. この"顔"ならPVCと認識しなさいよ, ってね.

📖 でも先生, PVCなら洞調律時とは異なる幅広い(wide)QRS波になるんでいいですが, PACのQRS波形は幅も形も正常波形と同じ"顔"な気がしますが….

👓 いい点に気づいたね. ところで連結期って前に勉強したでしょ? (⇨§6-1 p.70「連結期と休止期」参照)

📖 一つ手前のQRS波から期外収縮までの時間でしたけど, それが何か?

🤓 機械はね，洞調律の場合に次に"予想"されるタイミングを100％として常にR-R間隔をモニタリングしてリズム認識に使っているんだ．期外収縮の場合，一つ手前のR-R間隔より早く出るのが基本だから…どうなるでしょう？

🔰 いきなりR-R間隔が短くなる？ 連結期ってそういう意味でしたもんね．

🤓 そう，それならたとえQRS波形が正常と同じでもR-R間隔の基準で，例えばいきなり70％に短くなったらPACと認識できそうじゃない？

🔰 賢い！ 機械は"顔（QRS波形）"と"タイミング（R-R間隔）"の2つで判定してるんですね．

🤓 ちなみに最近はP波まで認識しようとする機械もあるけど，確実ではなくて基本は今説明した原理なんだ．

🔰 わかりました．ちなみにPACと認識されるにはどれくらいR-R間隔が短くなればいいんですか？

🤓 PACの連結期の基準は解析する側が設定するんだけど，だいたい80〜90％前後かなぁ．この基準を短くし過ぎると"カウント漏れ"が目立つようになるし，長く設定し過ぎると呼吸などによる洞調律の自然な変動まで誤ってPACにカウントされてしまうから．

🔰 フムフム，なかなか難しいですね．

連発について

🤓 次は連発についてだよ．1発だけポンッと期外収縮が出る場合，単発性あるいは孤発性（isolated）と言うんだけれど，期外収縮の連発という時には何連続以上を言うでしょう？

🔰 へっ…，2発以上じゃないんですか？

🤓 ブーッ！ 正解は3連続以上．心電図の世界では3発以上続くものを連発（shortrun）と定義するんです．これは約束だから理由なんかないよ．

🔰 えー，じゃあ2連続の場合は何と言うんですか？

🤓 そのまま2連発（couplet）．カップル（couple）と言えば2人でしょ．2連も連続はしてるけど，"連発"には入れないんだね．ちなみに3連発はtripletとも言うよ．

🔰 "tri"は3を意味するんでしたね．

🤓 ちなみにPACの3連発以上はPACショートランと呼べばいいけど，PVCの場合には非持続性心室頻拍（non-sustained ventricular tachycardia；NSVT）と言うほうが多いかな．

🔰 PVCショートランとはあまり言わないってことですね．たしかに，"ノンサス"って言ってますね．ちなみに先生，何連続すればNSVTは非持続性ではなくなるんですか？

👓 いい質問だね．正解は，何連続以上ではなくって 30 秒間以上続く場合に **持続性（sustained）心室頻拍** というよ．いわゆる **心室頻拍（VT）** だね．

> 30 秒間以上続く PVC の連続を持続性心室頻拍（VT）という

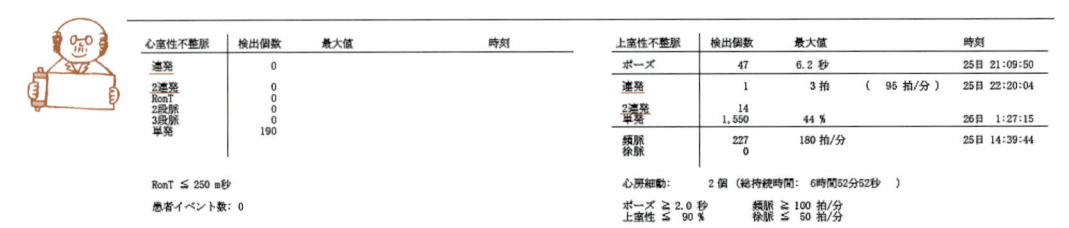

📖 なるほど．なんか統一性がないような気もするけど，"約束"だから仕方ないですね．とにかく 3 連発以上ですね，心電図学の世界での"連発"というのは．

👓 さて，だいぶ連発に関して理解が深まったところで，これも実例を見てみよう（**図 2**）．

心室性不整脈	検出個数	最大値	時刻	上室性不整脈	検出個数	最大値	時刻
連発	0			ポーズ	47	6.2 秒	25日 21:09:50
2連発	0			連発	1	3 拍 （ 95 拍/分）	25日 22:20:04
RonT	0			2連発	14		
2段脈	0			単発	1,550	44 %	26日 1:27:15
3段脈	0			頻脈	227	180 拍/分	25日 14:39:44
単発	190			徐脈	0		

RonT ≤ 250 m秒　　　　　　　　　　心房細動：　2 個　（総持続時間： 6時間52分52秒）
患者イベント数：0　　　　　　　　　ポーズ ≥ 2.0 秒　　頻脈 ≥ 100 拍/分
　　　　　　　　　　　　　　　　　上室性 ≤ 90 %　　徐脈 ≤ 50 拍/分

図 2　不整脈情報

📖 たしかに，PAC も PVC も 2 連発と連発が分けて書いてありますね．さきほど習った"連発の約束"を知ってないと混乱しますね，これは．

👓 検出個数ってのは連発イベントが何回あったとかいうことだけれど，連発欄の"最大値"ってのはなーんだ？

📖 **最大何連発**かってことでしょうね．それで，どの情報をレポートに載せますか？

👓 最低でも PAC・PVC の連発の個数と最大連発数は記載したいね．2 連発なら書いても書かなくてもどっちでもいいよ．他に最もレート，つまり心拍数として速い連発を表示してくれる会社もあるね．"7 連発・164/分"みたいに．これはレポートに特別には併記していないけれど，私は，実際のレポートの例をどうぞ（**図 3**）．

📖 わかりました，ここまでは自動解析結果をコピーするだけだから単純作業ですね．

§6-2 Extrasystole
自動解析結果から効率良く情報を引き出す

図3

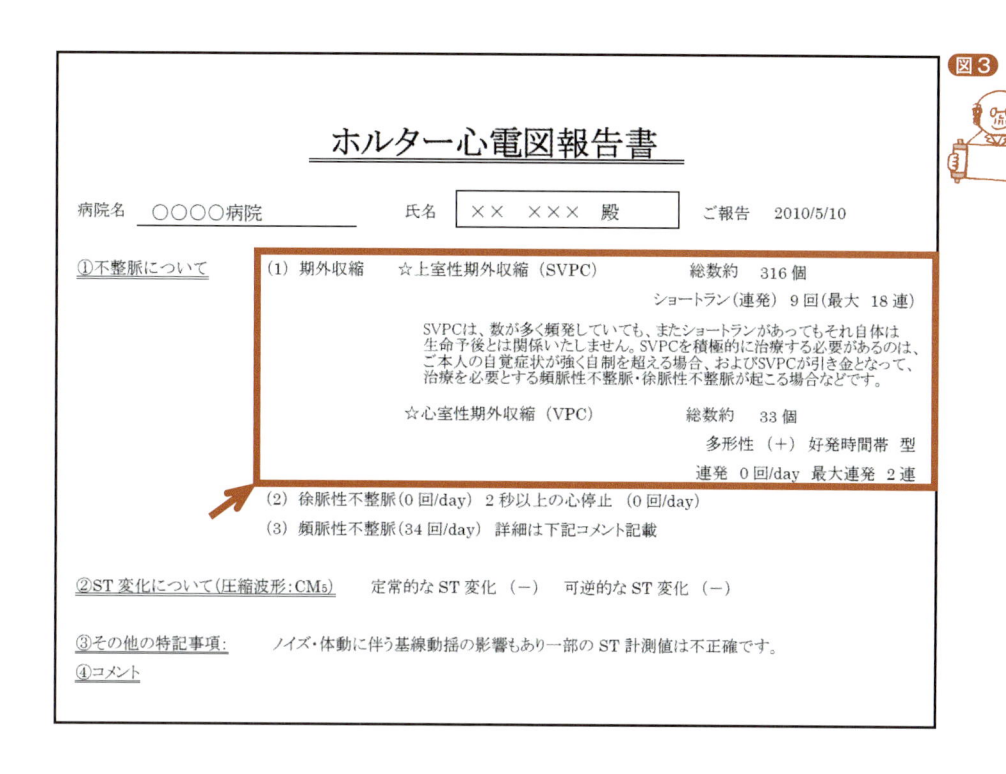

```
            ホルター心電図報告書

病院名  ○○○○病院      氏名  ×× ×××  殿    ご報告 2010/5/10

①不整脈について    (1) 期外収縮   ☆上室性期外収縮（SVPC）   総数約  316 個
                                              ショートラン（連発）9 回（最大 18 連）
                           SVPCは、数が多く頻発していても、またショートランがあってもそれ自体は
                           生命予後とは関係いたしません。SVPCを積極的に治療する必要があるのは、
                           ご本人の自覚症状が強く自制を超える場合、およびSVPCが引き金となって、
                           治療を必要とする頻脈性不整脈・徐脈性不整脈が起こる場合などです。

                   ☆心室性期外収縮（VPC）       総数約  33 個
                                       多形性（＋）好発時間帯 型
                                       連発 0 回/day 最大連発 2 連

          (2) 徐脈性不整脈(0 回/day) 2 秒以上の心停止（0 回/day）
          (3) 頻脈性不整脈(34 回/day) 詳細は下記コメント記載

②ST変化について(圧縮波形:CM5)   定常的な ST 変化 （−）  可逆的な ST 変化 （−）

③その他の特記事項：   ノイズ・体動に伴う基線動揺の影響もあり一部の ST 計測値は不正確です。
④コメント
```

日内変動の見方いろいろ

👓 3つ目のポイントは日内変動だよ．好発時間帯といってもいいよ．

🔰 期外収縮って時間に関係なく1日中出るのかって思ってましたが…．

👓 そういうタイプは全日型と言うよ．他には昼型と夜型の3パターンが代表的な日内変動だよ．特にPVCで大事になるんだ．

> 期外収縮の日内変動は3つ　①全日型　②昼型　③夜型

🔰 昼間に出やすいとか，夜寝ている時に出やすいということですか？

👓 こうした日内変動の有無を視覚的に教えてくれるものとして，不整脈ヒストグラムがあるよ．図4を見てごらん．

図4

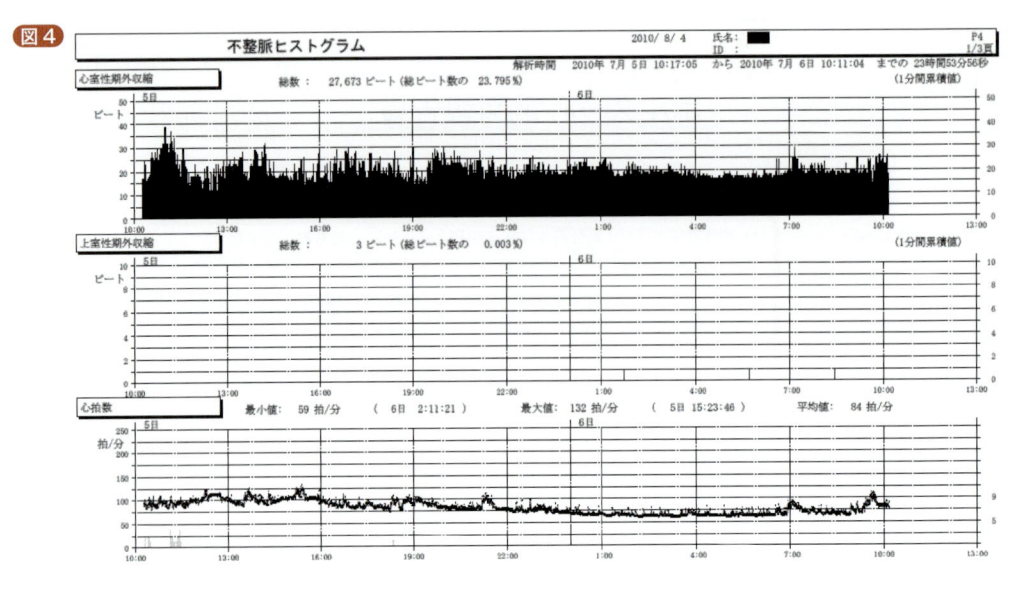

🛡 ヒストグラムって棒グラフですよね．上から PVC，PAC，心拍数になっていますね．

👓 横軸が時間，縦軸が個数だね．どうかな？

🛡 PAC はちょっとで，とにかく PVC が出まくってますね．

👓 日内変動は？

🛡 多少は変動があるようですが，基本的に終日 PVC の"嵐"のようです．

👓 そう．この例は全日型といえるね．じゃあ，次，図5のヒストグラムならどう？

図5

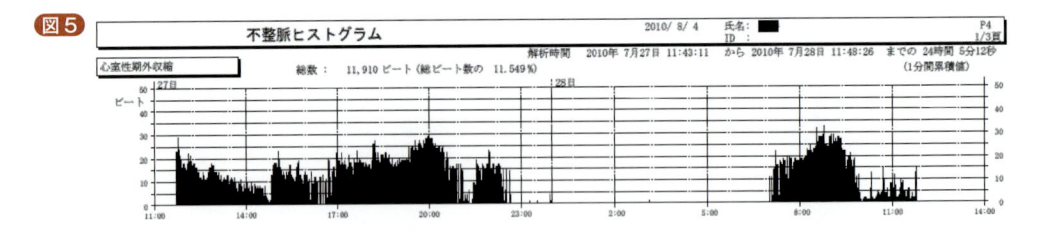

🛡 これは 23 時から翌朝の 7 時頃までには PVC がほとんど認められません．えーと，だから昼型ですか？

👓 そうだね．行動記録カードではこの時間帯がバッチリ就寝時間に一致していたよ．約 12,000 発の PVC がほとんど日中の覚醒時に認められた症例だよ．逆に割と稀だけれど，夜型の PVC ヒストグラムもお見せしておこう（図6）．

§6-2 Extrasystole

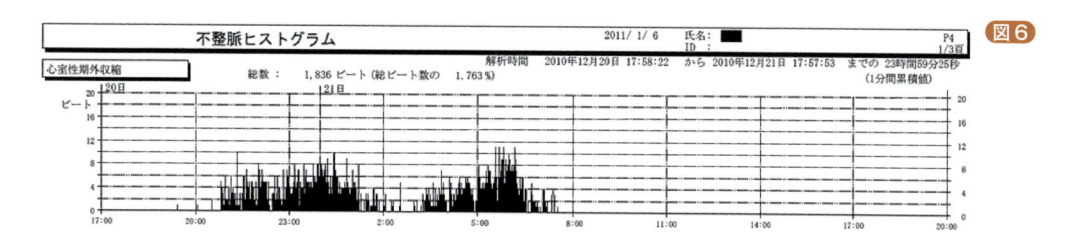

自動解析結果から効率良く情報を引き出す

図6

[不整脈ヒストグラム 2011/1/6 心室性期外収縮 総数：1,836ビート（総ビート数の1,763％） 解析時間 2010年12月20日 17:58:22 から 2010年12月21日 17:57:53 までの23時間59分25秒（1分間累積値）]

🔰 たしかに夜に集中してPVCが出ていますね．夜ジッとしていたり寝ている時にだけ出る不整脈って何か不思議．不整脈ヒストグラムって，目で見てわかるから楽しいですね．

👓 ほとんど同じ内容だけれど，各時間帯のPVCやPACのカウントを表にしたものもあるよ（**不整脈発生表**）．2つめの**図5**として示した昼型のものでどうぞ（**図7**）．

図7

不整脈発生表　2010/8/4　解析時間 2010年7月27日 11:43:11 から 2010年7月28日 11:48:26 までの24時間5分12秒

時刻	心拍数（拍/分） 最小	平均	最大	総数（ビート）	心室性 ビート数（ビート）	心室性 連発	2連発	RonT	2段脈	3段脈	単発	上室性 ビート数（ビート）	ポーズ	上室性 連発	2連発	単発	頻脈	徐脈	心房細動（秒）	雑音（秒）
11:43	62	79	111	1,300	335						15	185	0							0
12:00	61	76	97	4,550	874						13	819	1			1				2
13:00	68	72	84	4,349	558								3			3				0
14:00	56	67	82	4,010	364						4	349	10		1	8				0
15:00	60	68	85	4,062	716						7	667	1			1				1
16:00	57	66	89	3,948	458						5	419	3			3				0
17:00	63	79	96	4,709	883						9	839	2		1					20
18:00	65	73	90	4,385	1,073						54	681	2			2				1
19:00	67	77	89	4,606	1,280						25	436	3			3				34
20:00	61	71	89	4,242	1,039						15	249	1			1				1
21:00	65	72	89	4,301	479						11	401	1			1				22
22:00	61	64	75	3,858	349						6	308	1			1				4
23:00	61	66	96	3,952	7							7	2			2				10
0:00	60	65	82	3,900	0								3			3				0
1:00	54	59	80	3,547	0								3			3				0
2:00	53	62	88	3,688	0								6			6				3
3:00	54	57	71	3,462	1						1		5			5				1
4:00	56	59	74	3,571	0								4			4				0
5:00	52	59	89	3,517	0								5	1		2				6
6:00	55	69	95	4,072	0								4			4				4
7:00	72	87	106	5,166	679						2	657	2			2				23
8:00	82	103	129	6,092	1,365						5	1,286	2			2				36
9:00	76	94	120	5,557	1,100						15	971	3			3				4
10:00	65	79	105	4,682	168						2	162	3			3				24
11:00 11:48	63	76	100	3,604	182							182	1			1				15
総計	52	73	129	103,130	11,910						188	9,177	72	1	2	65				211

注）表中の値は各イベント数を表しています．

🔰 見やすさでは不整脈ヒストグラムに劣るけれど，具体的な個数とか連発などがいつ出たのかわかりやすいですね．23：00〜翌7：00まで8発しかPVCが出てないことまでわかります．

👓 そうだね．PAC，PVCだけじゃなく心拍数とか徐脈，頻脈の情報も載っているね．ヒストグラムとテーブル(表)はケース・バイ・ケースで使い分ければ良いよ．

E

期外収縮は何個までならOK？

🛡 先生，質問なんですけど…．たとえ20個とかでも好発時間帯って言わなきゃいけないですか？

👓 君の言うことはもっともで，これは何個以上のPACやPVCを有意と考えるかにも関連してくるよね．

🛡 そもそも，PACやPVCって，いったい何個までなら出てもOKなんですか？

👓 そうだね．最初に結論を言ってしまうと正解はないけど，一応の目安を示そうか．

期外収縮の個数表現

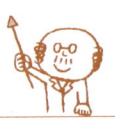

期外収縮は"3の法則"で期外収縮の個数をコメントしてみよう！

〜30個/日	稀 (rare)
30〜300個/日	少数 (occasional)
300〜3,000個/日	散発 (sporadic)
3,000個/日〜	頻発 (frequent)

＊あくまでも一つの"目安"であって絶対的な基準ではないことに注意！

🛡 なるほど．"3の法則"って，全部"3"で区切ってきましたね．

👓 これは厳密な決まりじゃないから，あくまでも目安にしてね．

🛡 でも，一応の目安としてこういう風に数で区切ってくれると，他の人と会話するための"共通語"になりますね．

👓 自動解析の結果がPVC 1,200個/日だったら，その個数を書いて「PVCが1,200個/日と散発しています」とコメントすればいいよ．じゃあ，350個/日だったら？

🛡 これも散発ですか？

👓 そうだね．まぁ，でも"少数"と"散発"の境界くらいだから，「少数〜散発"程度"認められます」にしたらどうかな．

🛡 なるほど．まずはこの基準を覚えておきます．

§6-2 Extrasystole
自動解析結果から効率良く情報を引き出す

何個出たらコメントしよう？

📖 レポートに期外収縮の個数表記するのはわかりました．でも，いったい何個くらい出てたらその結果にコメントすればいいんですか？

👓 まぁ，私なら1,000個以上だったら少しはコメントしようかな，と考えるかな．

📖 1日総心拍数って10万くらいでしたから，1,000個ってのは1％に相当しますね．たしかに，450個とかって聞くと多いような気がしちゃいますけど，1日っていう単位で見ると実はたいしたことないわけですね．

👓 PACやPVCには血糖値や血圧みたいに「いくつ以下にしないとダメ」という指標は世界中どこを探してもないし，同じ人に2日連続ホルター心電図をしたら違う個数になるほうが普通だしね．

📖 そうはいっても"目安"があったほうが安心なんですが…．

👓 割り切って考えるのであれば3,000個以上，つまり"頻発"しているような場合だけコメントするつもりでもいいよ．特に治療の必要性も含めたコメントをするのは1万発以上でいいよ．大事なのは，自分なりの一定した基準を持っておくことだね．

📖 なるほど．じゃあ僕もキリよく1,000個で覚えておきたいと思います．

👓 うん．だから，日内変動をいつコメントするかも同じ心づもりでいいよ．

📖 なるほど，1,000個ですね．たしかに1％以下の出来事なのに全日型だとか，昼型とか夜型だって言ってもあまり意味がないってことですね．

👓 そうだね，まぁ，少なくても明らかな日内変動があるように見える場合には記載してもいいけどね，もちろん．まとめると，

期外収縮の個数に関するレポートでの扱い方の例
1) PAC, PVCは1,000個以下なら基本的にコメントなし
2) 1,000〜3,000個なら軽くコメント（例：約2,700個/日と散発しています）
3) 3,000個以上なら精査や対処法などを含めたコメントをしっかり記載する

のようになるかな．

期外収縮リアル・ワールド

👓 期外収縮の数について"3の法則"を中心に学んだね．

📖 どちらもおおむね1,000〜3,000個/日以上ならコメントするというスタンスでした．

👓 これらの基準は適当に言っているわけではなくて，ある程度の根拠があるんだ．

🛡 先生のことだから，きっとそうくると思ってました．

👓 図8 はある1年間弱の間に私が判読した連続1,141例のホルター心電図における期外収縮の個数についてまとめた図だよ．簡単に言うと，ホルター心電図が施行された患者さんで，何個の PAC や PVC を認めるのかというデータだね．

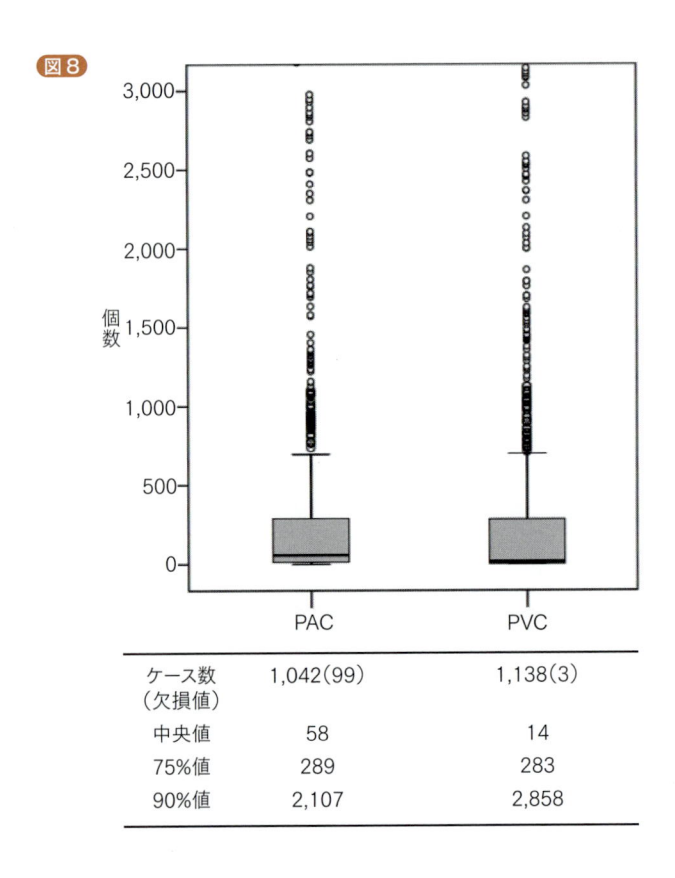

図8

	PAC	PVC
ケース数（欠損値）	1,042(99)	1,138(3)
中央値	58	14
75%値	289	283
90%値	2,107	2,858

🛡 たしか箱ひげ図っていうんですよね，これ．サンプル数も10や20じゃなくって，ドドーンと1,000例以上ですからかなりの説得力ですね．平均して何個だったんですか？

👓 少し難しい話になるけれど，PAC や PVC の分布は正規分布ではないんだ．だから，このような場合の代表値としては平均値よりも中央値（メディアン）のほうが適しているとされるよ．

🛡 中央値ってのは，この約1,000人を PAC・PVC それぞれの個数で0から小さい順に並べた場合にちょうど真ん中にくる値のことでしたね．**PAC の中央値が58個で PVC が14個なんですね．**

👓 中央値もイメージとしては平均値と同じに考えて，ホルター心電図を読むと標準的には PAC が約60個，PVC は15個くらいは認められるということだね．

🛡 なるほど，なるほど．ちなみに下の表の 75%値とか 90%値ってのは何ですか？

§6-2 Extrasystole
自動解析結果から効率良く情報を引き出す

🧑‍⚕️中央値は集団全体のちょうど半分，つまり小さいほうから数えて50％に相当する人の個数だと考えて．だから，75％値や90％値というのも同じ理屈で考えると？

👨‍🎓下から数えて75％，90％に相当するってことですか？

🧑‍⚕️75％値で考えれば，PAC 289個，PVC 283個といずれも300個弱の数値になっているね．裏を返せば75％くらいの確率で300個以下だと捉えることができるよ．だから，期外収縮が300個以上なら"散発"という表現も許されるかなぁと．

👨‍🎓もはや"少数"ではないんですね．90％値になるとずいぶんと数が増えてPACが2,107個，PVCは2,858個になっていますね．

🧑‍⚕️2,000〜3,000個といったところかな．そう考えると **3,000個以上PACやPVCが出ている人は10％以下のかなり稀な人たち**だってことだね．正確には，1,000例ちょっとのこの集団で，3,000個以上PACを認めた人は7.9％，PVCは9.5％だったよ．

👨‍🎓3,000という数字は"頻発"を表す数字でしたね．こうやって根拠としてデータを示してくれると納得しやすいです．

🧑‍⚕️そう．ちなみに何らかのコメントする目安として挙げた"1,000"という数字だけど，PACでは85.8％，PVCの場合は83.7％人は1,000個以下だったよ．約15％だね．

👨‍🎓つまり，1,000個以上のPACやPVCが見つかる確率は15％以下と比較的稀な現象なんですね．先生が「コメントしてもいいかな」とおっしゃったのにも納得です．こうやって考えるの面白いですね．貴重なデータ提供ありがとうございます．

🧑‍⚕️ただ，間違えないで欲しいのは正常な人たちでの期外収縮の分布ではなくて，実際にホルター心電図がオーダーされた患者さんでの結果だからね．

👨‍🎓基本的には何らかの自覚症状を訴えた人たちでのハナシってことですね．

🧑‍⚕️でも，実際に君が担当するのは同じような集団なわけで，これらの結果からわかることは共通のイメージとして持っておいて損はないと思うよ．

多形性について

🧑‍⚕️じゃあ次．4番目の多形性について学ぼう．

👨‍🎓またまた聞き慣れない言葉ですね．多源性とも言うんですね．これはいったい？

🧑‍⚕️これは主にPVCに対して使う言葉と考えよう．簡単にいうとPVCが複数種類ありますか，ということなんだ．最初のほうで，ホルター解析器はQRS波形を"顔"のように識別するって話をしたよね？

👨‍🎓はい．"下読み"解析の際，まず機械に学習させるんでした．

図9

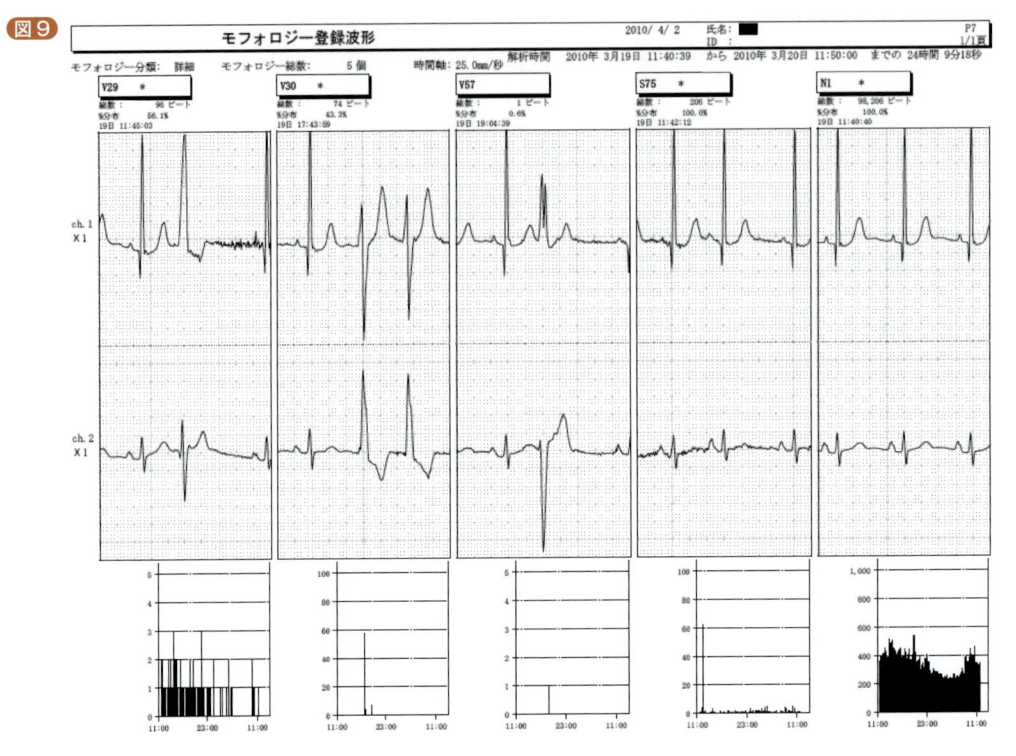

🤓 そのプロセスを**モフォロジー（morphology）登録**というよ．または単に**波形登録**でもいいや．例えば**図9**を見てみて．

📖 なるほど，これが波形登録画面ですね．なんだか"指名手配"の写真みたい．

🤓 そう．この症例では全部で5個の波形が登録されているね．それぞれの波形に番号が振られていて，V30とかV57やN1とか書いてあるでしょ．ちなみにホルター心電図の世界では，

> N＝正常QRS波（洞調律），V＝PVC，S＝PAC（上室性期外収縮）

と略記する習慣があって，ここではさらにS75もあって，これはPACとして認識したというQRS波形を表しているよ．後ろの数字は識別のための"背番号"だと思ってくれるかな．

📖 もちろんですが，洞調律と同じQRS波形になっていますね．先生，他にどんな記号がありますか？

🤓 他にペーシング波形をPで表示したりするよ．P47のようにね．

📖 どうしてPVCは3種類しかないのにV30とかV57というようにとびとびの番号付けなんですか？

🤓 これは"下読み"作業と関連しているよ．機械はすべてのQRS波形を調べていって，ちょっとでも違う形だと判断すると別の番号を振ってしまう傾向があるんだ．

> わずかな違いも見逃さないわけですね.

> ただ，ホルター心電図の QRS 波はノイズや体動をはじめさまざまな影響を受けるから，"下読み"の段階で人間の目で見て明らかに同じものと判断したら"代表選手"だけを残すという一手間が必要になるんだ.

> なるほど. 技師さんたちが厳選してくれた結果が最終的に残った登録波形なワケですね. 番号がバラバラな理由もわかりました.

> 一般的に 3 種類以上の PVC があるような場合に多形(源)性ありと表現するといいよ. 多形性かどうかは危険度を表す一つの指標にもなるんだ.

> "発火点"がいくつもある場合のほうが危険なんですね.

> ほぼ同じ言い方として"多源性"という表現もあるよ. 多形性でも多源性でもどちらを使っても良いけど，3 個以上の時に多形性ないし多源性ありと表現することに注意だね.

単形性 PVC の利点

> 具体例を見よう. 約 14,000 発の PVC を認めた図 10 の登録波形の PVC に注目してくれるかな. モフォロジーのいちばん左端の波形になるね.

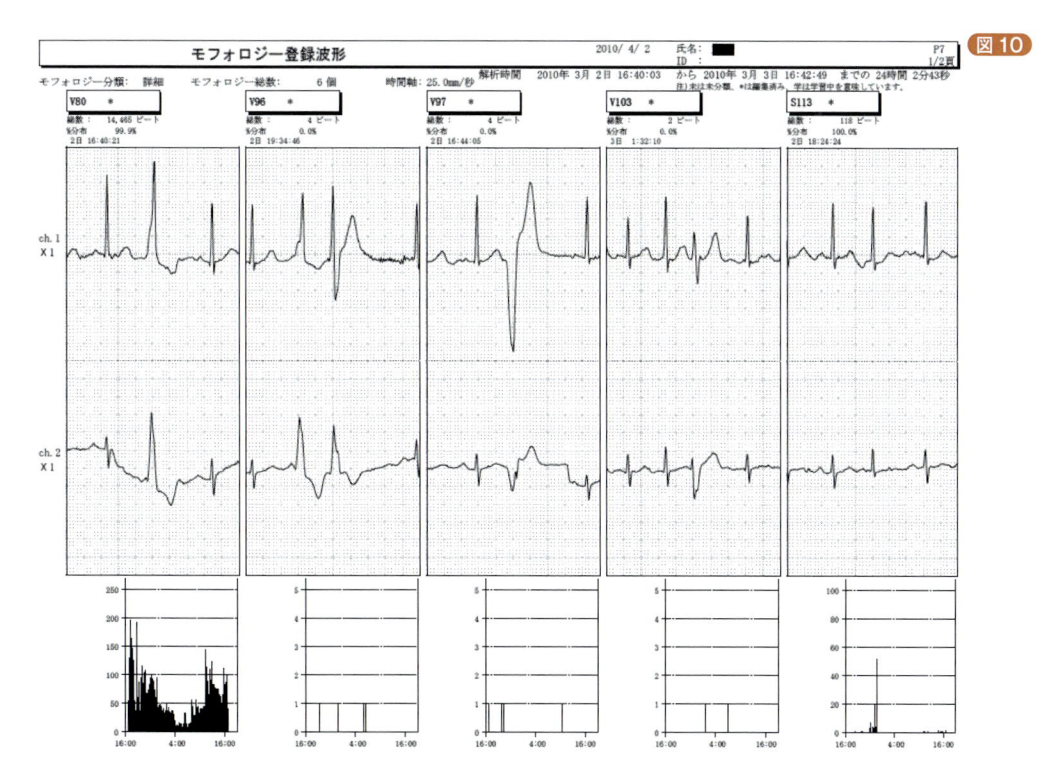

図 10

📕 3種類のPVC波形が登録されています．でも，ほとんどV80なんですね，99.9％みたいだから．V96とV97は合わせても10発に満たないですね．こんな時も"多形性あり"になるんですか？

👓 厳密に言えばそうなるけれど，臨床的には"ほぼ単形性を示す"という表現がむしろ好まれるかな．

📕 どうして"ほぼ"なんて歯切れの悪い言い方が好まれるのですか？

👓 最近，カテーテルでPVCの起源を焼いてしまおうというカテーテルアブレーション治療が盛んにされるようになっているけれど，うまく治療できるPVCの条件の一つに単形性ということがあるんだ．

📕 なるほど．狙いが一つのほうが潰しやすそうですからね．この場合にもターゲットになりますかね．危険度以外にカテーテル治療のターゲットに関する情報にもなるんですね，多形性かどうかは．

> 単形性PVCほどカテーテルアブレーションに適している

■ 拡大波形の確認

👓 5つ目（P.8リスト参照）には実波形を確認するプロセスだよ．今までの1)から4)までは基本的に解析結果概要シートを見れば大方わかってしまうけれど，自動カウントなどに大きな誤りがないかを必ず実際の心電図波形を見てチェックしてね．

📕 どうやって確認するんですか？

👓 通常の解析冊子では解析結果概要に続いて代表的な拡大波形をピックアップしたものが並んでいるから，まずはそこを見よう．

📕 数が多くなるとすべての期外収縮はチェックできないですけど，最低でもパラパラッとひととおりの拡大波形には目を通す必要がありますね．

👓 ときどきPACでもQRS幅が広い場合だとPVCとしてカウントされたり，少いけれどその逆のパターンもあるからね．

📕 前回（§6-1）学んだ3つの特徴を確認して「本当にPVCあるいはPACと考えて良いのか」ウンウン考えます．

👓 いくつか具体例を見よう．例えば**図11**はどうかな？　これは1日に約40,000発もPVCが出ていた症例のものだけど．

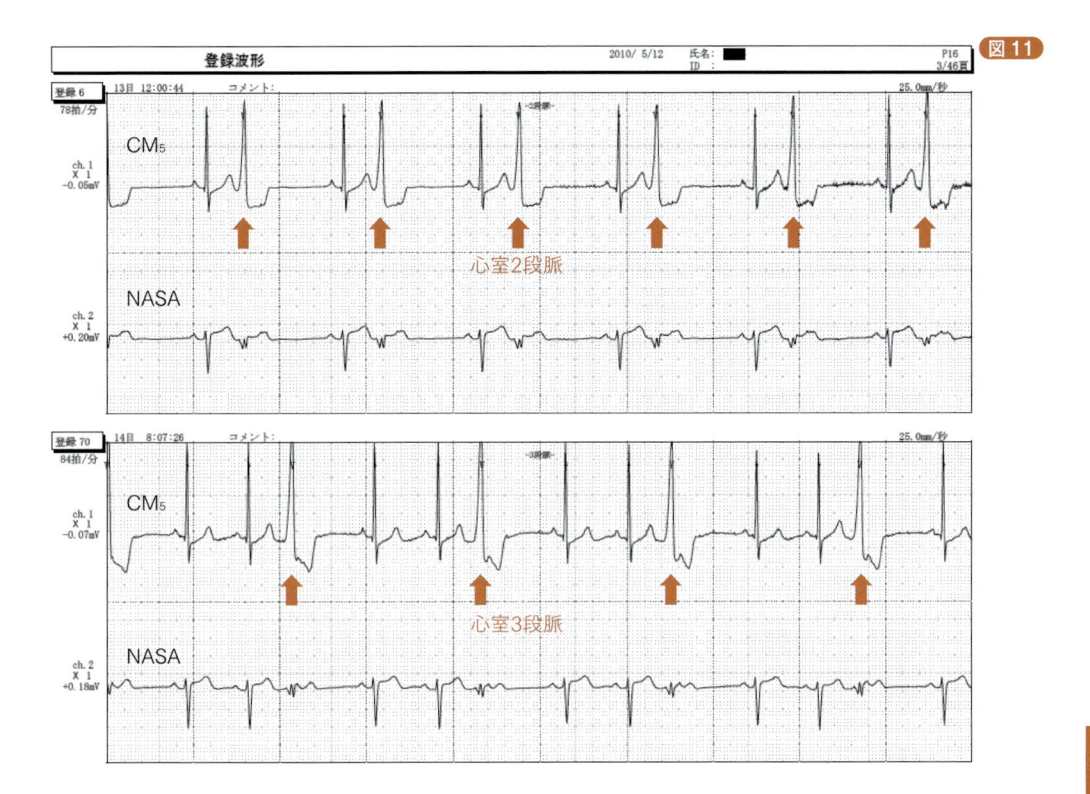

図11

心室2段脈

心室3段脈

📙 wideなQRS波でP波の先行もないですから，PVCでOKですね．確かにPVCがたくさん出てますね．上の段は1拍おきに，下の段は3拍に1回PVCが出ています．

👓 上段を**心室2段脈(bigeminy)**，下段を**3段脈(trigeminy)**というよ．この患者さんは全心拍数の35％がPVCで，ほとんど一日中この状態が続いていたんだ．では**図12**はどう？

図12

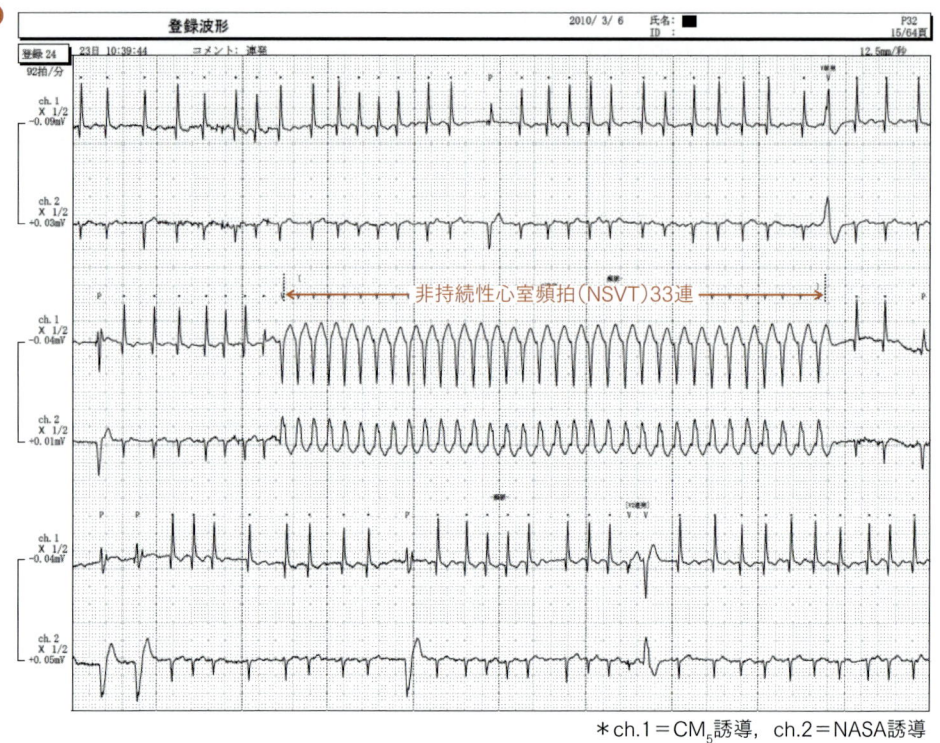

非持続性心室頻拍(NSVT)33連

＊ch.1＝CM₅誘導，ch.2＝NASA誘導

🔰 ひゃー，これは心室頻拍ですか？　数えると33個PVCが続いてます．30秒には満たないから**非持続性心室頻拍(NSVT)**ですけど．

👓 持続は7秒弱だね．機械はこうした異常を漏らさず拾って注意を喚起してくれるわけだけど，たまに間違うことだってあるよ．具体的にはノイズや体動による基線の揺れをPVCと読んでしまったりだとか．

🔰 解析結果概要シートの結果をすべて信用してしまうのはダメなのかぁ．**大事な所見は必ず拡大波形で確認する必要があるわけで，だから判読医が必要なんですよね．**

👓 最近の機械はかなり優秀になってきていて，きちんとした検査技師の処理もはさむと"凡ミス"みたいなのはまずないけれど，

> 怪しいあるいは大事な所見と思ったら必ず自分の目で**拡大波形**を確認する

というのがホルター心電図解析の鉄則なんだ．今回は長くなったからここで終わろう．

§6-3

Extrasystole（3）
—— 本当に退治すべき"敵"か？ ——

👨 期外収縮の最後の回は，得られた結果を見てどうすべきかについてのコメントをすることを考えよう．

🧑 PAC や PVC の病的意義と対処法ということですね．

心房期外収縮（PAC）は良性

👓 まずは PAC から考えていこう．

🛡 先生の"1,100人斬り"のホルター解析データからは 60 個 くらい PAC があるほうが普通だと知りました（⇒§6-2 p.89「期外収縮リアル・ワールド」参照）．

👓 アメリカにも男女計約 1,400 人のホルター心電図を解析した CHS（Cardiovascular Health Study）という報告があるけれど，男性 28％，女性 18％に"散発"の基準とした 1 時間あたり 15 個（ほぼ 300 個/日に相当）の PAC が認められたんだ．また，3 連発以上のショートランも男女とも約半数に認められたよ．

🛡 先生のデータでも 75％値が約 300 個でしたから，25％くらいの人はそれ以上の PAC があることになって，CHS の結果に近いですね．ここまで聞くと，健常人を含めて PAC は基本的に誰にでもあるような気がします．

👓 だから，ホルター心電図で PAC 数の結果についてコメントする場合には，

> ・PAC 自体は予後に関与しない（生命予後は良好）
> ・PAC 単独に対する治療（抗不整脈薬）はせずに経過観察する

というのを基本認識としよう．だから，前回 1,000 個/日とか 3,000 個/日が目安っていう話をしたけれど，何個だから薬物治療をしなきゃいけない，ってことはないんだよ．

🛡 予後に関与しないのなら，わざわざ薬で見かけ上の PAC の個数だけ減らしても意味がないわけですね．

PAC 頻発時の対応

👓 そうはいっても，レポートとして PAC の個数を報告する以上，どんなに多発していても静観してろ，というわけではないよ．

🛡 あんまりたくさんだと，正直"放っておけない"気もしてきますしね．

👓 個数の目安は個々人で決めればいいと思うけど，私は PAC カウントが 3,000 個以上だった場合に次の 3 つを踏まえたコメントをすることにしているよ．90 ページで紹介

したデータでは8％弱に相当する人たちだったね．

ホルター心電図でPAC多発を見つけた場合の対応

1) **器質的心疾患**はないか
2) **発作性心房細動**（または**粗動**）はどうか
3) **自覚症状**はどうか

📖 まず1)はPAC多発の背景に心臓病が潜んでいる場合があるってことですね．

👓 PACは心臓からの一種の"悲鳴"ととらえることができて，特に心房に負担がかかっている可能性を考えよう．

PAC頻発を見た時に除外すべき背景心疾患

心房負荷を呈する疾患すべて（特に心不全，虚血性心疾患の存在を考慮）

📖 PAC自体は治療不要でも，原因となっている"黒幕"の心疾患は治療が必要かもしれませんしね．PAC多発はそんな"SOSサイン"かもということですね．

👓 PACに特異的な疾患があるわけではないから，ザックリ2つ，**心不全か虚血性心疾患（冠動脈疾患）**と覚えておこう．教科書を見ると嵐のように病気がただひたすら羅列されているけど，そういうリストを覚えようとすることはほとんど無意味だと思うな．

📖 ただ，心不全というのは若干漠然としていますが…．

👓 要は弁膜症でも心筋症でも何でもありだよ．とにかく**心エコー**を勧めるのが大事さ．

📖 そしてもう一つ，忘れちゃいけないのは狭心症や心筋梗塞などですね．

👓 頻度的にも**冠動脈疾患**は多いからね．ここで一つ大事なことだけれど，

> ホルター心電図で有意なST変化がなくても虚血性心疾患は否定できない

なので，間違えないようにしよう．詳しくは後で勉強するからね（⇒アドバンス9 p.246「ホルター心電図による心筋虚血評価は実はイマイチ？」参照）．

PACは心房細動の"ひきがね"

📖 2つ目のポイントは**発作性心房細動**ですか？　PACと何の関係があるんです？

👓 実は**一部のPACが発作性心房細動の原因となる**ことが判明しているよ（⇒詳しくはアドバンス5 p.112「心房細動のカテーテルアブレーション」参照）．**図1**を見て．

§6-3 Extrasystole

本当に退治すべき"敵"か？

図1

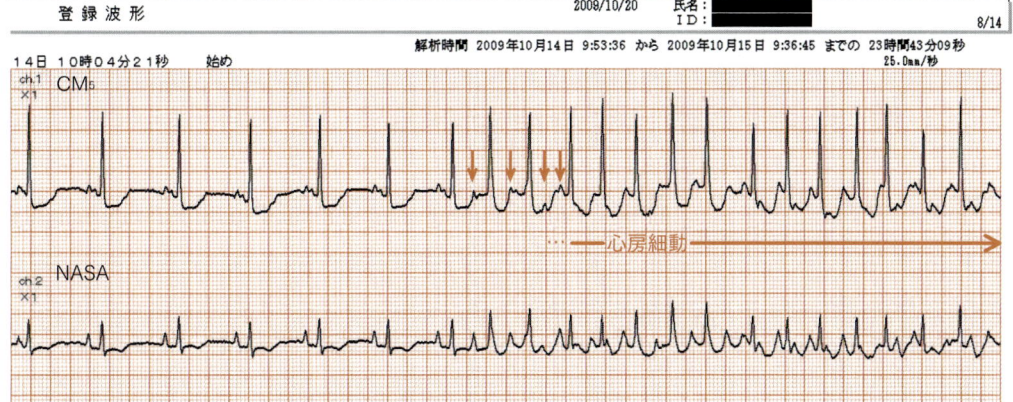

🛡 たしかに PAC（↓）を契機に心房細動がはじまっているようです．

⚔ 心房細動になるといろいろな症状や合併症もあったりするから治療の対象にもなるわけだけれど，その矛先は原因でもある PAC にも向けられることになるんだ．

🛡 逆にたくさん PAC が出ていても発作性心房細動がないというのは薬物などの治療を要さないという理由の1つにもつながるんですね．もちろん，3つ目のポイントである自覚症状にもよるでしょうけれど．

期外収縮と自覚症状

⚔ 患者さんの自覚症状の話が出たので，ここで期外収縮の症状に関して少し述べておこう．欧米でホルター心電図の"親戚"ともいえるイベント心電計（携帯型心電計）を使って不整脈が疑われる患者さんを調べた研究があるよ（Wu CC, et al. J Interv Card Electrophysiol 2003；8：117）．

🛡 イベント心電計？　ホルター心電図とどう違うんですか？

⚔ 簡単なイメージとしては，1日だけに限定せずに患者さんが何かしら自覚症状を感じた時に自分で胸に当てたりボタンを押したりして心電図を記録する機械だと思って．図2が最近のイベント心電計だよ．

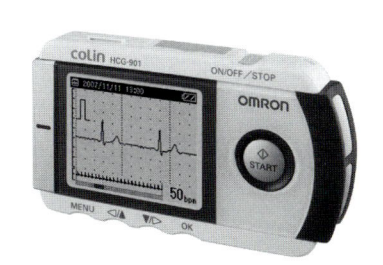

図2

HCG-901（オムロン・コーリン）　　EV-100（フクダ電子）

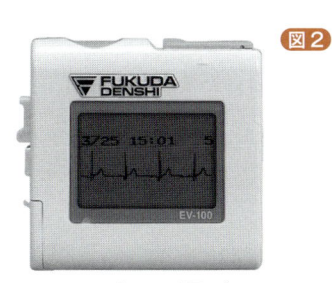

🛡 なるほど．基本的な考えはホルター心電図でのイベント記録と同じですね．それで研究の結果はどうだったんですか？

👓 患者さんが動悸やめまい，息切れなどの何かしらの症状を訴えた時の心電図の<u>4分の1（26%）</u>は期外収縮で，PAC（14%）とPVC（12%）がだいたい半分ずつだったんだ．

📖 多いですね．期外収縮は<u>動悸</u>とか脈がとぶ感じ（<u>結滞</u>）として感じられるんですよね．患者さんによっては何とも言えない独特の不快感として訴える方がいますね．

👓 だから，たとえ命にはかかわらなくても患者さんが「この症状はつらいからなんとかして欲しい」と思えば治療適応となることがあるんだ．

📖 QOL（生活の質）向上のための投薬ですね．ただ，<u>抗不整脈薬には副作用も少ない</u>と聞きますから，メリットとデメリットを天秤にかける必要がありますね．

👓 まさにそのとおり．逆にPACが何個出ていようとも患者さんが困るような症状がなければ投薬はできる限りしないっていう姿勢でいいわけだね．

📖 以上の3つに気を配って，PAC頻発例に遭遇したら症状の程度や心疾患を確認してもらう旨，心房細動の有無も一緒にコメントすればいいですね．

PACは"健康バロメータ"

👓 そうだね．ちなみに，心疾患も心房細動も自覚症状も何もない場合には，主に<u>生活習慣</u>と関連している可能性が高くて，

健常人で認めるPACの主な原因

```
加齢
飲酒
喫煙
カフェイン（お茶・コーヒー類）
身体・精神的疲労（ストレス）
運動
```

ということは知っておくといいよ．健常人でも年をとったり生活習慣が乱れるとPACは増えるから，心臓病がない人の場合は一種の"健康バロメータ"なわけさ．

📖 なるほど．不整脈の薬をはじめる前にまずは身近な<u>生活指導</u>から，ってことですね．お酒やタバコを控えたり，ゆっくり休んで体調を整えるほうが先決ですね．

👓 日本循環器学会などの<u>ガイドライン</u>も確認しておいてね．だいたいここで学んだことがポイントになっているから．

心室期外収縮（PVC）は心疾患次第

📖 PACの扱い方はわかりました．次はPVCですね．先生のリアル・ワールドのデータによれば，ホルター心電図では<u>15個</u>くらいは普通に見つかるんでしたね（⇒§6-2 p.89「期外収縮リアル・ワールド」参照）．

👓 中央値がね．PACのところでも紹介したCHS研究では，男性25%，女性14%がPVC

"散発"の基準を満たしていたよ．私の例だと24％くらいで300個/日以上のPVC散発が見られたよ．

🛡 ただ，PVCを心室の"悲鳴"と考えるとPACよりも怖いイメージがあります…．

👓 君の直感もあながち間違いではないよ．一般的には，

> PVCへの対処法は器質的心疾患の有無で決まる

と思っておこう．PAC同様，特に心疾患のない人のPVCは予後良好と考えて通常はOKとされるんだ．

🛡 予後に関係ないのなら，患者さんが困った自覚症状があれば治療するスタンスですね．PVCが多発しているのを見かけたら，まずは心エコーなどをしてもらうようにコメントすべきですね．

👓 もちろん，虚血性心疾患や心不全の除外も忘れないでね．スタートラインはPACと同じさ．

器質的心疾患のないPVCへの対処

👓 まずは心臓病が背景にない人にPVCが多発している状況を考えよう．PACのように3,000個以上でもいいけれど，私はPVCの場合には1,000〜3,000個の時も依頼元の先生に向けてコメントすることに決めているよ．

🛡 PACよりやや警戒している感じだととらえていいですか？

👓 そうだね．自験例（n＝1,141）ではPVCを1,000個以上認める人たちはホルター心電図が施行された患者さんの15％くらいだから6〜7例に1つの割合で簡単なコメントをする計算になるね．

🛡 PACと同じで生命予後に基本的に無関係なら，治療をするかは自覚症状次第ですよね．無症状なら当然，何もしない方向で．

👓 まぁ，そうはいっても"放置"は良くないよ．1年に1回くらいホルター心電図を含めて，胸部X線，心エコーおよび採血などでフォローすれば十分かもね．

> PVC頻発に積極的加療をしない場合もフォローは重要！
> （1年に1回くらいのホルター心電図などによる経過観察を）

🛡 症状がある場合にはどうしますか？ やはり動悸や結滞の訴えになると思いますが．

👓 PAC同様，まずは生活指導を優先させよう．それでもダメなら薬物療法かな．ガイドラインも確認しておいてね．当然，覚える必要はないよ．心疾患がない人の場合には，一応どの不整脈薬も使っていいけれど，β遮断薬やカルシウム拮抗薬（ワソラン®やヘルベッサー®など）が優先されていて，いわゆるボーン・ウィリアムズ（Vaughan-

Williams）分類のⅠ群薬の優先順位が低いとされているのが特徴さ．

PVCの好発部位は決まっている

🛡 たしかPVC波形によって薬などの対処法も違うから12誘導心電図もよく見ないといけませんね．

👓 そのとおり．ちなみに心疾患のない健常人で認めるPVCは，<u>右室流出路</u>と呼ばれる，右室から肺動脈へつながる部分から起こっていることが多いとされるよ．CT画像を再構成した**図3**で右室流出路の場所を確認してみよう．

図3

前← →後

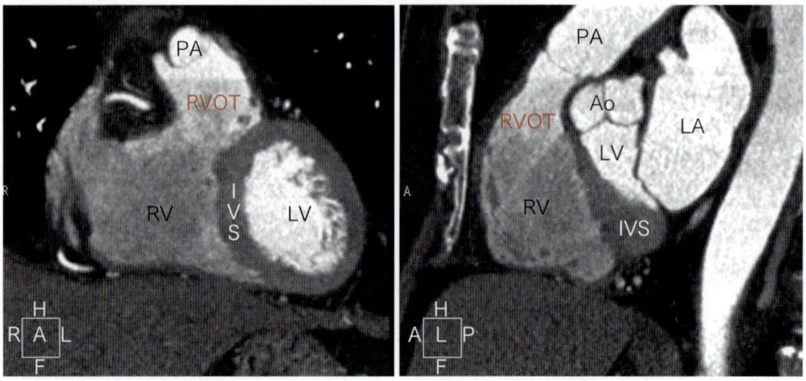

Ao：大動脈
IVS：心室中隔
LV：左室
RV：右室
RVOT：右室流出路

正面より　　　側面より

🛡 なるほど，右室の"出口"ということですね．流出路ってのは．

👓 右室流出路の場所がわかったところで，そこからのPVCの実例を示そう．器質的心疾患が否定された若年男性だよ．**図4**の心電図はどう？

🛡 PVCが多発していますね．それで，このPVCは右室流出路起源なんですね？

PVCの起源に思いを馳せる

👓 鋭いね．ここでPVCの起源推定の原則を確認しておこう．

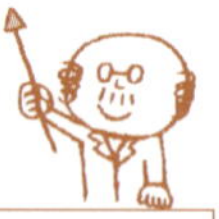

PVC起源推定の原則

1) 胸部誘導で"右"か"左"かを判定
   左脚ブロック型→右室起源
   右脚ブロック型→左室起源
2) 肢誘導で"上"か"下"かを判定
   Ⅱ・Ⅲ・aVF誘導で陽性→流出路
   Ⅱ・Ⅲ・aVF誘導で陰性→心尖部

🛡 まずは脚ブロックのパターンで大きく右か左かを分類するんですね．V_1とV_6誘導を見れば，<u>左脚ブロック型</u>ですね，この症例は．

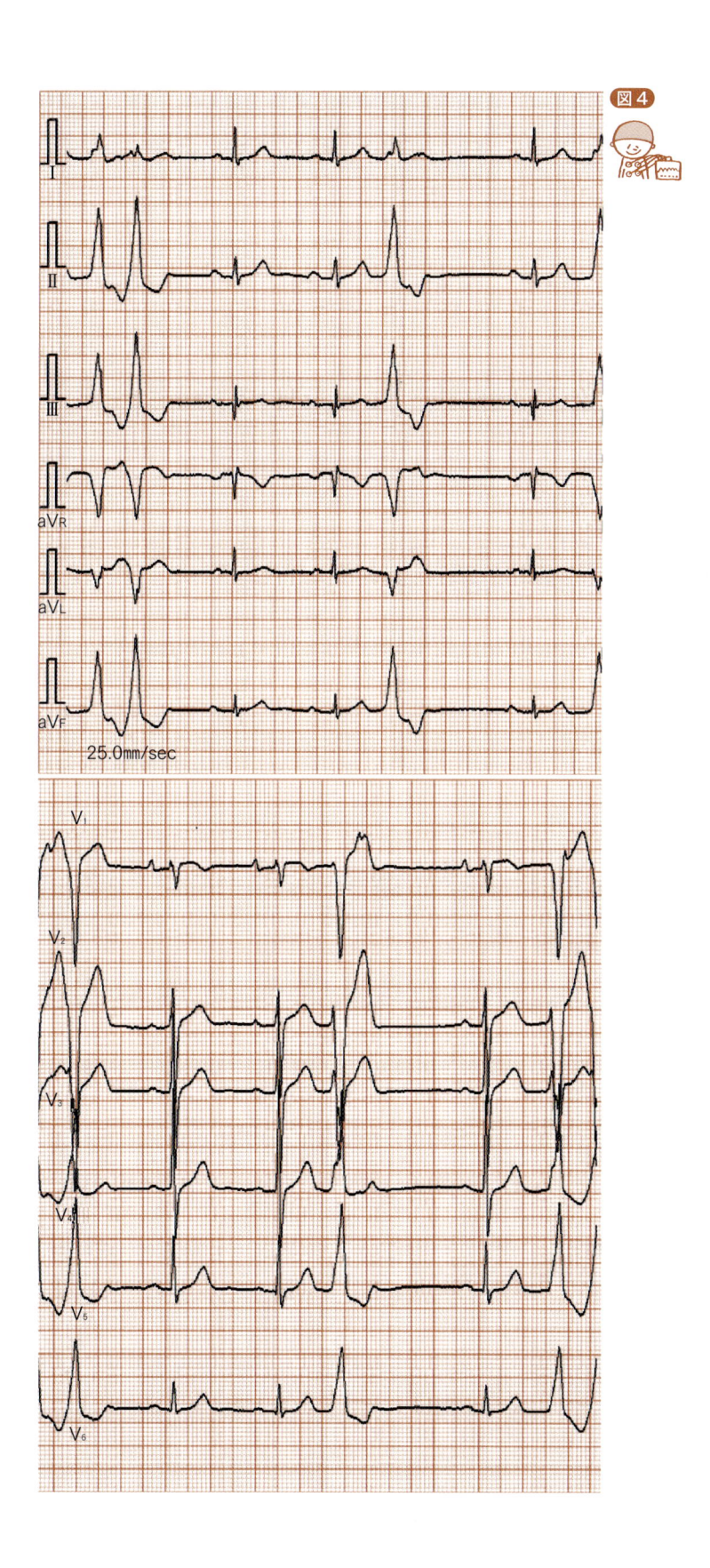

§6-3 Extrasystole
本当に退治すべき"敵"か？

図4

25.0mm/sec

👓 左脚ブロックでは当然，左脚より右脚が先に興奮するよね？ さらに主に左脚は左室，右脚は右室につながっていると考えると左脚ブロック型 PVC では右室が先に興奮するということだから….

📖 右室起源ということですね．ブロックされた側と逆の心室を言えばいいですね．

👓 もう一つは電気軸なんだ．心臓を下から眺める II・III・aVF 誘導で陽性であれば心室の上のほう，すなわち大動脈や肺動脈などの大血管に近い場所から出ていることを示すよ．

📖 心臓の下のほうから眺める誘導で陽性に見える振れは，上方から電気が近づいてくることを意味するんですね．だから流出路起源なんですね．図 3 のイメージがぴったりです．

👓 逆に心臓の一番下，つまり心尖部起源や下壁の場合には II・III・aVF 誘導で陰性になるよ．

📖 なるほど．まとめると図 4 の心電図で見られる PVC の起源は，右室で肺動脈に近い部分，すなわち右室流出路になるわけですね．わかりました．

👓 人によっては 1 日に 2 万〜3 万発も PVC が出ている人がいて，何かしら自覚症状があることも多くて薬が必要になることが多いんだ．この患者さんも 1 日中動悸が気になるって訴えていたよ．治療はどうする？

📖 動悸症状もあるし，数ももものすごく多いから何かしらの薬を試すことになりますか？

👓 ただ，クスリだって一生飲み続けるのも大変だと思わない？

📖 副作用もありますしね．何か他に治療法でもあるなら別ですけどね．

右室流出路起源 PVC のカテーテル治療

👓 最近では不整脈のカテーテル治療が注目されているよ．

📖 カテーテルアブレーションですよね．たしかに何度か登場してますね．

👓 この患者さんは β 遮断薬で徐脈になってしまい，「もう薬はイヤです」と言ったのでカテーテルアブレーションを選択したよ．図 5 を見て．これは右室を描いたもので，左は右斜め前から，右は後ろから眺めた図になっていて，赤い部分が PVC の起源だよ．

📖 たしかに肺動脈近くの右室流出路が赤くなってますね．前側からはあまり見えません．しかもやや心室中隔の後寄りですかね．それで，そこをカテーテルで焼いたわけですね．

👓 そう．この患者さんはカテーテルアブレーションが著効したんだ．焼く前には PVC が 1 日に約 5 万発も出ていたのに，治療直後から完全に消失したよ．図 6 が記念すべきモニター心電図さ．

§ 6-3　Extrasystole
本当に退治すべき"敵"か？

図5

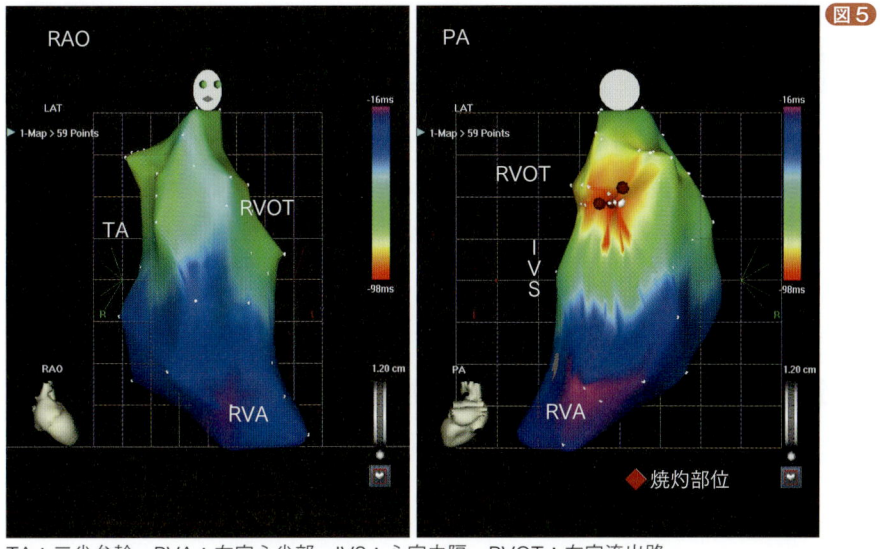

TA：三尖弁輪，RVA：右室心尖部，IVS：心室中隔，RVOT：右室流出路

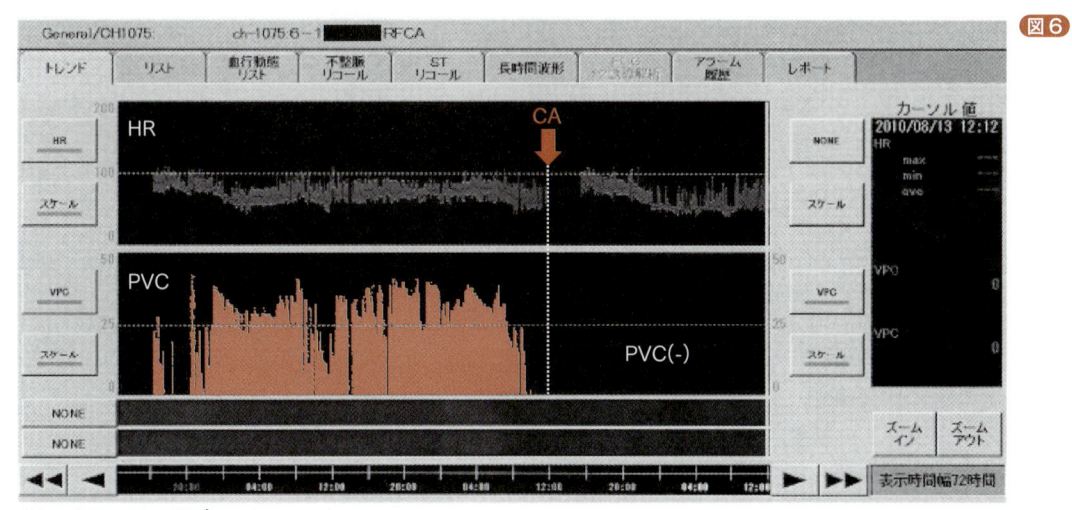

図6

CA：カテーテルアブレーション

▼ すごい！　1発も出なくなっていますよ，先生．僕，今，感動しちゃってます．カテーテルアブレーションって本当にすごいですね．

👓 約3か月後に施行したホルター心電図でのPVC総数は45個と著減していたよ．当然，症状もなくなって投薬も不要になったから患者さんはたいそう喜んでくれたよ．

▼ **根治療法**といえますね．ここまでくると．

👓 心疾患のない PVC を **特発性 PVC** といって，代表的な一つが右室流出路起源なんだよ．もちろん，全例でここまで完璧に成功するわけではないけれど，一般的には 80〜90％近くの高い成功率が報告されているよ．

🔰 患者さんによってはあまり薬を飲みたくないという人もいるでしょうし，根治を望むのなら，不整脈専門医の先生を紹介してカテーテルアブレーションで治せるのか一度相談するべきでしょうね．

> 特発性 PVC に対しては**カテーテルアブレーション**が有効なことが多い

器質的心疾患のある PVC は時に悪性

👓 次に心疾患がある場合の PVC を扱おう．

🔰 今度はなんだか危険な香りがします．PVC が**心室頻拍（VT）**や**心室細動（VF）**の"ひきがね"になるって聞いたことがありますし．

👓 そのとおりさ．特発性 PVC とは違って，**心臓突然死**の危険性もあるからね．特に，次の条件を満たす時には心して臨むようにしよう．

📌 器質的心疾患のある例で以下のような PVC に要注意！

1) **頻発**（例：3,000 個/日以上）
2) **心筋梗塞**の既往
3) めまいや**意識消失（失神）**などの自覚症状
4) **連発**：頻拍レート（心拍数）≧200/分→3 連以上，＜200/分→5 連以上

例えば，**図 7** を見てくれるかな．心筋梗塞の既往があり慢性心房細動を示す 67 歳男性のものだよ．最近，「時々意識が遠のく」という訴えが出てきたために精査のホルター心電図が施行されたんだ．

🔰 これは明らかにヤバそうです．圧縮波形の部分を見ただけで PVC 連発の部分がたくさんあります．拡大波形を見ても頻拍レートは 150/分前後ですが 3〜5 連では済みません．

👓 PVC 総数は約 7,500 個なんだけど，連発傾向がすごかったよ．30 秒間には満たないけれど最大 62 連発まで認めたよ．

🔰 となると，定義上は**非持続性心室頻拍（NSVT）**ですが，意識消失の原因に十分なり得ますね．

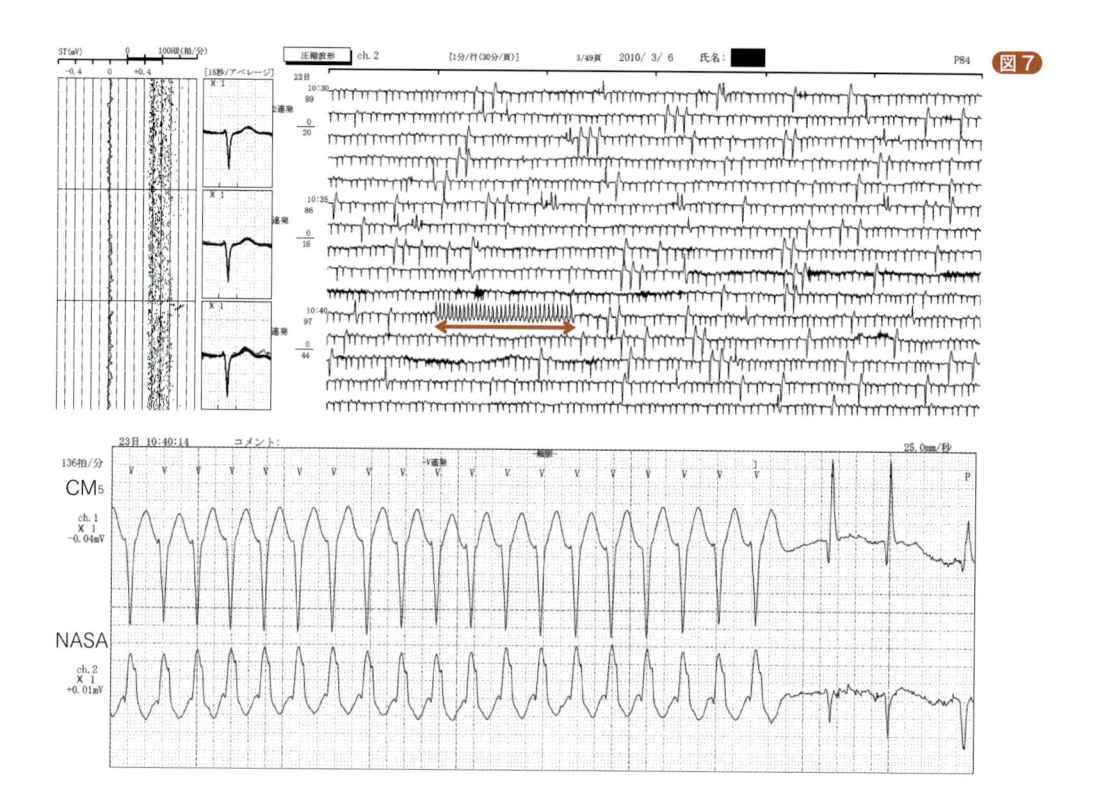

§6-3 Extrasystole
本当に退治すべき"敵"か?

心筋梗塞と左心機能を踏まえた対処法

こうした器質的心疾患を有する場合の PVC への対処を考える時には,

・心筋梗塞の既往
・左心機能(左室駆出率［LVEF］)

がキーポイントになるよ. ガイドラインを示そうか(次ページ).

先生の言うとおり, 心機能と心筋梗塞の既往がフローチャートに入っています. なんか, 薬の種類も特発性 PVC の時とは違うような…特に心筋梗塞の既往があると使える薬がかなり限定されていますね.

基礎心疾患を有する PVC への対応

```
                          心機能評価
        ┌─────────────────┼─────────────────┐
       正常              軽度低下         中等度以上低下 注)
   ┌────┴────┐       ┌────┴────┐
 心筋梗塞の既往 注)   心筋梗塞の既往 注)
  なし    あり        なし    あり
```

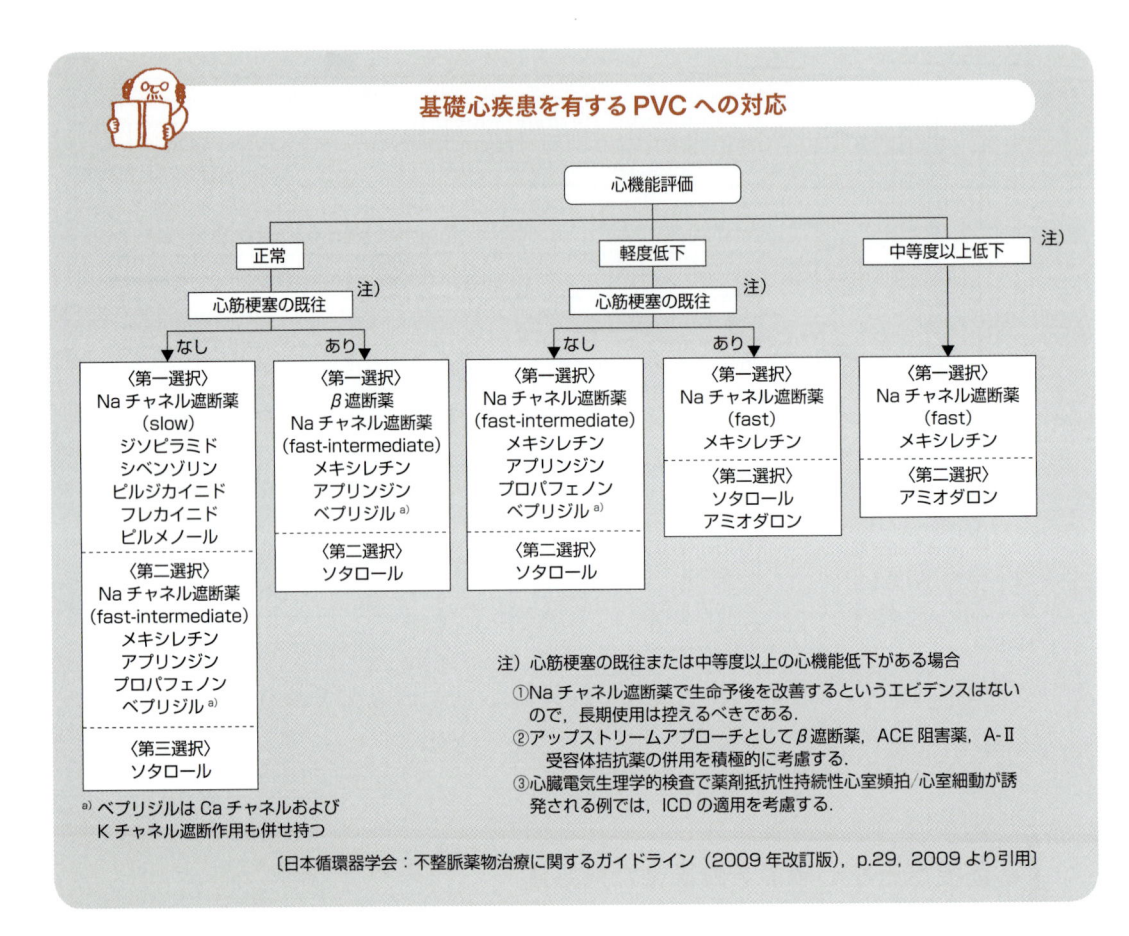

正常・心筋梗塞既往なし
〈第一選択〉
Na チャネル遮断薬（slow）
ジソピラミド
シベンゾリン
ピルジカイニド
フレカイニド
ピルメノール

〈第二選択〉
Na チャネル遮断薬（fast-intermediate）
メキシレチン
アプリンジン
プロパフェノン
ベプリジル a)

〈第三選択〉
ソタロール

正常・心筋梗塞既往あり
〈第一選択〉
β遮断薬
Na チャネル遮断薬（fast-intermediate）
メキシレチン
アプリンジン
ベプリジル a)

〈第二選択〉
ソタロール

軽度低下・心筋梗塞既往なし
〈第一選択〉
Na チャネル遮断薬（fast-intermediate）
メキシレチン
アプリンジン
プロパフェノン
ベプリジル a)

〈第二選択〉
ソタロール

軽度低下・心筋梗塞既往あり
〈第一選択〉
Na チャネル遮断薬（fast）
メキシレチン

〈第二選択〉
ソタロール
アミオダロン

中等度以上低下
〈第一選択〉
Na チャネル遮断薬（fast）
メキシレチン

〈第二選択〉
アミオダロン

a) ベプリジルは Ca チャネルおよび K チャネル遮断作用も併せ持つ

注) 心筋梗塞の既往または中等度以上の心機能低下がある場合
① Na チャネル遮断薬で生命予後を改善するというエビデンスはないので，長期使用は控えるべきである．
② アップストリームアプローチとしてβ遮断薬，ACE 阻害薬，A-Ⅱ 受容体拮抗薬の併用を積極的に考慮する．
③ 心臓電気生理学的検査で薬剤抵抗性持続性心室頻拍/心室細動が誘発される例では，ICD の適用を考慮する．

〔日本循環器学会：不整脈薬物治療に関するガイドライン（2009 年改訂版），p.29，2009 より引用〕

忘れちゃいけない CAST の教訓

👓 いいことに気づいたね．ちなみに君は CAST（Cardiac Arrhythmia Suppression Trial）という臨床試験を知ってる？

📘 聞いたことがあるような…．

👓 これは 1991 年に発表された大事な臨床試験だからぜひ覚えておこう．コンセプトは単純で，「**抗不整脈薬を使って心筋梗塞後に生じる PVC を減らせば長生きにつながるか？**」が約 1,500 人の患者さんで検証されたんだ．結果はどうなったと思う？

📘 突然死の"火種"がなくなるわけだから良いほうに転びそうですけど…．違います？

👓 そう，当初は誰しもがそう思ったさ．ただ，実際の結果はあまりに衝撃的だったんだよ．図8 が代表的な結果だよ．

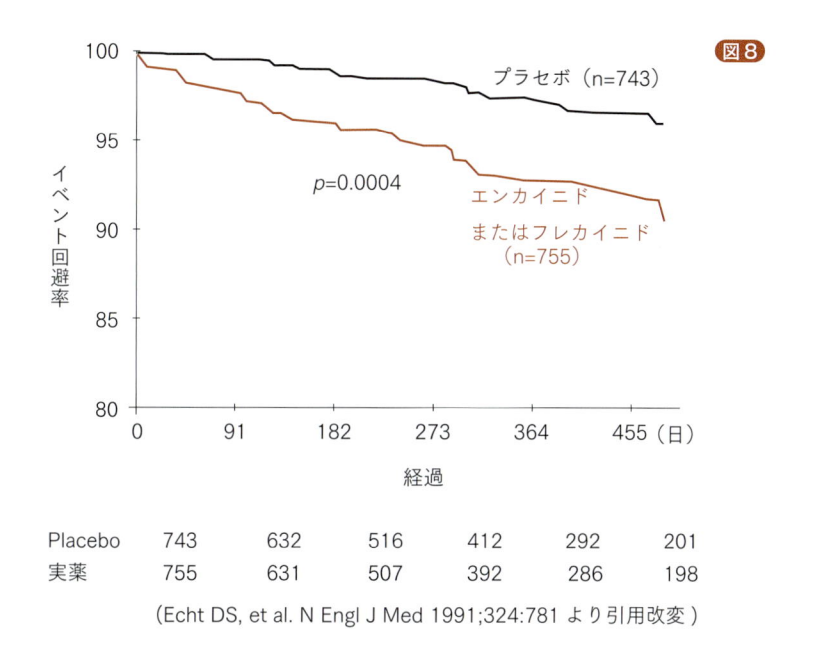

§6-3 Extrasystole
本当に退治すべき"敵"か？

図8

イベント回避率

プラセボ（n=743）

p=0.0004

エンカイニドまたはフレカイニド（n=755）

経過（日）

	0	91	182	273	364	455
Placebo	743	632	516	412	292	201
実薬	755	631	507	392	286	198

（Echt DS, et al. N Engl J Med 1991;324:781 より引用改変）

🛡️ 不整脈薬群のほうがプラセボ群よりも予後が悪かったんですか！ これはびっくりです．

👓 つまり薬でPVCを減らそうとする行為は，患者さんをかえって早死にさせていたということなんだ．

🛡️ でもどうしてですか？

👓 いわゆるⅠ群抗不整脈薬（この場合はエンカイニドまたはフレカイニド）が持つ**陰性変力作用**や**催不整脈作用**などが原因として考えられているよ．

🛡️ なるほど．抗不整脈薬の副作用って怖いですね．

👓 はっきりとしたエビデンスは確立していないけれど，拡張型心筋症などで低心機能な場合も心筋梗塞に準じた対応が必要と考えられているよ．

🛡️ 左心機能が低下した心筋梗塞や心筋症の患者さんには，いわゆるⅠ群薬は"**毒薬**"なんですね．

👓 ほぼ禁忌だね．以後，いろいろな抗不整脈薬で同じような臨床試験がされたけど，アンカロン®（アミオダロン）やソタコール®（ソタロール）などのごく一部の薬剤以外はことごとくダメだったんだよ．

🛡️ 悪性PVCに対する薬物治療には限界があるってことですか？

植込み型除細動器(ICD)に勝る薬物なし

まさにその通りで,

> 器質的心疾患を有する例での突然死予防として確実な有効性が示されているのは**植込み型除細動器(ICD)**だけ

ということを知っておいてね(図9).

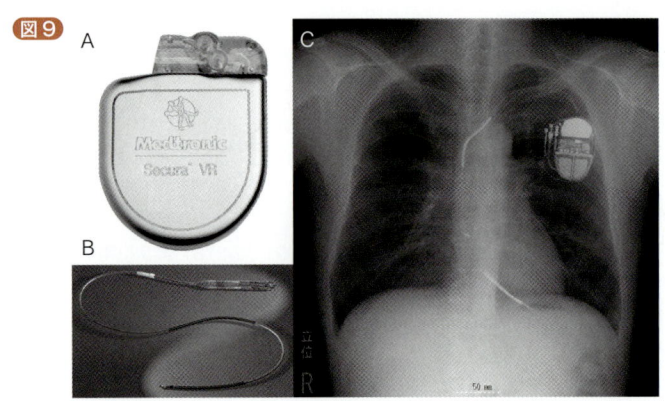

図9
A:Secure DR, B:Sprint Secure 6947(いずれも Medtronic 社),
C:デュアル・チャンバー型 ICD 植込み症例の胸部 X 線

たしかにときどき ICD が入った患者さんが僕たちの病棟にも入院してきます.ICD ってすごいですね.

ICD の有用性を検討した大規模臨床試験として,主に心肺蘇生例を中心に 2 次予防効果を検討した AVID 試験や低心機能の慢性心不全症例に対する突然死の 1 次予防効果を検討した SCD-HeFT 試験が有名だよ(図10).

図10

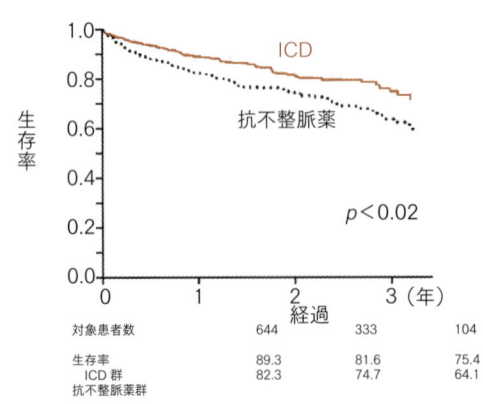

	ハザード比(97.5% 信頼区間)	P 値
アミオダロン vs. プラセボ	1.06(0.86—1.30)	0.53
ICD vs. プラセボ	0.77(0.62—0.96)	0.007

A AVID 試験

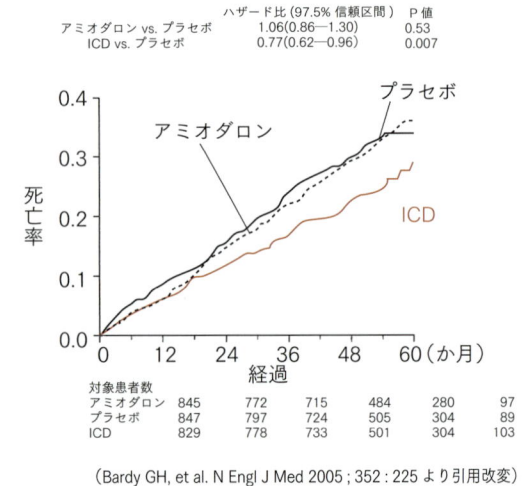

対象患者数	644	333	104
生存率			
ICD 群	89.3	81.6	75.4
抗不整脈薬群	82.3	74.7	64.1

$p < 0.02$

(AVID Investigators. N Engl J Med 1997;337:1576 より引用改変)

B SCD-HeFT 試験

対象患者数	0	12	24	36	48	60
アミオダロン	845	772	715	484	280	97
プラセボ	847	797	724	505	304	89
ICD	829	778	733	501	304	103

(Bardy GH, et al. N Engl J Med 2005;352:225 より引用改変)

§6-3 Extrasystole
本当に退治すべき"敵"か？

🔰 基本的に抗不整脈薬かプラセボとICDを比較するデザインになっていますね．

👓 名前までは覚えなくてもいいけど，ハイリスク症例に対する突然死予防の観点では，基本的にICDに勝る抗不整脈薬はないということは絶対に知っておこう．

🔰 それなら，ガイドラインを見て使い慣れない薬のどれを選ぶかいろいろ考えても無駄な気がしてきました．心室頻拍・細動の場合は1回でも起きてしまうと死に直結しますから，結局どの薬でも絶対の安全性は保証できないわけですし．

👓 だから，器質的心疾患があって特に低左心機能（LVEF＜35〜40％）の患者さんに危険なPVCを見つけた時には，

> 循環器（不整脈）専門医へ速やかにコンサルトする

のが最も適切な対処法じゃないかっていうのが私の意見だよ．最近は学会が認定している不整脈専門医という資格もあるからね．

🔰 患者さんのためを思うとそれがベストな気がしてきました．

👓 薬剤だけでは限界があるのも事実だから，ICDやその適応判断のための心臓電気生理検査が必要になるケースも多いからね．

🔰 わかりました．PACとPVCに対する対処法，盛りだくさんでしたが，よく復習しておこうと思います．

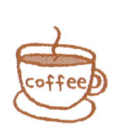

アドバンス 5
心房細動のカテーテルアブレーション
―― "最後の難敵"は攻略可能？ ――

心房細動に対する薬物治療の限界

心房細動は不快な動悸症状をはじめ，心不全や脳塞栓などの合併症を引き起こします．また，長期的に見ると心房細動を有していると死亡率が2倍というデータもあります．

心房細動の治療法として，従来から薬物治療や電気的除細動が行われてきましたが，ワーファリンあるいは"DOAC（またはNOAC）"と呼ばれる薬剤による抗凝固療法を除いては十分な成果が得られていません．例えば，心房細動に対する電気的除細動後の洞調律維持率を示した図1を見てください．

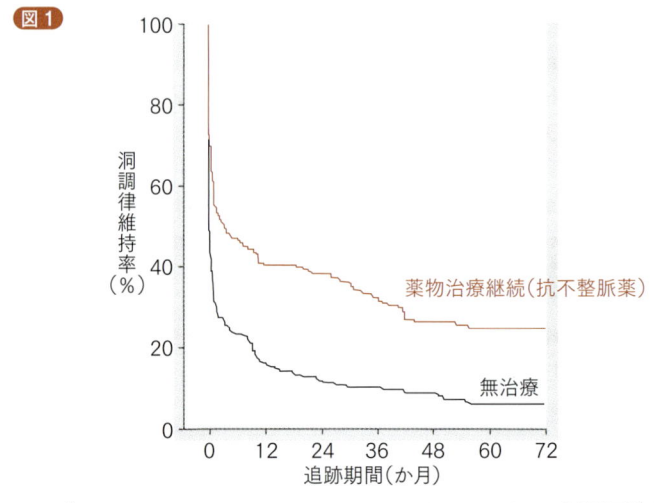

図1

縦軸：洞調律維持率（％）
横軸：追跡期間（か月）

薬物治療継続（抗不整脈薬）
無治療

（Gelder VIC, et al. Arch Intern Med 1996；156：2585 より引用改変）

この図を見ると抗不整脈薬による薬物治療を継続しても1年後まで洞調律を維持できるのは約40％のみであり，いわんや無投薬の場合には絶望的（20％以下）であることがわかります．そうです，心房細動は本当にしつこく再発を繰り返す"難敵"なのです．単独での致命性がなく，「発作性」のステージから徐々に持続時間が長くなり，最終的に「慢性」へと経時的に進行していく心房細動の自然史は数十年に及ぶことを考えると，長期にわたって心房細動を予防し洞調律を維持することは容易ではないのです．

心房細動のカテーテル治療"はじめて物語"

心房細動以外の上室性頻拍として発作性上室性頻拍や心房粗動などを挙げることができます．発作性上室性頻拍の95％はカテーテルアブレーションにより根治可能です（⇒アドバンス8参照）．また，心房粗動に関しても約9割を占める通常型（common type）の場合，三尖弁周囲を旋回するリエントリー回路が頻拍の首座であることが判明しており（図2A），三尖弁輪と下大静脈との間の解剖学的狭部（cavo-tricuspid isthmus）を線状に焼灼することで，基本的に97％は根治可能なことが示されています（Spector P, et al. Am J Cardiol 2009；104：671）．次に1例を示しましょう（図2）．もちろん，再発という問題は少ないながら残されてはいますが．

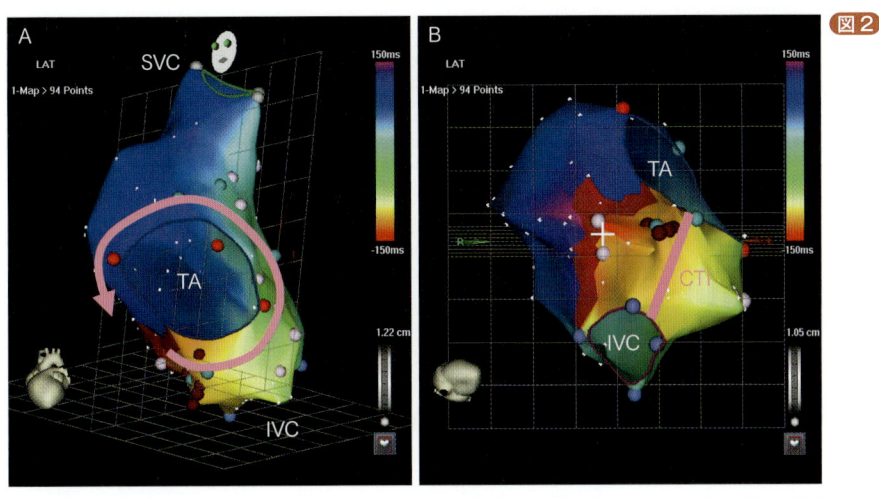

アドバンス

5 心房細動のカテーテルアブレーション

図2

心房粗動（通常型）中の興奮伝搬の様子．A：電気興奮は"赤→橙→黄→緑→青→藍→紫"の順番で三尖弁周囲を反時計方向に旋回している．B：心臓を真下から眺めた図．三尖弁輪と下大静脈を結ぶ解剖学的狭部がわかりやすい（図中ピンク線部を焼灼する）．
SVC：上大静脈，IVC：下大静脈，TA：三尖弁輪，CTI：解剖学的狭部

　ほとんどの上室性頻拍がカテーテルアブレーションで根治可能とまで言えるようになった後，残る治療標的は心房細動だけとなりました．しかし，その頻拍機序は複雑で，"最後の難敵"に対しては薬物療法以外の攻略方針が立たない時代が長く続きました．しかし，そんな混沌とした"暗闇"に一筋の光がさす瞬間が21世紀を間近に控えた1998年に訪れました．心房細動の原因が判明したのです．

　フランスのハイサゲール（Haïssaguerre）らは，ほとんど（94％）の心房細動が4本の肺静脈のいずれかからの期外収縮が左房へ伝わることで発生しており，左房内に挿入したカテーテルによる焼灼で肺静脈の期外収縮発生部位と左房との"通り道"を遮断すれば心房細動の発症を予防できることを示したのです（Haïssaguerre M, et al. N Engl J Med 1998；339：659）．つまり，カテーテルアブレーションによる心房細動の"予防"治療の可能性を宣言したのです．この発表を端緒として世界中で心房細動のカテーテル治療がはじまったといっても過言ではなく，以降，現在に至るまで爆発的ともいえる急速な進歩がなされたのです．

肺静脈起源の上室期外収縮とは？

　当たり前のことですが，上室期外収縮（PAC）は心房の一部分の心筋細胞からの異常な発火が生じるために起こります．でもよく考えてください．肺静脈は本来ただの血管ですから，基本的には内皮細胞と平滑筋細胞とからできていて心筋細胞など存在しないはずです．それなのに，どうして肺静脈由来の期外収縮が生じるのでしょう？

　実は，胎生期に肺静脈が肺から左房へ向かって伸びてきて後壁面に接続するのですが，その際に左房側の心筋細胞の一部が肺静脈側に迷入することが知られています．ここで左房を"胴体"，肺静脈をそこから伸びる"腕"になぞらえると，Tシャツの"袖"のように肺静脈に心筋細胞が付着しているわけで袖状心筋（myocardial sleeve）と呼ばれます．次の図で実際の肺静脈の様子を確認してみましょう（図3）．

E

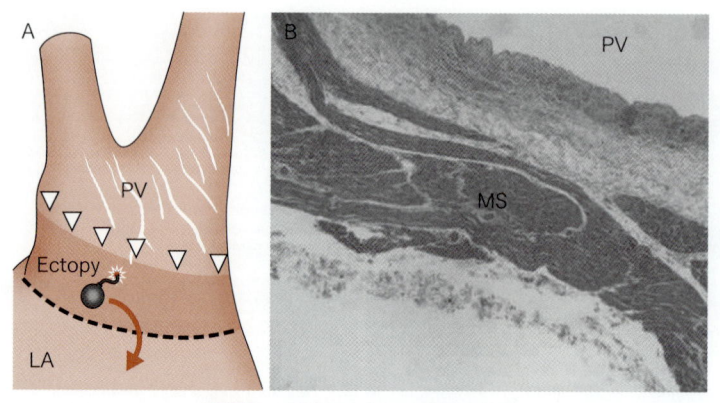

図3 肺静脈起源の期外収縮

A：肺静脈の袖状心筋（図A▽）からの期外収縮が左房へ進入して心房細動を引き起こす様子は、さながら肺静脈から"爆弾"が左房へ投げ込まれ、左房が"火の海"になることに例えられる．
B：肺静脈の組織写真．周囲に心筋が巻き付いている（袖状心筋）．（Steiner I, et al. Virchows Arch 2006；449：88 より引用改変）
PV：肺静脈，LA：左房，ectopy：期外収縮，MS：袖状心筋（myocardial sleeve）．

つまり，肺静脈はただの筒状の血管ではなく，その根本には心筋細胞がロール状に巻き付けられているのです．この"場違いな"迷入心筋が期外収縮の発生源となり，心房細動が誘発されるのです．これはさながら，肺静脈に住んでいる"テロリスト"が左房へ向かって"爆弾"を投げつけた結果，心房中に"爆発事故"が生じることに例えることができ（**図3A**），**心房細動のカテーテルアブレーション**は，肺静脈と左房との間に"防護ネット"を張って"爆弾"が入ってこられないようにする"テロ対策"と理解すれば簡単です．

心房細動アブレーションの実際

実例を示しましょう．症例は心房細動時に強い動悸を自覚する55歳男性です．抗不整脈薬を2剤トライしましたが再発を繰り返したため，カテーテルアブレーション適

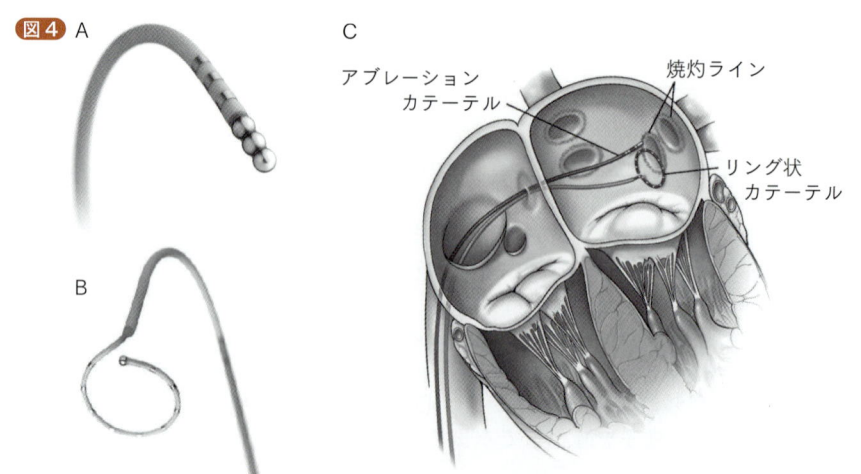

図4

A：アブレーションカテーテル Ablaze，B：リング状カテーテル EPstar Libero（ともに日本ライフライン社製），C：肺静脈隔離術
（Chowdhury P, et al. Cleve Clin J Med 2009；76：543 より引用改変）

アドバンス
5 心房細動のカテーテルアブレーション

応とされました．カテーテル焼灼により肺静脈を左房から電気的に隔離する手技は一般的に肺静脈隔離術(pulmonary vein isolation)と総称されます．図4にその概略を示しました(図4)．

図4Aはアブレーションカテーテルで，先端から出る高周波エネルギーにより組織を焼灼します．専門的になるため詳細は成書に譲りますが，肺静脈隔離術は肺静脈と左房との接合部付近に図4Bに示した"投げ縄"のようなリング状カテーテルを配置して行うのが一般的です．図4Cは肺静脈隔離術のイメージですが，焼灼は左房側で行うため，心房中隔穿刺法により卵円窩を介して2本のカテーテルが挿入されていることに注目してください．1本がリング状カテーテル，もう1本がアブレーションカテーテルですね．リング状カテーテルは肺静脈と左房との境界付近に留置され，基本的にはこのリング状カテーテルの各電極から記録される電位情報をガイドにして焼灼部位を決定していくと思ってください．最終的に4本すべての肺静脈と左房との電気的交通を絶つまで焼灼を行うのが肺静脈隔離術の基本的スタンスとなります．実際のアブレーションの様子を示したのが図5です．

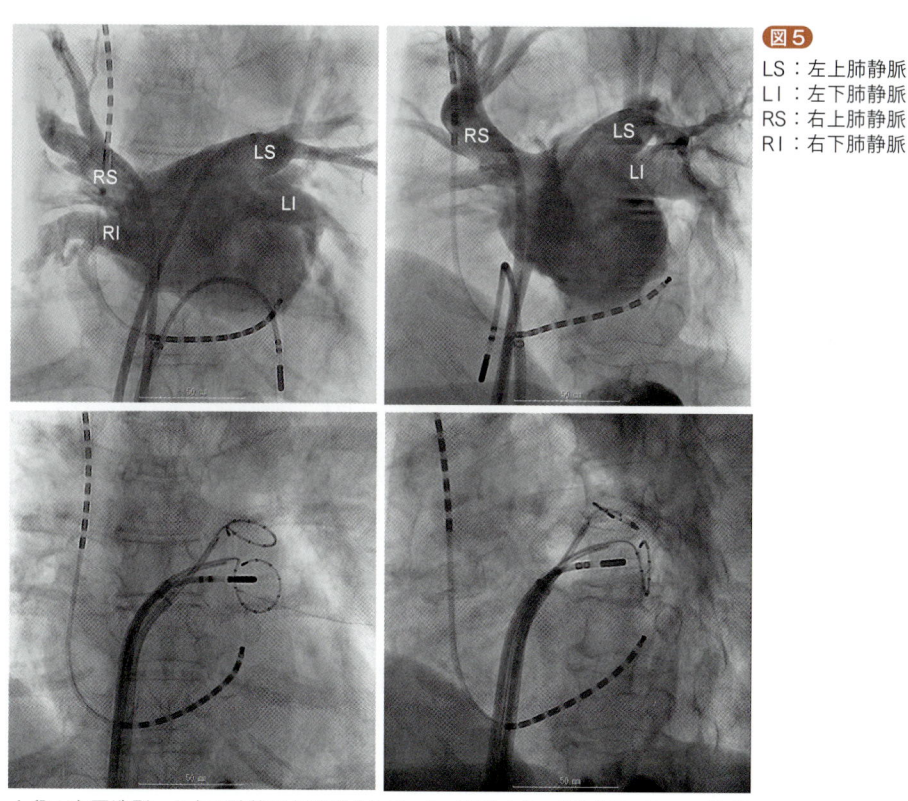

図5
LS：左上肺静脈
LI：左下肺静脈
RS：右上肺静脈
RI：右下肺静脈

上段：左房造影．4本の肺静脈が造影されている．下段：リング状カテーテル・ガイド下に左下肺静脈付近を焼灼している．左列は正面(AP)像，右列は左前斜位(LAO)像．

上段は造影剤を用いて左房全体が造影されており，左右それぞれ上下2本ずつ計4本の肺静脈が見えますね．下段は左肺静脈と左房との"つなぎ目"にリング状カテーテルが2つ留置され(リング状カテーテルはこのように2つペアで用いられることが多いです)，左下肺静脈の近くを焼灼しています．おわかりになりましたか？

心房細動アブレーションのデザイン

一言に肺静脈を隔離すると言っても，実はいろいろな方法があります．両心房を背中側から見た図6を見てください．

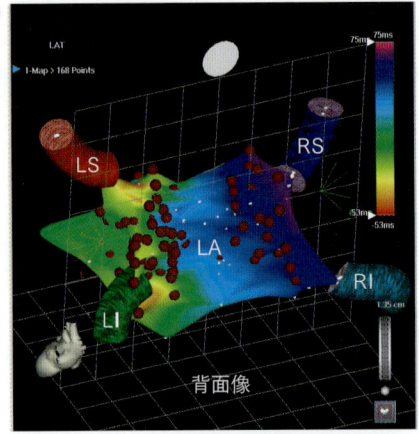

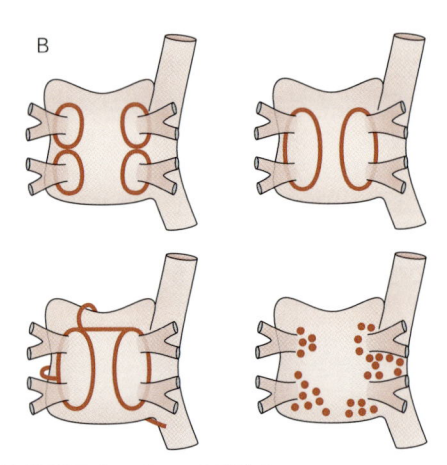

図6

A：CARTOガイド下肺静脈隔離術，B：さまざまな心房細動アブレーションのデザイン
LA：左房，LS：左上肺静脈，LI：左下肺静脈，RS：右上肺静脈，RI：右下肺静脈

単純にX線透視下のみで手技を行う方法もあれば，以前ご紹介したCARTOシステムのような3次元マッピングを併用する施設もあります（図6A）．焼灼デザインも百花繚乱，本当にいろいろな方法があります．図6Bは左房と肺静脈を後側から眺めた図です．最も単純には肺静脈を左房から1本ずつ個別に隔離したり，左右で上下の肺静脈をまとめて隔離したりする方法があります．さらに，肺静脈隔離のみならず，心房細動を合併した弁膜症に対する心臓手術の際に一緒に行われることの多いメイズ手術のデザインをモデルにして左房内にいろいろな"予防線"を引くことで，より確実に心房細動を予防しようという流れもあります．さらにここ最近，肺静脈隔離にはこだわらず，左房内に散在する"不整脈の火種"（CFAEと呼ばれます）となる部分を逐一つぶしていく手法も提唱されたり，ごく最近はバルーン型のカテーテルで一気に肺静脈を隔離する方法も登場しています．

ガチンコ勝負！　アブレーションvs薬物療法

肺静脈を左房から確実に隔離できるのであれば，肺静脈隔離術により原理的に90％以上の心房細動が根治されるはずですが，現実はそうではありません．肺静脈－左房間の再伝導や肺静脈以外からの期外収縮による心房細動の再発が問題となることが知られているためです．対象とする患者層や手術の方法にもよりますが，最も単純な肺静脈隔離術のみを行った場合，初回で60～70％，再発例に対して2回目セッションを追加してもせいぜい70～80％前後の根治率というのが大方の見解のように思います．「思ったよりたいしたことないじゃん！」とあなたは言うかもしれません．しかし臨床的な観点では，もともと薬剤に抵抗性を示す心房細動に対する代替治療法としてカテーテルアブレーションをとらえた場合，薬物治療との"対決"という構図で有効性が議論されるべきでしょう．結果は種々の議論はあるものの，メタ解析も含めてカテーテルアブレーションに旗色の良い結果が報告されているのです．

このように，根治療法としての心房細動アブレーションは徐々に知られてきており，手法や器具の急速な進歩に支えられ，将来は心房細動に対する治療の第 1 選択となる可能性を秘めています．

なお，最新のデータでは平均 1.3 回のセッション（治療）で約 80％の成功率を示し，70％の症例で抗不整脈薬内服が不要になるとされています（Cappato R, et al. Circ Arrhythm Electrophysiol 2010 ; 3 : 32）．

心房細動アブレーションの今後に期待

いまや"飛ぶ鳥を落とす"勢いの心房細動アブレーションも万全ではありません．適切な抗凝固療法下には致死的とはならない心房細動に対してアブレーション治療をする過程で，少いながら脳梗塞，心タンポナーデ，左房食道瘻などといった，時には生命を脅かす合併症を生じることが知られています．また，急速に進行する高齢化社会で高齢者の 3～5％が心房細動を有しているという疫学データから推察される膨大な患者数（100 万人近くとするものもあります）に比して，心房細動アブレーションの術者が圧倒的に少ないことが指摘されています．現在でも心房細動のアブレーション治療をオプションとして提示できる医療施設はまだ決して多くはないと思います．ごく少数にとどまります．こうした現状のなか，いかに適切な症例選択を行うか，あるいは新しい術者育成システムの重要性が今後の大きな課題といえるでしょう．

つい最近まで心房細動の治療といえば抗不整脈薬と相場が決まっていました．このコラムの最初にも示したように，心房細動に対する薬物治療は長期的な有効性や副作用の面ではお世辞にも十分とは言えないことを忘れてはいけません．そのような"閉塞感"の中，心房細動アブレーションは待ちに待った"新戦力"なわけです．ですから，"自分に甘く他人に厳しい"あるいは"出る杭を打つ"的な処遇をするのでなく，大きな潜在能力を秘めた新メンバーを広い心で快く迎え，心房細動に悩む患者さんにとって最善の治療を目指していくことが新しい時代の循環器臨床家として必要な姿勢なのだと思います．

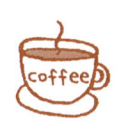

§7-1

Arrhythmia（1）
―― 不整脈の世界へようこそ ――

■ 不整脈の診断検査は心電図だけ！

🧑‍⚕️ いよいよ今回から"Arrhythmia"の"A"について勉強するよ．**不整脈**はホルター心電図が一番得意とする分野だから，説明するほうも腕が鳴るよ．ブン・ブン．

> ホルター心電図は何といっても**不整脈**について詳しく知るための検査

👦 いやー，先生はルンルンでしょうが，僕は正直言って不安です．何となく"不整脈の心電図＝難しい"というイメージが先行して敬遠しちゃうんです．

🧑‍⚕️ **心電図**か，苦手の原因は，やっぱり他の循環器疾患のほうがわかりやすいかな？　ちなみに狭心症や心筋梗塞のための検査といえば何が思いつく？

👦 心臓カテーテル，えっと冠動脈造影検査です．他にはひどい時には心エコーで左室の動きも悪くなりますか？　もちろん心電図の ST-T 変化も見ますけれど．

🧑‍⚕️ 負荷心筋シンチ検査や，最近では冠動脈造影 CT（⇒アドバンス 10 参照）なんかもあるでしょ？　弁膜症の診断検査はどう？

👦 やはり心エコーですか？　経食道エコーもありますしね．それからやはり心カテです．

🧑‍⚕️ じゃあ，不整脈の診断は何でするの？

👦 **不整脈の診断検査**ですか…．思いつくのはホルターを含めた**心電図**ぐらいで…．他にはなかなか思いつかないです．

🧑‍⚕️ 他の検査は基本的には「ない」が正解なんだ．特殊な検査として何度か登場した**心臓電気生理検査（EPS）**もあるけど，これも基本は心内「心電図」だよ．つまり，**不整脈診断の分野は心電図の独壇場**なんだよ．だからホルター心電図の"守備範囲"を考えてもやっぱり不整脈が中心になるよ．私は次のようなイメージを持っているんだ（**図 1**）．

👦 アララ…対象となる循環器疾患のほとんどが不整脈みたいに描いて．極端だなぁ先生は．

§7-1 Arrhythmia
不整脈の世界へようこそ

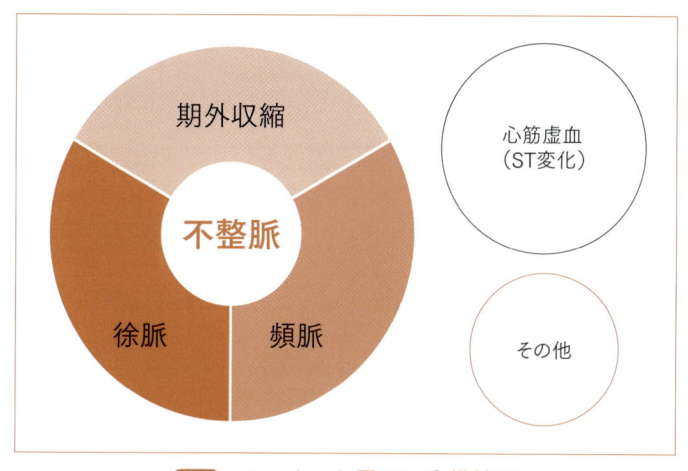

図1 ホルター心電図の守備範囲

心電図は難しい？

👓 でも，そのうちこの意味がわかるよ．さて，ではなぜ心電図はわかりにくいのかな？

📖 表現が正しいかわからないですけれど，なんか抽象的なんですよね，心電図って．

👓 そのとおり！ 冠動脈造影とか心エコー検査やCT，MRIなどはすべて私たちの目で見える"実物"をそのままの形で描出してくれる検査でしょ？

📖 ですから取っつきやすいし，神様のようなプロの読影を目指さなければ苦手意識も持ちにくいんです，きっと．

👓 それに引き換え心電図は一種の"記号学"で，心臓の中で実際に起こっている電気の流れをそのまま表現したものじゃないよね？ だから，心電図を理解するには，その世界独特のルールを覚えてかつ，かなりの数（経験）が要求されるわけで，それがつらいんじゃないかな．

📖 はじめのうちはまったく言葉を知らない外国で暮らせるようになれって言われてるみたいですね．それは過酷だ…．

👓 でもね，実際には心電図の世界で覚えるべきルールなんてそんなにないんだよ．それがわかってしまえば，どんな不整脈にだって対応できるって保証するよ．

📖 お手柔らかにお願いします．

不整脈って何だろう

👓 じゃあ早速はじめよう．そもそも"不整脈"って何か考えたことある？ 次の中から選んでみて．

A

【問題】不整脈とは何でしょう？
　　　1)動悸の自覚
　　　2)脈拍の乱れ
　　　3)速い脈拍
　　　4)その他(いずれでもない)

🦊 1)はもっともらしいですね．でも，期外収縮とか心房細動でも無症状の人がいると聞いたことがあるし，2)は文字どおり脈の"不整"のことでしょうが，実際には規則正しい発作性上室性頻拍も不整脈に入るでしょうからね．

👓 徐脈も不整脈に入るから3)も違うね．じゃあ，正解は4)かな？

🦊 ですかね…．じゃあ，具体的に何かって聞かれるとわかりません，残念ですが．

正常洞調律「でない」ものと考える──逆転の発想

👓 実は4)で正解．"不整脈"って言葉は普段から何の気なしに使ってるから，いまさら"不整脈って何？"って聞かれると困っちゃうよね．辞書に載っている正式な定義ではないけど，私なりに考える不整脈の"定義"は，

> 正常洞調律以外すべて

かなぁ．"正常"洞調律の定義は以前にやったよね(⇨ §5 p.46「洞調律におけるP波の極性」参照)．

🦊 P波の極性，心拍数などがポイントでした．

👓 その基準から外れてるものは全部"不整脈"ととらえればいいよ．

🦊 では，P波の極性はOKで"洞性"といえても，心拍数が120/分なら60〜100/分から外れているから不整脈ですか？

👓 そう，洞性頻脈も不整脈でいいんじゃない？　間違えないで欲しいのは不整脈だからといってすべて異常で対処が必要というわけではないからね．

🦊 なるほど，もう洞調律かどうかは自分でわかるようになりましたから，その基準から外れるものをすべて不整脈といえばいいんですね．

不整脈を4つに分ける

👓 不整脈とは何かがわかったところで，次に大きな枠組みで分類してみよう．こんな分け方はどうかな？　図2を見てちょうだい．

§ 7-1 Arrhythmia
不整脈の世界へようこそ

図2

	速い	遅い
全部	・上室性不整脈 　洞性頻脈 　心房細動・心房粗動 　発作性上室性頻拍 　その他（心房頻拍など） ・心室性不整脈 　心室頻拍・心室細動	・洞不全症候群 ・房室ブロック ・その他（徐脈性心房細動など）
単発	・期外収縮 ・その他（副収縮など）	・補充収縮など

📖 こんな分類は初めてですよ．**全部**とか**単発**とかってどういう意味ですか？

👓 それを理解するには **図3** を見ればいいよ．例えば白玉が洞調律（正常），色玉が不整脈（異常）だとすると，1袋，すなわち心電図に記録されている全波形のうち **1個だけ異常なのか，全部が異常なのか**ってことだけさ．わかるかな？

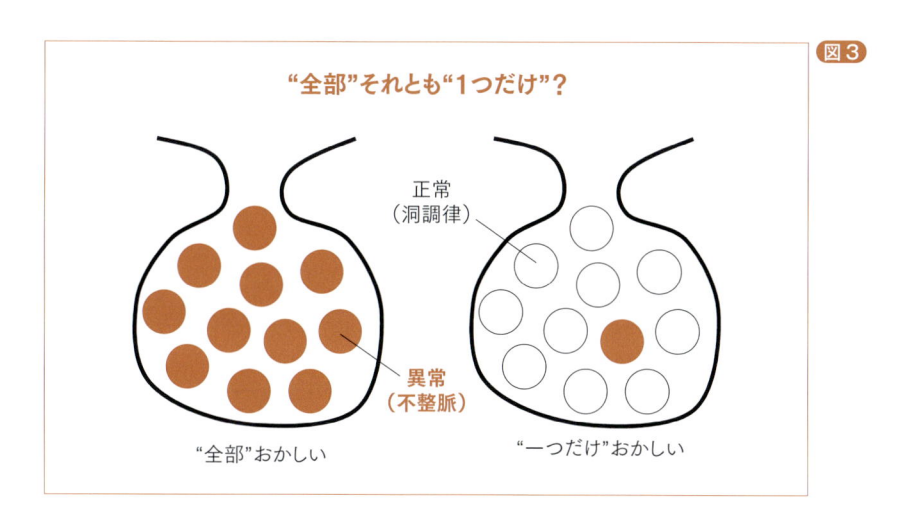

図3

"全部"それとも"1つだけ"？

正常（洞調律）／異常（不整脈）

"全部"おかしい　　"一つだけ"おかしい

📖 ふむふむ．1発のみの不整脈なのか，ずっと続く不整脈なのかってことですね．それにそれぞれ**速い**と**遅い**があるから2×2で計4パターンですね．イメージでは不整脈なんて星の数ほどあるって思ってたけど，こういう感じで分けると意外と単純ですね．

👓 物事をなるべく単純化させて考えるほうが，その世界に入っていきやすいと思うな．"単発の異常"というのは既に扱った期外収縮がメインだから（⇒ § 6参照），私がここの § 7で君にお話をしたいのは主に **"全部の異常"** についてなんだ．

📖 "全部"で"速い"のが**頻脈性不整脈**で，"遅い"ほうが**徐脈性不整脈**ですね．そう考えると当たり前のような気もしてきました．

👓 ここまでわかってくれたら今回のイントロはおしまいだよ．おつかれさま．

§7-2

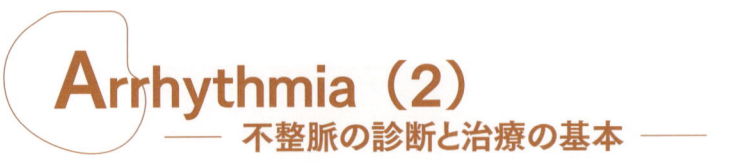

Arrhythmia（2）
―― 不整脈の診断と治療の基本 ――

徐脈は 3 つだけ

不整脈を大枠で理解したところで，少し具体的に考えていこう．まずは，徐脈から．心拍数が 50/分（ないし 60/分）以下となる状況だったね．いきなりだけれど，まとめをどうぞ（図1）．

図1　　　　　　　　　　徐性不整脈は 3 つだけ

1）洞（結節）機能不全（洞不全症候群）　P 波が "ない" 徐脈

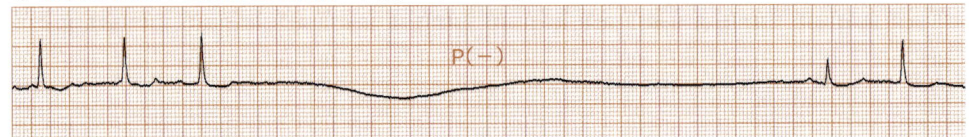

2）房室ブロック　P 波が "ある" 徐脈

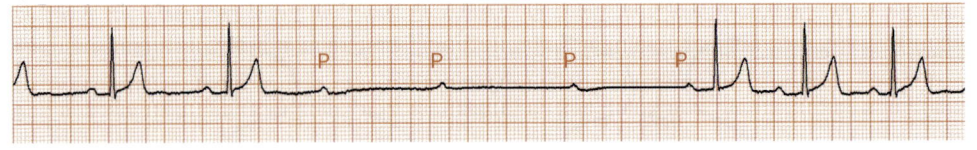

3）徐脈性心房細動　"心房細動なのに" 徐脈

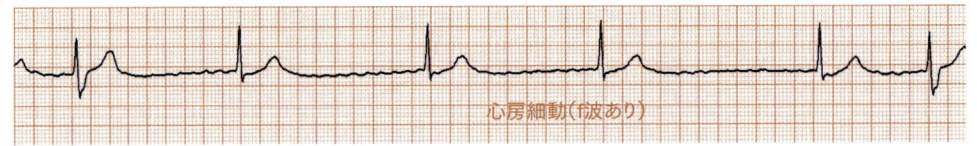

徐脈性不整脈はこの 3 つで OK なんですか？　たしかに前回習った不整脈の 4 つの分類表でも "全部" の徐脈はこの 3 つになっていましたが（⇒ §7-1 p.121 図2 参照）．

3 つ目の徐脈性心房細動も基本的に房室伝導障害が主体と考えられるから，房室ブロックに含めてしまってもいいよ．そうすれば，徐脈は洞（結節）機能不全か房室ブロックの 2 つととらえることができるね．物事はなるべく単純に考えるほうが良いからね．

そう考えると気が少しラクになりました．

3) は一般的には頻脈なことが多い心房細動なのに徐脈っていうのは変だなって気づきやすいよね．残る 2 つの洞機能不全と房室ブロックはどう違うと思う？

§ 7-2 Arrhythmia
不整脈の診断と治療の基本

🧑 徐脈だから R-R 間隔がのびるのが基本だと思うんですけれど，この図の説明を見ると，

> あいたスペース（伸びた R-R 間隔）に P 波があるかないか

が違うんでしょうか？

👨‍⚕️ その通りさ．難しく考え出すとキリがないけれど，徐脈の基本的なイメージというか鑑別の第一歩は"あいてしまった R-R 間隔に P 波があるかどうか"なんだ．細かい鑑別の仕方は後々やるとして，今はおおまかな概念だけで押さえておいてね．ちなみに以前やった P 波の見つけ方も復習しておいてね（⇨ § 5 p.46「P 波を見つけるコツ」参照）．

🧑 なるほど．こういう説明をしてくれたのは先生が初めてです．本当にわかりやすいや．

徐脈の治療法の基本

👨‍⚕️ 次に徐脈の治療法について考えてみたいんだけれど，

> 徐脈性不整脈の治療として確立しているものは恒久型人工ペースメーカーのみ

ということは知ってる？（図2）

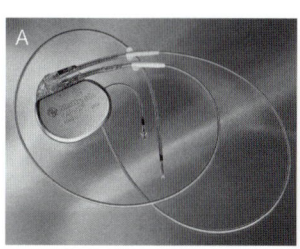

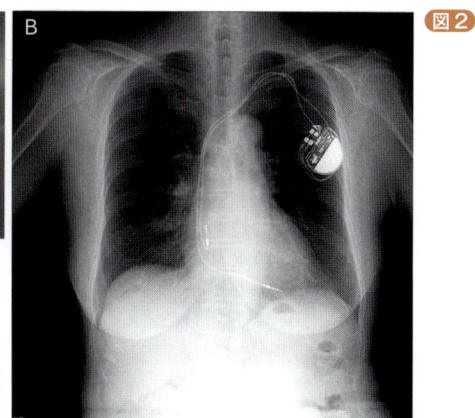

A．ペースメーカー本体とリード（メドトロニック社）
B．ペースメーカー症例の胸部X線（正面像）

図2

🧑 エッ，本当ですか？　なんか脈拍を速くする薬があったような気が…．受け持った患者さんが飲んでいた気もしますが．

👨‍⚕️ プレタール®（シロスタゾール）やテオドール®（テオフィリン）かな？

🧑 そうです，抗血小板剤のプレタールでした！　洞不全症候群の患者さんだったと思います．

👨‍⚕️ そうだね．こうした薬剤は心拍数を増やして徐脈に効くんじゃないかと期待されて，有効性を報告した論文も一部にはあるんだ．でも，ペースメーカーと同等の効果が示された薬剤はないと考えてくれるかな．

🧑 なるほど，効果は限定的なんですね．基本的には確立された徐脈治療はペースメーカー

🤓 だけと考えればいいんですね.

👨‍⚕️ だから，ホルター心電図で徐脈性不整脈を評価する時のポイントは，

> 治療（ペースメーカー植込み）が必要かどうか

を考えることに尽きると言っていいんだよ．じゃあ，質問です．どういう時にペースメーカー入れるべきでしょう？　当然，徐脈なら全員入れるわけではないよね．

🤓 脈が遅くて症状がある人です．めまいとかふらつきですよ．

👨‍⚕️ そうだね．まずは徐脈のために何かしら困った自覚症状がある場合だね．これを徐脈関連症状というよ．まとめよう．

ペースメーカー適応(1)：徐脈関連症状・徴候

1) 一過性脳虚血症状（めまい，ふらつき，眼前暗黒感，失神など）
2) 運動耐容能低下（労作時息切れ，易疲労感など）
3) 心不全症状・徴候（呼吸困難，下腿浮腫，食欲低下など）

🤓 1)のめまいやふらつき，失神などは徐脈に伴って脳に行く血流が減るために起こるんですね．酸素と栄養の入った血液が十分提供できずに困るのは脳だけじゃなくって全身の筋肉などもあるわけで，そうすると2)の息切れや疲れやすさなんかも出ますかね．

👨‍⚕️ 究極的には肺に水がたまったり足がむくんだりしてうっ血性心不全で入院という3)のパターンだね．だから，ホルター心電図を読んでいて徐脈を見つけたら，必ず

> 徐脈関連症状・徴候がないかを確認してください

とコメントするようにしよう．もちろん，具体的に「めまいやふらつき…」と書いてもいいよ．

🤓 これらの症状があって徐脈を引き起こす薬剤やその他の対処可能な原因がない場合には症候性徐脈としてペースメーカー適応になるわけですね．

無症状なら絶対大丈夫なの？

👨‍⚕️ これはわかりやすいよね．では，次に徐脈でも無症状なら絶対にペースメーカー治療をしなくていいと思う？

🤓 そりゃ，無症状なら患者さんも困ってないわけですから…．違います？

👨‍⚕️ 普通はそう思うよね．でも，実は無症状でも放置すると危険な不整脈があってペースメーカー適応になることがあるよ．

🤓 へぇー，驚き！　そんなこともあるんですね．どんな状況ですか？

§ 7-2　Arrhythmia
不整脈の診断と治療の基本

徐脈には洞機能不全か房室ブロックしかないといったよね．一般的に，

> 洞機能不全では"死なない"が，房室ブロックでは時に"死んでしまう"可能性あり

という原則があるよ．一部の房室ブロックでは，たとえその時は無症状であっても突然心臓が止まってしまう可能性があるから，それを予防するためにペースメーカーを入れるという状況があるんだ．もちろん，さっきの徐脈関連症状を伴う場合も少なくないけれど，ここではリストアップだけにして，詳しくは後ほど学ぼう（⇨§7-5参照）．

ペースメーカー適応（2）：致命的となる可能性のある徐脈
1) 2度房室ブロック（モービッツⅡ型）
2) 高度房室ブロック
3) 完全房室ブロック（3度房室ブロック）

なるほど．ヤバイのは房室ブロック，と．徐脈性不整脈の治療の原則はわかりました．

頻脈性不整脈の考え方

次は頻脈性不整脈ですね．先生の2×2の不整脈分類表（⇨§7-1 p.121 図2参照）でも一番数が多くて複雑そうです…．

心電図の世界では心拍数100/分以上を頻脈といったね．頻脈性不整脈は大きく分けて次の2つに分類することができるよ．これも最初にまとめをドーンとどうぞ（**図3**）．

図3　頻脈性不整脈は大きく分けて2つ

1) QRS幅正常（narrow QRS tachycardia）

2) QRS幅広い（wide QRS tachycardia）

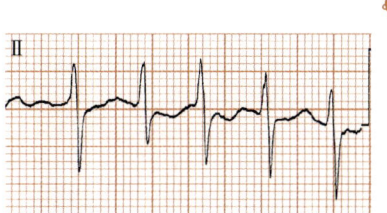

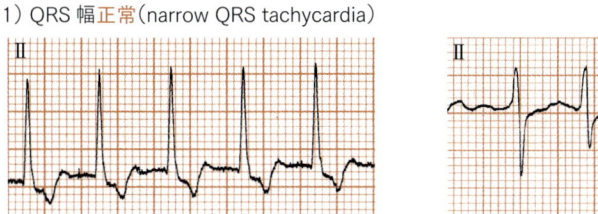

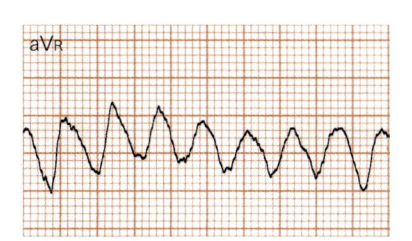

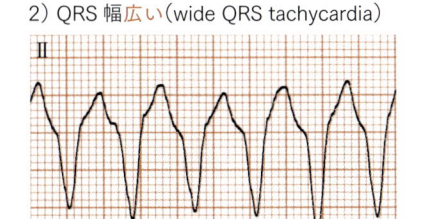

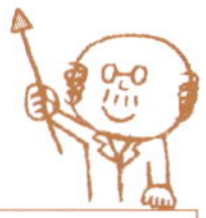

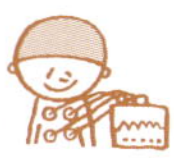

【注】4枚の心電図はすべて別人からの記録．2)ではQRS幅≧120msでwideと言う．

QRS 幅による頻脈分類

🛡 なるほど，頻脈はまず QRS 幅で分類するんですね．正常か広いかですね．

👓 そうだね．ちなみに QRS 幅の正常範囲は何 ms までか知ってるかい？

🛡 心電図の方眼紙の 1 目盛りは 40 ms(0.04 秒)で，3 目盛り以上なら wide と以前学びました．つまり 120 ms 以下なら正常でいいんですか？

👓 QRS 幅が wide かの基準は 3 "目盛り" で正解だけれど，正確には 100 ms，つまり 2.5 目盛り以下の時に QRS 幅は正常または narrow という約束なんだ．ただ，考え方としては，

> 心拍数 100/分以上で QRS 幅 ≧ 120 ms なら wide QRS tachycardia
> （QRS 幅が 120 ms 以下ならひとまず narrow QRS tachycardia として扱う）

と考えていて普通は OK だよ．

🛡 なるほど，QRS 幅 100〜120 ms の "境界域" に見えても，とりあえず narrow QRS tachycardia に分類してしまえばいいんですね．

👓 ちなみに日本では "narrow/wide QRS tachycardia" という表記が一般的に認められているけれど，正式な欧文名称は "narrow/wide QRS-complex tachycardia" になるよ．余談だけど知っておいてね．

🛡 QRS "群" ってことですね．わかりました．

👓 このように QRS 幅で頻脈を分類するのにはワケがあって，一般的に

> ・narrow QRS tachycardia → 上室性頻拍
> ・wide QRS tachycardia → 心室(性)頻拍

という基本原則があるんだよ．"上室性" というのは頻拍の首座が心房側にあるのに対し，"心室性" では当然，心室が頻拍のメインというイメージになるよ．

🛡 期外収縮で PAC と PVC とに大きく分けたのと同じですね．ここは理解できます．

👓 これからいろいろな頻拍が登場するけれど，基本的にこの原則を信じよう．もちろん，wide なのに上室性とか，少いけれど narrow なのに心室性だったりする例外もあるけれどね．でも，細かいことにこだわって大きな流れを見失うといけないから，割り切って考えたほうが得策だよ．

🛡 先生にそう言ってもらえると安心します．

上室性頻拍の治療法

👓 分類の次は大まかな治療方針について考えてみよう．まずは上室性頻拍から．ポイントは，

> **上室性頻拍のマネジメント**
> 1) 治療が必要かどうか
> 2) 自覚症状はあるか
> 3) 薬物療法（頓服・常用）が必要か
> 4) 根治療法は可能か

だよ．まず，1)では病的な頻脈かどうかということ．ちなみに病的でない頻脈って知ってるかな？

📖 洞性頻脈のことですか？

👓 そのとおり．ホルター心電図をするからには通常は何らかの病的な頻拍の存在が想定されるわけだけれど，見つかった頻拍がいずれも洞性頻脈なら通常は治療の必要はないよね．

📖 洞性頻脈は生理的のことが多いからですね．走ったり怒ったり．

👓 もう一つ大事なことは，上室性頻拍の背景に心疾患が潜んでないかを検索すること．具体的には心エコーや虚血性心疾患の除外などは最低してもらいたいよね．

📖 基礎心疾患がある場合には，頻拍を治すよりもそちらの治療を優先するべきですね．

👓 逆に背景疾患がなければ頻拍に対する治療に専念できるってことだよね．

📖 なるほど．2)の自覚症状は"ドキドキ"を感じるかっていうことですね．

👓 そう．上室性頻拍は基本的に命に関わることは少ないから，治療するかを考える大事なポイントは患者さんが困っている自覚症状の有無だよね．ホルター記録中に頻拍に一致して動悸などの記載があれば「治療するほうがいいかな」となるわけさ．

上室性頻拍の薬物療法

📖 次の3)の薬物療法に関してはどうですか？

👓 上室性頻拍の薬物療法としては，発作が生じた時に頓服で用いるものと普段から発作を予防するために定期的に内服するかの2種類があるよ．

📖 発作性上室性頻拍の患者さんではワソラン®（ベラパミル）を普段から財布とかに忍ばせておいて発作時すぐに内服できるようにしている人がいますよね．

🔸そうだね．定期内服の代表例は発作性心房細動や粗動の予防として，いわゆる抗不整脈薬を1日に2〜3回内服するというパターンだよ．

最近出てきた根治療法─カテーテルアブレーション

🔹なるほど．最後の4)の根治療法というのは？

🔸例えば発作性上室性頻拍の例で考えよう．最初のうちは1年に1回とか3か月に1回であったものが，不思議なことに年とともに動悸発作の頻度は一般的に増加するとされているんだ．ひどい人だと毎日あるいは1日に数回起こるような人もいるよ．

🔹そりゃワソランが手放せませんね．

🔸でも，基本的にワソランは対症療法だよね？　だから発作が起きると必ず不快な時間ができてしまうんだ．決してゼロにならないよ．もし発作が二度と起きないようにできる治療があれば考慮すべきじゃない？

🔹それが根治療法ですね．

🔸既に何度か扱ったけど，上室性頻拍の多くもカテーテルアブレーションで根治可能なところまで来ているよ．特にほとんどの発作性上室性頻拍や心房粗動は90〜95％以上は治せるんだよ．実際の画像(図4，5)をお見せしよう．細かいことはわからなくてOKだよ．

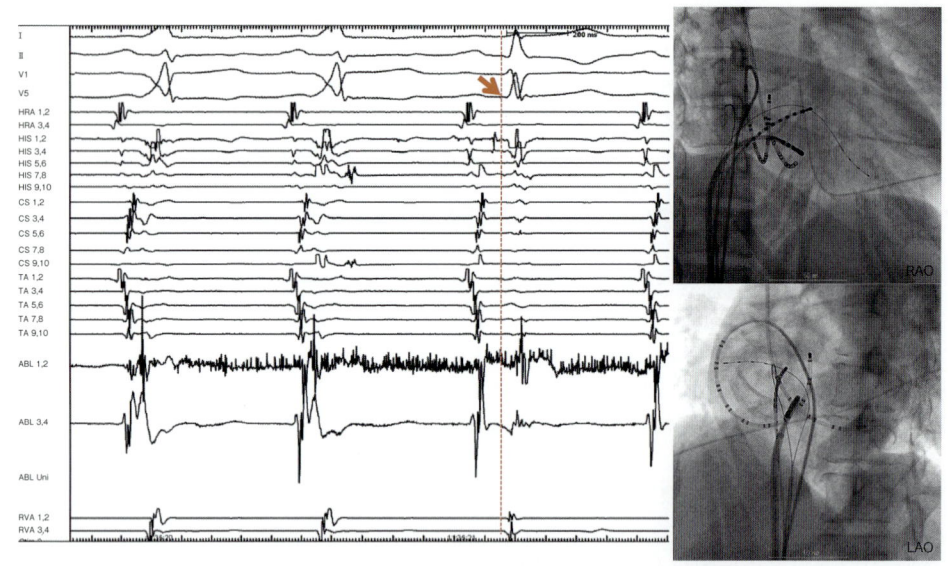

図4　WPW症候群に対するカテーテルアブレーション
右房中隔に付着する副伝導路を焼灼した(図4⬇の心拍からデルタ波が消失している)．

🔹たしかにサッパリ…．ホルター心電図でこれらを見つけたら，「カテーテルアブレーションで根治可能ですよ」という情報も積極的に伝えるられると良いですね．

§ 7-2 Arrhythmia
不整脈の診断と治療の基本

図5

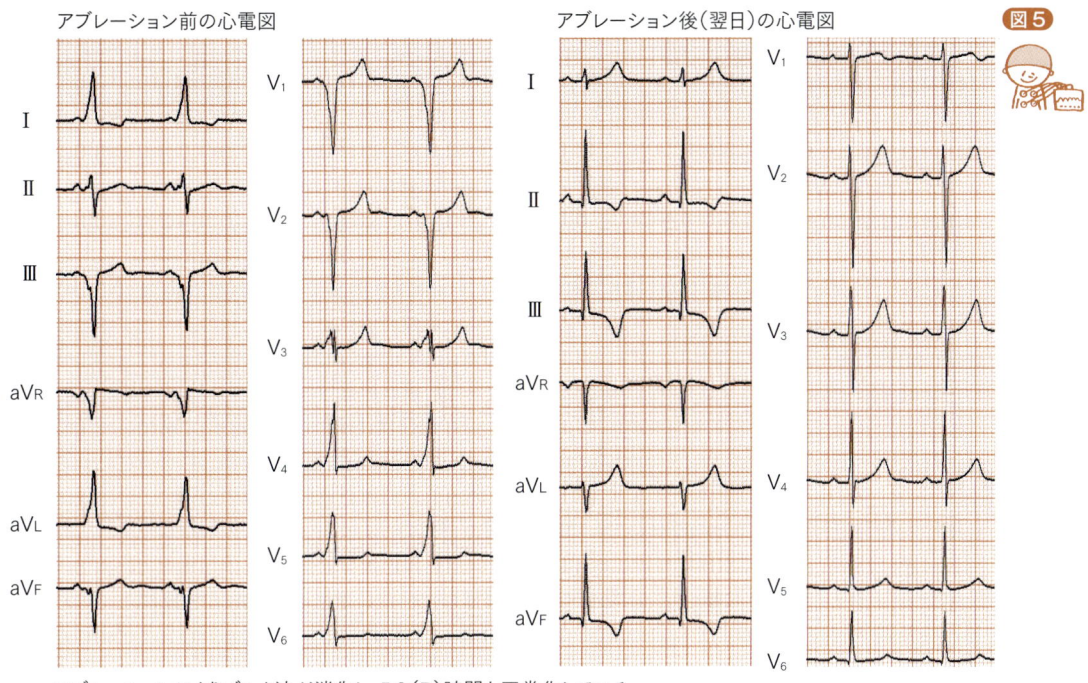

アブレーション前の心電図　　　　　　　アブレーション後（翌日）の心電図

アブレーションによりデルタ波が消失し，PQ(R)時間も正常化している．

👓 ただ，治療の基本は薬物だから，1回のホルター心電図だけで「カテーテルアブレーションのほうがいいですよ」というのはもちろん言い過ぎかもしれないね．

📖 でも，90％以上治るのはかなり魅力的ですね．

👓 ホルター心電図を依頼する先生の中には専門が循環器でない医師も多いはずだから，判読医の大事な仕事として「カテーテルアブレーションという不整脈の根治療法がある」ってアナウンスすることなんじゃないかな．

📖 そうですね．患者さんが根治療法を望むなら，一度は不整脈専門外来への紹介を勧めるというスタンスが今後普及していくといいですね．

wide QRS tachycardia の考え方

👓 次は心室(性)頻拍について考えてみよう．

📖 基本的に wide QRS tachycardia を見たらどうすべきか，という話ですね．

👓 大事なことは，

> **wide QRS tachycardia を見た時のスタンス**
> 1) wide QRS tachycardia の9割以上は心室頻拍
> 2) 心室頻拍は重篤な器質的心疾患（低左心機能）を背景に生じるのが普通
> 3) 心室頻拍は致命的となるリスクが高いため基本的に治療の絶対適応

A

の3つだよ．

上室性頻拍の場合とだいぶ違いますね．心室頻拍は基本的にキ・ケ・ンってことですね．いわゆるブイティーです！

1)は臨床的に大事な観点で，wide QRS tachycardia を見たら心室頻拍(VT)と思えということだよ．教科書には「wide QRS tachycardia の鑑別法」などが載っているけれど，絶対に可能というわけではないし，万が一，見間違えた場合には取り返しがつかないよ．

たしかにいろいろな心電図の診断基準が羅列してあったのを見たことがあります．とても覚えられるものじゃなかったような…．

だから覚えなくていいよ．2)も大事な観点で，**心室頻拍は心筋梗塞や拡張型心筋症などの重い心臓病を持っている患者さんに生じるのが普通**だっていうセンスを持って欲しいな．

特に**左室駆出率(LVEF)**が低下している人は要注意ですね．

最後の3番目が最も大事で，心室頻拍は基本的に命にかかわる危険な不整脈だから，**経過観察は基本的に許されない**ってこと．具体的な治療方針としては次の3種類があるよ．

心室頻拍の治療法

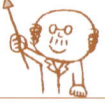

心室頻拍の治療法
1) 薬物療法(**抗不整脈薬**)
2) **カテーテルアブレーション**
3) **植込み型除細動器(ICD)**

対処が遅れて**心臓突然死**してしまうっていう状況だけは絶対に避けたいです．でも先生，どんな人にICDを入れるべきかとか，カテーテルアブレーションすべきかってのは自信がないんですけれど…．

そりゃそうだ．それが普通だよ．だから，ホルター心電図を読んでいて wide QRS tachycardia を見つけたら，迷わずに

循環器(不整脈)専門医へのコンサルトが必須

とコメントしてね．専門施設では背景心疾患の評価はもちろん，**心臓電気生理検査**などでICDやカテーテルアブレーションの適応について検討してもらえるはずだよ．

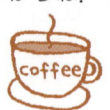

なるほど．何でも一人で解決しようとせずに，"餅は餅屋"で適切なスペシャリストを紹介できるというのも良い主治医の条件ですからね．不整脈専門医かぁー，なんかすごそう！

§7-3

Arrhythmia（3）
── 拾い上げをキッチリと ──

ホルターならではの不整脈の扱い

不整脈に関する基本的な対処法を学んだところで，今回はホルター心電図の判読における独特な不整脈解析法について学んでいこう．実際の読み方の話をしていこうか．

少しわかってくるとだんだん楽しみになってきますね．

今回もまず最初にまとめからどうぞ．

> **ホルター心電図における不整脈の解析法**
> 1) 心拍情報：1日総心拍数（平均心拍数），最大・最小心拍数
> 2) 心拍数トレンドグラム（24時間）
> 3) 圧縮波形＋心拍数トレンドグラム［短時間；30分］
> 4) 拡大波形

約10万近い心拍すべてを扱うホルター心電図ならではの解析法として，

> 自動解析結果を用いたスクリーニング→正誤判断・個別解析

というスタンスを取るんだよ．馬鹿正直に全波形を見るわけじゃないんだ（**図1**）．

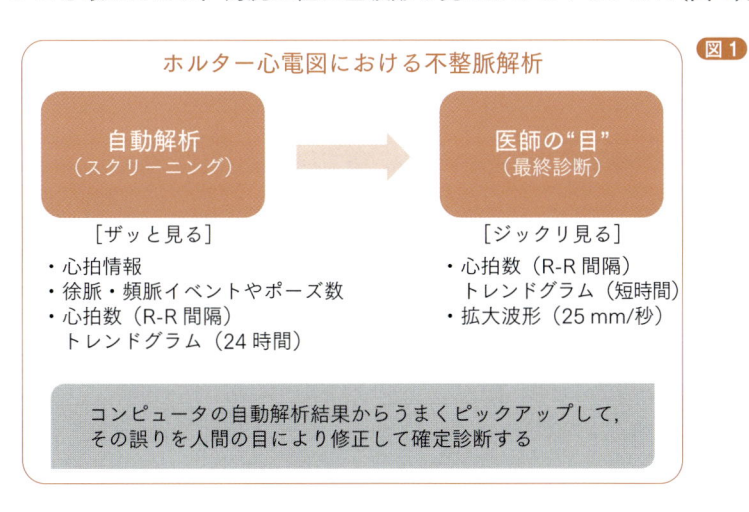

図1　ホルター心電図における不整脈解析

自動解析（スクリーニング）　→　医師の"目"（最終診断）

［ザッと見る］
- 心拍情報
- 徐脈・頻脈イベントやポーズ数
- 心拍数（R-R間隔）トレンドグラム（24時間）

［ジックリ見る］
- 心拍数（R-R間隔）トレンドグラム（短時間）
- 拡大波形（25 mm/秒）

コンピュータの自動解析結果からうまくピックアップして，その誤りを人間の目により修正して確定診断する

期外収縮でも同じやり方でした．まずは機械の解析経過をうまくピックアップして，その中から病的なものだけを抽出するんですね．

👓 この2段階のプロセスが24時間を相手にするホルター心電図ならではの方法なので，徐々に慣れていこう．

まず心拍数からスクリーニング

👓 手順を一つずつ確認していこう．まず，1)の心拍情報については既に"R"で扱ったよね．

🛡 "Rate"のところで学びました．**1日総心拍数（THB）**あるいは平均心拍数，そして**最大・最小心拍数**の数値から不整脈の"香り"がするかを嗅ぎ分けるんでしたね（⇨§4参照）．

👓 まず，1日総心拍数のだいたいの"正常値"については覚えてるかな？

🛡 ええ，それは大丈夫です．総心拍数は8万～12万で，平均心拍数で言うと60～80/分に相当するんでした．

> 1日総心拍数（THB）"正常"の目安　10±2万/日（平均心拍数60～80/分）

👓 そうだね．総心拍数も平均心拍数も基本的に同じ意味だけれど，記録時間が短い場合には，平均心拍数を用いるんだったね（⇨§4 p.31「記録時間が足りない時は？」参照）．

一過性の不整脈も見逃すな

🛡 問題となる不整脈の持続時間が長い場合には1日総心拍数が基準値から外れてくると思いますが，一時的にしか見られないものを見逃さないための方法はあるんですか？

👓 鋭いね．**一過性**の頻脈や徐脈の場合には，1日総心拍数は正常範囲内なんてこともあるから，そういう場合には最大・最小心拍数の値でひっかけるしかないかな．

> 一過性の頻脈・徐脈があるかは**最大・最小心拍数**でスクリーニング

まず頻脈性不整脈のスクリーニングから．復習になるけれど，

頻脈性不整脈を疑うヒント

- 1日総心拍数　　＞14万/日
- 平均心拍数　　　＞100/分
- 最大心拍数　　　＞150/分　あるいは　＞（220－年齢）×0.85

がおおまかな基準だったね（⇨§4 p.32「最大心拍数は頻脈のヒント」参照）．

🛡 最大心拍数については大方150/分のイメージでOKだけれど，もう一つとしてトレッドミル検査で使う**目標心拍数**を計算しておいて，それを超えているような場合に頻脈性不整脈を疑う基準とするんでした．

👓 そうだね．では，次．今度は徐脈のスクリーニング法をどうぞ．

§7-3 Arrhythmia
拾い上げをキッチリと

徐脈性不整脈を疑うヒント
- 1日総心拍数　＜7万〜8万/日
- 平均心拍数　＜50〜60/分
- 最小心拍数　＜40/分
- 頻回のポーズ(2〜3秒以上の心停止イベント)

🛡 頻脈同様，最初の2つは総心拍数と平均心拍数の対応関係を知っていれば同じことでした(⇒§4 p.29「心拍数スケール(まとめ)」参照)．記録時間がよほど短くなければ，普通は総心拍数を見ればOKですね．この辺は"T"でチェック済みのはずです．

👓 3つ目の最小心拍数の基準も大事だね．通常，やっぱり30/分台の徐脈はおかしいぞって考えるようにしたいね．

🛡 徐脈の場合にはもう一つポーズ(pause)の回数も参考にするんですね．

👓 各社ごとに少し違うけれど，2秒ないし3秒以上R-R間隔があく心停止イベントがあると，1回のポーズとカウントする場合が多いよ．実は期外収縮の後で，徐脈とは関係ない場合もあるけれど(休止期)，この段階はあくまでもピックアップだからOKさ．

心拍数(R-R)トレンドグラムで視覚的に

🛡 2つ目は心拍数トレンドグラムですか．別名R-Rトレンドグラムとも言いましたね．ホルター心電図は24時間の全心拍に対してR-R間隔を記録してくれているんでした．

👓 心拍数トレンドグラムの利点は"視覚的に"不整脈を見つけ出せる点にあるよ．例えば次の2つの例(図2)を見てごらん．

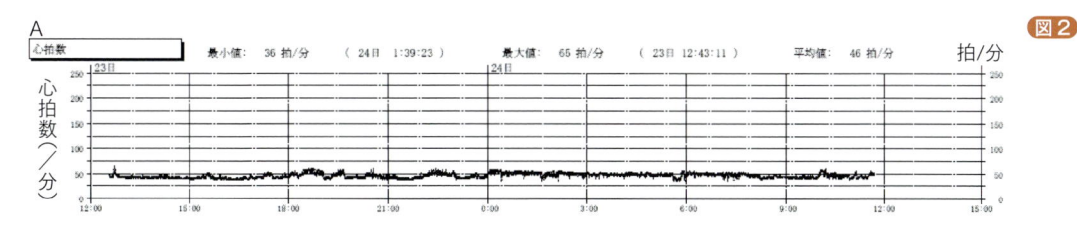

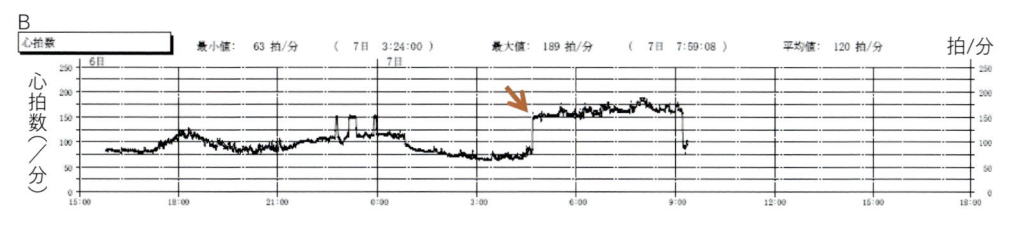

図2

🛡 上段のAは終日にわたって心拍数50/分弱の徐脈が続いています．一方，下段のBでは，後半の5：00前後に突然150〜180/分くらいの頻脈になって9：00過ぎまで持続している様子が一目瞭然ですね(図2 ↘)．

🤓 心拍数トレンドグラムだけで何の不整脈かまで具体的にわかることは少ないけれど，心電図を遠目に見て不整脈の有無をパッとスクリーニングするのに優れているんだ．

📘 ビジュアル的な利点ですね．不整脈が日中あるいは夜間に起きているのかもわかりやすそうですね．

🤓 これは 24 時間全体の心拍数の推移を表したもので **24 時間心拍数トレンドグラム**と呼ぼう．これは一日を概観することで不整脈のスクリーニングや時間情報を知るのに便利なのでぜひ活用してね．

圧縮波形でダメ押し

🤓 今まで徐脈と頻脈に関する 2 種類のスクリーニングを学んだね．経験的にここまでの段階で何も異常がなければ，少なくとも重大な不整脈の見落としはないと思うな．「**問題となる頻脈性・徐脈性不整脈はともに認めません**」というコメントが頭をかすめるよ．

📘 へぇーすごい．まだ，具体的な心電図をまったく見てないのに！

🤓 そう．ただ，ここまではコンピュータにやってもらうけれど，この後からは実際に問題にすべき不整脈なのかどうか，あるいはその正しい心電図診断は何かに関しては必ず私たち医師が実際の目で見て判定しなくてはならないよ．**図 3** を見てくれるかな．

📘 "ミニチュア" QRS 波たちが並んでいます．圧縮波形ですね．

🤓 まぁ，会社によって多少の違いはあるけれど，ホルター心電図の解析冊子の後半にはこうした 24 時間中に記録された全波形を示した圧縮波形のページが続いているんだよ．

圧縮波形記録

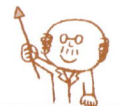

- 各ページ 30〜60 分ごとの全心電図波形を掲載（CM_5 誘導のことが多い）
- 心拍数トレンドグラム（または R-R トレンドグラム）もついていれば百人力

🤓 会社によっては CM_5・NASA の両誘導を 2 段で掲載していたり，心拍数トレンドグラムが一緒についていたりするよ．特に**圧縮波形に心拍数トレンドグラムがついていると非常に便利**だよ．

📘 たしかに**図 3** の上部についてますね．**図 2** の 24 時間とは違って 30 分間の心拍数トレンドグラムですね，これは．

🤓 私たちは**短時間（30 分）心拍数トレンドグラム**と呼ぶことにしようか．

📘 心拍数の情報が一緒に入っていると便利そうですね．QRS 波形だけだと目がチカチカしちゃいますし．心拍数トレンドグラムがついている圧縮波形のほうが心強いですね．

§7-3 Arrhythmia

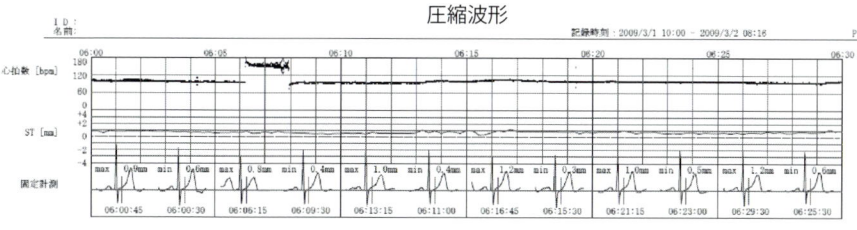

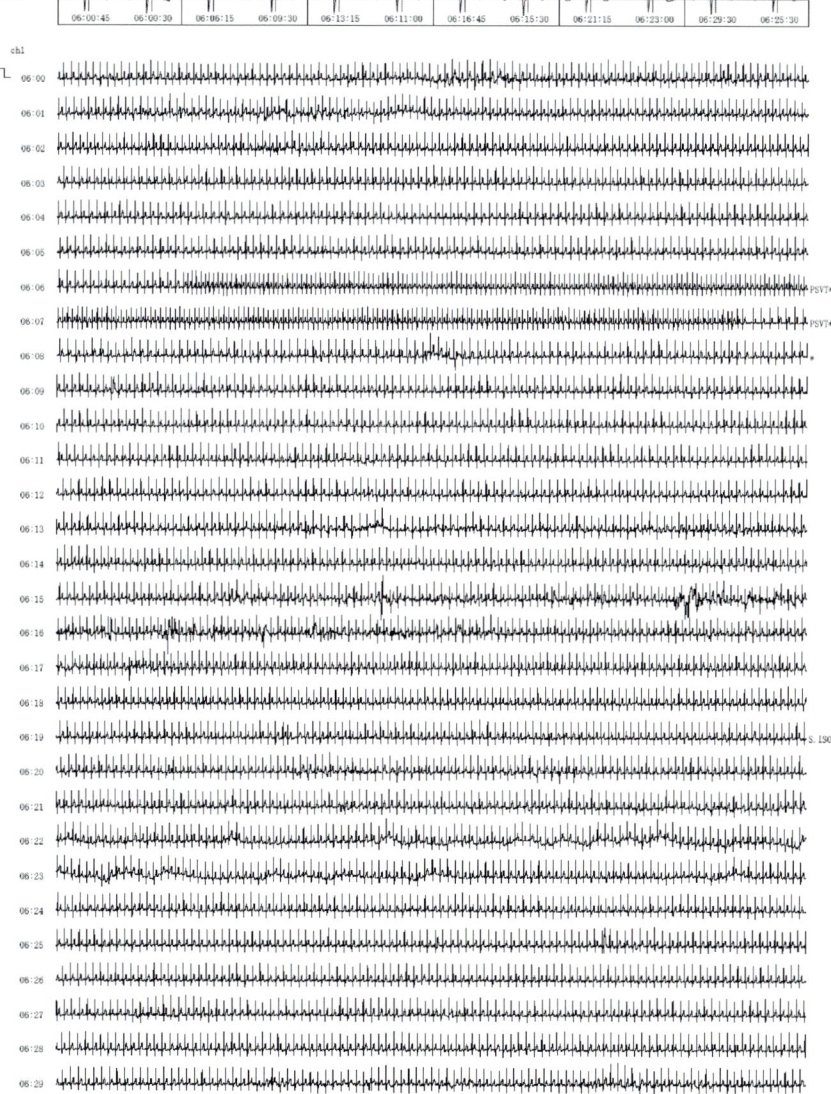

拾い上げをキッチリと

心拍数トレンドグラムの見方

👓 自分の病院のシステムにもよるけれど，不整脈の診断をする上ではミニチュアQRS波形の間隔を一つずつ目で追うのは大変だし，"漏れ"のない不整脈診断の最大のポイントは，

> 圧縮波形と併記される心拍数トレンドグラムから不整脈を見つけられるか

だと私は思っているよ．心拍数トレンドグラムの読み方の基本を示そうか．

心拍数(R-R)トレンドグラムの読み方

1) 50〜150 bpm の"安全ゾーン"に入っているかどうか
2) 連続的な線分になっているか(多少の"ゆらぎ"はOK)
3) 期外収縮パターンは気にしない

👓 具体的な圧縮波形のページを用いて説明しよう．図4 を見て．

図4

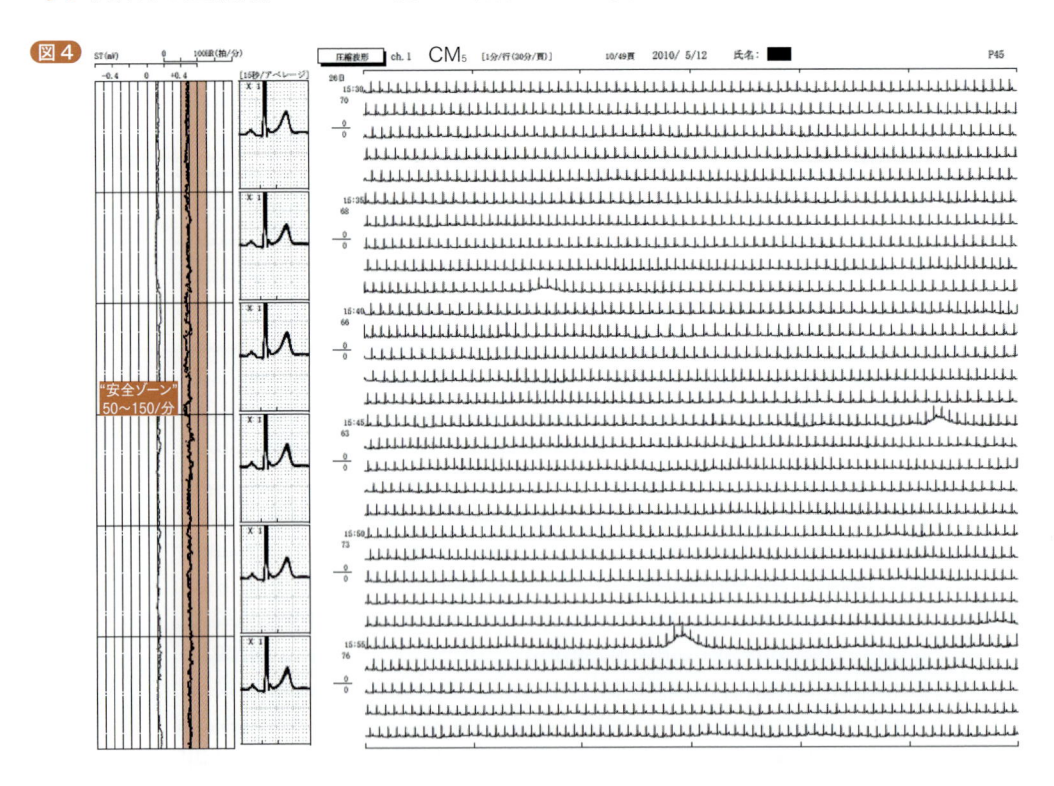

まず1)と2)を考える時には頭の中で次のような"安全ゾーン"を思い浮かべてね．心拍数でキリよく 50〜150/分 のエリアだよ．もちろん，24時間心拍数トレンドグラム(図2)を眺める時からすでに意識しておいてほしいな．

§7-3 Arrhythmia
拾い上げをキッチリと

🛡 図4で色帯の部分が安全ゾーンなんですね．心拍数がここに入っていればセーフと．

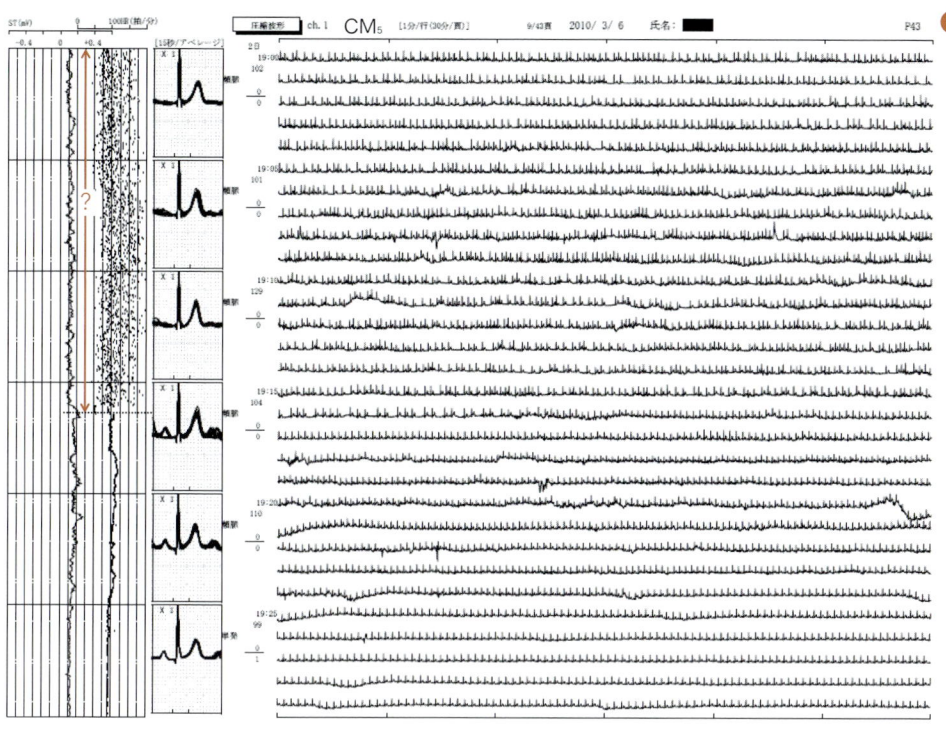

👓 じゃあ，これを踏まえて次の圧縮波形（図5）はどうだろうか？

🛡 上半分がなにやら大変なことになっていますが…．なんだか目がチカチカしてきます．

👓 君が指摘してくれた前半部は，2つめの"連続的な線分"の条件にひっかかるよね．これは，洞調律を意識した表現なんだ．

🛡 洞調律といえば，私たちの心拍数は呼吸その他で多少ゆらぐのが特徴でした．

👓 しかも，心拍数は早くなる時も遅くなる時も連続的に変化するから，心拍数トレンドグラムで見るとつながって直線状に見えるんだ．これが"線分"の意味さ．

🛡 なるほど．後半部分はそうなっていますね．心拍数の範囲もだいたい 90〜100/分の安全ゾーンに入っているようです．ちょっとはやめだけれど．

👓 後でくわしく勉強するけれど，前半は心房細動で，19：16 に停止した時の記録だよ．これは．それ以後は洞調律になっているわけだね．

期外収縮パターンは気にするな

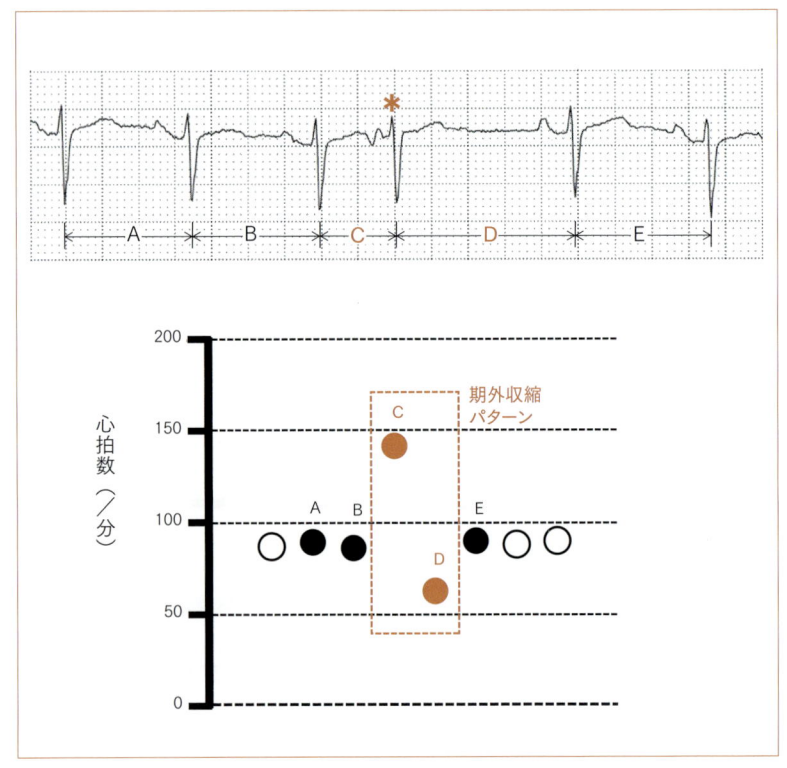

📖 だんだんわかってきました．先生，3番目の期外収縮パターンとはどういうことですか？

🔍 では次に図6を見てくれるかな．上の心電図の何拍目が期外収縮かわかる？

図6 期外収縮のHRトレンドグラム

📖 それはもう大丈夫です．左から4拍目（図6 ＊）がPACです．予定より早く出ていますから．そして期外収縮の後は前後の洞調律に比べて若干R-R間隔があくのもポイントでした．

🔍 休止期といったね．下の段には，この6拍の心拍数トレンドグラムが拡大して示されているね．

📖 確かにCでR-R間隔が短くなるので心拍数としては速くなって，直後のDが付近のR-R間隔よりも心拍数としては遅くなる様子がよくわかります．連続性が途切れています．これが先生の言う期外収縮パターンですね．

§ 7-3 Arrhythmia

拾い上げをキッチリと

🔍 前後の一直線の R-R 間隔に紛れて，短い R-R 間隔と直後のちょっと長い R-R 間隔のペアで 1 つの期外収縮を示すことに注意してね．

📙 別名"早い＋ちょい遅"パターンとでも言いましょうか．わかりました，これが期外収縮なんですね．

🔍 心拍数トレンドグラムをザーッと眺める過程でこのパターンを見たら，たとえ不連続であっても「期外収縮だな」って思って基本的にはスルーしていいんだ．

> "早い＋ちょい遅"の期外収縮パターンは基本的に気にしない

🔍 ただ，この心拍数トレンドグラムで期外収縮パターンを見ても基本的には PAC か PVC かはわからないんだ．どうすればいいかな？

📙 でも，PAC か PVC かは右のミニチュア QRS 波（圧縮波形）を見たら一発ですし，Arrhythmia の "A" の時に扱うのは持続する不整脈でしたからね．

🔍 では，次の例（図 7）はどうだろう．①と②の部分をそれぞれ説明してくれるかな？

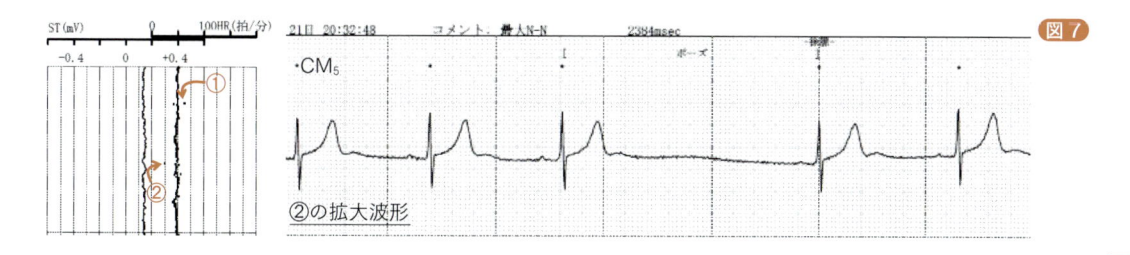

図 7

📙 連続的な線分から外れている 2 か所ですね．①は簡単です．"早い"があって"ちょい遅い"部分もはっきりと見て取れますから期外収縮です．

🔍 そのとおり．これは PAC だったよ．じゃあ②は？

📙 ②も一見すると期外収縮パターンに見えますけれど，今度は"早い"がなくていきなり"ちょい遅い"点が出現してます．このパターンはまだ習ってませんが…．

🔍 そうだね．右にこの時の拡大波形を示したよ（図 7）．PAC などはなく R-R 間隔が突然あいているのがわかるね．これは洞機能不全の一例なんだ（正確には洞停止）．

📙 ダマされちゃいけませんね．これは異常として拾い上げなくては．

🔍 では，もう一つ PAC が頻発していた症例だよ．次の圧縮波形はどうかな（図 8）？

A

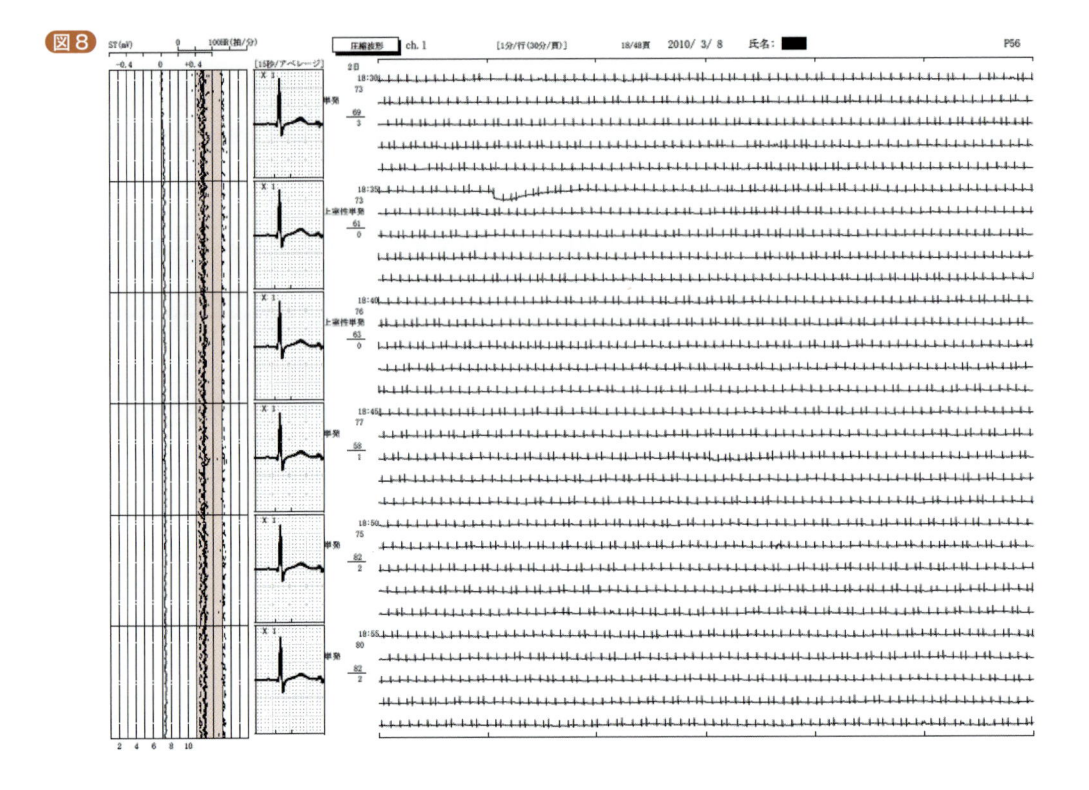

🛡 たしかに"早い＋ちょい遅"パターンがたくさん見られていますね．でも，何点かを除いておおむね安全ゾーンに入っていて直線になってますね．これならセーフですね．

👓 安全ゾーンを意識して期外収縮パターンはひとまず無視して考える習慣が身についてきたね．じゃあ，応用として期外収縮連発（ショートラン）の時の心拍数トレンドグラムも示しておこうか．図9の⬇に注目してね．

🛡 連発する時は縦の"帯状"になるんですね（図9）．覚えておきます．

👓 こうしたショートランが頻発している例も示しておくね（図10）．

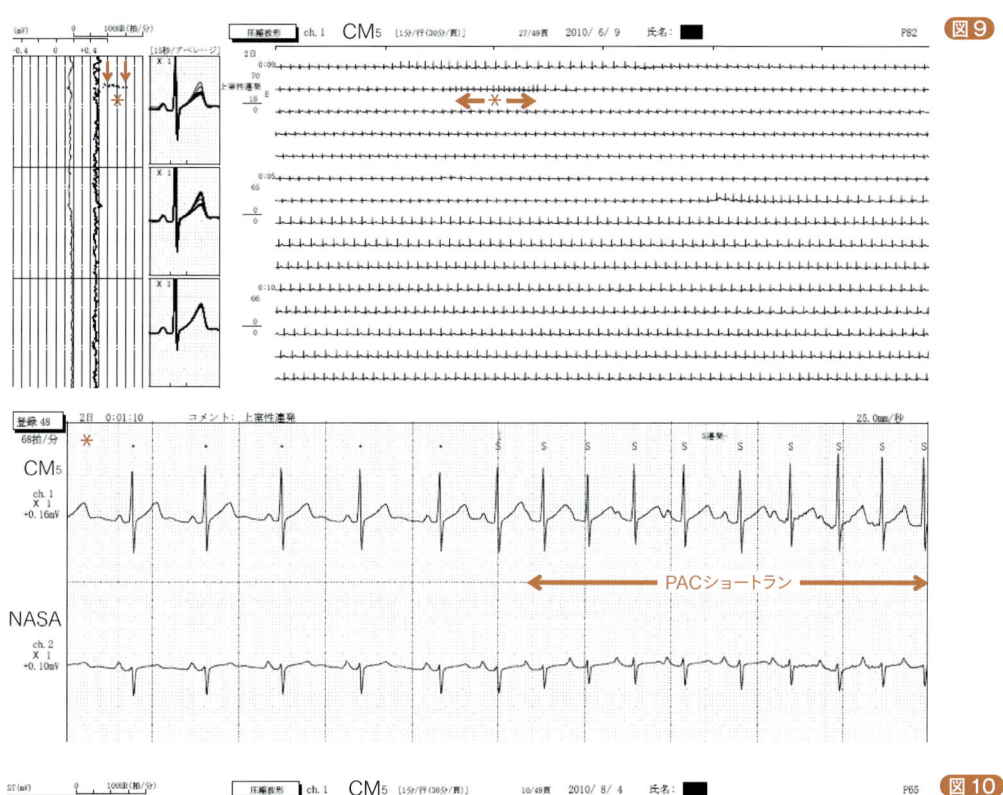

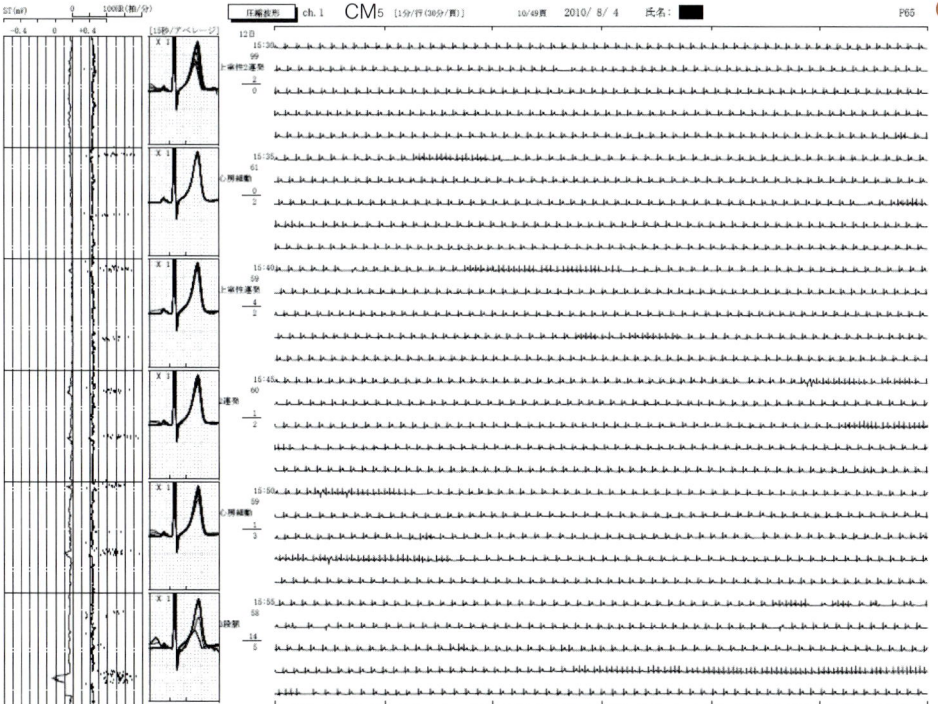

§7-3 Arrhythmia

拾い上げをキッチリと

141

🛡 なんだか煙突の煙がモクモク上がっている感じですね．慣れてくれば右の圧縮波形もチラ見にPACショートランが頻発している様子がわかってしまいますね．

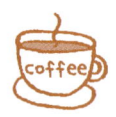

👓 ここまででひととおりのスクリーニングは完了だよ．あとは，最後に今まで"怪しい"として抽出した部分を見慣れた25 mm/秒の拡大波形で確認するプロセスだよ．これは，それぞれの頻脈・徐脈の説明の際に扱うことにしよう．

🛡 最終診断は実波形でするわけですけど，そこまでにいかに効率よくスクリーニングするかが大切なんですね．勉強になりました！

§7-4

Arrhythmia（4）洞機能不全
── 命には関係ないとは言うけれど ──

刺激伝導系と徐脈の関係

今回から個別の不整脈に関して学ぼう．まずは徐脈から考えていこう．図1を見て．

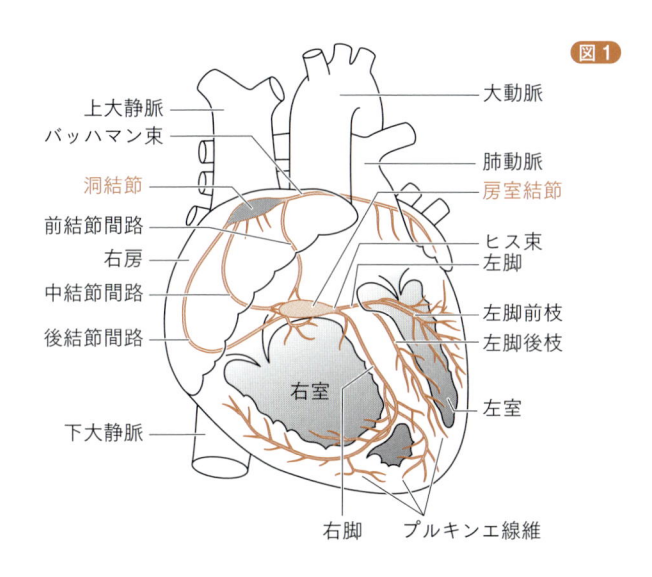

図1

上大静脈／バッハマン束／洞結節／前結節間路／右房／中結節間路／後結節間路／下大静脈／大動脈／肺動脈／房室結節／ヒス束／左脚／左脚前枝／左脚後枝／右室／左室／右脚／プルキンエ線維

これは刺激伝導系を示した図ですね．心臓に広がる"電線"の地図です．

徐脈性不整脈というのは，このうちの洞結節か房室結節のいずれかに問題がある時に生じるのは知っているよね？

はい．徐脈には洞機能不全，房室ブロックそして徐脈性心房細動の3つがありました．洞機能不全は正式には洞結節機能不全という名称なので，当然ですが洞結節が悪くなっていて，残りの2つは主に房室結節にトラブルがあると考えればいいんでした．

既に各種心拍数や心拍数のトレンドグラムから徐脈をスクリーニングする方法は学んだから（⇒ §7-3参照），ここでは実際にそれらを診断していくことを考えよう．徐脈診断には，

> **徐脈鑑別の大前提**
>
> 伸びた R-R 間隔に P 波があるかないか？
> ・P 波がない徐脈　→　洞（結節）機能不全
> ・P 波がある徐脈　→　房室ブロック

という"大前提"があったね（⇒ §7-2参照）．これを忘れないようにしよう．

ルーベンシュタイン分類

🔍 徐脈性不整脈として今回のテーマは**洞機能不全**だよ．正式には**洞結節機能不全**だけれど，今後は洞機能不全と言うからね．これは心臓全体を統率する"社長"がご乱心になっちゃう病気だったね．

🛡 洞結節(sinus node)の一番大事な仕事は心房を収縮させてP波を作ることでした．ですから，洞機能が低下すれば**P波が"ない"徐脈**になるのでした．

🔍 一言で洞機能不全といっても，実際には大きく3つに分類されるよ．**ルーベンシュタイン(Rubenstein)分類**と呼ばれるんだ．

(Ⅰ型) 原因不明の持続性洞性徐脈（心拍数50/分以下）

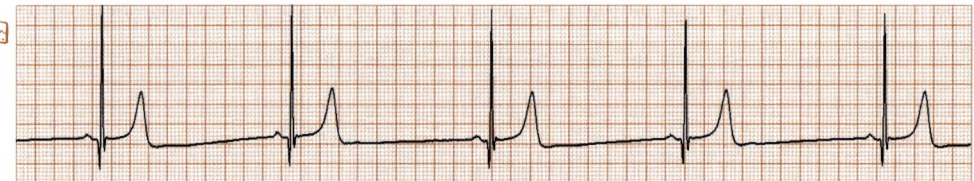

(Ⅱ型) 洞停止・洞房ブロック

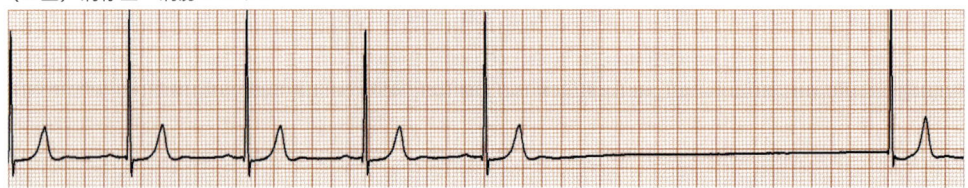

(Ⅲ型) 徐脈頻脈症候群

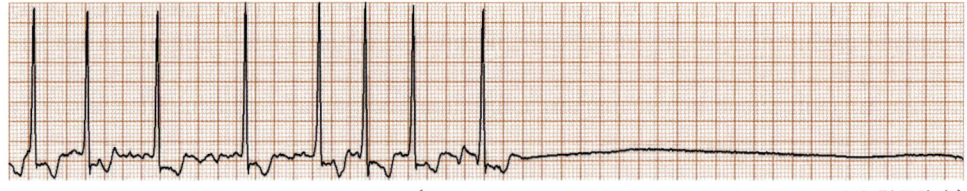

(Rubenstein JJ, et al. Circulation 1972；46：5より引用改変)

図2　ルーベンシュタイン分類

🛡 Ⅰ～Ⅲ型の3つですね．カルテなどで洞機能不全(Ⅲ)と書いてあるのをよく目にしますけれど，このⅠ，Ⅱ，Ⅲだったんですね．

🔍 後で勉強する房室ブロック分類のように重症度を表すものとは違うし，一人の患者さんで重複することもあるけれど，洞機能不全の話になると必ず登場する分類だから，是非とも覚えておこう．以下，順に見ていこうか．

ルーベンシュタイン分類Ⅰ型（洞性徐脈）

🛡 まず，Ⅰ型というのは原因不明の洞性徐脈(sinus bradycardia)，特に50/分以下のものですね．

👓 もちろん，単に洞性徐脈だけなら健康な人でも夜寝ている時などによく見かけるわけだけれど，ここで扱いたいのはホルター心電図で問題となるような場合，すなわち1日総心拍数(THB)が7〜8万/日以下になっているようなケースだよ．図3を見て．

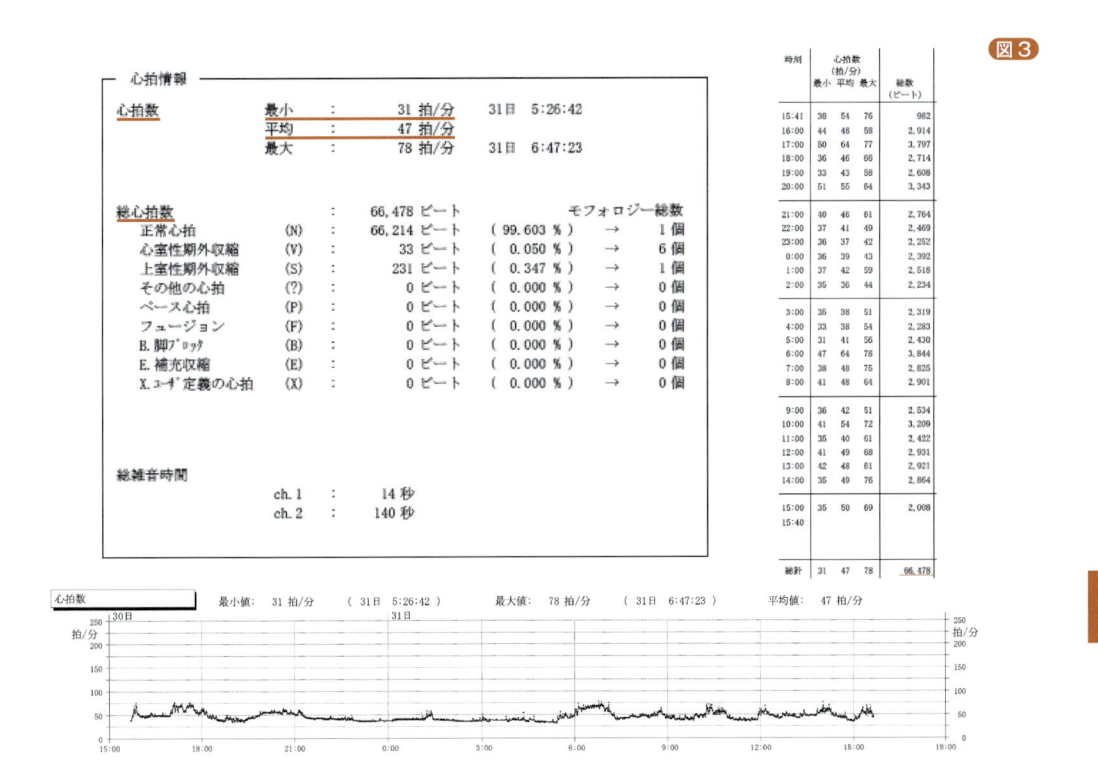

🛡 たしかに総心拍数が6.6万/日，平均心拍数も47/分ですから完全に徐脈傾向ですね．心拍数トレンドグラムと右の数値の不整脈表を見ても昼夜関係なく1日中ほぼ40〜50/分になっています．

👓 ただ，この症例では意外にも2秒以上のポーズは1回もなかったよ．最小心拍数にも注目しよう．代表的な拡大波形を確認してみよう(図4)．

図4

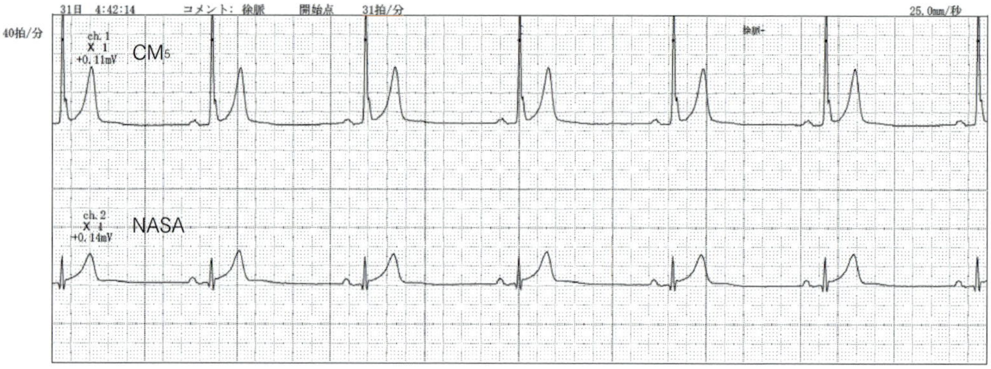

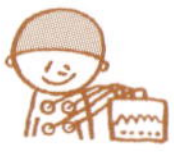

🛡 R-R間隔が8マス以上あいていて，31拍/分と表示されています．夜間ですけれどこれは遅いですね．この方の徐脈の主体は洞性徐脈なんですね．

👓 他の徐脈部分もほぼすべて洞性だったよ．依頼状にめまいやふらつき，息切れなどの自覚症状の記載もなく，イベントボタン操作もなかったよ．レポートで私は，

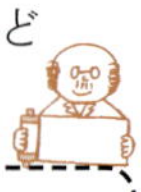

> 1日総心拍数約6.6万/日（平均心拍数47/分）の徐脈を認め，その主因は日中も含めてほぼ終日認められる洞性徐脈です．2秒以上のポーズや上室性頻拍などは認めず，洞機能不全（ルーベンシュタイン分類I型）が示唆されます．徐脈を示唆するめまいやふらつき・労作時息切れや易疲労感などの訴えや心不全徴候がないかご確認お願いします（有症候性ではペースメーカー植込みも検討ください）．

のようにコメントしたよ．もう一度詳細に問診をしてみて，思わせぶりな症状があれば，心臓電気生理検査（EPS）を勧めるのも一つの手かな．

🛡 電極カテーテルを心臓内に入れて行う不整脈の検査でしたね．それで"満点答案"になりますね．

👓 1日総心拍数もそうだけど，この症例のように最小心拍数が30/分台というのも正常では考えにくくて，病的な洞結節の障害を示唆する所見だからピンとくるようにしてね．

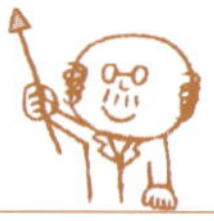

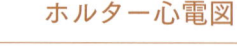

ホルター心電図で問題となる洞性徐脈

- 昼間（覚醒時）を含めて長時間持続している
- 1日総心拍数（THB）が7万〜8万以下を示す
- 徐脈関連症状（めまい，ふらつき，息切れなど）がある

ルーベンシュタイン分類III型（徐脈頻脈症候群）

👓 I型の次にはII型を扱うのが世の常ってもんだけど，私のオススメは，

> 洞機能不全はルーベンシュタイン分類I型→III型→II型の順に考えよ

なんだ．実は，この"1→3→2"のヘンテコリンな順番は房室ブロックでも出てくる"オ

§7-4 Arrhythmia

洞機能不全：命には関係ないとは言うけれど

🔰 わかりました．Ⅲ型は徐脈頻脈症候群（bradycardia–tachycardia syndrome）でしたね．これは割と得意です．発作性心房細動などが停止した時にビューッと R-R 間隔が伸びるんでしたね．

👓 基本的には何らかの上室性頻拍と洞機能不全が併存する病態がルーベンシュタインⅢ型だね．上室性頻拍としては，発作性上室性頻拍でも心房粗動でも OK だけれど，頻度的には君の言ってくれた発作性心房細動のケースが圧倒的に多いよ．

> 上室性頻拍を見たら必ず停止時に注目せよ（洞停止はないか？）

🔰 頻拍が停止した後，再び洞結節が心臓全体を統率しなければいけないのに，その出だしが遅れるんでした．

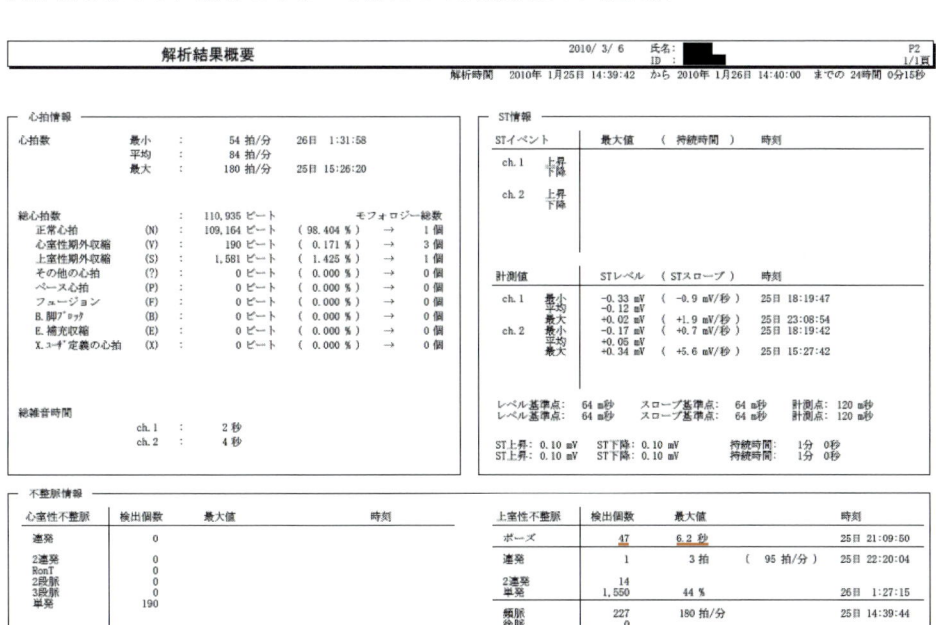

👓 具体例を示そう．動悸とめまいを訴える 73 歳男性だよ（図 5）．

図 5

🔰 1 日総心拍数や最小心拍数は問題ないみたいですけど，ポーズが 47 回あって最大 R-R 間隔は 6.2 秒になっていますね．これはなにやら怪しげです．

👓 もちろん，ノイズや記録不良の可能性もあるから必ず実波形を確認してね．この最大ポーズの時の拡大波形を示すよ．上段・下段ともに一緒に見てね（図 6）．

図6

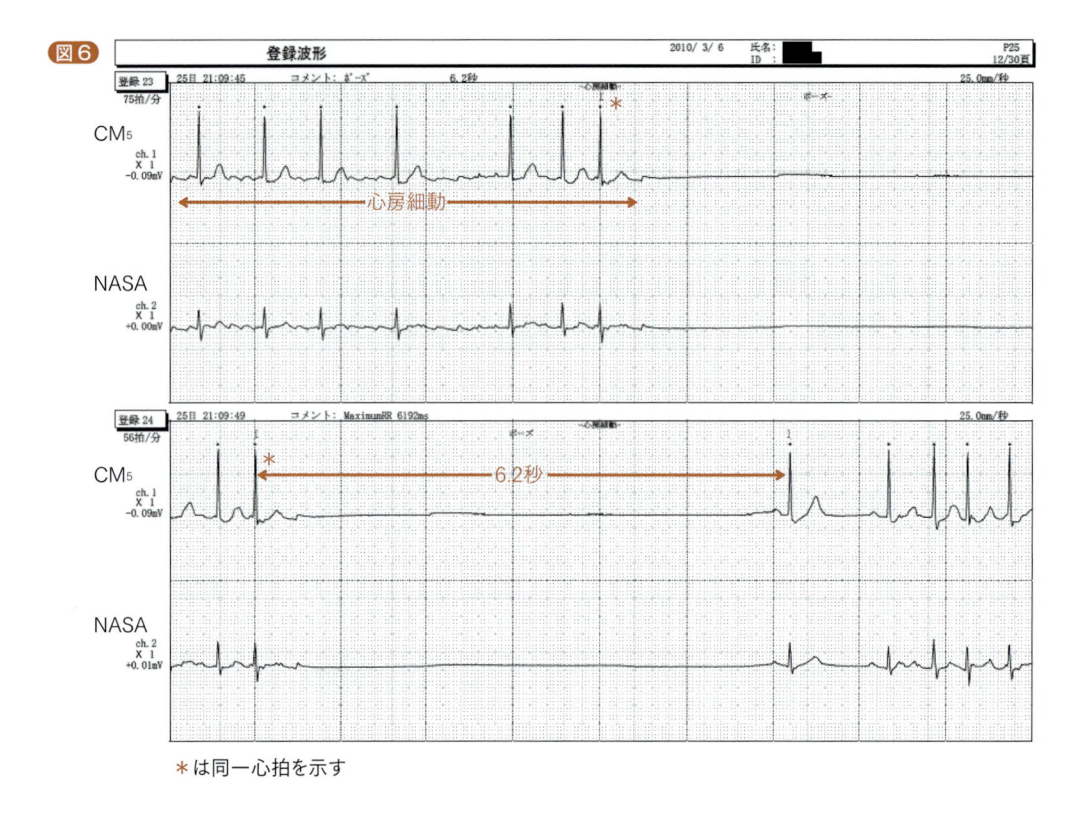

*は同一心拍を示す

🛡️ たしかに心房細動が止まる時にバッチリ R-R 間隔が伸びてますね．この時に症状記載はあったんですか？

👓 まさにこの時間に一致して**めまい**の症状記載があったよ．

🛡️ 伸びた R-R 間隔には P 波がないです．診断は発作性心房細動と洞機能不全，まとめて**徐脈頻脈症候群**で OK ですね？　ルーベンシュタイン分類では**Ⅲ型**になりますね．

👓 徐脈頻脈症候群の中には，頻拍の停止時以外には徐脈が顕在化しないために 1 日総心拍数は保たれていたり，心房細動の持続時間が長いとその間は頻脈になるから，むしろ 1 日総心拍数の上限値を上回る人もいるんだよ．この症例でも約 11 万/日とやや多めになっているよね．

> 徐脈頻脈症候群では 1 日総心拍数が正常ないし上限値以上になる場合がある

🛡️ だから，1 日総心拍数や最小心拍数だけを見て徐脈かどうか調べるのではなく，**ポーズイベント**も確認することが大切なんですね．発作性心房細動の停止前後の圧縮・拡大波形を必ず確認する習慣をつける必要がありますね．

徐脈頻脈症候群の治療

🕶 次に，Ⅲ型洞機能不全を見た時の対処法について考えよう．

> **徐脈頻脈症候群の治療**
> 徐脈と頻脈の両方の不整脈に対して治療を検討する

ということがポイントだよ．具体的にはどうしようか？

🛡 徐脈と頻脈でそれぞれ治療法が違いますからね．洞機能不全については，基本的に徐脈関連症状があればペースメーカー植込み適応ですね．頻脈については，種類にもよりますが，抗不整脈薬などの薬物療法が第一選択になると思います．

🕶 そのとおり．ここで注意を喚起しておきたいのは，この例では普段からめまいやふらつきがあったからいいけれど，患者さんによってはそういった症状がない方もいるんだよ．そういう場合はどうしようか？

🛡 洞機能不全では症状がなければペースメーカーは基本的には入れないのでしたから，抗不整脈薬の投与だけで十分なのでは？

🕶 そう思うでしょ？　でも"そうは問屋が卸さない"んだ．

> **徐脈頻脈症候群に対する投薬**
> たとえ現在は無症状でも，抗不整脈薬を投与することで徐脈関連症状が顕在化する可能性大

ということを知っておこう．

🛡 じゃあ，上室性頻拍の停止時にめまいやふらつきの症状記載がない場合でも，

> 現在は無症状であっても抗不整脈薬投与により徐脈関連症状が顕在化する可能性があり，その場合にはペースメーカー植込みによるバックアップが必要になることがあります．

みたいにコメントしておけばいいですね．

🕶 ブラボー．これはガイドラインにも記載されているから確認しておこう．

洞不全症候群に対するペースメーカー適応

Class I：
1. 失神，痙攣，眼前暗黒感，めまい，息切れ，易疲労感などの症状あるいは心不全があり，それが洞結節機能低下に基づく徐脈，洞房ブロック，洞停止あるいは運動時の心拍応答不全によるものであることが確認された場合．それが長期間の必要不可欠な薬剤投与による場合を含む

Class IIa：
1. 上記の症状があるが，徐脈や心室停止との関連が明確でない場合
2. 徐脈頻脈症候群で，頻脈に対して必要不可欠な薬剤により徐脈を来す場合

Class IIb：
1. 症状のない洞房ブロックや洞停止

Class III：
1. 症状のない洞性徐脈

(日本循環器学会：不整脈の非薬物治療ガイドライン（2006年改訂版）．循環器病の診断と治療に関するガイドライン（2005年度合同研究会報告），p11，2006)

📖 ほんとだ，クラスIIaの2ですね．

ルーベンシュタインII型（洞停止・洞房ブロック）

📖 I型，III型ときて，ようやく最後にII型ですね．"1→3→2"でしたから．

👓 P波のない徐脈を見て，比較的わかりやすいI型でもIII型でもなければ，残りはII型洞機能不全と考えるということだったね．基本的には，**図7**のように洞調律のままR-R間隔がビューッと伸びるのがルーベンシュタインII型だよ．

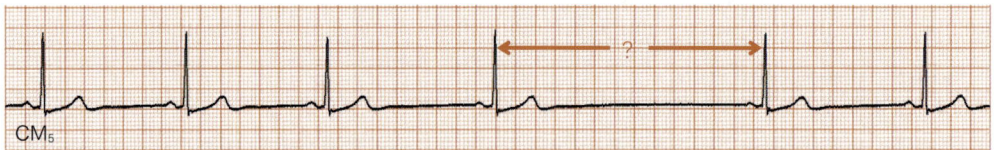

図7

📖 たしかに4拍目と5拍目の間がずいぶんあいています（**図7？**）．たしかにこの間にはP波はなさそうなので，洞機能不全と言えそうですが…

👓 ルーベンシュタインII型には，洞停止（sinus arrest/pause）と洞房ブロック（sinoatrial block）の2つがあったけれど，この2つの区別はわかるかな？

📖 いや正直言って僕，どうやって区別するのかわかりません…トホホ．

割り切って考えよう

👓 実は正式なことを言い出すと難しくてキリがないから，ここでは簡単に扱おう．思い切って次のように大きくとらえたらいかが？

II型洞機能不全の分類法―洞停止か洞房ブロックか―

あまり深入りせず**キャリパー**を一発当てるだけ！
1) **2秒以上**の"P波のない"ポーズだけを相手にしよう
2) 徐脈になった部分のP-P間隔(A)を直前のP-P間隔(B)と比べよう
　・AがBの**整数倍** → **洞房ブロック**（キャリパー使用）
　・それ例外すべて → **洞停止**

🛡 先生の物事をなるべく単純に考えようとする言葉には毎回勇気づけられます．

👓 まずは"2秒ルール"から．鉄則は，

> II型（洞停止・洞房ブロック）は**ポーズイベント**でスクリーニングせよ
> （ホルター解析機の検出基準を**2.0秒以上**に設定しておく）

だよ．**2秒以上**P波が出ない時に洞停止か洞房ブロックを想定すればいいよ．国際的にも洞停止に関しては2秒以上とはっきり明記されているよ．

🛡 ホルター心電図では，2秒以上の心停止(R-R間隔延長)イベントを**ポーズ**として，その回数をカウントしてくれていましたね，たしか．

👓 良く覚えているね．場合によっては，3秒以上を採用している施設もあるけれど，私としては解析器のポーズ検出基準はぜひ**2秒**に設定しておいて欲しいな．

🛡 わかりました．こんど確認しておきます．

ポーズイベントを考える―実臨床データから

👓 実際にホルター心電図を読んでいくと，どれくらいの患者さんで2～3秒のポーズ・イベントに出くわすと思う？

🛡 全然わかりませんし，見当もつきません．

👓 私ももちろんわからなかったし，一時期たまらなく気になったので自験例で調べてみたんだ．その結果をお示しするね（**表1**）．

表1 ポーズイベント

	2～3秒	3秒以上	計
洞機能不全	17例	16例	33例
房室ブロック	19例	2例	21例
心房細(粗)動	53例	19例	72例
期外収縮（休止期）	32例	2例	34例
その他・不明	9例	1例	10例
計	130例(11.3%)	40例(3.5%)	170例(14.9%)

(n=1,141)

🛡 先生って，気になると何でも調べてみるんですね．好奇心旺盛というか…．今回も 1,100 例以上のデータですね．単純に 2 秒で区切るとポーズは 15％ 近くで見られるわけですね．結構な頻度ですね．

👓 全 1,141 例のうち，最大 R-R 間隔が 2〜3 秒以上だった症例は 130 例(11％)で，3 秒以上のポーズは 40 例(4％)に認めることがわかるね．

🛡 2 秒台のポーズなら 10 人に 1 人くらいとまぁまぁの割合でいますが，3 秒以上となるとグッと少なくなりますね．

👓 もし 3 秒以上のみをポーズイベントとして拾い上げる場合，通常は病的意義の少ない期外収縮後に生じる休止期などが含まれる割合が減るので(34 例→2 例)，その中で異常は絞りやすそうだけれど，逆に見逃しのリスクも増えるよね？

🛡 房室ブロックでポーズを生じる場合には大半は 3 秒未満ですし(19/21 例)，洞機能不全も 3 秒以上に設定した場合は約半数しか検出できないですしね(16/33 例)．

👓 正確には感度や特異度などの話だし，洞機能不全や房室ブロックはポーズだけで検出するわけではないけれど，このデータを見てしまうと，やはりポーズは "2 秒基準" で拾い上げて，実際の心電図を見て余計なものを除外する方が安全かもね．

🛡 その他に心房細動なども多いんですね．夜間に R-R 間隔が伸びる人も多いんですかね．

👓 詳しくは後で扱うよ(⇒§7-6 p.189「心房細動中のポーズはどこまで許す？」参照)．その他には心電図の記録不良で実際にはポーズでないのにカウントされてしまう場合もあるからも気をつけよう．必ず代表的なポーズの心電図波形には目を通してね．

■ II 型洞機能不全の症例

👓 では実例で考えよう．軽い "脳貧血" 症状を訴えた 67 歳男性のホルター心電図だ(**図 8**)．

🛡 この用紙ではポーズは上室性不整脈の欄にあるんですね．なんだか不思議な感じです．しかも，先生，この方は 1,319 回もポーズイベントがありますね．

👓 最大 R-R 間隔も表示されていて，2.6 秒だね．心拍数についてはどうかな？

🛡 1 日総心拍数は 7 万弱で最小心拍数も 32/分ですから，頻回のポーズイベントと併せて徐脈の臭いプンプンですね．

👓 実際の拡大波形の一例を見てみよう(**図 9**)．

§7-4 Arrhythmia

洞機能不全：命には関係ないとは言うけれど

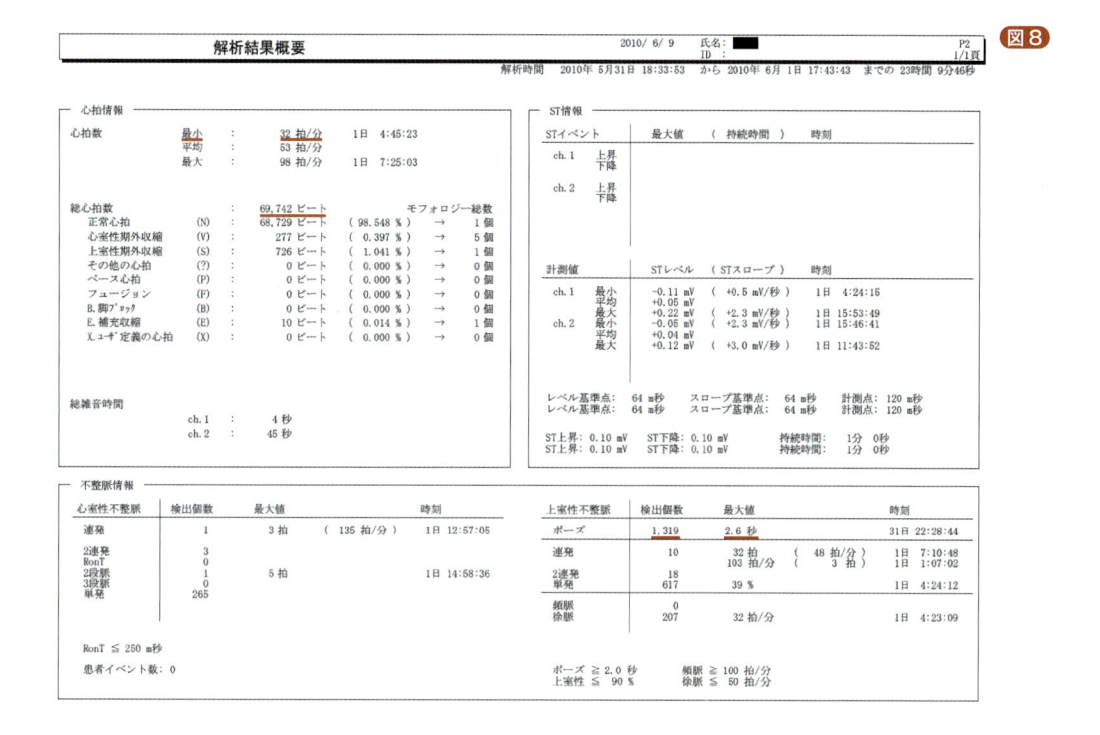

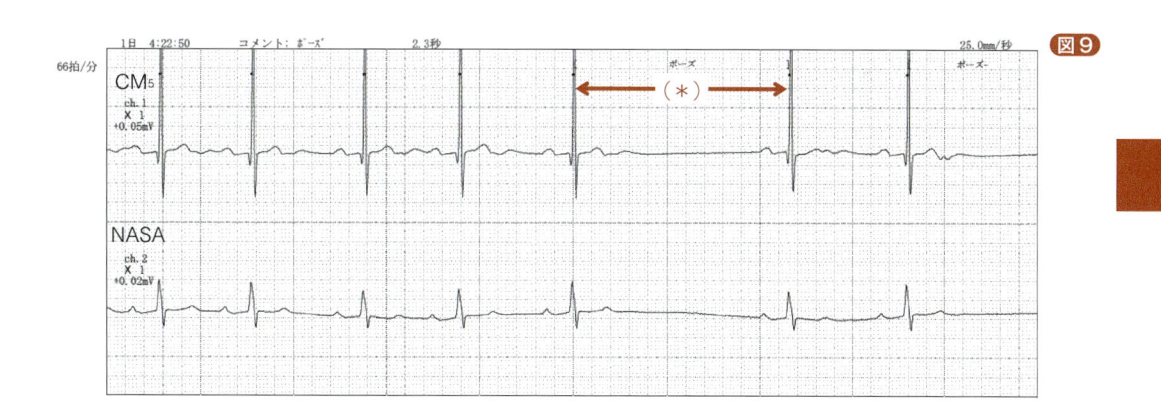

図8

解析結果概要　　　2010/ 6/ 9　氏名：■■■　P2
　　　　　　　　　解析時間　2010年 5月31日 18:33:53　から　2010年 6月 1日 17:43:43　までの 23時間 9分46秒

―心拍情報―

心拍数	最小	:	32 拍/分	1日 4:45:23
	平均	:	53 拍/分	
	最大	:	98 拍/分	1日 7:25:03

総心拍数	:	69,742 ビート		モフォロジー総数	
正常心拍	(N)	68,729 ビート	(98.548 %) →	1 個
心室性期外収縮	(V)	277 ビート	(0.397 %) →	5 個
上室性期外収縮	(S)	726 ビート	(1.041 %) →	1 個
その他の心拍	(?)	0 ビート	(0.000 %) →	0 個
ペース心拍	(P)	0 ビート	(0.000 %) →	0 個
フュージョン	(F)	0 ビート	(0.000 %) →	0 個
B.脚ブロック	(B)	0 ビート	(0.000 %) →	0 個
E.補充収縮	(E)	10 ビート	(0.014 %) →	1 個
X.ユーザ定義の心拍	(X)	0 ビート	(0.000 %) →	0 個

総雑音時間　　ch.1　　4 秒
　　　　　　　ch.2　　45 秒

―ST情報―

STイベント	最大値	(持続時間)	時刻
ch.1 上昇			
下降			
ch.2 上昇			
下降			

計測値		STレベル	(STスロープ)	時刻
ch.1	最小	-0.11 mV	(+0.5 mV/秒)	1日 4:24:15
	平均	+0.05 mV		
	最大	+0.22 mV	(+2.3 mV/秒)	1日 15:53:49
ch.2	最小	-0.05 mV	(+2.3 mV/秒)	1日 15:46:41
	平均	+0.04 mV		
	最大	+0.12 mV	(+3.0 mV/秒)	1日 11:43:52

レベル基準点：64 m秒　スロープ基準点：64 m秒　計測点：120 m秒
レベル基準点：64 m秒　スロープ基準点：64 m秒　計測点：120 m秒

ST上昇：0.10 mV　ST下降：0.10 mV　持続時間：1分 0秒
ST上昇：0.10 mV　ST下降：0.10 mV　持続時間：1分 0秒

―不整脈情報―

心室性不整脈	検出個数	最大値		時刻
連発	1	3 拍	(135 拍/分)	1日 12:57:05
2連発	3			
RonT	0			
2段脈	1	5 拍		1日 14:58:36
3段脈	0			
単発	265			

RonT ≦ 250 m秒
患者イベント数：0

上室性不整脈	検出個数	最大値		時刻
ポーズ	1,319	2.6 秒		31日 22:28:44
連発	10	32 拍	(48 拍/分)	1日 7:10:48
		103 拍	(3 拍)	1日 1:07:02
2連発	18			
単発	617	39 %		1日 4:24:12
頻脈	0			
徐脈	207	32 拍/分		1日 4:23:09

ポーズ ≧ 2.0 秒　　頻脈 ≧ 100 拍/分
上室性　　 90 %　　徐脈 ≦ 50 拍/分

図9

1日 4:22:50　コメント：ポーズ　2.3秒　　　　　　ポーズ　　　　25.0mm/秒

66拍/分

CM5
ch.1
× 1
+0.05mV

NASA
ch.2
× 1
+0.02mV

A

🔖 たしかに R-R 間隔があいた部分（**図9** ＊）に P 波らしきものはありませんね．

P波がなくなる理由──ラダーグラムで考える

👓 さて、ここでいったん症例のことは忘れて基本的な質問です。P波ができるしくみを答えてください。

📘 洞結節に生じた自然発火が心房内の伝導路を通って心房筋に到達すると収縮して心電図ではメデタクP波ができます。

👓 そのとおりだね。だから、洞機能不全でP波がなくなる原因として

> **P波のないポーズを見た時に考えること**
> 1) 洞結節の自然発火がない
> 2) 洞結節の自然発火はあっても電気興奮が心房筋に到達する前に遮断されてしまう

のいずれかが起こっていると考えるのはどうかな？

📘 この理屈なら僕でもわかります。もっともです。

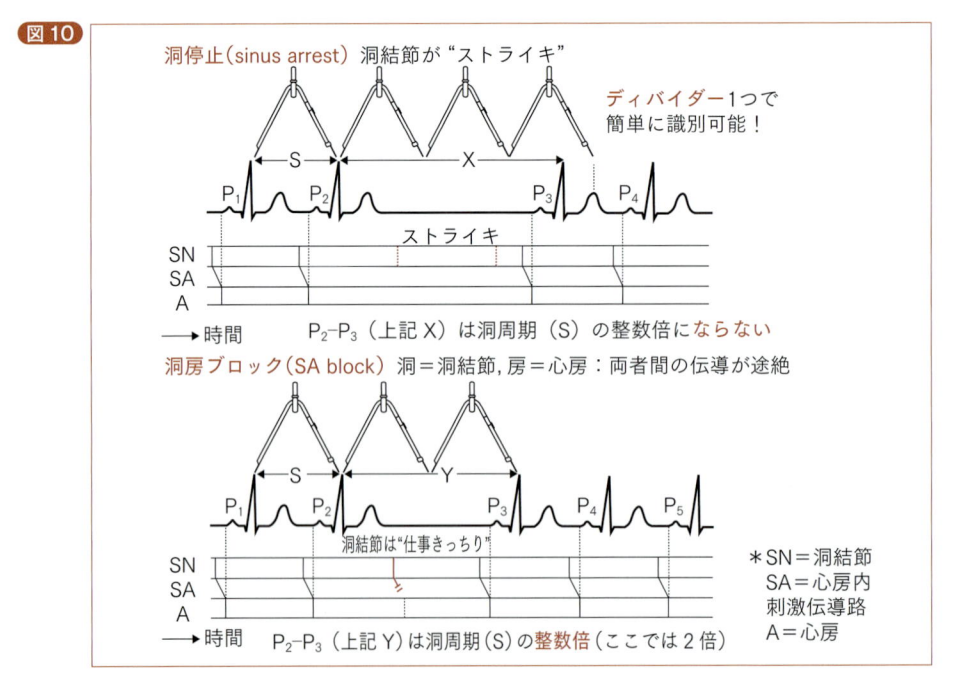

👓 これがわかってくれればⅡ型洞機能不全なんて簡単だよ。**ラダーグラム**っていうんだけど、**図10**を見てよ。心電図の下にある線が電気興奮を表すと考えよう。

図10

洞停止（sinus arrest）洞結節が"ストライキ"

ディバイダー1つで簡単に識別可能！

ストライキ

P_2-P_3（上記X）は洞周期（S）の整数倍にならない

洞房ブロック（SA block）洞＝洞結節，房＝心房：両者間の伝導が途絶

洞結節は"仕事きっちり"

P_2-P_3（上記Y）は洞周期（S）の**整数倍**（ここでは2倍）

*SN＝洞結節
SA＝心房内刺激伝導路
A＝心房

📘 初めて見ました…。

👓 "SN"の縦棒（｜）は洞結節が自然発火した瞬間で、ある程度時間をかけて右下へ向かっ

§ 7-4　Arrhythmia

洞機能不全：命には関係ないとは言うけれど

て心房内を伝わっていき(SA)，"A"に縦棒(│)ができたのが心房興奮が生じた瞬間ととらえるのがラダーグラムのポイントだよ．

🔰 横軸が時間を示すんですね．"A"の縦棒(│)に一致してたしかに上の心電図でP波ができてますね．ふむふむ，だんだんわかってきたぞぉ，ラダーグラムが．

👓 正常では洞結節から1秒に1回くらい自然発火があるはずだけど，洞停止の"洞"は洞結節の"洞"で，

> 洞結節が気まぐれに仕事を"サボタージュ"するのが洞停止

と考えて欲しいな．次のP波がいつ出るかは洞結節のご機嫌次第ということになるね．これが前述の原因1)だね．

🔰 洞結節"社長"がヘソを曲げて仕事をサボるのが洞停止ですね．じゃあ，洞房ブロックは原因2)に相当するわけですか？

👓 ご明察．図10の下段を見てよ．洞結節の自然発火はキッチリと予定通り出ているでしょ．ここがまさに洞停止との違いなんだ．

> 心房筋への電気興奮が心房内の"道中"で邪魔され遮断されるのが洞房ブロック

🔰 たしかに！"SN"の縦棒(│)はちゃんとあって，右下へと向かう"SA"の伝導過程で遮断されてますね．"洞"結節と心"房"の間で電気興奮が"ブロック"されるから洞房ブロックって言うんですね．よく考えるとそのままですね．

👓 洞房ブロックでさらに注目して欲しいのはブロックされた次なんだ．洞結節自体は"仕事キッチリ"だから？

🔰 最初から最後までマイペースを貫くので，ずっと一定の間隔で自然発火は出続けるはずですね．

👓 だから洞房ブロックが起こった時の最大のポイントは，

> ポーズの直前のP波から次のP波が出るまでの間隔は洞周期の整数倍

なんだ．洞結節の発火サイクルは狂わないからね．

🔰 図10の場合でも，左から2つ目のP波(P_2)と3つ目のP波(P_3)の間隔(図10 心電図内のYに相当)は前後(P_1P_2やP_3P_4など)の洞結節の自然発火サイクル(図10 S)のぴったり2倍になってますよ，先生．

👓 洞結節からの命令が2発連続抜けたら3倍になるよ．いずれにせよ整数倍ってことが大切なんだな．それにはキャリパーを当ててみれば一発だね．

🔰 先生，さっきから登場する"キャリパー"って何ですか？

A

🤓 両方とも針になってるコンパスといえばわかるかな？　不整脈の解析によく使う道具だよ．具体的な写真（**図11**）をお見せしようか．洞房ブロックの図（**図10下段**）でP₂からキャリパーを2回クルクルッと回せば気持ちよくにP₃にぶつかるでしょ？

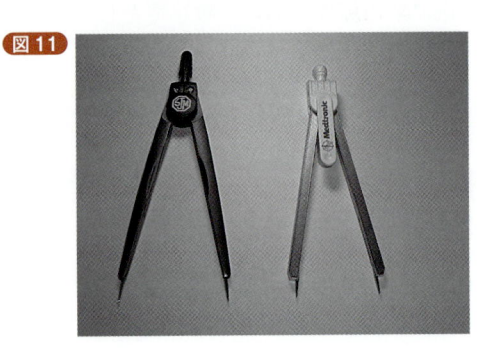

図11

🔰 あら，ホント，2回分ピッタリになってます，洞周期（S）の．

🤓 洞停止の場合は，P波ができるかどうかは洞結節のご機嫌次第で規則性はないから，<u>中途半端な間隔</u>になると考えよう．

🔰 なるほど．R-R間隔がビューッと2秒以上伸びた前後のP-P間隔を測ってみて，直前のP-P間隔の整数倍ピッタリなら<u>洞房ブロック</u>で，そうでなければ<u>洞停止</u>といってしまえばいいんですね．ようやくわかりました．

練習問題

🤓 では次の心電図（**図12**）はどうでしょう？

図12

🔰 3〜4拍目が2秒以上"P波のない"時間帯があります．このポーズを挟むP-P間隔（↓）は，直前の洞周期（P-P）のピッタリ2倍になっているので<u>洞房ブロック</u>でいいですか．

🤓 すごいじゃない！　じゃあ，こっちの心電図（**図13**）はどうかな？

§ 7-4　Arrhythmia

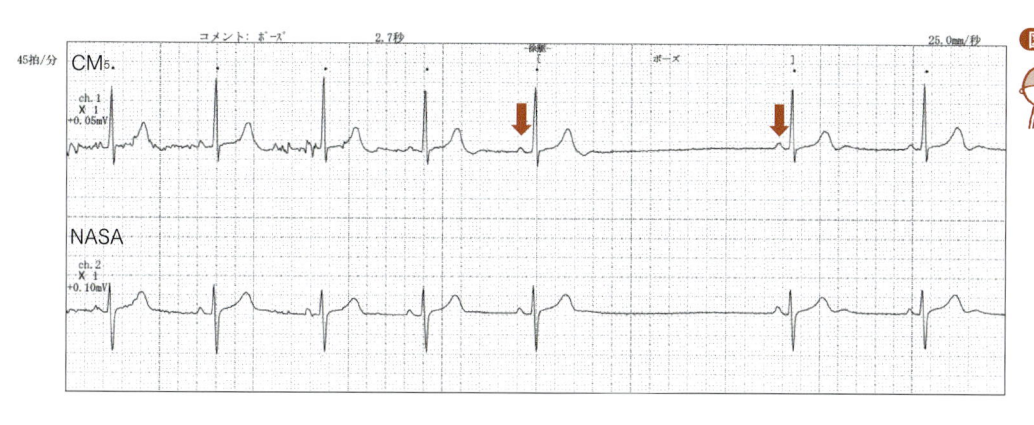

洞機能不全：命には関係ないとは言うけれど

図13

🔰 今度は5～6拍目に注目します．これは，ポーズを挟むP-P間隔（↓）が1つ前のP-P間隔の2～3倍の中途半端な間隔になってますから，ズバリ洞停止です．

👓 君は飲み込みがいいね．ただ，はじめの67歳男性の症例に戻って，図9の拡大波形の解釈はどうかな？

🔰 図9は洞停止です．カンタン，カンタン．まさに"神様，仏様，キャリパー様"ですよ．なんで今までわからなかったんだろう，僕．さっきまではみんな同じ心電図に見えていたのに…．

全部のポーズを調べますか？

👓 洞停止か洞房ブロックかの簡易鑑別法はわかったみたいだね．さて，図9に戻ってこの症例は洞停止でいいとして，ポーズイベントは何回あったっけ？

🔰 たしか1,319回でした，図8にすると．

👓 じゃあ気前よく残りの1,318回のポーズすべてで"キャリパー出動"で洞停止か洞房ブロックか，はたまたそれ以外かを仕分けしていく？

🔰 そんなん，時間がいくらあっても足りません．それに常識的に考えてもすべての拡大波形を添付したら，辞書より厚い冊子になっちゃいますよ．

👓 そうだね．だから，ぜひとも私が言いたいことは，

> ホルター心電図でⅡ型洞機能障害を見た場合，洞停止か洞房ブロックかを厳密にすべて区別する必要性は低い（ペースメーカー適応にも無関係）

ということなんだ．例えばピックアップされた10か所のポーズがすべて洞停止でも残りの部分に洞房ブロックと診断できる心電図がないとは言えないじゃない？

🔰 たしかにそうですね．見ていないからわかりませんけど．

👓 大事なのは両者を区別することではなくて，この患者さんが訴える"脳貧血"症状がポーズに一致しているかでしょ．だから私は，

A

> 1日総心拍数が7万弱と明らかに正常範囲下限を下回っており，徐脈傾向を呈しています．終日認める洞性徐脈以外に<u>洞停止（または洞房ブロック）</u>によると思われるポーズが頻発して見られました（約1,300回）．最大2.6秒のポーズ前後に"めまい"の症状記載もあり，有症候性の洞機能障害（ルーベンシュタインⅠ・Ⅱ型）と思われます（洞不全症候群疑い）．ペースメーカー適応につき検討ください．

🧑‍🏫 のようにコメントしたよ．"洞停止・洞房ブロック"のような表現でもいいかもね．

👦 なるほど，うまい！これがソツのない"合格答案"なんですね．

🧑‍🏫 なぜこんなことを言うかといえば，実際に数えるのが困難なこともあるけど，実は<u>洞房ブロックは正式にはさらに細かく分類される</u>んだよ．興味があったら調べてごらん．

👦 えーっ，さっき習ったことだって明日まで覚えてられるか不安なのに…．あぁー，頭が爆発しちゃいますよ，僕（困）．

🧑‍🏫 いつも言ってるけれど，一番大事なのは心電図診断ではなくて適切な治療指針を示すことだから，些細なことにこだわらず今回の簡易法で当面 OK としよう．

👦 そう言ってもらえると気がラクになります．

紛らわしい心電図（その1）

🧑‍🏫 さて，洞停止や洞房ブロックについて勉強したけれど，ここでは少し紛らわしいけれど"似て非なる"心電図について勉強しよう．図14 は洞停止でいいかな？

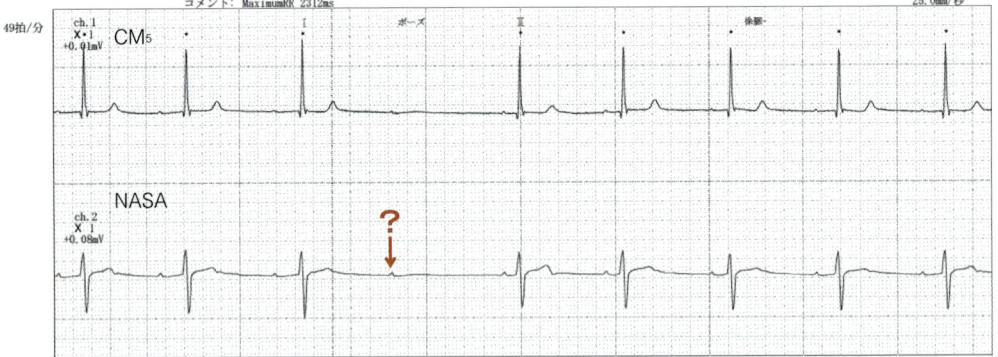

図14

👦 たしかに途中でR-R間隔が伸びてスペースがあいています．

🧑‍🏫 そうだね．洞停止や洞房ブロックはあくまでも"P波のない"ポーズなことに注意してね．

👦 CM₅誘導でのP波はわかりづらいですけれど，下のNASA誘導では，T-QRSの"安全地帯"（⇒ §5 p.46「P波を見つけるコツ」参照）にきっちりP波がありますから，このポーズは洞停止でも洞房ブロックでもないです．P波の場所は少しヘンテコですが．

👓 よく見抜いたね．これは**房室ブロック**の心電図だよ．P波が"ある"徐脈だね．詳しくは§7-5で学ぼう．

> ### 紛らわしい心電図（その2）

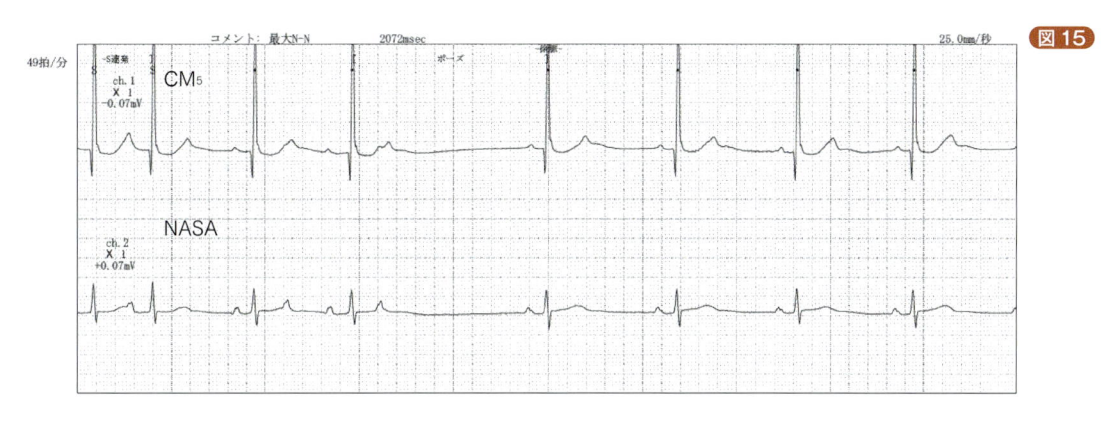

👓 では，もう一つ，図15はどうだろうか？

図15

🛡 2拍目はPACで，3・4拍目と洞調律で，4〜5拍目が2秒以上あいてポーズになってます．T波の終わりから次のQRS手前のP波を除いて明らかなP波はないです．今日習ったキャリパー式簡易鑑別法だと洞停止でダメですか？

👓 一見してフラットな基線上には明らかなP波はいないよね．でも，P波は時々忍者のように"隠れ身の術"を使うから気をつけよう．常に，

> 神出鬼没なP波にダマされるな
>
> T波の中に隠れたP波を見逃さない！
> （T波の形が他の部分と微妙に違ってないかも必ずチェック）

のように意識しておくといいよ．

🛡 「他のT波と違う」というのはどういう意味ですか？

👓 まず，P波のわかりやすい下段のNASA誘導で考えよう．**4拍目のQRS直後のT波は後半の4拍のT波に比べて形が変じゃない？**

🛡 たしかに，後半のQRS波の後のT波たちとは違うように見えますね．そうかっ，ここに"隠れP波"がいると読めばいいんですね！

👓 そうさ．実は，このP波は本来の洞周期よりも早めに出ているから期外収縮，つまりPACなんだ．しかも実は3連なんだよ（図16⇩）．⬇が洞調律のP波だよ．

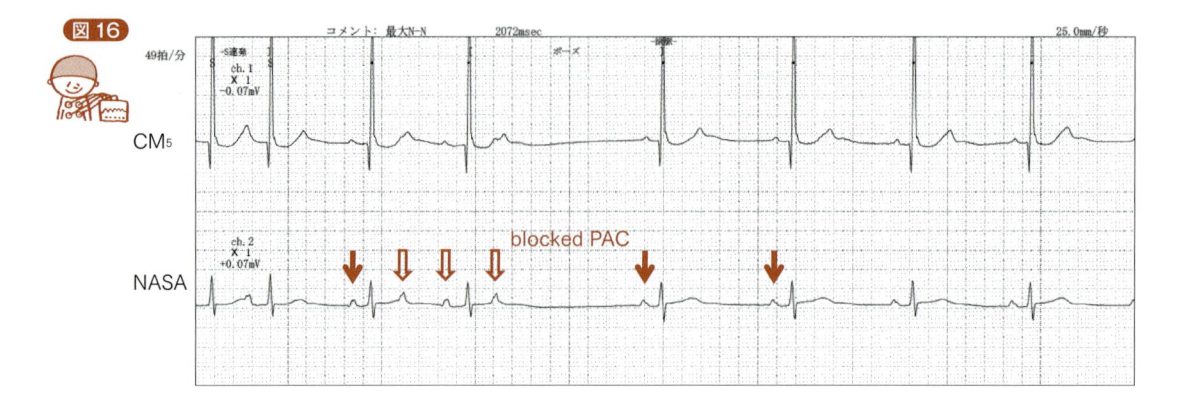

図16

しかも，さらに特殊なパターンのPACで後にQRS波がないでしょ．正確には"ブロックされたPAC（blocked PAC）"というよ（⇒アドバンス4参照）．難しいから，ここでは少くとも洞停止"でない"ことだけわかってくれれば良いよ．

まだまだ難しいことがたくさんあるんですね．先生くらい"神様的"に心電図が読める日はくるかなぁ，僕にも．

着実にやっていけば大丈夫，保証するよ．（その1）はともかく，（その2）は注意して見ないと間違えそうだね．

洞機能不全と洞不全症候群─言葉の使い分け

ところで，先生は洞機能不全と洞不全症候群という言葉を分けてますけど，どう使い分ければいんですか？

P波が作られないっていう面では共通しているけど，正確に言葉を使い分けたいよね．正式な定義は，

> 洞機能不全に基づく臨床症状（徐脈関連症状）が判明すれば洞不全症候群

だよ．"狭心症"についても同じような話があるよね．

ちょうど，冠動脈がある程度狭くても典型的な胸部症状がないと"狭心症"とは基本的には呼ばないんでしたっけ？．

だからホルター心電図をやって1日総心拍数が少ないとか，何秒のポーズがあるからといっても，無症状なら正確には洞不全症候群と呼んじゃダメなんだ．いわば"暫定病名"なんだよ，洞機能不全というのは．

自覚症状を伴ってはじめて洞不全症候群であって，症状が証明されるまでは洞機能不全と呼ぶべきなんですね．正しく用語を使うように気をつけます．

160

アドバンス 6
洞不全症候群は大病？
――洞結節アブレーションに思う――

　洞機能障害は房室ブロックに比べて致命的となる可能性が低く，そのペースメーカー適応も徐脈関連症状（めまい・ふらつきや息切れ）によるQOL低下が明らかで，患者が希望する場合と学びました．こう聞くと，房室ブロックと比べて洞不全症候群を一段低く"軽い"病気のように見てしまいがちですが，実際はどうなのでしょうか？

洞結節の機能が亢進した病気――inappropriate sinus tachycardia

　あなたは"inappropriate sinus tachycardia"という病名を耳にしたことがありますか？ inappropriate sinus tachycardia（適切な日本語訳がないため通常そのまま英語表記で呼ばれます．以下ISTと略）は，特別な原因がないのに日中の活動時中心に頻脈傾向を認め，特に体動や情緒変化に伴い悪化を示すという疾患概念です．しかも，一見すると最も心臓病とは縁がなさそうな比較的若年の女性（30〜40歳前後）に好発するとされます．患者さんは安静時から約100/分の心拍数を示し，横になった状態から立ち上がっただけで30/分近くも心拍数が増加して動悸や息切れ，めまいなどを訴えます．心電図上は洞調律時とほぼ一致するP波を認め，心臓電気生理検査をしても心房内の興奮伝播様式も生理的な洞性頻脈と区別ができず，洞結節の自動能亢進や自律神経異常が機序として推察されています．

ISTの治療

　IST症例の大多数に対してはβ遮断薬をはじめとする薬物治療が第一選択とされますが，これらが無効な場合にカテーテルアブレーション治療が行われることがあります．カテーテルアブレーションは本書でも何度か登場しており，電極付きカテーテル先端から心筋焼灼を行う治療でしたね．ISTに対するカテーテルアブレーションでの焼灼標的は病的な洞結節近傍になります．しかしながら，洞結節に対するアブレーションは難渋することが知られており，平均的な焼灼回数20〜40回で手技時間もしばしば3〜4時間を超えるとされています（Shen WK. Card Electrophysiol Rev 2002；3：349）．しかも，これだけの時間をかけても急性期で約75％と成功率が低く，慢性期では25〜65％程度に再発を認めることもしばしばです．例えばWPW症候群における副伝導路（ケント束）の焼灼が数回以内で95％以上成功し再発もごくわずかであることを考えると，いかに困難かがわかるでしょうか．

洞結節はてごわい？―ISTに対するカテーテルアブレーション

　実際に筆者らが経験したIST症例に対するカテーテルアブレーションの1例をお示しします．患者さんは42歳女性で，β遮断薬により一定の効果は得られたものの，徐脈に伴う症状が顕在化したためカテーテルアブレーションを希望されました．近年，急速に進歩している3Dマッピングシステム（CARTOやEnSite）をガイドとして用いて焼灼に臨み，再セッションを含めて非常にたくさんの回数"念じる"ように通電を行ったのですが，結果は2回とも"惨敗"に終わりました（図1）．

図1

A: 白円中心の＊印が焼灼標的の最早期興奮部位（洞結節），B: 焼灼部位（図中●）．
Aよりやや背側より眺めた図．

inappropriate sinus tachycardia（IST）に対するカテーテルアブレーション

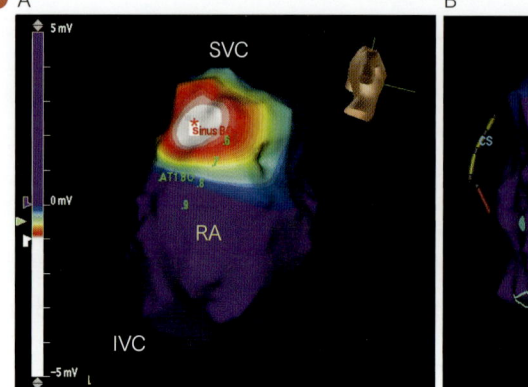

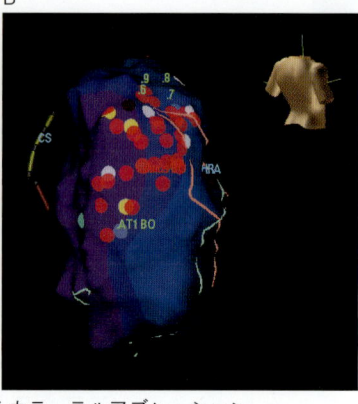

RA：右房
SVC：上大静脈
IVC：下大静脈

なんだか悲しくなってしまいますが，洞結節の"しぶとさ"がおわかりいただける好例ではないかと思います．もちろんISTは病的な洞結節のためしぶといのかもしれません．しかし，Marroucheらが報告したISTに対する洞結節アブレーションでの平均焼灼領域が12 mm×19 mm（Marrouche NF. J Am Coll Cardiol 2002；39：1046）と，一般的な洞結節サイズ（4～5 mm）×（8～10 mm）（Shiraishi I. Circulation 1992；85：2176）とそれほど大差ないことを考えると，もし仮に（もちろん実際には許されませんが）正常洞結節をカテーテルで焼灼するとしても相当の"難敵"である可能性が容易に想像できる気がしますね．

究極の洞結節アブレーションが洞機能障害（洞不全症候群）をもたらすことを考えると，日常臨床で遭遇する洞不全症候群の患者さんの洞結節に長年かけて生じた線維化・脂肪浸潤や洞結節細胞数減少といった変化は広範で並大抵のものではなく，はじめに述べたような"軽い"病気との認識は不適切な気もしてきますね．

房室ブロック作成術との比較

心拍数コントロール不良の心房細動症例に対して行われる ablate and pace 治療を知っていますか？　カテーテルアブレーションにより人工的に完全房室ブロックを作り出しペースメーカー植込みを行う治療ですが，この際の焼灼ターゲットは当然ながら房室結節付近（正式にはヒス束電位記録部）になります．症例によっては難渋する症例もありますが，多くは数回以内の焼灼，時間的には正味30分～1時間ほどで完全房室ブロックを作成することができます．そうです，アブレーション手技に関しては房室結節を焼くことは洞結節よりも断然カンタンなのです．

まとめ

ヒトの長い進化の歴史の中で，多少のことには屈せず生き延びるべく獲得したであろう洞結節の頑強さやISTに対するカテーテルアブレーションを引き合いに出して考えたり，房室結節アブレーションと所要時間を比較して洞機能障害の"重い"や"軽い"を判断するのは適切でないかもしれません．しかし，心臓全体を統率する大黒柱である洞結節の威厳がもろくも崩れ去る洞不全症候群について，とかく心電図異常ばかりがクローズアップされる中，本コラムが洞結節に生じる病理組織学的変化について考える一助になればと思います．こんな話を聞くと，洞不全症候群の患者さんに今まで以上に親切に接することができそうですよね？

§7-5

Arrhythmia（5）房室ブロック
―― "つながり"でとらえる ――

房室ブロックのイメージ

前回の洞機能不全に続いて今回も徐脈性不整脈を扱うよ．メインテーマは房室ブロックだよ．

洞結節からの電気刺激が心房へは伝わるけれど，房室結節のところで遮断されて心室につながらないからP波のある徐脈になるんでした，房室ブロックは．

イメージはそれでOKで，心電図ではP波に続くQRS波が脱落するのが基本だったね．ただ，私たちが目にする心電図の世界では実際の電気の流れが見えるわけではないから，

> P波とQRS波が正常な"つながり"が崩れた状態が房室ブロック

というふうに考えよう．これが大事な理解になるかな．

P波とQRS波の"つながり"

ところで，先生の言う"つながり"って何ですか？　曖昧な言葉のような気がしますが．

心電図における"つながり"というのは房室伝導に関する私なりのコトバで，

正常な"つながり"とは何か？

> 一つのP波に対して0.20秒以内の一定の間隔でQRS波が一つ続いている

のような意味と考えてくれるかな．もちろん正式な用語じゃないけどね．実際の心電図で確認してみようか（**図1**）．

図1

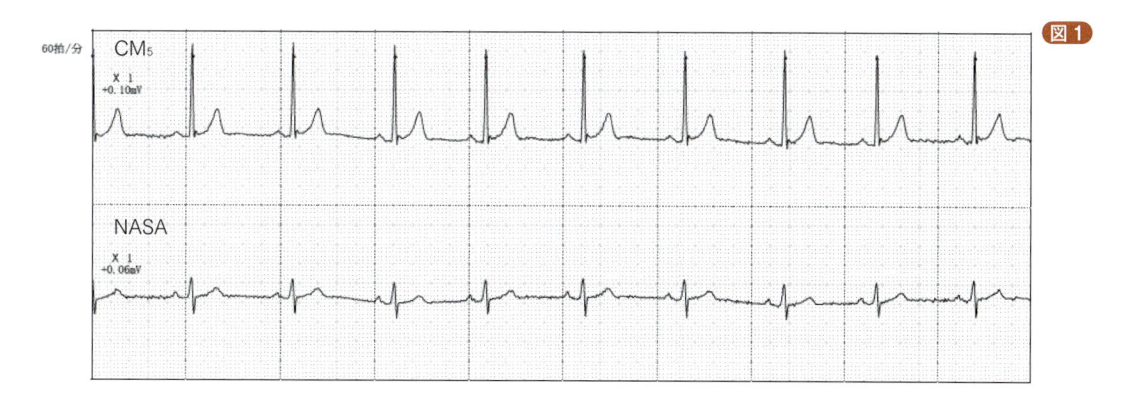

🔰 なるほど．確かに P-QRS → P-QRS → P-QRS…と交互に繰り返していて，どのペアでも PR 間隔も 0.2 秒以内でずっと一定です．これが正常な"つながり"ですね．

P 波の異常がないことも大切

👓 もう一つ．心電図で房室ブロックをうまく診断するためには，いくつかの似たような病態にダマされないことが大切なんだ．そのためのポイントとして，

> 房室ブロックでは P 波に関するトラブルはないのが基本 "早過ぎず遅過ぎず"
>   （すべて洞調律時と同一の P 波が［ほぼ］規則的に並ぶはず）

を 2 つ目のポイントとして意識しておこう．

🔰 これも当然のようで大事ですね．P 波のトラブルは洞結節の異常でした．

👓 他に心房期外収縮（PAC）にも注意しよう．早過ぎる P 波も要注意だよ．

房室ブロックの分類

👓 では具体的に房室ブロックを考えていこうか．

🔰 何種類もあってなかなか覚えられないんです…．

👓 分類のこと？　房室ブロックの分類の仕方にはいくつかあるけれど，その中で一番良く使われるのが次の程度分類だよ．イメージとしては数字の順に重症になってペースメーカー適応に近づくと思っておこう．

房室ブロックの程度分類

1 度房室ブロック
2 度房室ブロック
　ウェンケバッハ型房室ブロック（またはモービッツⅠ型）
　モービッツⅡ型房室ブロック
　（2：1 房室ブロック）
　高度房室ブロック
3 度房室ブロック（または完全房室ブロック）

🔰 僕は 2 度がとにかく複雑なんで苦手です…．

👓 君の言うとおり，房室ブロックの心電図では 2 度房室ブロックを苦手とする人が多いよ．だから，私のオススメは"1 → 3 → 2"の順に考えよ，ってことなんだ．

🔰 また出たっ！　前回の洞機能不全でも登場しました．難しい 2 型は最後に残すというスタンスですね（⇒ §7-4 P.146「ルーベンシュタイン分類Ⅲ型（徐脈頻脈症候群）」参照．

👓 ただ，その前にそもそも房室ブロックと正しく診断できることが前提になるからね．ここでいったんまとめよう．

§ 7-5 Arrhythmia

房室ブロック："つながり"でとらえる

> **心電図の世界における房室ブロック**
> 1) P波とQRS波の正常な"つながり"が崩れている
> 2) P波のトラブルはなし（基本的に洞性で等間隔にP波が並ぶ）
> 3) 房室ブロックと正しく認識できてこその程度分類（1～3度）

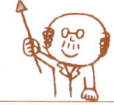

🛡 正確に房室ブロックと診断した上での"1→3→2"ですね，わかりました．

1度房室ブロックはカンタン

👓 まずは**1度房室ブロック**から考えていこう．房室ブロックではP→QRSの間で電気が遮断されるから，P波の数よりQRS波の方が少なくなるのが基本だけど，1度房室ブロックでは唯一 **QRS波の欠落がない**んだ．

🛡 一つのP波に必ず一つQRS波がつくんですね．でも **PR（Q）時間が長い**んですよね，1度はたしか．

👓 そうだね．QRSは脱落しなくても，PR（Q）時間が **0.20秒（200 ms）以上** という点で，正常な"つながり"の条件から外れてしまうね（図2）．

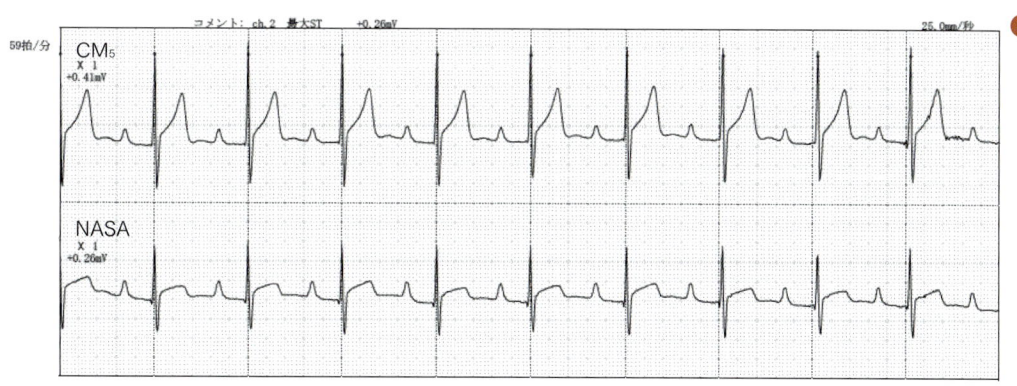

図2

> 1度房室ブロックでは唯一QRS波が脱落しない（PR（Q）時間が延長するだけ）

🛡 たしかにP-QRS→P-QRSの順番は守られてますけど，PR（Q）時間が小さい"目盛り"で8個分ですから，0.32秒と延長していて **1度房室ブロック**と言えるんですね．

👓 1度房室ブロックではQRS波が欠けないから徐脈にならないよね．だから，通常のスクリーニング方法では検出できないんだ．では，ホルター心電図で1度房室ブロックを検出するにはどうしたら良いでしょう？

🛡 添付されている12誘導心電図か拡大波形をパラパラ見る時に気づけばいいですね．

🧑‍⚕️ そのとおり．見つけたら忘れないうちにレポートに所見として書いてしまおう．でも，1度房室ブロックは単独での病的意義はないことがほとんどだよ．

👨‍🎓 先生，どうして PR(Q)時間なんですか？

🧑‍⚕️ 良い質問だね．P 波は心房収縮，QRS 波は心室収縮をそれぞれ表したから，その間をつなぐ PR(Q)時間は何を表すと思う？

👨‍🎓 心房と心室の間ということですか？

🧑‍⚕️ 何度か登場している房室接合部に関連しているよ．心房側からの電気が心室側へ通過するのにかかる時間が PR(Q)時間だけれど，そのほとんどは房室結節の通過時間とされるよ．この正常値が 0.2 秒までなんだよ．

👨‍🎓 ということは，房室結節を通過するのに通常より時間がかかっても電気の流れが途切れることはない状態が 1 度房室ブロックということですね，わかりました．

完全(3度)房室ブロック

🧑‍⚕️ 1度の次は 3度にいこう．ちなみに，臨床現場では 3度と言うより完全房室ブロックと呼ばれることが多いかもね．"コンプリート(complete)"と呼んだりもするかな．

👨‍🎓 最重症の房室ブロックですから診断も難しそうですね…．

🧑‍⚕️ いや，実は慣れてくるとそれほど難しくないよ．始めに完全房室ブロックの診断基準を示そうか．

完全房室ブロックの診断基準

1) 十分に遅い一定の心室レート(R-R 間隔；通常 50〜60/分以下)
2) 心室レートよりも速い一定の心房レート(P-P 間隔)
3) PR(Q)時間がバラバラ(房室解離)

👨‍🎓 完全房室ブロックは心房と心室の間の電気の流れが完全に遮断された状態ですが，心電図的には 3 つの条件で診断するんですね．

🧑‍⚕️ 実際に完全房室ブロックの心電図を確認してみよう．房室ブロックに限らず，不整脈の心電図を解析する場合はいつも，

1) QRS 波のレート(R-R 間隔)は？
2) P 波のレート(P-P 間隔)は？
3) P 波と QRS 波の"つながり"は？

の 3 つに注目するんだ．

👨‍🎓 完全房室ブロックの診断基準もよく見るとこの 3 つに関する条件になってますよね．

§7-5 Arrhythmia

房室ブロック:"つながり"でとらえる

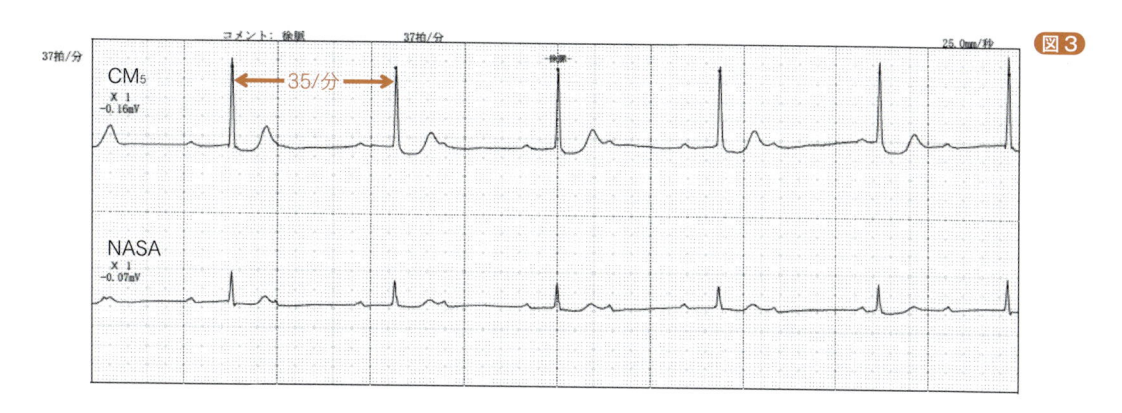

👓 じゃあ,図3をこの順に読んでくれるかな.

図3

📖 わかりました.まずQRS波のレートからですね.R-R間隔は一定で約35/分の明らかな徐脈ですね,これは(⇨アドバンス1参照).

P波へのこだわり

👓 次にP波のレートはどうかな? 前にも言ったけれど,

> 不整脈の心電図を読み解く最大の秘訣はP波を正しく認識すること!

だったよね.

📖 QRS波を見誤ることは普通はあまりないけれど,P波は"神出鬼没"で,T波やQRS波の影に潜んだりするので注意が必要でした(⇨ §5 P.46 「P波を見つけるコツ」参照).

👓 ホルター心電図ではCM₅誘導でもNASA誘導のどちらかの心電図を見て不整脈の診断をするわけだけど,まず大前提として次のことを知っておこう.

> 不整脈を診断する時にはP波が最もわかりやすい誘導を選ぶ
> (QRS波やT波と区別しやすい独特の形をしたP波がベスト)

📖 なるほど.一番良い条件で勝負するのがポイントですね.

👓 図3では,どっちも比較的P波はわかりやすいけれど,私の感覚では下のNASA誘導のP波のほうがトンガっていて識別しやすいかな.以後はNASA誘導で考えていこう(図4).

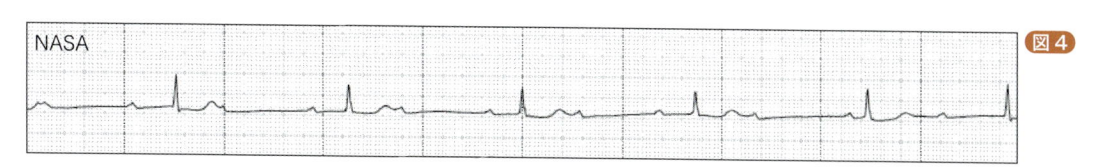

図4

A

🤓 ホルター心電図では，2つの誘導のうち1つを選ぶけれど，12誘導心電図で不整脈を診断する時もまったく同じことが言えるからね．

📘 こんなことが書いてある教科書は今までになかったですね．ひょっとして不整脈心電図を読むヒミツなんですか？

P波を探せ

🤓 具体的なP波の見つけ方として，まずはT波をきっちり認識することからはじめよう．ポイントは，

> **T波の見つけ方**
> T波はQRS波にとても従順
> 　T波はいかなる時もQRS波の直後に来る（それ以外の場所には来ない）

だったね．移り気なP波とは違って，T波は必ずQRS波の直後にくるので，まずは印をつけてみよう．T波の上でも下でもいいからマーキングするね（**図5**［T］）．

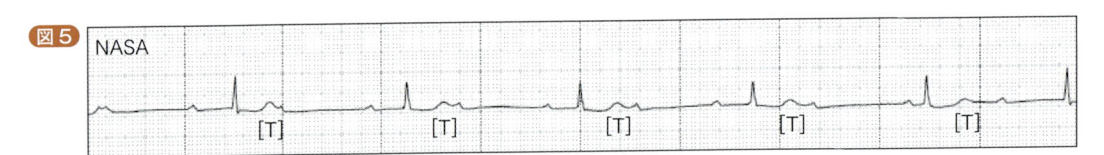

図5 NASA 心電図

📘 なるほど．これならできます，僕にも．

🤓 次のプロセスはT波の終わりから次のQRS波の間の"安全地帯"に注目して，明らかにP波とわかるものを拾い上げよう（⇒§5 p.46「P波を見つけるコツ」参照）．↓で示したのがP波だね，ひとまずは．

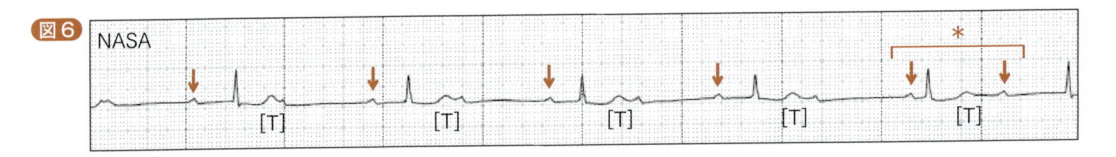

図6 NASA 心電図

📘 "安全地帯"は基本フラットでしたから，ここに波があれば確実にP波と言えますね．なんだかT波の近くにもP波があるようにも思いますが，どこまでがT波といえるのかが自信ないです…．

🤓 そうだね．T波との分離が微妙なものはひとまず保留しておいて，**図6**でつけた↓のうち，左から5つ目と6つ目に注目しよう．

📘 この2つの間隔（＊）が一番短いですね．

🤓 ナイスな視点だよ．次のポイントは，

> 一番短いP-P間隔を見つけたら，キャリパーを使ってP波を補完する

§7-5 Arrhythmia

房室ブロック："つながり"でとらえる

だよ．キャリパー（⇒§7-4 p.156 図11参照）を＊の長さにあわせて隠れたP波を探し出そう．

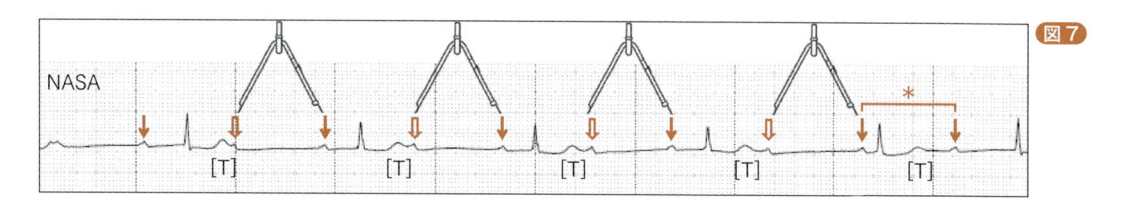

🔰 基本的に洞性P波なら一定の間隔で並んでいるはずですからね．そうなると，"2こぶラクダ"のように見えていたT波の後ろにある波（⇩）は実はP波なんですか（**図7**）？

図7

👓 素晴らしい！　図7の⇩もP波と考えれば，全部のP波がほぼ等間隔に並んでいるでしょ．これが「**必殺！ P波の見つけ方**」だよ．

🔰 たしかに，非常に視界良好になりました．多少の変動は有りますがP-P間隔はほぼ一定で，レートは70/分前後ですかね．心房レートは心室のレートとは違ってずいぶん速いですね．

PR間隔の検討―"つながり"を調べる

👓 じゃあ，3つ目の"つながり"はどうかな？

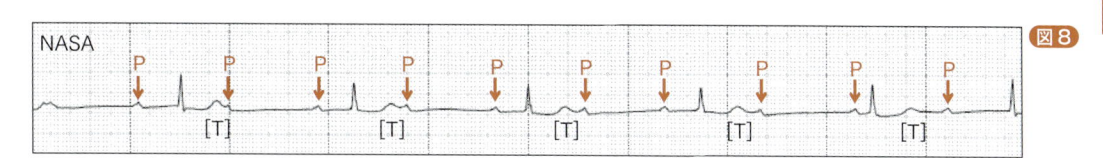

🔰 左からP→QRS→P→P→QRS→P→P→QRS→P→P→QRS→P→P→QRS→P→QRSになっていますから，QRS波よりP波の方が多くって全然1：1対応になっていません．「1つのP波に1つのQRS波がつく」という条件に明らかに反していますから，**異常な"つながり"**ですね（**図8**）．

図8

👓 PR間隔はといえば，QRS波の直前とのP波との距離だけを見ていっても，左から11.5目盛り，10目盛り，7.5目盛り，9.5目盛り，6目盛り，17目盛りのように全く一定でないし規則性もないよね．

🔰 要するに**PR間隔がバラバラ**なんですね．たしかにこの心電図は完全房室ブロックの診断基準を3つとも満たしていますね．

👓 そう，3つ中2つとかではなく，**診断基準を3つすべて満たさないと完全房室ブロックとは診断しない**と覚えておこう．

🔰 厳密なんですね．でも考え方はわかりました．

👓 これは1～2か月前から息切れを訴えた患者さんの精査として行われたホルター心電図だったんだ．

🛡️ 息切れの原因は完全房室ブロックですね．十分に有症候性といえるので，基本的にはペースメーカー適応になりそうですね．

完全房室ブロックと補充調律

👓 心電図を見て完全房室ブロックと診断するための条件は覚えたかな？　まず"できる"からはじめよう．では，次にそれらが意味することについて考えてみよう．

🛡️ そうです，実は「なんでそうなの？」とその点が気になってたんです．

👓 完全房室ブロックでは心房と心室の間の"導線"が切れると考えれば，洞結節からの電気刺激が心室へ届かないわけだから心臓が止まってしまうと思わない？

🛡️ 完全房室ブロックでは実際に突然死してしまう場合もあるって聞いたことがあります．

👓 ただ，多くのケースではそうはならないよ．完全房室ブロックになっても，洞調律なら心房は洞結節からの刺激を受けて収縮するよね．じゃあ，一方，心室に関してはどうなると思う？

🛡️ 洞結節以外の"誰か"が心室へ電気刺激の"エール"を送ってくれないとダメですね．

👓 そう．それを補充調律といって，人間が長い進化の過程で生き延びるために獲得した非常灯のシステムなんだよ．用心深いヒトには非常灯も2か所（房室接合部と心室筋）あるんだけど，普通は房室接合部の非常灯が点滅することが多いよ．まとめをどうぞ（図9）．

1) 房室接合部性：QRS 幅 narrow（狭い），40〜60/分，安定

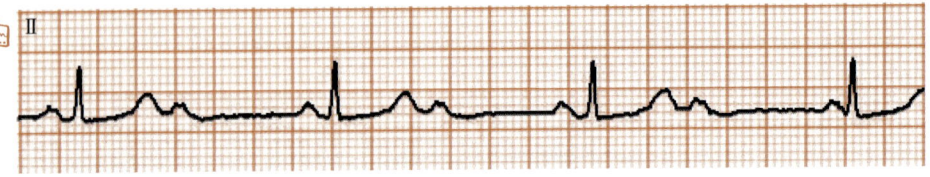

2) 心室性：QRS 幅 wide（広い），30〜40/分，不安定

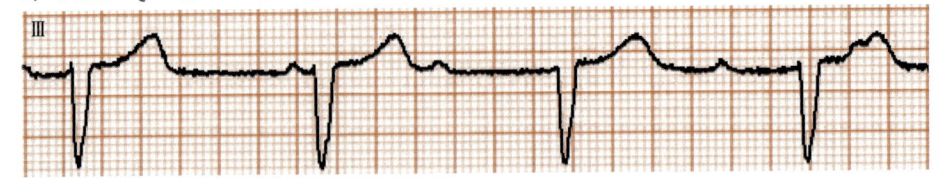

図9 2つの補充調律（QRS 幅・レートと信頼性）

2つの補充調律とその区別

🛡 房室接合部と心室筋が"誰か"というか補充中枢になるんですね．QRS幅で判定するのは期外収縮の区別とも似ていますね．補充調律の心拍数(レート)も大事なんですか？

👓 房室接合部や心室筋には自動能が備わっているから，こうした非常事態に対処できるんだけど，それぞれ生まれつき決まった"マイペース"があるってわけさ．

🛡 房室接合部ならだいたい50/分前後，心室ならそれ以下の30〜40/分ちょっとということですね．補充調律のレートも鑑別に役立つんですね．最後の安定か不安定かというのはどういう意味ですか？

👓 これが最も大事だよ．補充調律というのは，いつ消えるやもしれぬ非常灯なわけで，安定か不安定かというのはその信頼性の問題さ．

🛡 完全房室ブロックでは補充調律が出なくなった瞬間が一巻の終わりですから，より不安定な心室性補充調律の場合には心停止になる前に一刻を争ってペースメーカーを入れろというわけですね．

> 補充調律の QRS 幅が広く，レートが遅いほど不安定なのでペースメーカー植込みを急げ！

房室解離を示唆する心電図所見

👓 完全房室ブロックでは心房は洞調律，心室は補充調律で収縮することがわかったけど，こういう状態を房室解離というよ．ボウシツカイリだ．

🛡 心房と心室が各々違う命令で動いているってことですね．

👓 完全房室ブロックの診断をする上で3つを確認せよと言ったけれど(⇒§7-5 p.166「完全(3度)房室ブロック」参照)，実は3番目の条件が房室解離を表したもんなんだ．でも，PQ(R)時間がバラバラというのは漠然としていると思わない？

🛡 どうなればバラバラなのか，どこまでは誤差なのか悩みそうです．

👓 だから，ここで房室解離を一発で見抜くための"必殺の所見"をお教えしよう．PQ(R)間隔を丹念に調べていく過程で，

> "絶対につながれない"タイミングのP波とQRS波
>   (典型的にはP波がQRS波にほぼ重なって見える場合)

を見つけられれば，最初の2つのP波とQRS波のレートの条件と合わせて一発で完全房室ブロックと診断してほぼ間違いないよ．

🛡 先生，絶対につながれないとはどういう意味ですか？

🤓 PQ(R)時間の大部分は房室結節を電気が通過する時間に消費されるんだったけれど，どんなに電気の通りが良くても 0.12 秒よりは短くなれないとされるんだ．これは PQ(R)時間の正常下限値に相当するね．

🛡 0.12 秒というのは心電図の方眼用紙では 3 "目盛り" に相当しますね．

🤓 だから，心電図で P 波と QRS 波が 3 目盛り以内に接近している場合には，心房→房室結節→心室の順で電気が流れて P 波→ QRS 波となったと考えるよりも，心房と心室が別々の調律で支配されていて，"たまたま" ほぼ同じタイミングで収縮が起こったと考える方が普通でしょ，ってことさ．P 波と QRS 波とにつながりがない何よりの証拠なんだ．

🛡 すごい！　1 拍で房室解離を見抜くための必殺の所見ですね，コレは．

▍一発診断の例

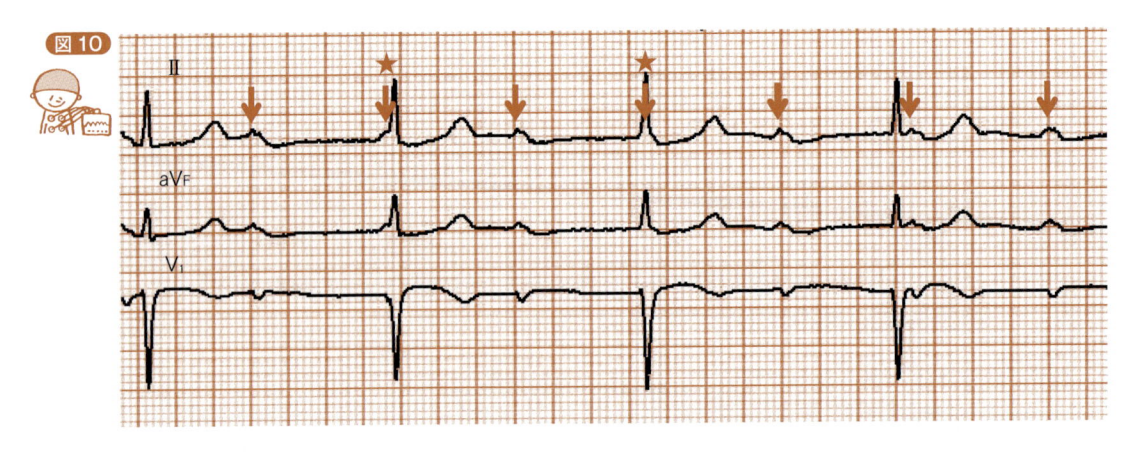

🤓 実例を示そうか．図 10 の心電図を見て．P 波を↓で示したけれど，2 個目や 4 個目の P 波（図 10 ★）のように QRS 波が重なって見える場合，自信をもって房室解離と宣言していいね．これらの P 波が，重なっている QRS 波を作った可能性はほぼゼロさ．

図 10

🛡 なるほどそう考えるんですね．P 波のレートは約 85/分，QRS 波のレートは約 45/分でほぼずっと一定なので，これらの条件と房室解離の所見と併せて完全房室ブロックと診断できました！　これは瞬殺テクニックですね．

> QRS 波に重なる P 波は絶対につながっていない（房室解離を示唆）

▍これも完全房室ブロックですか？

🤓 さて，いきなりだけど次の心電図（図 11）を見てくれるかな．どうかな？

§ 7-5 Arrhythmia

房室ブロック："つながり"でとらえる

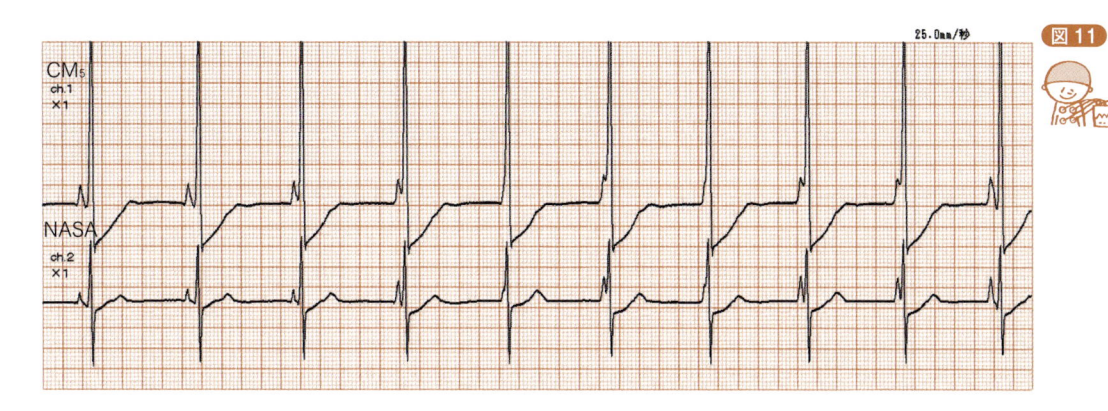

図11

📖 R-R間隔はレギュラーで5マスと2目盛りですので56/分の徐脈です（⇒アドバンス1参照）．あっ，3拍目と4拍目のP波は完全にQRS波に重なってますから，これはラッキーです！ 房室解離 の所見ですね．

👓 ということは？

📖 一発で完全房室ブロックでいいと思います．いやー，僕にも診断できるようになったなぁー！

👓 ブーッ，ズバリ間違いです．やっぱり罠にひっかかったか…．基本に忠実に行かないとダメだよ．完全房室ブロックの診断基準は3つすべて確認せよってあれほど言ったじゃない．

📖 すみません．えーっと，あれ P波の条件 が抜けてましたか？ P波は上のCM₅誘導でよく見えますから，マーキングしちゃいます（図12）．心房レートでいうと，55/分くらいです．あれっ，こっちも徐脈で心室レートとほぼ一緒です．

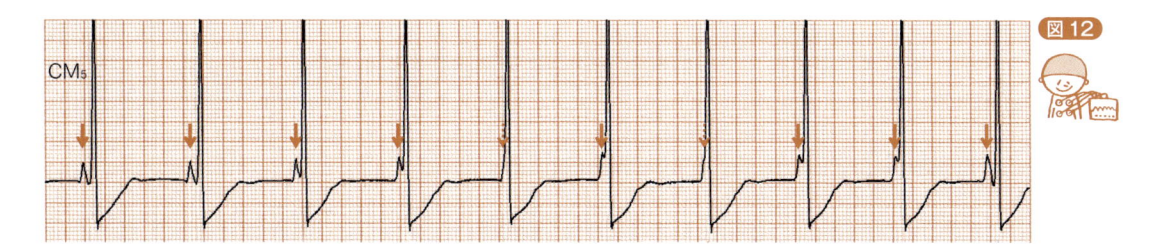

図12

👓 気づいたかな？ 完全房室ブロックの時ではP波のほうがQRS波のレートより断然速いはずだし，それが診断にも大事だったのを思い出してよ．君の言うとおり，房室解離の所見は正しそうなんだけど．でもP波が多いっていう条件は満たさないんだ．

等頻度房室解離とは？

📖 徐脈で房室解離していても完全房室ブロック以外の病態があるなんて初めて知りました．いったい何なんですか？

👓 これは少し難しいから正解を言っておこう．等頻度房室解離 という病態なんだ．でも，

A

この日本語よりも英語名の isorhythmic atrioventricular（AV）dissociation という表現のほうが多く使われるよ．

🔰 なんかいきなり難しい英語ですね…．聞いたことないですよ．

👓 等頻度房室解離は，何らかの理由で洞結節よりも房室接合部などの補充中枢の興奮ペースがちょっと上回ってしまった時に生じる状態なんだ．"iso"っていうのは"同じ"って意味だから，"isorhythmic"は同じくらいのリズム，つまりペースでって考えてよ．

🔰 でも房室解離ということは，心房と心室が別々の命令で収縮してるということですよね？

👓 そう．この例（**図11，図12**）の場合，心房は洞結節，心室は房室接合部からの調律で別々に捕捉されているよ．でも，この症例は完全房室ブロックとは言えない理由は何でしょう？

🔰 Pレート≒QRSレートですからね．なるほど，それで"等頻度"なんですね．完全房室ブロックの大事な条件である，

> 完全房室ブロックでは必ずPレート＞QRSレート

が満たされないから，この症例では房室解離はしていても完全ブロックでないんですね．僕，今まで「房室解離＝完全房室ブロック」って完全に誤解していました．

👓 等頻度房室解離は，洞結節による心房収縮レートが補充調律のペース近くにまで低下した時に生じるわけで，房室ブロックよりは洞機能不全に近いイメージでとらえておけばいいよ．

🔰 先生，じゃあ等頻度房室解離はヤバイということですか？

👓 いや，健常人でも夜寝ている時などにはこの状態になることもあって，等頻度房室解離が一概に病的とは言えないんだよ．ただ，この病態を紹介するのが私の本意ではなく，

> 房室解離は完全房室ブロックの"専売特許"じゃない！

ということを強調したかったんだ．本当に房室ブロックの心電図診断の仕方を正しく理解していないと"房室解離＝完全房室ブロック？"と勘違いしてしまうケースとして紹介したよ．

最後に2度房室ブロック

👓 1度→3度と扱ったけど，房室ブロックを疑って両者のいずれでもない時に2度かもって思うのがポイントだよ．

§ 7-5 Arrhythmia

房室ブロック："つながり"でとらえる

2度房室ブロックのとらえ方

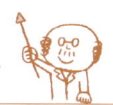

1) 複数のP波に対して1つだけQRS波が脱落する
2) "1度でも3度でもない"房室ブロック

正確には1)が正式な定義で，何拍かの連続するP波のうち1拍だけQRS波が落ちるのが特徴だけれど，わかりにくければ私のオススメは2)の考え方だよ．

洞機能不全での考え方と同じ順番で"1→3→2"と考えていく消去法的な先生の考え方，ステキです．

実際の心電図を見てくれるかな（図13）．途中2か所にあるR-R間隔があいているところに特に注目して，いつもの手順で読んでいこう．

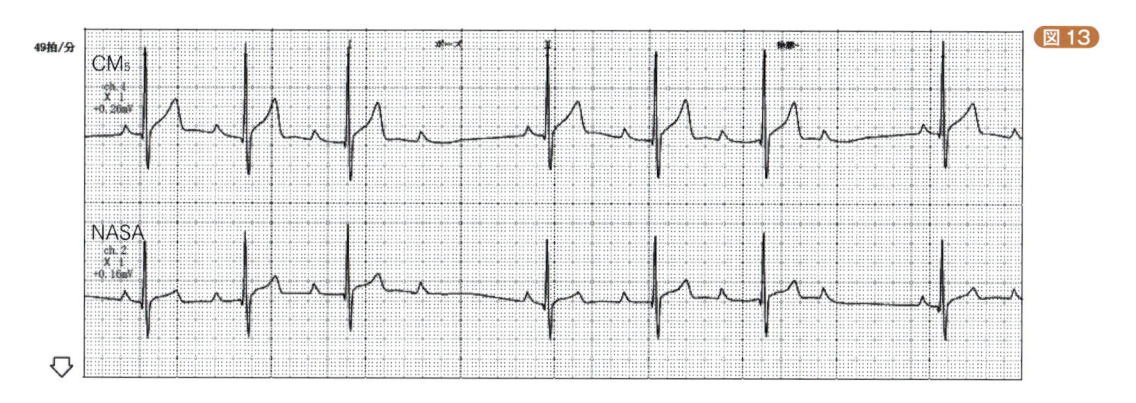

図13

最初の3つのQRS波はほぼ等間隔ですが，4つ目のQRS波までしばらくあいてから，また3つほぼ同じR-R間隔となった後にまた伸びていますね．

P波はほとんど等間隔で50/分ちょっとかな．これは夜中の1時過ぎの記録だから徐脈気味なんだろうね．じゃあ，P波とQRS波の"つながり"はどうかな？

"つながり"チェック

左から順にP-QRS→P-QRS→P-QRS→Pとなってます．その次にP波がきて，P-QRS→P-QRS→P-QRS→PでQRS波なし，というサイクルを形成していますね．

4個目のP波の後にQRS波が続かないってことは？

正常な"つながり"ではありません．心房から心室へ電気が流れなかった，つまり房室伝導がブロックされたということですかね？

つまり房室ブロックだね．でも，QRS波が脱落しているから1度じゃないし，3度のように補充調律によるR-R間隔がレギュラーな徐脈でもないよね？

ははーん，わかりましたよ．こういう時が2度房室ブロックなんですね．たしかに4つのP波に対して1つだけQRS波が落ちていて，定義1)にも合致します．

正式な定義も大事だけれど，房室ブロックだとわかれば1度でも3度でもなきゃ2度なはずでいいじゃないか．物事は単純に考えようね．

2度には次があるぞ

2度房室ブロックであることはわかったね．でも，2度にはさらに細かい分類があるんだ．

人の名前のついた2つですよね．この区別が苦手なんです，僕….

ウェンケバッハ(Wenckebach)とモービッツ(Mobitz)だね．2度房室ブロックだとわかったら次には，

> 2度房室ブロックを見たらウェンケバッハ型かモービッツⅡ型かを考える

というプロセスが大事で，ペースメーカー治療の要否を決める大事な鑑別になるよ．

ひゃー出た！ なんでいきなりⅡ型なんですか？ Ⅰ型が登場していないのに….

一部にウェンケバッハ型をモービッツⅠ型と呼ぶ人もいるけれど実は少数派なんだ．だから，2度房室ブロックといえばウェンケバッハ型かモービッツⅡ型の2つと考えていいよ．

ウェンケバッハ型かモービッツⅡ型の区別

両者を見分けるには，たしかPQ(R)間隔が登場したような….房室ブロックではとかくPQ(R)間隔がポイントになりますよね．

PQ(R)間隔は房室伝導する時間だったでしょ？ だから，房室ブロックの心電図を正しく読むにはPQ(R)間隔を調査するってワケさ．最初にまとめをどうぞ(図14)．

QRS波が落ちるまでのPQ(R)間隔の推移に注目してくれるかな．

1)のようにPQ(R)間隔がだんだん延長していってついにQRS波が欠落するがウェンケバッハ型で，2)みたいになんの"そぶり"も見せずに一定のPQ(R)間隔のままQRS波がいきなり脱落するのがモービッツⅡ型ですね．

§ 7-5　Arrhythmia

房室ブロック："つながり"でとらえる

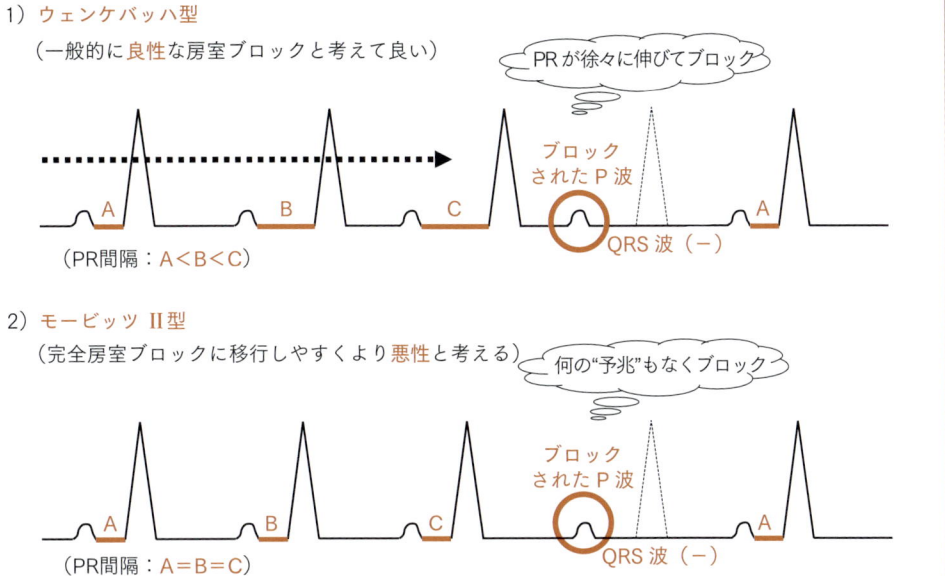

1) ウェンケバッハ型
（一般的に良性な房室ブロックと考えて良い）

〔PRが徐々に伸びてブロック〕

A　B　C　ブロックされたP波　A
（PR間隔：A＜B＜C）　QRS波（－）

2) モービッツ II型
（完全房室ブロックに移行しやすくより悪性と考える）

〔何の"予兆"もなくブロック〕

A　B　C　ブロックされたP波　A
（PR間隔：A＝B＝C）　QRS波（－）

図14　2度房室ブロックの分類

🔍 そのとおり．じゃあ，さっきの図13の心電図はどうかな？

📘 ウェンケバッハ型です．PQ(R)間隔が徐々に延長してからQRSが脱落していますから（図15：図13を抜粋）．

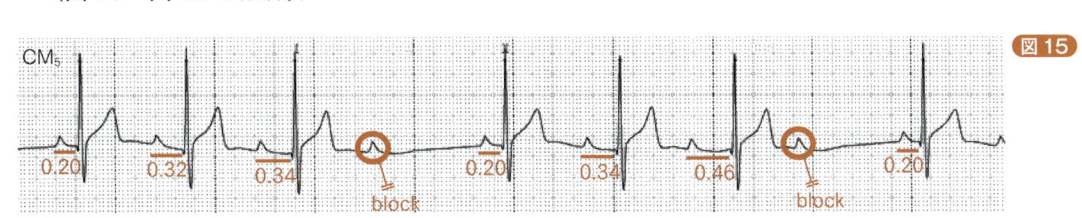

CM₅
0.20　0.32　0.34　block　0.20　0.34　0.46　block　0.20

図15

🔍 その通りさ．○で囲ったP波がブロックされてるね．君も気づいていたけれど，ウェンケバッハ型は一定の"サイクル"を刻むことが多いんだ．この場合，4つのP波と3つのQRS波が1セットなので4：3房室ブロックと言うよ．

📘 4個のP波に1つのQRS脱落があって3つになるからですね．

2度房室ブロックとペースメーカー適応

👓 ウェンケバッハ型かモービッツⅡ型かが区別できるようになったから，最後にペースメーカーの必要性についても知っておこう．

> モービッツⅡ型の方がウェンケバッハ型よりも完全房室ブロックへ移行するリスクが高いためペースメーカー適応となることが多い

という一般的なルールをまずおさえて．

📘 同じ2度房室ブロックでも，ウェンケバッハ型は良性なのに対して，モービッツⅡ型の方は悪性と考えるべきなのですね．だから，ホルター心電図を読んでいて，特にモービッツⅡ型を見つけた時には警鐘を鳴らす必要がありますね．

高度房室ブロックは2.5度

👓 実は1〜3度のいずれにも属さない房室ブロックとして高度房室ブロックというものがあるよ．実例を示そう（図16）．

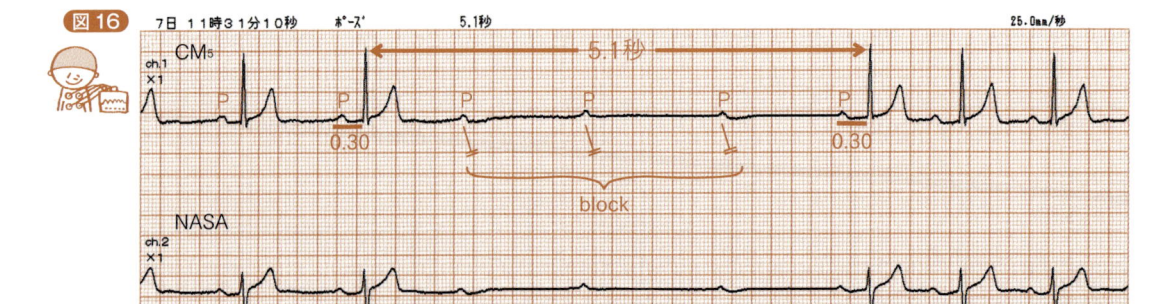

図16

📘 これは長いポーズになっていますね．5秒くらいでしょうか．はじめの2拍P-QRSとなった後，P波だけがむなしく4連続で続いていますね．

👓 これが高度房室ブロックで，この場合は4：1房室ブロックという非常に危険な状態だよ．ポーズの部分のR-R間隔がP-P間隔のちょうど4個分でしょ．

> 2個以上連続してP波がブロックされる（QRS波が欠落）が時々きちんと"つながる"

というのが高度房室ブロックの定義と言えるかな．

📘 先生，時々"つながる"ってどういう意味ですか？

👓 左から6個目のP波の後にようやくQRS波が続いているけど，この時のPQ(R)間隔が左から2個目の"つながった"時とだいたい同じでしょ？

📘 たしかに，どちらも 0.30 秒と正常範囲ではないですが同じ値ですね．

👓 だから，左から 2 個目の P 波が QRS 波を作ったのと同じく，6 個目の P 波も房室伝導して QRS 波ができたんだよ．

📘 3・4・5 個目の P 波はブロックされたけれど，6 個目の P 波で 4 拍ぶりに一矢報いたというわけですね．だから 4：1 房室ブロックなんですね．

👓 場合によっては，少し難しいけれど補充収縮で QRS 波が先に作られることもあって，そうなるともうほとんど完全房室ブロックといっていいよね．だから，高度房室ブロックは "2.5 度" っていうのが私のイメージだよ．

📘 心電図の専門家なのにテキトーなネーミングして…．でも，たしかに "首の皮一枚" でつながった状態ですから，高度房室ブロックは限りなく完全房室ブロックに近いんですね．

👓 だから，高度房室ブロックが見られた場合には，完全房室ブロックに準じて基本的にペースメーカー適応と考えたほうがいいんだよ．覚えておこう．

高度房室ブロック

P 波と QRS 波が "つながる" 際には PQ(R) 間隔が必ず一定になるのが特徴
（補充収縮が先に出ることもあるので注意する）

房室ブロックのペースメーカー適応

👓 すべての房室ブロックが出揃ったところで，ペースメーカー適応について考えてみよう．では，次の "法廷モデル" を見てちょうだい（図 17）．

図 17

"ザ・ジャッジ"（房室ブロック編）
ここは法廷．今，6 人組の "犯人" の裁判が行われています．被告は "チーム・房室ブロック" という名のヘンテコリンな名前の集団です．何の罪に問われているのかですって？ ……どうやら "殺人未遂" のようですよ．ただ，すべての被告が同等に殺人を企てたわけではなく，個々に対する判決が焦点になっているようです．長い審議の後，いよいよ最後の判決が言い渡される模様です……．

（次ページにつづく）

図17

裁判長：被告は以下の6名，
　［1度］，［2度(ウェンケバッハ)］，［2度(モービッツ)］，［2：1］，［高度］，［3度(完全)］
それぞれに以下の処分を下す．［2度(モービッツ)］，［高度］そして［3度(完全)］は有罪，したがって"ペースメーカーの刑"に処す．［1度］，［2度(ウェンケバッハ)］は無罪とする．なお，［2：1］に関しては証拠不十分につき再審議を行う．以上！

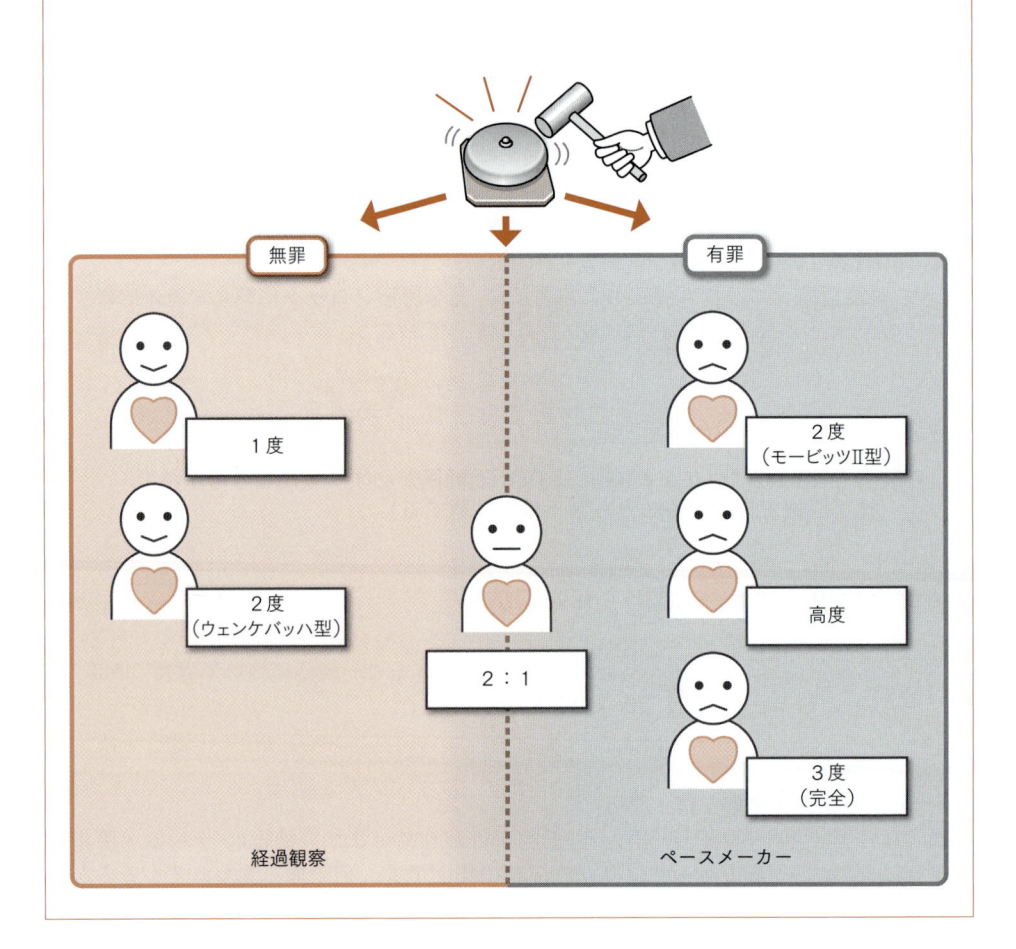

無罪		有罪
1度		2度（モービッツⅡ型）
2度（ウェンケバッハ型）	2：1	高度
		3度（完全）
経過観察		ペースメーカー

🛡 また先生はふざけて…．でも，ここまでくると，ちょっとした作家ですね，ホント．

👓 判決にはしびれたね．まぁ，モービッツⅡ型，高度および完全房室ブロックは危険だから有罪でOKだよね．

🛡 はい．いずれも致命的となる可能性がありますから，**ペースメーカー適応**ですね．それと，1度と2度でウェンケバッハ型は一般的に良性の房室ブロックでしたから無罪なんですよね？

👓 そうだね．"無罪放免"で一般的には**経過観察**でOKと考えよう．

2：1房室ブロックへの対処

👓 ところで，1人だけ歯切れの悪い判決がなかった？

🔰 2：1房室ブロックですよね．なぜこれだけ特別なんでしょう？

👓 2個のP波が交互につながったり，ブロックされたりするわけですね．実際の心電図をお示ししよう（図18）．

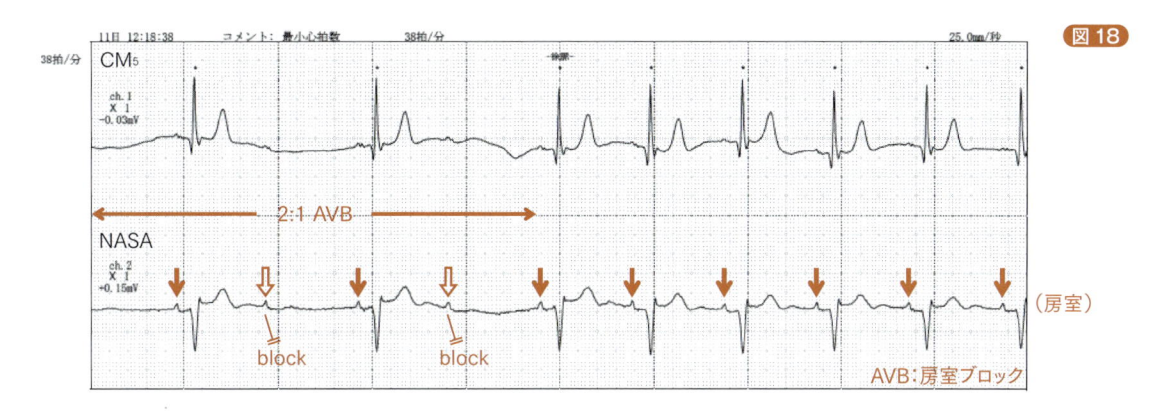

図18

🔰 前半部分は2回に1回QRSが脱落してしまいますね．⇩がブロックされたP波で，⬇は"つながって"QRS波を作ったP波なんですね．これが2：1房室ブロックなんですね．定義上は2度房室ブロックといってOKでしょうか．複数のP波で1個QRS波が落ちるし．

👓 そうだね．後半は1：1房室伝導になっているよね．さて，2度房室ブロックといえばウェンケバッハ型かモービッツⅡ型かが気になるところだけど，どうかな？

🔰 1拍つながった後すぐにQRS波が落ちちゃいますから，PQ(R)間隔が伸びたのかそのまま落ちたのかわかりませんね．

👓 そう．2：1房室ブロックの部分だけ見せられたら，どんな大先生でもウェンケバッハかモービッツかを言い当てることはできないんだよ．

> 2：1房室ブロックの心電図だけではウェンケバッハ型かモービッツⅡ型かはわからない！

🔰 だから，判決でも2：1房室ブロックは有罪と無罪の中間に置かれていましたね．"スプリット・デシジョン（split decision）"ですね．なんとか解決策はないんですか？

2：1房室ブロックの扱い方

👓 ホルター心電図では24時間にわたって心電図が記録されているわけだから，その他の房室ブロックになっている部分にも注目してみれば？

📖 一日の他の部分にウェンケバッハ型やモービッツⅡ型のブロックがないかを探せということですね．当然，高度あるいは完全房室ブロックもないかにも注意する必要がありますね．

👓 もちろん，全部が２：１型なら議論は平行線だけど，一日の中ではその他の型のブロックも一緒に見られることのほうが多いよ．例えば，他の場所でモービッツⅡ型のブロックが見られていたら２：１型も同じ様式なのかと思えばいいし，逆にウェンケバッハ型ばかりなら２：１型であってもウェンケバッハ的なのかなと考えるのが普通だよ．

２：１房室ブロックに対する処遇

その他の部分も参照して最も悪い房室ブロック所見に基づき判断する

📖 なるほど．これも12誘導心電図に比べてホルター心電図の圧倒的な強みですね．

👓 図18の症例では，その他の部分で次のようなモービッツⅡ型が認められたんだ．少し微妙だったから，電気生理学的検査（EPS）をした結果，ペースメーカーが必要という結果になったよ（図19：図18と同一症例）．

図19

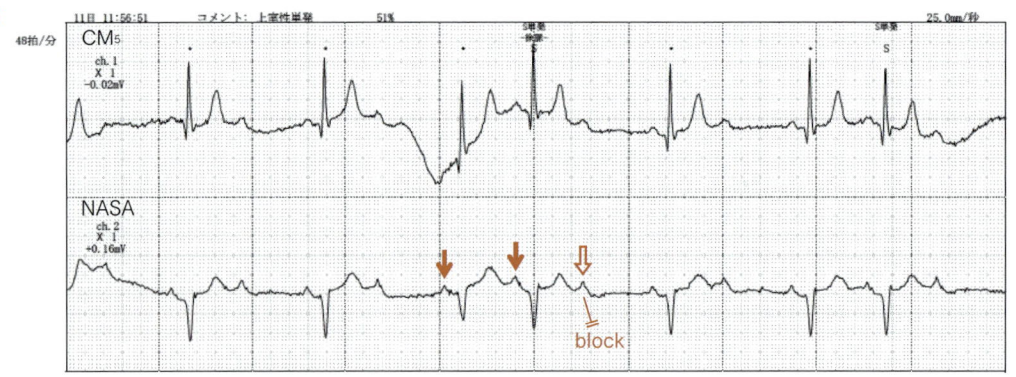

📖 たしかに，PQ(R)間隔はまったく伸びずにいきなり房室ブロックとなっていますね（図19 ⇩）．これは危険です．だから，２：１房室ブロックもモービッツⅡ型と同じメカニズムで生じていると考えれば良いわけですね．考え方がよくわかりました．

▌自覚症状が大切

👓 179〜180ページで学んだ裁判所の例はあくまでも原則であって，もちろん，ウェンケバッハ型や時には１度房室ブロックでも徐脈にまつわる自覚症状が明らかに証明されればペースメーカー適応とされるから注意してね．

📖 ここでも徐脈関連症状ですね．房室ブロックの種類だけですべてが決まるわけではなくて，患者さんの状態や訴えをよく観察しないといけませんね．覚えておきます．

👓 以上，大変長くなったけど，"1→3→2"の順で房室ブロックを見てきたね．

📖 考え方が今まで読んでいた教科書とは少し違うし，途中に難しいところもあったけど，入念に復習しておこうと思います．ありがとうございました！

§7-6

Arrhythmia（6）
── 徐脈性心房細動の診断と対処法 ──

心房細動なのに徐脈とはいかに

さて，徐脈性不整脈の最後として，今回は徐脈性心房細動を扱おう．

心房細動は一般的には頻脈性不整脈に分類されるわけで，徐脈になっていること自体がそもそも変なのでした．

心房細動時の心拍数は，正式には心室応答（ventricular response）というけれど，基本的には房室結節の伝導能で制御されるんだったね（⇒アドバンス2参照）．

普通の人では心房細動になると頻脈になるため，房室伝導を抑制する薬剤で心拍数をコントロールするんでした．

ただ，いろいろな心房細動の患者さんを見ていると，そうした薬剤を何も使ってないのに洞調律でいう"正常範囲"の心拍数（50〜100/分）になっている人がいるんだ．どういうことだと思う？

自然に房室伝導がコントロールされているってことですよね…．

ここでは房室ブロックを合併しているって考えてほしいんだ．実際には洞調律の時のように1度や2度という表現はされないんだけれど，QRS波が適度に間引かれるということは，便宜的には"2度"房室ブロックを合併していると考えればわかりやすいかもね．

そう考えるんですね．徐脈性心房細動の基本的な考え方がわかりました．

徐脈性心房細動のペースメーカー適応

では，次に徐脈性心房細動の治療について考えよう．

心房細動"なのに"徐脈なのですから，相当な房室ブロックを合併していると考えればよいと思います．

そのとおりだね．はじめにガイドラインを一緒に見ておこうか．

A

> **徐脈性心房細動に対するペースメーカー適応**
>
> **Class I:**
> 1. 失神，痙攣，眼前暗黒感，めまい，息切れ，易疲労感などの症状あるいは心不全があり，それが徐脈や心室停止によるものであることが確認された場合．それが長期間の必要不可欠な薬剤投与による場合を含む
>
> **Class IIa:**
> 1. 上記の症状があり，徐脈や心室停止を認めるが，両者の関連が明確でない場合
>
> **Class IIb:**
> なし
>
> **Class III:**
> 1. 症状のない徐脈性心房細動
>
> 〔日本循環器学会：不整脈の非薬物治療ガイドライン（2006年改訂版），循環器病の診断と治療に関するガイドライン（2005年度合同研究班報告）．p11-12, 2006〕

🛡 他の徐脈と同様で，**自覚症状**の有無が大切なんですね．

👓 ところで，心房細動の患者さんの1日総心拍数（THB）の上限については洞調律の場合より少し早めで14万/日，つまり平均心拍数で100/分未満が目安とされたけど（⇒アドバンス2 p.37「ホルター心電図を用いた心房細動の心拍数コントロール評価法」参照），一方で**許容できる総心拍数の下限値**はどれくらいだと思う？

🛡 正直わかりません…．

👓 答えは私もわからず"神のみぞ知る"だよ．でも，洞調律例では8万/日までがOKで，7万/日以下だと明らかな徐脈だったから，同じ人間として普通は同程度なハズと考えて，

> 1日総心拍数 **7〜8万/日**以下（平均心拍数 50〜60/分以下）の場合に**徐脈性心房細動**として対処を考慮する

と考えればいいんじゃないかな．でも，あくまでも目安であって治療を考える上で大事なのは数字ではなくて**自覚症状や心不全の有無**だということを忘れないでね．

心房細動中のレギュラーな徐脈にご用心

👓 徐脈性心房細動は房室ブロックを合併していると考えるのが基本と言ったけれど，心房細動ではP波がないから，洞調律の時みたいにP波とQRS波の関係で〜度房室ブロックっていう表現ができないと思わない？

🛡 そう言われるとそうですね．

👓 でも心房細動の時に，唯一正しく診断できる房室ブロックが一つあるから知っておこう．

§ 7-6 Arrhythmia
徐脈性心房細動の診断と対処法

> 心房細動中のレギュラーな徐脈では**完全房室ブロック**を第一に疑え
> 　1）十分に遅く整ったR-R間隔(心室レート)：補充調律(50〜60/分以下)
> 　2）細動波(f波)は基本的に残存している

🛡 **完全房室ブロック**なんですね．唯一正確な診断ができた時に3度だっていうのは少し怖いですね．でも，先生の言うように徐脈性心房細動なだけで"2度"房室ブロックと考えれば普通な流れかなとも思いますが．

👓 完全房室ブロックになるとペースメーカー植込みが必要になることが多いけど，これが案外見逃されていることが多いんだよ．

🛡 もちろん，抗不整脈薬が過剰であったり電解質も気にしなきゃとか，さまざまなんでしょうけれど，いずれにしても放っておいてはいけないんですね．

👓 でも，心房細動ってのは"絶対性不整脈"ともいわれるだけあって，**R-R間隔はとにかくバラバラなはず**でしょ．それなのに突然レギュラーになるなんて変じゃない？

🛡 たしかに．どうしてですか？

👓 洞調律と基本的に同じと考えよう．洞調律の時に完全房室ブロックになると，P波は洞結節が作るけれど，QRS波を作るのはどこだった？

🛡 あっ，**補充調律**だからですね．基本的には**房室接合部**または**心室筋**が補充中枢になってQRS波を作るから，心房細動であってもレギュラーになるんですね．わかりました．

完全房室ブロックに至った心房細動の例

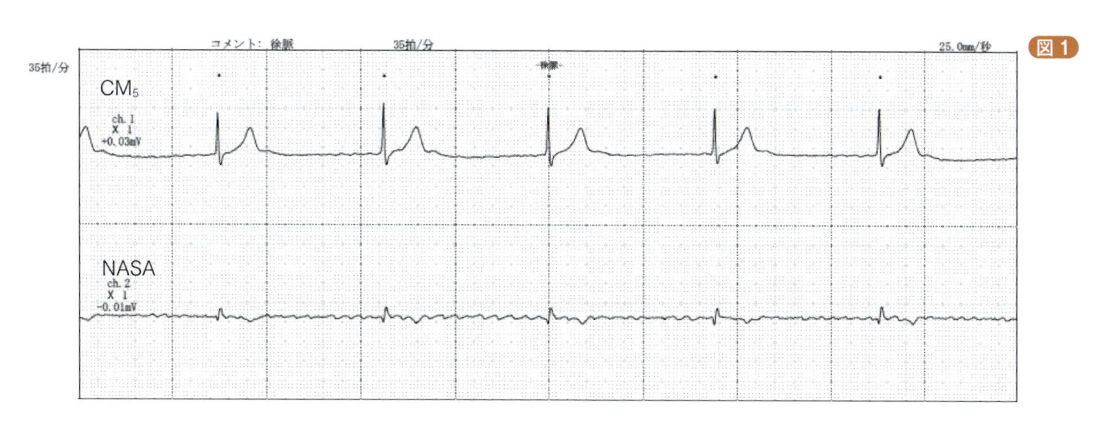

👓 一方で心房は相変わらず心房細動のままだから**細動波(f波)は残る**ってわけさ．具体例を見ようか．次の拡大波形はいかがかな(**図1**)？

🛡 2つの誘導ともにP波は確認できません．特に下段のNASA誘導でははっきりとf波がありますから**心房細動**だと思います．

🤓 R-R 間隔はどうかな？

🛡 どうやら R-R 間隔はレギュラーに見えますが，正確にはキャリパーを使って測ってみます…．やっぱり等間隔のようでレギュラーな R-R 間隔かつ徐脈といえます．

🤓 端から端までの 10 秒間に 5 個しか QRS 波がないよね．ということは？

🛡 完全房室ブロックを伴う心房細動を第一に考えます，ハイ．

🤓 これは慢性心房細動でフォロー中の 82 歳男性で，労作時息切れと胸部 X 線での心拡大の精査として行われたホルター心電図なんだ．ほぼ 1 日このような完全房室ブロック所見が認められて，1 日総心拍数も 6.5 万発ちょっとだったよ．

🛡 それは明らかな徐脈性心房細動ですね．症状もあるからペースメーカーですね．

🤓 しかも房室ブロックの原因となるような薬剤の服用やその他の要因もなさそうだったから，ペースメーカー植込みを行ったんだ．

心房静止―働き過ぎた心房筋の末路

🤓 実は心房細動中のレギュラーな徐脈を見た時にもう一つ思い浮かべて欲しい病態があるんだよ．

🛡 実は気になってました．さっき"第一に"と言いましたけれど，"2 番目"は何かなと．

🤓 心房細動は単独で致命的とはならないから，ある時点から慢性化した後は何十年も心房細動が続くケースが多いんだ．その間もずっと心房筋は 400/分以上という異常なペースで収縮するわけだよね？

🛡 洞調律の場合の 5〜6 倍ですからね．そりゃ働き過ぎでいつか倒れそう…．

🤓 そう，実際に心房筋がバテて収縮を止めてしまう病態が今問題にしたい病態なんだ．心房静止(atrial standstill)と言うよ．

🛡 働き通しで疲れ果てた人がついに力尽きるのに似てますね．"過労死みたい"．

🤓 心臓外科の先生が弁膜症の手術をする時，患者さんは何十年ずっと続くビンテージ(vintage)級の心房細動を合併していることも多いわけだけど，術中に心房静止になる人がいて，その時は本当に心房がまったく動いてないように見えるらしいよ．

🛡 へぇー．なるほど．文字通り"静止"ですね．

🤓 だから，心房静止では心房の細かい"震え"を表す f 波はなくなってフラットになるはずだよね．そうなると房室伝導はどうなるでしょう？

🛡 普通に考えると心室も止まってしまいそうですが…．

§ 7-6 Arrhythmia
徐脈性心房細動の診断と対処法

🤓 実はここでも補充調律が"安全網"としてピンチを救ってくれるよ.

🛡 では，やはり補充調律でQRS波が作られるようになるわけですね．だから，

> 心房静止になってもレギュラーなR-R間隔を持つ徐脈になる

っていう形をとるんですね．さすが非常灯のシステムは心強いですね．

完全房室ブロックと心房静止の鑑別法

🛡 先生，いったい完全房室ブロックの時と心房静止の鑑別はどうやったらいいんでしょうか？

🤓 実際にはわかりにくい時もあるけど，

心房細動中のレギュラーな徐脈を鑑別する

細動波（f波）あり → 完全房室ブロック
細動波（f波）なし → 心房静止
＊その他，薬剤や心房細動の罹患年数，基礎疾患なども参考にする

のように鑑別するのがポイントとされるよ．ただし，いずれの場合も治療としてはペースメーカーになることが多いけど．

🛡 なるほど．基本的には病歴とf波の有無ですね，ポイントは．

🤓 では次の心電図（図2）はどうだろう．リウマチ性弁膜症に対して僧帽弁置換術後で，同時に20年近く心房細動が持続している76歳男性だよ．

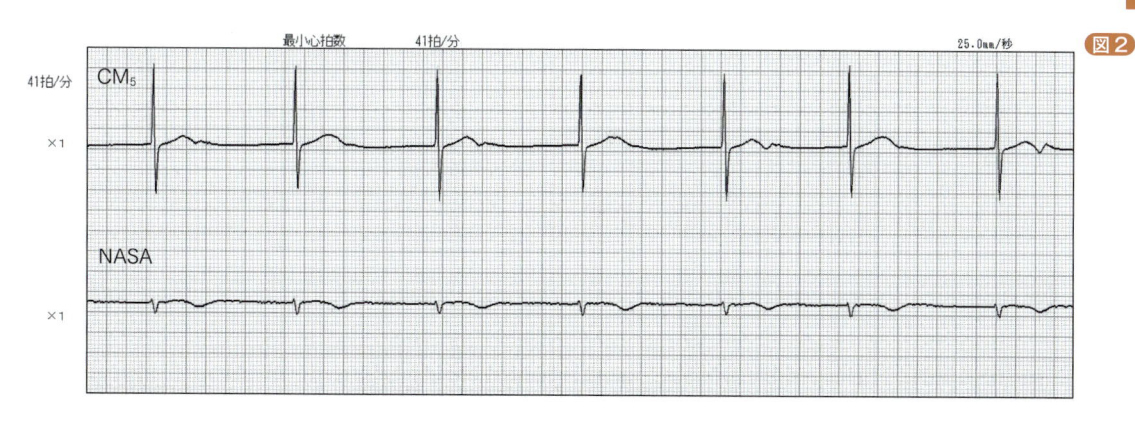

図2

🛡 たしかにレギュラーなR-R間隔で約40/分の徐脈になっていますね．明らかなf波もP波も見あたりません．これは房室接合部補充調律で，病歴からいっても心房静止ですか？

🤓 OK．だいぶ慣れてきてセンスも良くなっているよ．臨床現場では心電図だけでなく，心房細動の**罹患年数**，基礎疾患，手術経過とか服用している**薬剤**などの情報も加味して判断してね．この例ではf波はほとんど見えないよね．

🛡 これを完全房室ブロックと言わないように気をつけます．

心房静止の例・アゲイン

🤓 では，もう一問やってみようか．（**図3**）．高血圧・弁膜症および慢性心房細動でフォロー中の84歳男性でめまい・息切れの精査としてホルター心電図が施行されたよ．

図3

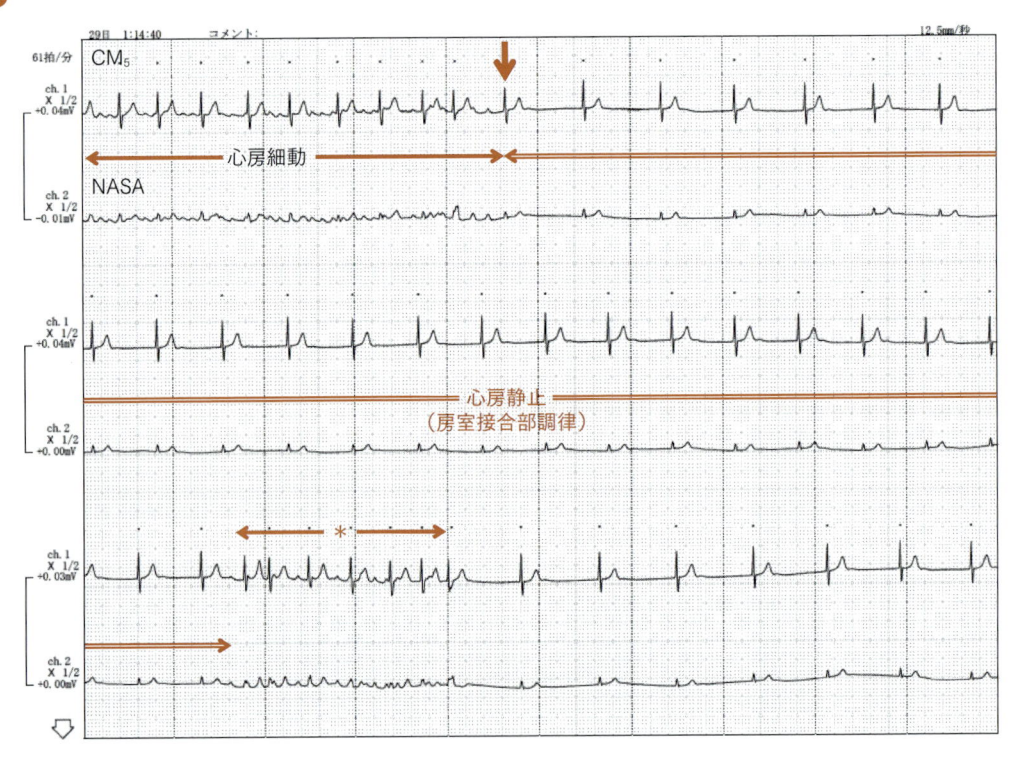

🛡 拡大波形のようですが，いつもより若干小さいような….

🤓 そうだね．いつもの見慣れた25 mm/秒の半分で，1行に20秒間の心電図波形が記録されているよ．これはどうかな？

🛡 1行目の真ん中ぐらいまでは心房細動ですね．R-R間隔も不整です．しかしその直後（**図3↓**）からパタッと突然 f波が消失してR-R間隔もレギュラーになってます．これってもしかして，**心房静止**した瞬間をとらえた場面ですか？ 完全にフラットですね，しかし．

🤓 素晴らしい！ 君が指摘してくれたとおり，1行目の真ん中くらいに心房細動は停止して（↓），その後，30秒間以上は房室接合部調律となって，3行目にまた少しだけ心房細動になって（＊）再び心房静止になっていると読むべきだね．

心房静止と洞不全症候群

🛡️ 一過性に心房静止が生じたのですね．でも，先生…僕，ふと思ったんですけど，これって**徐脈頻脈症候群**ではダメなんですか？ 心房細動が停止した後に長い洞停止を生じていると考えれば説明可能なような気が….

👓 君の言うのももっともだよ．心房静止を徐脈頻脈症候群の一型と考えて，広い意味で**特殊な洞機能不全**（洞不全症候群）に含めて考える人もいるんだ．

🛡️ 心房筋全体が止まってれば，洞結節も止まってるはずと考えられますからね．

👓 でもこの症例は慢性心房細動って言ったでしょ？ ホルター心電図での総心拍数は7万/日で一日中こうした房室接合部調律と心房細動が交互に見られるような状態だったよ．

🛡️ 洞調律の時間帯がほとんどないんですね．だから，洞結節がダメになったというよりは，心房細動のなれの果てと考えて心房静止と言うほうが病態をより適切に表現している気がしますね，言われてみると．

心房細動中のポーズはどこまで許す？

👓 徐脈性心房細動に関連してもう一つ気になるものとして，**ポーズ**があると思うんだ．ホルターの自動解析結果には必ず最大R-R間隔が記載されているよね？

🛡️ そうなんです，病棟でも看護師さんが「夜に2〜3秒間も脈が伸びてました」とか報告してくれるんですけれど，いったい**何秒までなら様子を見ていていいのか**，時々少し不安になるんです．

👓 患者さんが起きているか寝ているかで異なるんだけれど，おおむね

> 日中は**3秒**まで，夜間・就寝中は**5秒**までならOK（無症状が前提）

と考えるといいよ．ただ，無症状なことが大切で，これ以下のポーズでも**めまい**や**失神**があれば看過できないよね．これ以上のポーズは洞調律の場合で言うと**高度房室ブロック**に相当する状態と考えられているよ．例えば次の**図4**は？

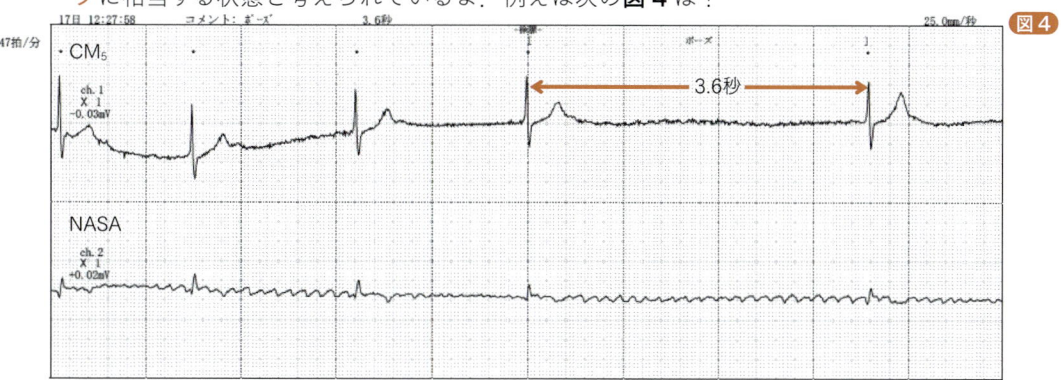

図4

🛡 たしかにお昼の12時過ぎで 3.6 秒のポーズはまずいですね.

👓 よく見るとポーズ手前の3拍のR-R間隔もほぼレギュラーになっていて 完全房室ブロック が示唆されるよね.

🛡 ポーズの部分も限りなく完全房室ブロックに近いわけで(高度房室ブロック),補充収縮が出ていないためと考えれば良いですね. だいぶ頭の中がスッキリしてきました.

特に夜間のポーズは悩ましい

👓 では,日中はあまり症状がはっきりしないけれど,夜間に長いポーズを認めた次の例はどうだろうか(図5).

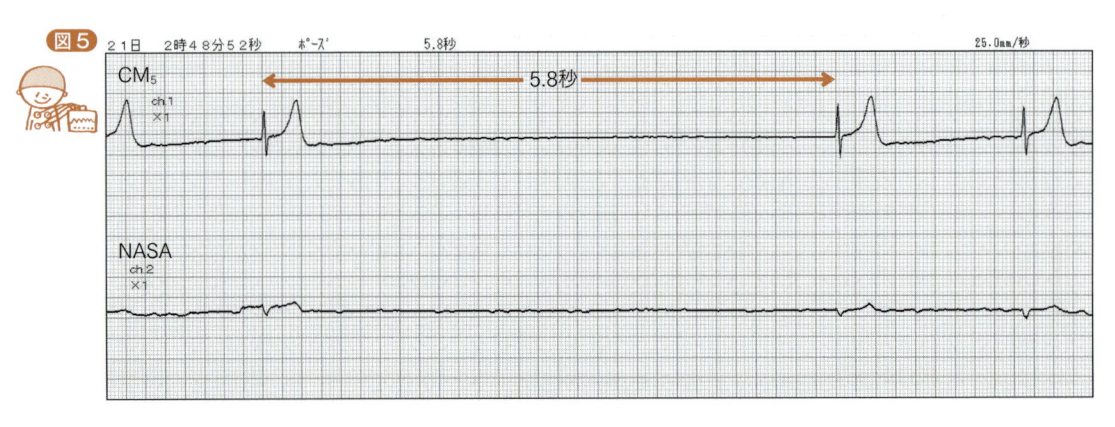

図5　2日　2時48分52秒　ポーズ　5.8秒　25.0mm/秒

🛡 これはビックリです！ やはりベースは心房細動で6秒近く心臓が止まってますね.これで無症状なんですか？

👓 患者さんは寝ている時間帯だったけれど,ちょっと放置はしづらいね.この患者さんでは服薬調整などをしたんだけれども,結局 ペースメーカー植込み を選択したよ.

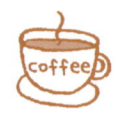

🛡 なるほど.ポイントは多岐にわたりますが,何となく徐脈性心房細動の理解が深まった気がします.よく復習しとかなきゃ.

アドバンス 7
2度房室ブロック鑑別法
── とっておきの方法を伝授！──

微妙な2度房室ブロックに注意！

2度の房室ブロックと判明したら，次にウェンケバッハ型かモービッツⅡ型かを鑑別することはペースメーカー植込みなどの適切な治療方針の決定に重要でした．多くの場合，ブロックが生じる直前のPQ(R)間隔を丹念に調べると両者は比較的容易に鑑別することができます．しかしたくさんホルター心電図を読んでいくと，次のような微妙なケースに遭遇することがあるのです．早速図1を見てください．

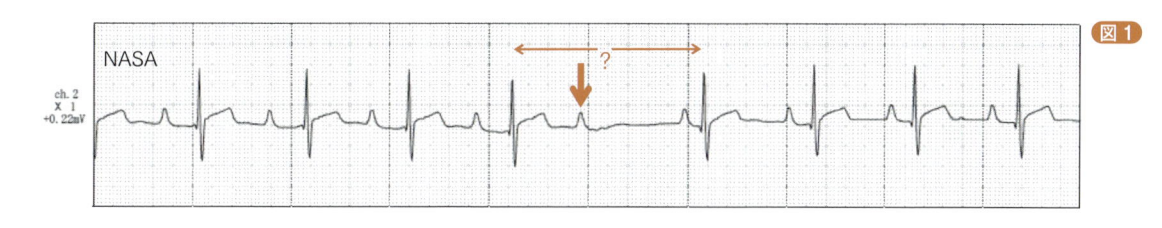

図1

さてどうでしょう？　途中でR-R間隔の延長をきたしている部分（4～5拍目，図1?）がありますね．P波は明瞭で終始一定のリズムを刻んでいるようです．しかし，左から5番目のP波（↓）の次にはQRS波が続かずにP-QRSの順番が乱れていますから，房室ブロックをきたしていると考えるのでした．本文できっちり学んだあなたなら，「単純な1度や3度の房室ブロックでないから2度房室ブロックかな？」と考えることができるでしょう．さて，次に本題．この房室ブロックはウェンケバッハ型でしょうか，それともモービッツⅡ型でしょうか？

もちろん，一番左からPQ(R)間隔を見ていって欲しいのですが，一見すると1→2→3→4拍目と明らかな延長傾向はないように見えませんか？　実際，慣れない人がこうした心電図を見ると，"モービッツⅡ型"と診断してしまうことが多いのです．その結果として，"ペースメーカー植込み適応"として紹介されてきた房室ブロック症例を一度ならず経験しています．何が言いたいのかって？　実は，この心電図はモービッツⅡ型ではないんです．その理由を述べるとともに，"とっておき"の2度房室ブロック鑑別法をご紹介いたしましょう．

是非知っておきたい方法

先ほどの心電図，なぜ間違えてしまったのでしょう．「言われた通りブロックの起きる前のPQ(R)間隔に注目したのに…」とあなたは思うかもしれません．ここで考え方を180°転換して次のように考えてみませんか？

> ブロックされたP波の前後のPQ(R)間隔に注目する！

A

図2 1度でも3度でもない房室ブロックは基本的に2度房室ブロック

ウェンケバッハ型（一般的に良性）
PRがだんだん伸びてブロック
ブロックされたP波
A　B　C（最長）　D（最短）
QRSが"落ちた"前後のPR間隔を比べてみるとわかりやすい！

モービッツⅡ型
（完全房室ブロックに移行しやすくより危険）
何の"予兆"もなくブロック
ブロックされたP波
A′　B′　C′　D′

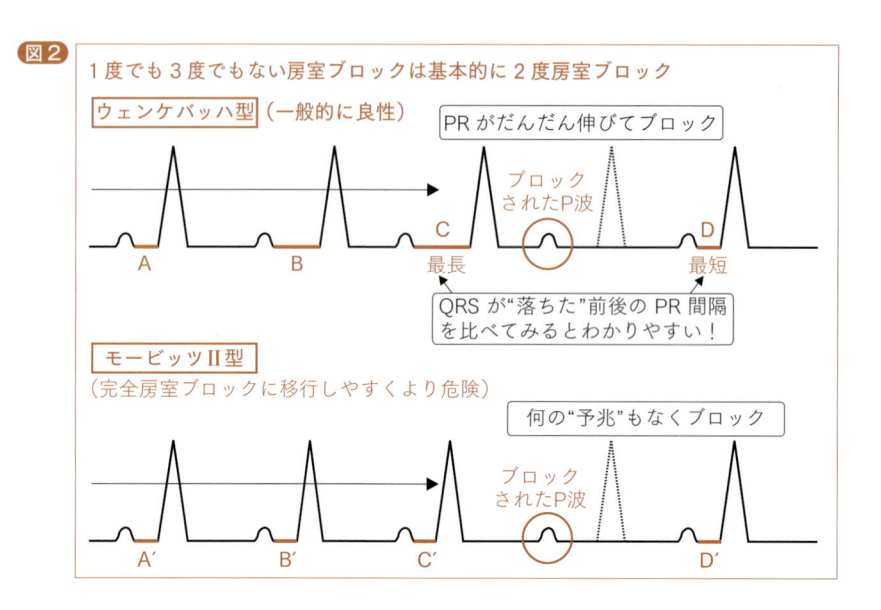

　図2に言いたいことをまとめてみました．ここで特にウェンケバッハ型に注目して見てみましょう．PQ(R)間隔がだんだん延長してQRS波が脱落する（図2 A＜B＜C）ということは，ブロックされる直前のPQ(R)間隔（図2 C）が一番長いはずだと思いませんか？　そして次にブロックが起きた後のことを考えます．ウェンケバッハ型の場合，また同じサイクルをくり返すことが多いわけでしたが，そのはじめの一歩に注目するのです．PQ(R)間隔が伸び始めるスタートなわけですから，最初のPQ(R)間隔（図2 D）が一番短いはずですね．そうです，このCとDの2つを比べるのです．もしも，モービッツⅡ型であれば両者は同じはずですし（A′＝B′＝C′＝D′），ウェンケバッハ型の場合には前者の方が後者よりも断然長いと思いませんか？　これを踏まえて最初の心電図をもう一回見てみましょう（図3）．どうでしょうか？

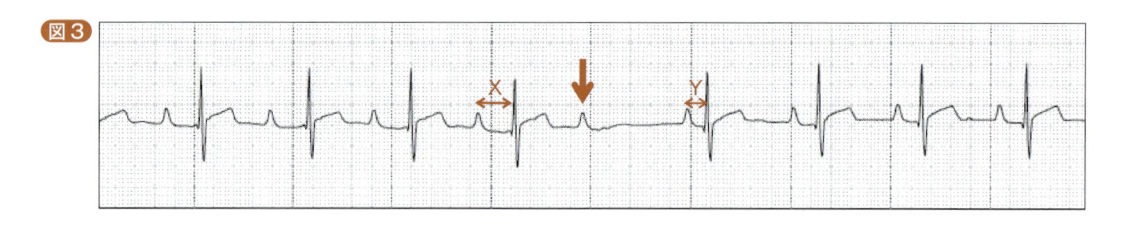

図3

　ブロックされた左から5個目のP波（↓）をはさんで，Xと表記した4拍目のPQ(R)間隔は，房室ブロック直後の6個目のP波に続くYと表記したPQ(R)間隔よりも圧倒的に長くないですか？　そうです，これはウェンケバッハ型なのです（モービッツⅡ型ならX＝Yとなるハズですね？）．

　ウェンケバッハ型房室ブロックの場合，特徴的な"サイクル"の"はじめの一歩"のPQ(R)延長が最も大きいことが知られていますが，症例によっては2拍目以降で本当にちょっとずつPQ(R)間隔が延長していって10拍以上後に房室ブロックが起きるといった状況もあるのです．24時間くまなく心電図を記録するホルター心電図ではそんなに稀なことではないですよ．最初に示した（図1）の心電図はまさにそうした"1コマ"だと思います．PR(Q)延期は拡大波形（図1）の最初の心拍よりずっと以前からはじまっていたわけです．でもあなたはもう大丈夫ですね？　"とっておきのテクニック"を伝授したわけですから．

アドバンス

7　2度房室ブロック鑑別法

> **まとめ**

　ホルター心電図では，スペースの制限もあり拡大波形の表示領域に"ウェンケバッハ・サイクル"のすべての QRS 波が表示されるとは限らないわけです．そんな時，サイクル終盤の見た目にはわからない PQ(R) 間隔のわずかな延長だけを見て，ウェンケバッハ型かモービッツⅡ型かを判断しようとすると間違ってしまうわけです．

　今回お示しした方法さえ覚えてしまえば，もうウェンケバッハ型かモービッツⅡ型かで大きく悩む必要はないでしょう．ちなみに，この方法のすごいところは，3〜4個に1個の P 波に対して QRS 波が脱落する普通の2度房室ブロックにも使うことができる点です．**図4** で試してみて下さい（↓のついた P 波前後の PQ(R) 間隔 A，B に注目してくださいね）．明らかに A＞B ですね．そうですこれも **ウェンケバッハ型** で，4：3 房室ブロックと言うんでしたね．

図4

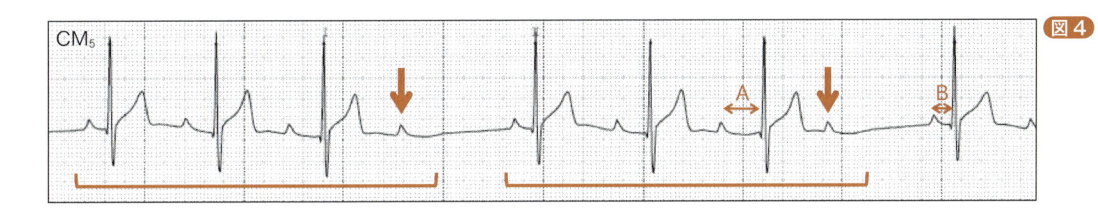

最後にまとめておきましょう．大事なポイントなのでよく復習しておいてください．

2度房室ブロック鑑別法

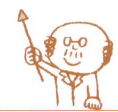

1) 2度房室ブロックであることを正しく診断する
   （1度でも3度でもないものが2度，P/QRS 波の正しい認識・レート）
2) ブロックされた P 波はどれか？
3) ブロックされた P 波の前後の PQ(R) 間隔を比べる
   （直前＞直後→ウェンケバッハ型，直前≒直後→モービッツⅡ型）

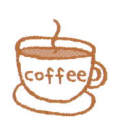

§7-7

Arrhythmia（7）
── Narrow QRS tachycardia 鑑別法 "ASAP メソッド" ──

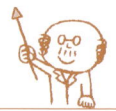

頻脈を見たら

徐脈についてはひととおり学んだから，今回はホルター心電図で**頻脈性不整脈**を見つけた時の対処法について学ぼう．

頻脈は QRS 幅が狭い（narrow）か広い（wide）で大きく区別するんでした（⇒§7-2 参照）．

そうだね．QRS 幅が広い時には，

> wide QRS tachycardia を見たらまず**心室頻拍**（ventricular tachycardia；VT）を考える

というスタンスで，細かな鑑別よりも循環器専門医へのコンサルトを優先することが大切だったね．もちろん，もともと脚ブロックがある症例では上室性頻拍でも wide QRS tachycardia になるんだけれど．

はじめから右脚とか左脚ブロックの症例で頻拍時にも同じ QRS 波形なら頭の片隅に「上室性頻拍かも」と思っておけばいいですね．

そのとおり．でも，はじめのうちは例外とか稀なことよりもスタンダードを知ろう．だから，ひとまず wide QRS tachycardia なら VT と考えておこう．

今回のテーマは narrow QRS tachycardia ですね．上室性頻拍ですね，大きくとらえると．正直いって苦手です．こっちはたくさん可能性があるから…．

Narrow QRS tachycardia 鑑別診断リスト

せいぜい数十拍の 12 誘導心電図の情報に比べて，ホルター心電図の波形数は莫大だし，自動解析器を通したホルター心電図ならではの情報の扱い方に慣れると意外と簡単なことがわかるよ．はじめに主な鑑別候補を挙げておこう．

> **Narrow QRS tachycardia 主な鑑別診断リスト**
>
> ①心房細動（**a**trial fibrillation）"A"
> ②洞性頻脈（**s**inus tachycardia）"S"
> ③心房粗動（**a**trial flutter）"A"
> ④発作性上室性頻拍（**p**aroxysmal supraventricular tachycardia）"P"
> ⑤その他（others）

📖 5つ目は"その他"ですから，基本的に最初の4つを鑑別すればいいですね．

👓 はじめのうちは細かな例外を気にせず物事の大局をとらえるのが大事って，いつも言ってるよね．では，具体的な鑑別手順を示そう．次は教科書にはあまり書いていない方法かもしれないな．

Narrow QRS tachycardia の鑑別手順—"ASAP"除外診断で

1) 心房細動の除外 → R-R 間隔の不整を心拍数トレンドグラムでチェック
2) 洞性頻脈の除外 → ①P 波形 ②心拍数 ③R-R 間隔の変動"ゆらぎ"
3) 心房粗動について検討 → ①心拍数 ②粗動（F）波チェック
4) いずれも考えにくい時に発作性上室性頻拍（またはその他）を考える

📖 たしかに見慣れない方法のようです．一つずつ除外していく形式ですか．

まずは心房細動の"A"—心拍数トレンドグラムで一発診断

👓 ホルター心電図で narrow QRS tachycardia を見て上室性頻拍を疑った時，はじめにすべきは心房細動（atrial fibrillation）じゃないか考えようということだよ．まず，一般的な心房細動の診断基準を示すよ．

心房細動の診断基準

1) 絶対性不整脈（arrhythmia absoluta）：不整で全く規則性のない R-R 間隔
2) P 波のかわりに細動波（f 波）あり
3) 頻脈傾向（速い心室応答）

📖 これならわかります．僕も心電図をだいぶ読ませてもらって，普通の心電図でも心房細動かどうかはわかるようになりました．

👓 ホルター心電図では心房細動の診断は"瞬殺"だよ．細かいことは考えずに心拍数トレンドグラムを見れば一発なんだよ．ほんとに心拍数トレンドグラムは便利なんだ．

> 心房細動の心拍数（R-R）トレンドグラムは星くずパターンを呈する

実例で示そう（図1）．次の図は発作性心房細動の患者さんの心拍数トレンドグラムの一部だよ．

図1

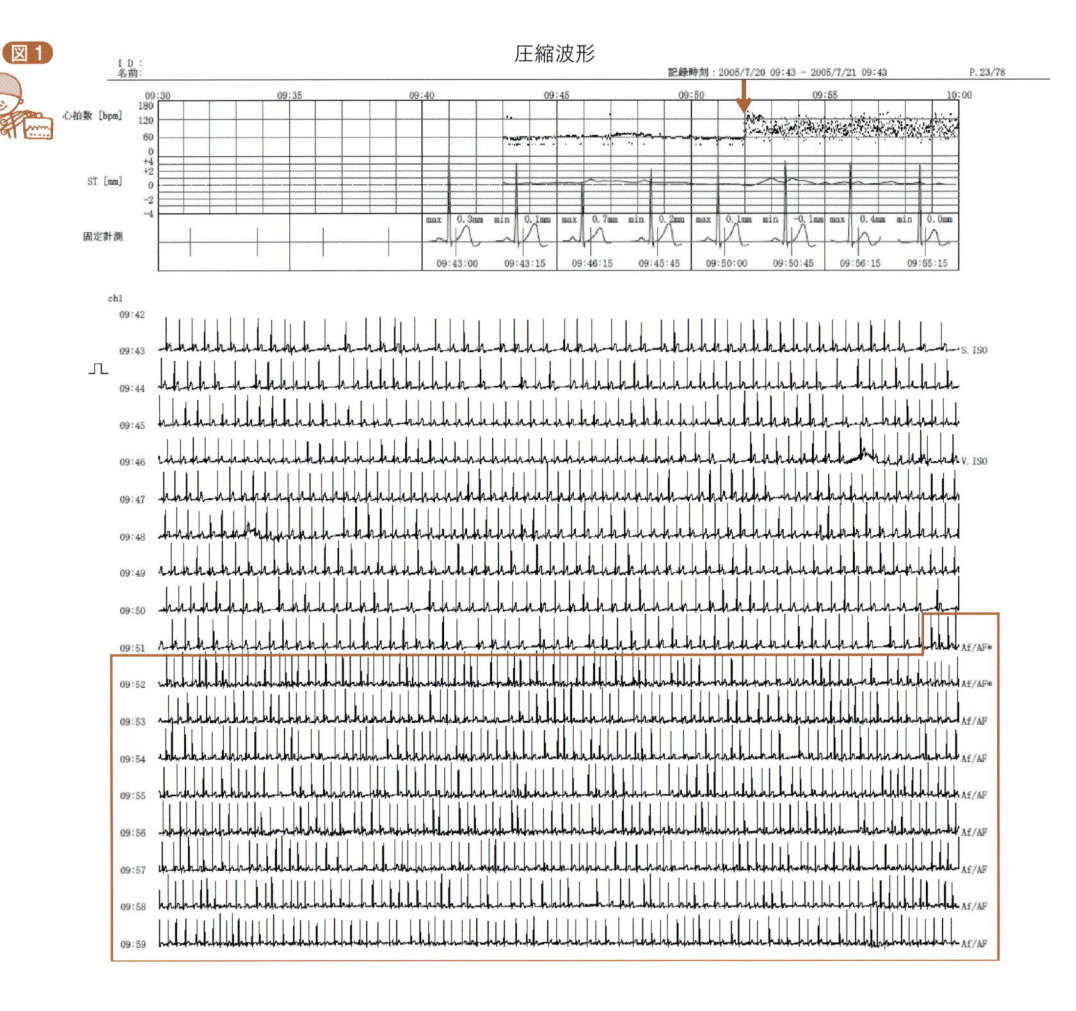

🧑 短時間バージョンの心拍数トレンドグラムですね．途中までは比較的直線に近いですけど，9：52あたりからいきなりR-R間隔がメチャクチャになってます．"星くず"ってひょっとしてこのことですか？

👨‍🏫 そうだよ．心拍数トレンドグラムがスターダスト（星くず）になった瞬間が**発作性心房細動**がはじまった瞬間なんだよ．これは非常に印象的な図だよね．

🧑 たしかに一度見たら絶対に忘れませんね，この模様は．

👨‍🏫 心房細動は別名**絶対性不整脈**と言われるだけあってR-R間隔がテンデンバラバラなのが一番の特徴だよね．その様子をトレンドグラムにすると？

🧑 ランダムに点々が描かれるから"星くず"になるってワケですね．12誘導心電図の5〜10秒の記録では，**心房細動でも頻脈傾向を呈する時にはR-R間隔が一見すると規則正しく見えることもある**って聞いたことがありますし．

196

§7-7 Arrhythmia
Narrow QRS tachycardia 鑑別法

図2

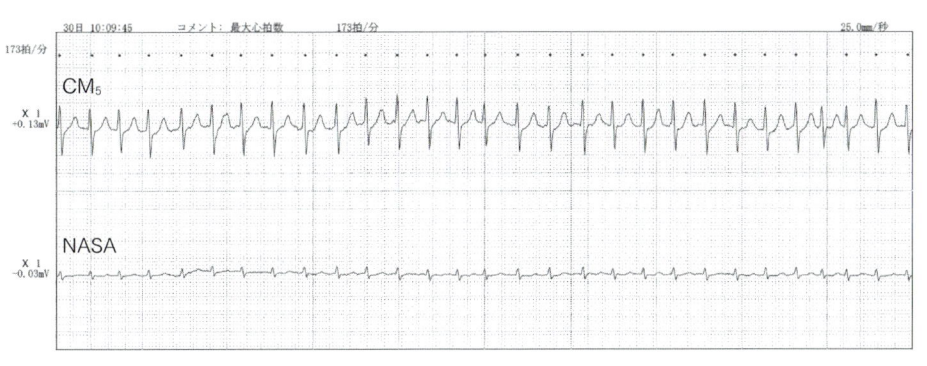

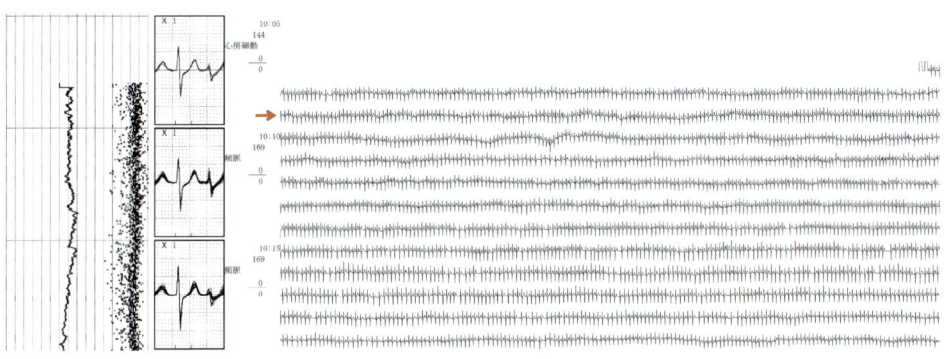

👓 よく知ってるね．そんな実例をどうぞ（**図2**）．

🔰 たしかに上の拡大波形だけを見るとR-R間隔はほとんどレギュラーに見えて迷っちゃいそうです．

👓 でも，下の心拍数トレンドグラムを見れば，心房細動と一目瞭然で診断できるでしょ．

> ### 心房細動時の心拍数のとらえ方

👓 もう一例確認してみよう（**図3**）．上段が圧縮波形で，最も頻脈になった部分（**図3＊**）の拡大波形を抜き出したものが下段だよ．これはどうかな？

A

図3

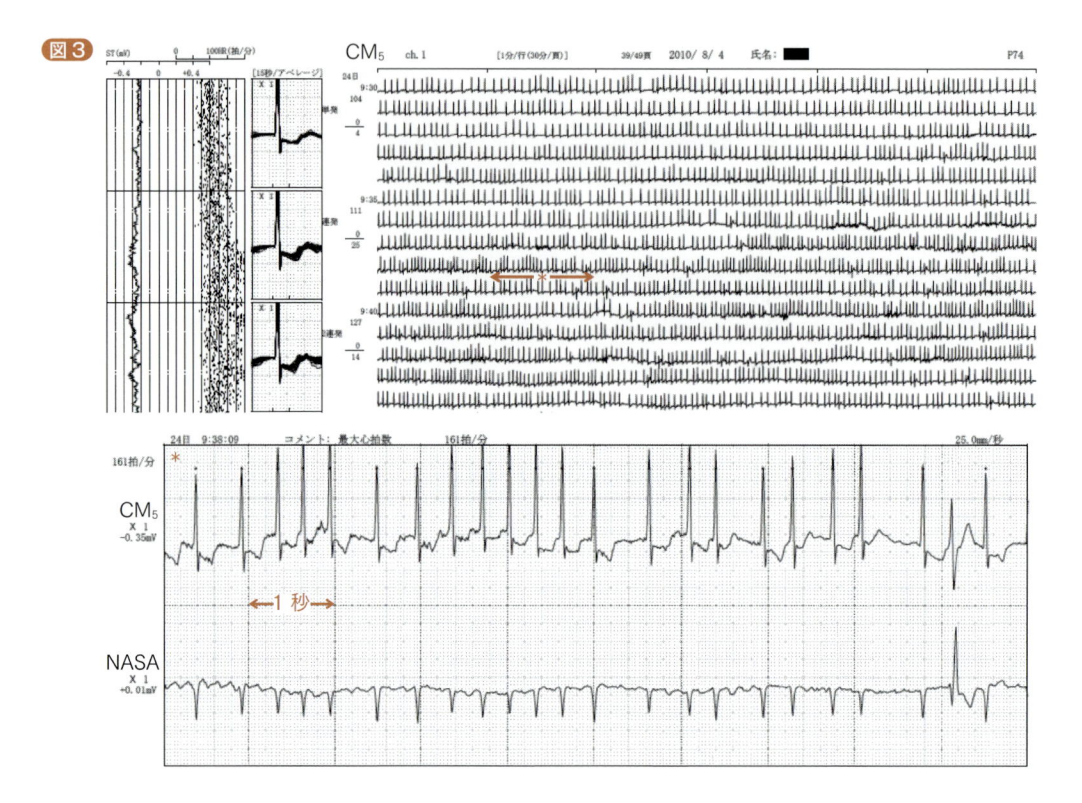

🛡️ 星屑パターンだから**心房細動**です．拡大波形でもP波はなく細動波で基線が揺れていて，かなりの頻脈です．これで診断もバッチリですね．もう直感的にわかるようになっちゃいました．

👓 ちなみにこの時の**心拍数**を考えてみよう．心房細動ではR-R間隔が常に変動するから絶対的な心拍数の値はないけれど，大まかな値を言う方法を教えよう．まずこの症例の拡大波形で確認してみよう．ちなみに下段の拡大波形の中にQRS波は何個ある？　心拍数としてはどれくらいだろうか．

🛡️ QRS波を数えると，全部で **23個** ですね．

👓 25 mm/秒の心電図記録では5マスが1秒だったから，この場合の拡大波形のウィンドウの左端から右端まで **10秒** だね．これは知っておくといいよ．では心拍数は？

🛡️ 1分間は60秒なので23×6で心拍数は138/分だと思います．でも先生，冊子には161拍/分と表示されていますが….

👓 時々刻々と変化するからね，心房細動の心拍数は．だから機械の値と多少ズレても気にしないで大きくとらえよう．ちなみに前半の5秒で考えればQRS波が13個あるから60秒分で156/分(13×12)，後半なら？

🛡️ 120/分(10×12)です．

👓 心房細動の時の心拍数は，正式には**心室応答(ventricular response)** という表現をする

§7-7 Arrhythmia
Narrow QRS tachycardia 鑑別法

けれど，今紹介した心拍数の概算値を用いて，大きく3つに分類するんだ．

心房細動の心室応答（心拍数）

```
＜50/分      →遅い心室応答（slow ventricular response）
50〜100/分  →中等度の心室応答（moderate ventricular response）
＞100/分     →速い心室応答（rapid ventricular response）
```

🛡 遅い心室応答が徐脈性心房細動，速い心室応答が頻脈性心房細動と考えて OK ですか？

👓 おおむねそれでいいんじゃないかな．最初の診断基準で述べたように，一般的に心房細動では速い心室応答になるから頻脈を呈するわけだね．

一見"星くず"のようですが

👓 ホルター心電図での心房細動の診断法はだいぶわかったかな．では，次の心拍数トレンドグラムを見てくれる（図4）？

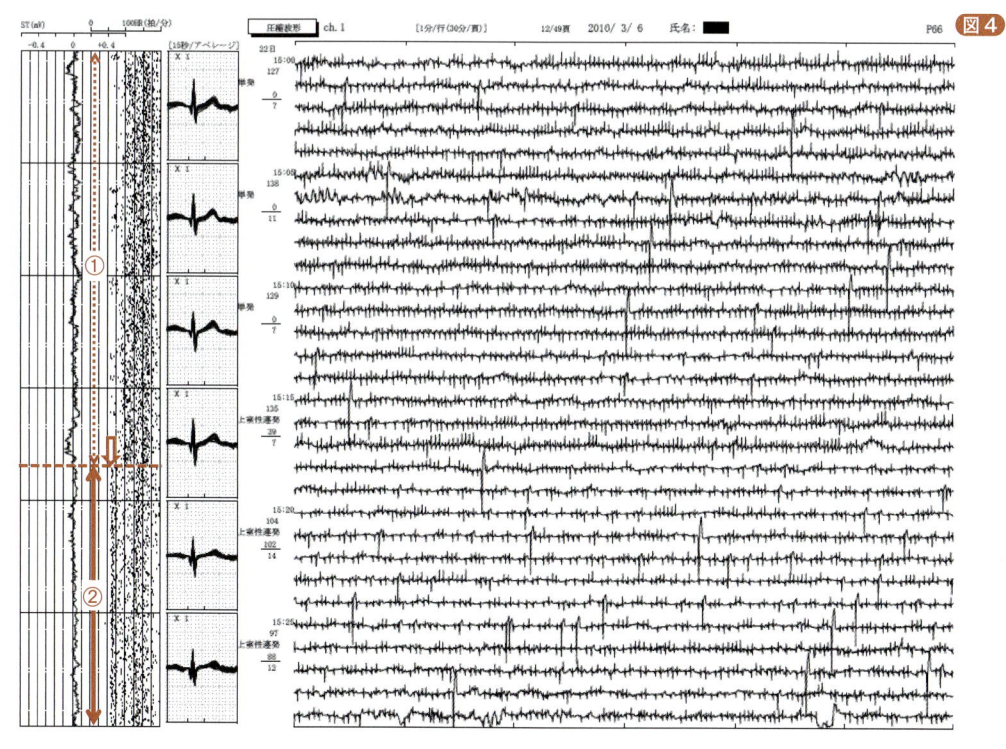

図4

🛡 あれっ，これも星くずパターンですね．もうわかります．ずっと心房細動ですよね．でも，途中から一部雰囲気が変わっているような気もするんですが？ 圧縮波形もだいぶおとなしいようです．でも，やっぱ星くずにも見えますが…．

👓 本当？ 途中っていうのは②のことかな？ それまでの部分（①）との違いに何となく気づいたかな？

🛡️ そうなんです．何となく②の部分は，バラツキも少なめになってますし，底辺の部分に "線"（⇩）が見えるような気がするんです．

👓 鋭いね．実は正解を言うと②の部分からは洞調律になっていて，はじめの①の部分だけが本当の心房細動なんだよ．①と②の間（15：18）で心房細動は停止したんだ．

🛡️ えー，②の部分は心房細動じゃないんですか？

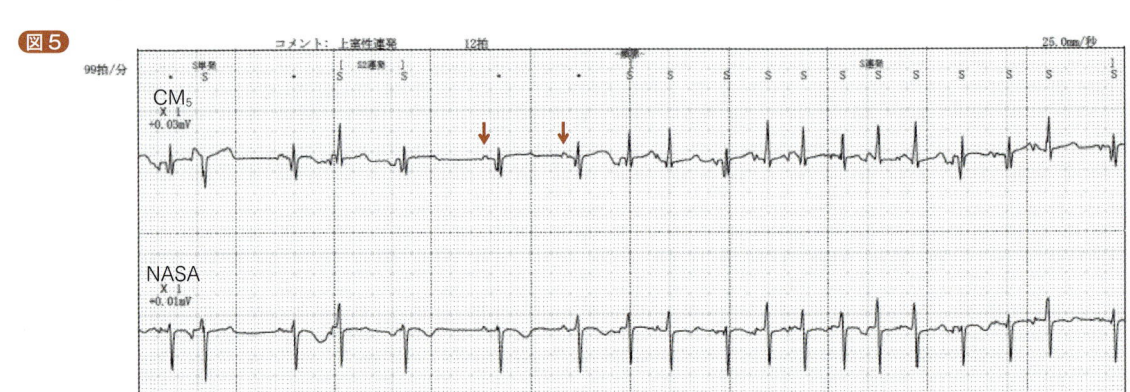

👓 正確な診断をするためにこの付近の拡大波形を見てみよう（**図5**）．どうかな？

図5

🛡️ 少なくとも 6, 7 拍目には P 波があるようですね（**図5** ⬇）．たしかによく見ると洞調律です．心房期外収縮（PAC）がたくさん出てますが．

👓 そのとおりで②は PAC が頻発はしているけれど基本的に洞調律だよ．君が指摘してくれたように最下層の帯状の "基線"（図4 ⬇）の存在が何よりの特徴なんだ．ただ難しく考えずに雰囲気で感じた直感は正しかったんだよ．

🛡️ たしかに①では，下の "基線" がなくって，完全に R-R 間隔がバラバラの星くずパターンなんですね．

👓 心房細動と PAC 頻発では特に抗凝固療法の必要性などが違ってくるから，この鑑別は非常に重要なんだね．

> 心房細動と PAC 頻発との心拍数トレンドグラムの違いに注意（基線の有無）

▌PAC 連発と心房細動の "境界" は？

🛡️ 先生，質問していいですか？ 僕，ずっと疑問に思っていることがあるんです．PAC が連発した状態を**ショートラン**と言いましたよね．

👓 正確には 3 連発以上でね（⇒§6-2 p.83「連発について」参照）．それで？

🛡️ PAC ショートランって，人によっては 20 連発とか結構続くことも多いと思うんです．でも，そういう時に短い発作性心房細動というべきか PAC ショートランと言うべきか

👓 PACの場合にはQRS波の前にP波が見えるのが基本だけど，何連発にもなるとはっきりしないし，しかも連結期の関係でR-R間隔もイレギュラー（不整）に見えることも多いからね．

🛡 しかも，発作性心房細動はこうしたPACショートランを契機にスタートすることが多いとも聞きますし…．

👓 まさに君の言うとおりで，厳密には両者を区別するのは難しいけれど，暗黙のルールが決められているよ．ホルター心電図での一般的な発作性心房細動の定義をどうぞ．

ホルター心電図における発作性心房細動

ホルター心電図における発作性心房細動の定義

1) 記録中に開始（発症）し，30秒以上持続しないと心房細動とは言わない
   （30秒未満ならPACショートラン）
2) 記録終了までに停止し洞性P波が確認されないと"発作性"とは言わない

🛡 30秒と言うのは持続性心室頻拍の定義と同じですね．PVCの時もそれ以下なら非持続性心室頻拍と言うのでした．

👓 同じ発想から来ているよ．もう一つ，心房細動を発症してからホルター心電図の記録中に停止が確認できずに続いた場合には正確には発作性心房細動と言わないんだよ．

🛡 なるほど．心拍数トレンドグラムが星くずパターンになって30秒以上続いて，停止時も記録された時にはじめて発作性心房細動と診断できるのですね，1回のホルター心電図では．

次に洞性頻脈を考える—"S"の除外

🛡 まず心房細動を除外するのはわかりました．次はどうしますか？

👓 目の前の上室性頻拍が心房細動でなければ，残りはほとんどR-R間隔がレギュラーな頻拍になるよね．この段階で始めに考えるのは，生理的な洞性頻脈で説明できないか，ということだよ．チェックポイントはズバリ次の3つさ．

洞性頻脈を除外するために

1) 頻拍ではない時（正常洞調律）と同じ形のP波があるか
2) 洞性頻脈の心拍数として妥当か
3) 頻拍のはじまり・おわり（開始・停止様式）はどうか

1)は，洞性頻脈も洞調律ですから，普通の洞調律と同じ形のP波がQRS波の前に見えるはずですね．拡大波形を見て頻拍時以外のCM$_5$・NASA誘導のP波形を確認すればOKですね．次の2)の心拍数が妥当かというのはどういうことですか？

これは後でもう一度出てくるけれど，

> narrow QRS tachycardiaの鑑別では心拍数の検討・把握が重要

なんだ．

なるほど．洞性頻脈の心拍数としてふさわしいかを検討せよということですね．

実際には逆に洞性頻脈"らしくない"値でないか検討するプロセスと考えよう．その時の目安としてトレッドミル検査での目標心拍数を利用するといいよ．

> 運動負荷心電図での目標心拍数を超える場合には洞性頻脈"らしくない"
>   目標心拍数＝(220－年齢)×0.85

例えば70歳の人で170/分のnarrow QRS tachycardiaなら洞性頻脈"以外"を第一に考えたいところだね．

これは以前学んだ式です（⇒§4 p.32「最大心拍数は頻脈のヒント」参照）．(220－70)×0.85≒130/分ですからね．もちろん，P波も見ますけど，通常の生活範囲内でこの心拍数になること自体がちょっと"ありえない"わけで，生理的な洞性頻脈とは考えにくいですね．

目標心拍数は年齢を考慮した式になっていて非常に重宝するね．

洞調律ならではの心拍数トレンドグラム

最後の3つ目は頻拍の"はじまり"と"おわり"に注目せよってことですね．

ここでは心拍数トレンドグラムを見てほしいんだけれど，後で学ぶ発作性上室性頻拍や心房粗動なんかと違って，洞調律では

> ・心拍数はゆるやかに上昇・低下するため，心拍数トレンドグラムは連続的になる
> ・頻拍中にもR-R間隔変動(ゆらぎ)を示すことが多い

という大事な特徴があるんだったね（⇒§5 p.54「ホルター心電図での洞調律」参照）．次の図6の2つの心拍数トレンドグラムを見てくれるかな．ちなみに左のAが発作性上室性頻拍で，右のBが洞性頻脈だよ．

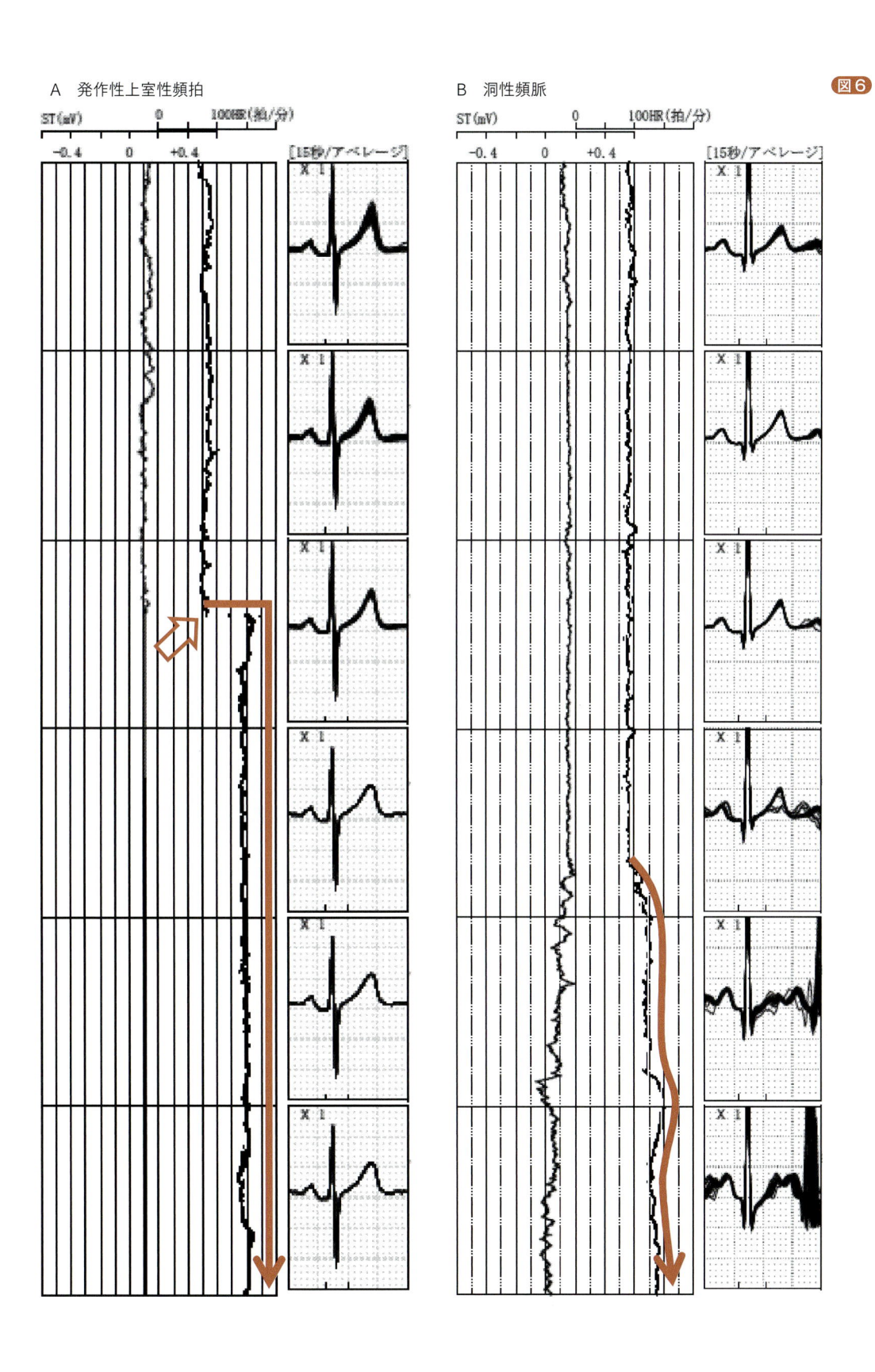

§7-7 Arrhythmia
Narrow QRS tachycardia 鑑別法

A 発作性上室性頻拍

B 洞性頻脈

図❻

📖 なるほど．A は途中（⇩）で心拍数ジャンプして突然，頻拍になっていますが，B はダラダラと心拍数が上昇しています．最終的には両方とも 150/分くらいの頻脈になっていますが．

👓 B の洞性頻脈の心拍数トレンドグラムは連続的な変化になっているでしょ？

📖 たしかになめらかですね．

👓 そして A の発作性上室性頻拍の R-R 間隔のプロットは一直線だけれど，B の洞性頻脈では独特のゆらぎをもった線分になるのも特徴的なんだ．

📖 なるほど．

👓 ちなみに，今ははじまりの場合で示したけれど，おわり，すなわち停止に関してもまったく同じことが言えるよ．

📖 発作性上室性頻拍ははじまりもおわりも突然ですが，洞性頻脈は"だんだん"パターンなわけですね．わかりました．

心房粗動と"300 の法則"― 2 つ目の"A"

📖 心房細動，洞性頻脈の次は心房粗動を考えるんですね．

👓 そうだね．その際，ここでも心拍数がいくらかという情報が有用で

> 心拍数が 300 の約数になっている時は心房粗動を連想せよ

という定石があるから是非とも知っておこう．さっきの洞性頻脈で心拍数の値を検証する時にピンときて欲しいな．

📖 300 の約数っていうと，150 や 100 とか 75 などですね．でも，どうしてですか？

心房粗動の回路と"300 の謎"

👓 心房粗動にはいくつか種類があるんだけれど，そのうち約 9 割は通常型心房粗動と呼ばれていて，秘密はその頻拍回路にあるんだ．

📖 頻拍回路というのは，電気の"グルグル回路"ですよね．どこにあるんですか，それは？

👓 "グルグル回路"は正式にはリエントリー回路と言うよ．今話題の通常型心房粗動の場合は，三尖弁輪の周囲を旋回する回路であることが証明されているよ．次の図 7 を見てくれるかな．

§7-7 Arrhythmia
Narrow QRS tachycardia 鑑別法

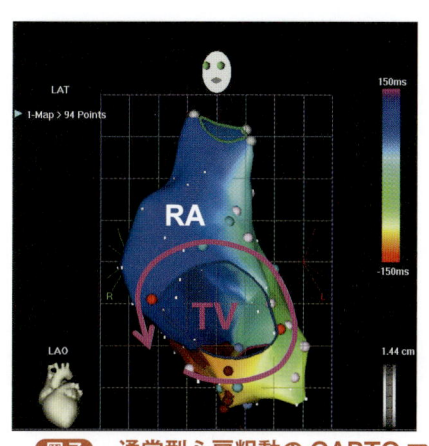

左前斜位像
RA：右房
TV：三尖弁輪

図7 通常型心房粗動の CARTO マップ（右房）

これは通常型心房粗動中の右房の電気興奮の様子を絵にしたものなんだ．正面にあいている穴が三尖弁だよ．

🛡 三尖弁にほぼ正面に向かいあう角度で眺めた図ですね．このカラフルな色はどういう意味ですか？

👓 簡単に言えば"虹の7色"の順，つまり赤→(橙)→黄→緑→青(水色)→藍→紫の順番に電気が流れていくと考えてくれるかな．だとすると，この場合は三尖弁をどっち周りに回っているでしょう？

🛡 左周りというか，反時計周りです．

👓 そうだね．三尖弁を反時計方向に回る頻拍回路が心房粗動の本体で，実は，電気興奮がこの回路を1周するのに約0.2秒（200 ms）かかるんだ．では質問です．1分間ではいったい何周りするでしょうか？

🛡 1秒で5回転ですから，1分，すなわち60秒では300回転ですか？ おっと，ここで早速300という数字が登場しましたね．

👓 そうだね．実際には症例によって多少スピードが違うから，前後に50だけ誤差をもたせて250〜350回転（300±50）くらいとされるよ．電気興奮が三尖弁を一周するといわゆる鋸歯状波といわれる粗動波が1つできるから，**心房粗動における心房レートは約300/分**になるんだ．

心房粗動の房室伝導比

👓 実例を見せよう．図8 の12誘導心電図を見て．

A

図8

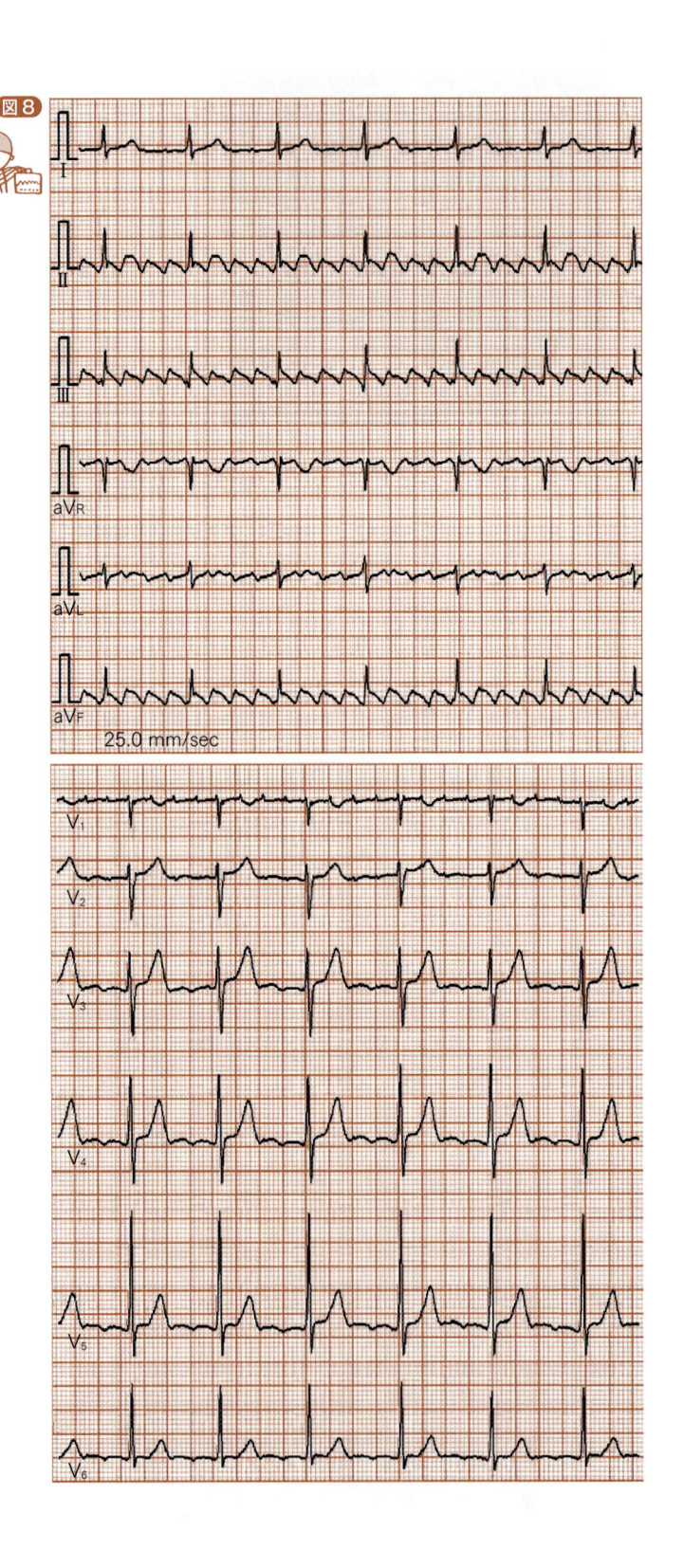

25.0 mm/sec

- たしかにこれは心房粗動ですね．Ⅱ・Ⅲ・aVF誘導できれいなノコギリのような粗動波（F波）がはっきり見えてます．

- ここで心電図用紙の方眼に注目して．小さい目盛り5つ分が太線のマス目になっていると思うけれど，よく見るとF波の間隔が1マスになっていないかな？ 特に胸部誘導．

- あっ，ホントだ．たしか，心電図の世界ではこの横1マス分の間隔は心拍数でいうと300/分なんですよね（⇒アドバンス1参照）．

- この症例はまさに通常型心房粗動の心電図で，粗動レートは300/分だよ．ただ，これは"心房"心拍数（レート）なことに注意してね，実際の心拍数（心室）についてはどうかな？

- 心拍数とは心室レートのことですから，R-R間隔を見ます．この例では多少ズレもありますけど，ほぼ4マス分になっていると思います．心拍数でいうと75/分です．300÷4ですから．

- これを房室伝導比4:1の心房粗動，あるいは単に4:1心房粗動っていうんだ．正確にはF波の間隔（F-F間隔）にキャリパーをあててから，R-R間隔がちょうどF-F間隔4つ分に相当する時に4:1と言ってね．

- つまり，三尖弁を電気が4周するうち1回だけ心室へ伝わるんですね．3つ分なら3:1心房粗動ですね．

- 心房レートが300/分だからといって，心室の同じレートになってしまったら大変だから，心臓にはこうした電気興奮の"交通整理"のシステムが備わっているんだよ．

- 心拍数300/分なんて心室頻拍というか心室粗動というか，考えただけでも恐ろしいですよ．

房室結節は偶数がお好き

- つまり，心房粗動の時に心房と心室との間を仲介して心室レートを心房の何分の1かに間引いてくれている黒幕がいるはずなんだけど，その正体は知ってる？

- 黒幕は心房と心室との"はざま"にいるってことですね．心房から心室への電気の通り道はふつう房室結節だけだったような気が…．

- そのとおり！ 心房粗動の時，房室結節には毎分300本，1秒に5本という電気の"矢"が飛んでくるんだけれど，房室結節はこれを適当に間引いてくれて2本に1本とか4本に1本しか心室側へ通り抜けないようにしてくれているんだよ．

- "さばき上手"ですね．心房細動の時と似ていますね．これで心房粗動の心拍数が300の約数になる理由もわかりました．

- もう一つ付け加えておくと，房室結節は中途半端が嫌いみたいで，普通は2:1や4:1などの偶数比となることが多いよ．

🛡 3：1や5：1なんかの奇数比は少ないと考えていいんですね.

👓 そう，これらは非常に大切なポイントなので，ここでまとめておこう.

> **心房粗動の心拍数のからくり**
> - 心房粗動（F波）レートは 300±50/分 → 心拍数（心室応答）は 300 の約数
> - 2：1伝導（150/分）や4：1伝導（75/分）など偶数伝導比が多い
> - 奇数伝導比（3：1伝導分など）は稀

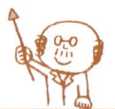

👓 これを知ってしまうと，200/分の上室性頻拍を見て心房粗動を考えたりするのは基本的にナンセンスだってわかってくれるかな？

🛡 300とは無関係ですからね．心拍数トレンドグラムを見れば心房細動はわかりますし，心拍数が200/分であることからも洞性頻脈や心房粗動は考えにくいと考えれば，発作性上室性頻拍をまずは考えたくなります．

👓 さすがっ!!　私はそういうセンスをぜひ身につけて欲しかったんだよ．

細動なきところに粗動なし

👓 ところで，心房粗動って何から生じるか知ってる？

🛡 やはり心房細動と一緒でPACですか（⇨§6-3 p.98「PACは心房細動の"ひきがね"」参照）？　心房細動と心房粗動は兄弟みたいなものだから．

👓 いや，実は心房細動が先行することが多いとされているよ．少しカッコよく言えば，

> 心房細動なきところに粗動なし

となるかな．これはWaldoという人が提唱したんだ（Waldo AL. Prog Cardiovasc Dis 2005；48：41）．つまり，粗動の下地は細動なんだ．図9の圧縮波形を見て．

§7-7 Arrhythmia

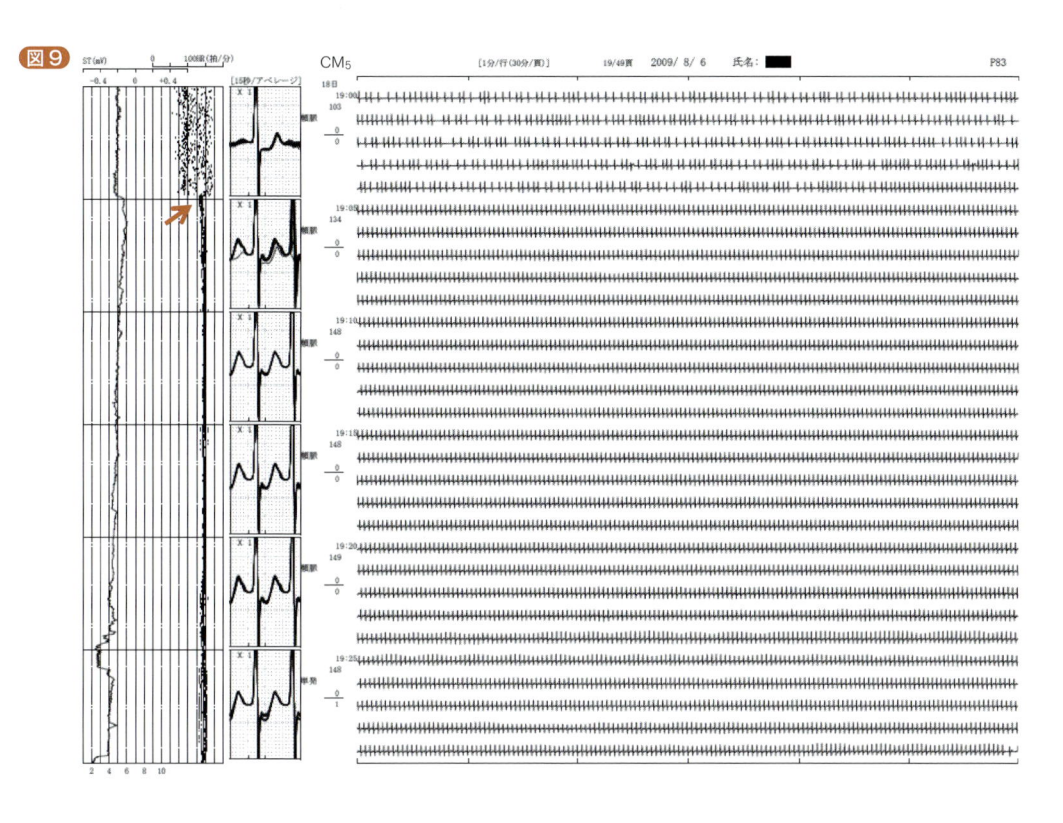

Narrow QRS tachycardia 鑑別法

🍂 19：05ちょっと前までは星くずパターンですから，**心房細動**とわかりますよ．正確には19：04ですかね，突然，星くずパターンが終わって心拍数トレンドグラムが一直線になってます（**図9** ↗）．ということは心房細動が停止したってこと？

👓 本当に止まっているかな？　落ち着いて心拍数を見たらどう？

🍂 おっと，"一直線"の部分の心拍数は **150/分** です．これは洞調律だとしたらかなりの洞性頻脈ですね．しかも"ゆらぎ"もなくホントの一直線ですね．

👓 ほら，さっき勉強したじゃない．150という数字に何か感じない？

🍂 あっ，それはちょっと前にやった **300の約数** ですね！　ひょっとして，**2：1房室伝導の心房粗動** ですか？　300÷2＝150ですから．

👓 素晴らしい！　まさにそのとおりだよ．もちろん正確には**拡大波形**で確認してね．

頻拍の真の正体は？

👓 さて，心房細動が停止した後の150/分の頻拍の正体を考えよう．この頻拍はしばらく続いたんだ．この部分の拡大波形をどうぞ（**図10**）．

図10

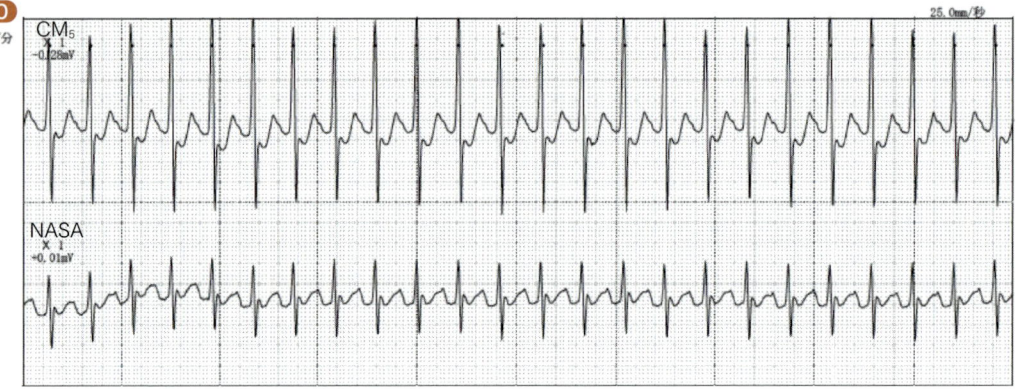

🛡 ただ，これだけじゃ心房粗動だっていう自信がないです．"ノコギリ"F波もはっきりしませんし．

👓 そうだね．君がいうのも実は無理はないよ．ここでもう一つ，大事なテクニックを授けよう．

2：1心房粗動は難しい！？

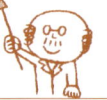

- 150/分の上室性頻拍を見たら迷わず心房粗動（2：1房室伝導）を鑑別に入れる
- 診断に迷ったら"周囲"を見渡す→F波の露出はないか

🛡 なるほど．150/分の上室性頻拍を見たら，洞性頻脈や発作性上室性頻拍はもちろんのこと，何も考えずにとりあえず2：1伝導の心房粗動も必ず鑑別候補に入れろということですね．王道というか"鉄則"ですね，コレは．

👓 疑わないことには絶対に診断できないからね．

🛡 その上で"周囲"を見渡せとはどういうことですか？

👓 心房粗動は2：1伝導なら基本的に同じ伝導比で持続することが多いんだけれど，たまにボロを出すんだよ．次の拡大波形（**図11**）はどうかな？

§ 7-7 Arrhythmia

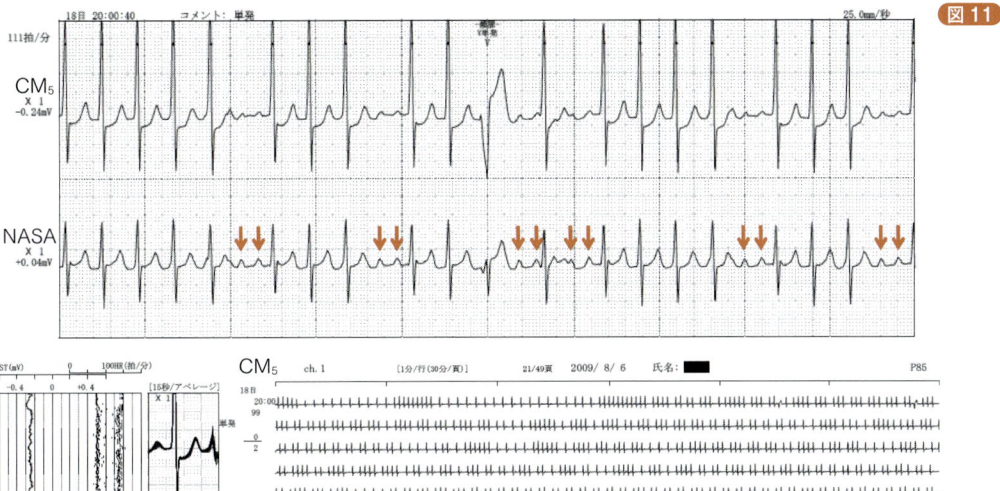

Narrow QRS tachycardia 鑑別法

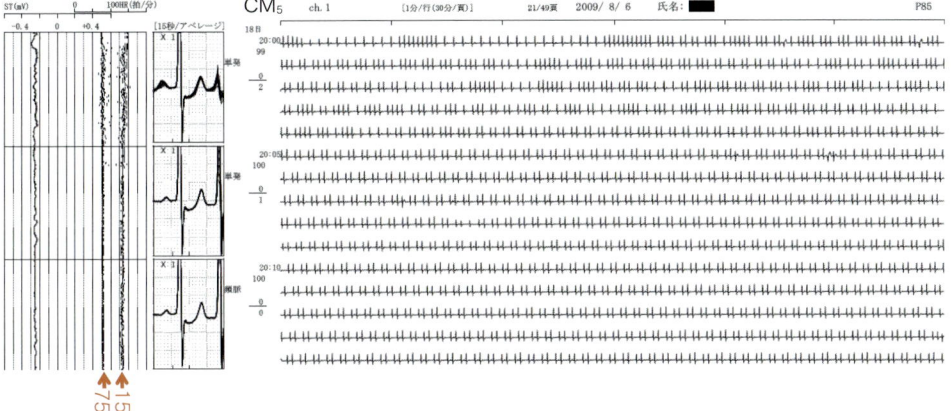

図 11

🔰 おっと，これはたまに R-R 間隔が開いていますね．しかも，その時に P 波というか F 波がきれいに見えますね（図 11 ↓）．これなら僕でも心房粗動と診断できます．

👓 普通の 12 誘導心電図と違って，頻拍と長時間にわたって向き合っているホルター心電図ならではの利点だよね．下段の心拍数トレンドグラムのように時折 75/分や 100/分になっている部分がないか探す習慣をつけたいね．

🔰 出たっ！　300 の約数ですね．たしかに図 11 下段の心拍数トレンドグラムでも 75/分の部分に点が散在してますね．ここでは一時的に房室伝導比が 4：1 になっているのですね．やっぱ偶数比かぁ．拡大波形だけにとらわれず，ヒントが転がっていないか圧縮波形でも周囲を見渡すべきですね．

👓 心房細動から心房粗動へ移行（convert）する典型的な実例を学んだね．では同じような次の例はどうだろう（図 12）．

図12

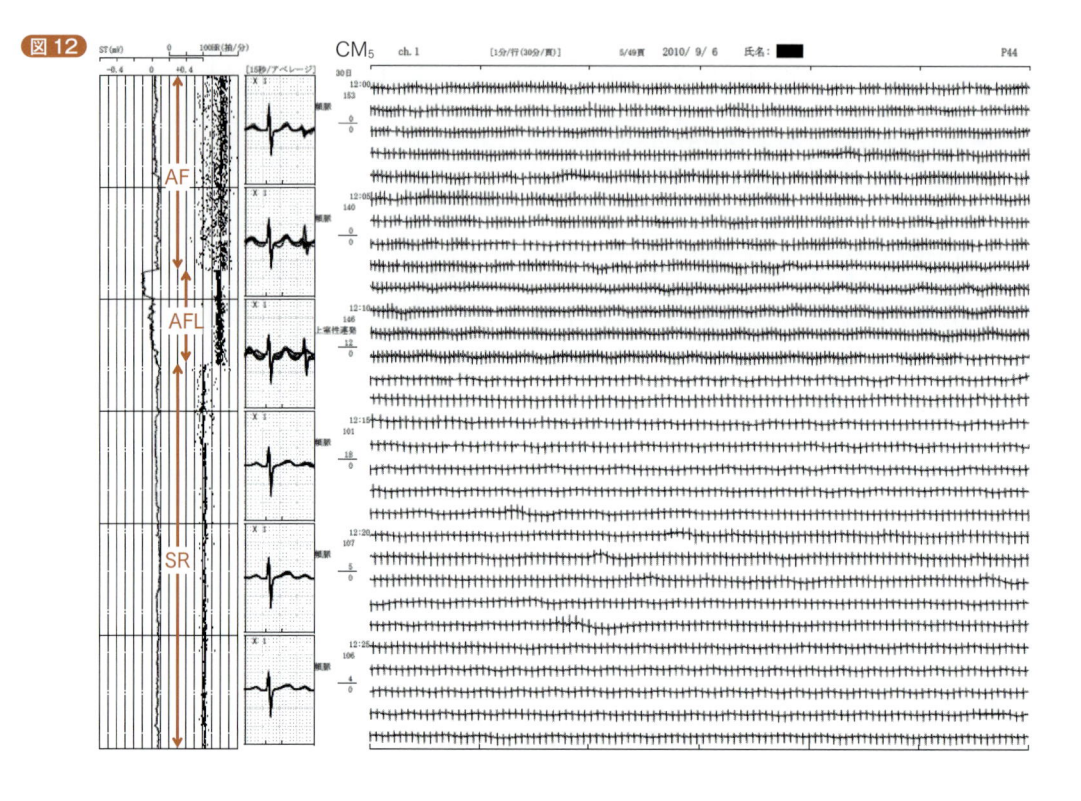

[ECG図: AF, AFL, SR の推移を示すホルター心電図]

🛡️ もうわかります．最初は心房細動で，12：08 に 150/分の **2：1 心房粗動** に移行して 12：12 に 洞調律 に回復しています．心房細動と心房粗動はまさに"兄弟"で，互いを行き来する不整脈なんですね．

👓 君はもう慣れたもんだね．両者の関係に加えて洞調律との関連性をわかりやすく示したものが **図13** だよ．

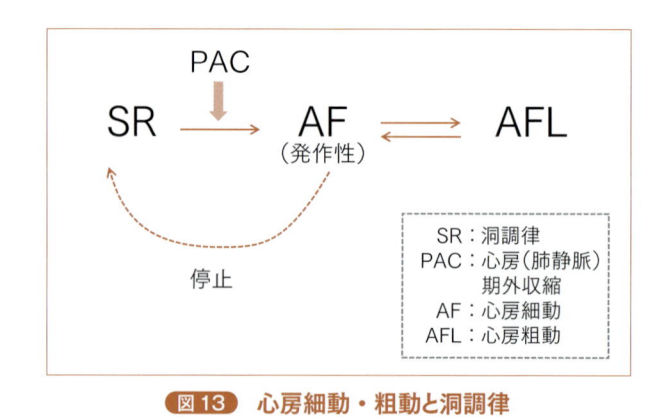

```
         PAC
          ↓
  SR ──→ AF ⇌ AFL
   ↑    （発作性）
   └─────┘
     停止
```

SR：洞調律
PAC：心房（肺静脈）期外収縮
AF：心房細動
AFL：心房粗動

図13 心房細動・粗動と洞調律

🛡️ なるほど，今までの説明をすべて 1 枚の図にわかりやすくまとめてくれました．

§ 7-7 Arrhythmia
Narrow QRS tachycardia 鑑別法

発作性上室性頻拍は最後の最後―"P"は除外診断で

▽ 心房細動，洞性頻脈そして心房粗動と順に見てきましたが，いずれにも当てはまらないものに関して発作性上室性頻拍と考えるということですか？

👓 そう，そのとおり．「これなら発作性上室性頻拍で決まり！」っていうものが意外にないんだよ．WPW症候群なんかで普段からデルタ波があれば別だろうけれど，もちろん洞性頻脈との違いで言ったような

> 突然はじまり停止する頻拍 → 不連続な心拍数トレンドグラム

という特徴はあるけれど，特異的ではないから，地道に今までの除外診断をしてくる方が確実かな．次の82歳女性の心拍数トレンドグラム（図14）を見てくれるかな．

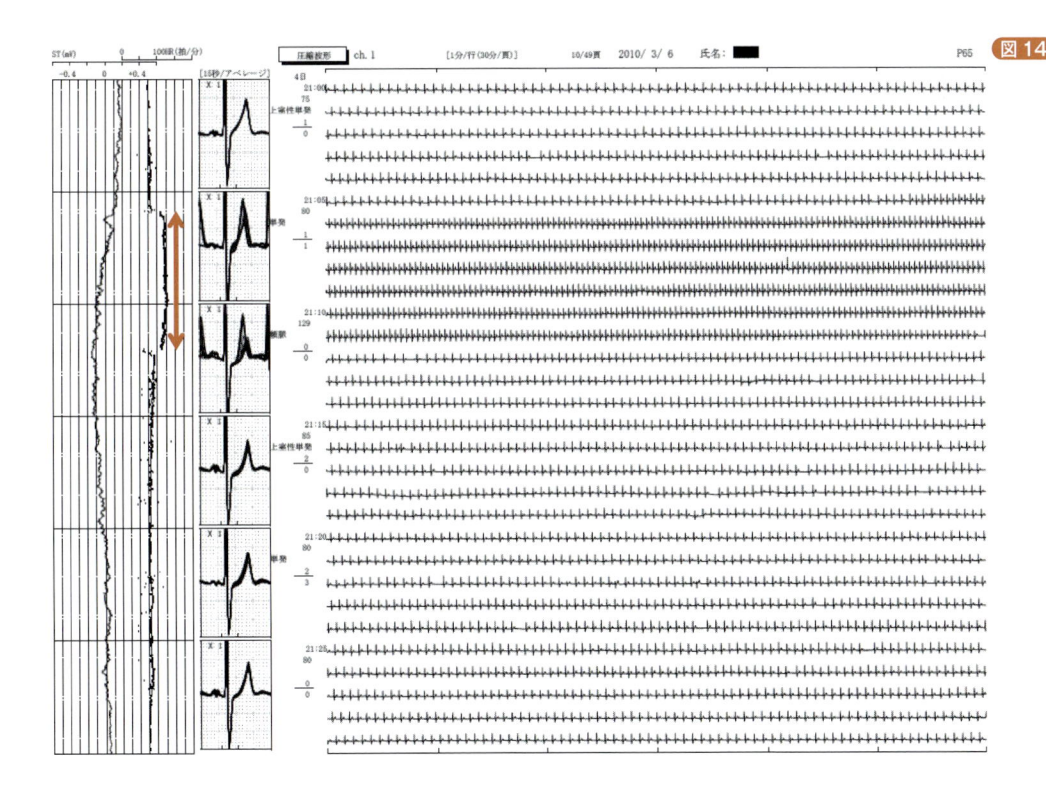

図14

▽ たしかに突然始まっています．R-R間隔がポンッと急上昇していますから．6分ぐらい続いて，やはり突然停止していますね．これが発作性上室性頻拍なんですね．

150/分の時のコメント例

👓 これは約125/分だから迷わないけれど，ちょうど心拍数が150/分前後になっている場合には難しいよ．

📕 心拍数が300の約数の場合には心房粗動の除外が難しいわけですね．しかも，この短い発作の中では房室伝導が間引かれて粗動波が露出しそうなこところもないですね．じゃあ，結局そういう場合はどうしたらいいんですか？

👓 その場合には私は無理せず，

> 約150/分の上室性頻拍を認めます．発作性上室性頻拍以外に2：1房室伝導の心房粗動も否定できません．

とコメントすることにしているよ．1回のホルター心電図ですべての原因が決定できるわけではないからね．

📕 両者の臨床的な鑑別については息ごらえで停止するかとかアデホス®(ATP)やワソラン®(ベラパミル)などの薬剤を試すんですよね．以前，先輩に習いました．

発作性上室性頻拍と2：1心房粗動の鑑別

アデホス(ワソラン)への反応

発作性上室性頻拍　→　停止
2：1心房粗動　　　→　粗動波(F波)が顕在化(4：1や3：1等の伝導比へ)

👓 そのとおりだね．今まで長かったけど，心房細動，洞性頻脈，心房粗動そして発作性上室性頻拍の順に鑑別していくこのやり方は，英語の頭文字をとると，

Narrow QRS tachycardiaの鑑別手順—ゆっくり焦らず"ASAP"

1) 心房細動(Atrial fibrillation；AF)
2) 洞性頻脈(Sinus tachycardia)
3) 心房粗動(Atrial flutter；AFL)
4) 発作性上室性頻拍(Paroxysmal supraventricular tachycardia；PSVT)

のように順にASAP（as soon as possible)になっているから覚えやすいでしょ？　もちろん，鑑別のプロセスは"なるべく早く"じゃなくって，地道にゆっくり一つずつやっていけばいいよ．

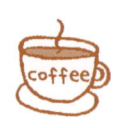

📕 "ゆっくり急げ"でいいですかね．こういう語呂合せを教えてもらうと，しっかり記憶に残りやすいです．よく復習しておかなきゃ．でも少し自信がつきました．

アドバンス 8

発作性上室性頻拍あれこれ
——"谷間の宝探し"よりも治療を優先しよう——

発作性上室性頻拍はいくつかの頻拍の集合体

　QRS幅の狭い頻拍(narrow QRS tachycardia)の代表例の一つとして**発作性上室性頻拍(PSVT)**を学びました．ところで，いわゆるPSVTというのはいくつかの異なる疾患(頻拍)をまとめた総称，すなわち**症候群**なことをご存じですか？
　電気生理学の教科書として世界的に有名なJosephsonの『Clinical Cardiac Electrophysiology : Techniques and Interpretations(4th ed.)』には，約2,800例の豊富なPSVT症例についての頻拍機序が示されています(**表1**)．

表1　2,789例の上室性頻拍患者の頻拍機序の内訳

房室結節リエントリー性頻拍(AVNRT)	1,433例(51%)
通常型(common)	1,285例
稀有型(uncommon)	92例
中間型(intermediate)	56例
房室リエントリー性頻拍(AVRT)	1,072例(38%)
速(fast)伝導型	945例
遅(slow)伝導型	127例
心房頻拍(AT)	284例(11%)
自動性心房頻拍(AAT)	191例
発作性心房頻拍(PAT)	65例
洞結節リエントリー性頻拍(SNRT)	28例

　なにやら難しげな頻拍の名称がたくさん書いてありますが，よく眺めてみると実は"AVNRT"と称される房室結節リエントリー性頻拍(AtrioVentricular Nodal Reentrant Tachycardia)が約5割，もう一つ似た名前で"AVRT"と呼ばれる房室回帰性(リエントリー性)頻拍(AtrioVentricular Reciprocating/reentrant Tachycardia)が約4割弱であることがわかります．AVNRTやAVRTという名前はどこかで耳にしたことはありませんか？
　数あるPSVT機序の中で，実はこの2つが頻拍全体のほぼ**9割**を占める主軸メンバーなのです(残りの1割は心房頻拍 [Atrial Tachycardia ; AT] などとされます)．対象とする患者年齢層にもよりますが，わが国でもほぼ同様の内訳となるとされており，

> PSVTの9割がAVNRTかAVRT(約半分ずつ)

という知識は知っておいて損はないでしょう．
　ここではPSVTの頻拍機序(メカニズム)の鑑別法につきAVNRT，AVRTを中心に見ていきましょう(**図1**)．

RA：右房
RV：右室
LA：左房
LV：左室
Ao：大動脈
AVNRT：房室結節リエントリー性頻拍
AVRT：房室リエントリー性頻拍
AT：心房頻拍

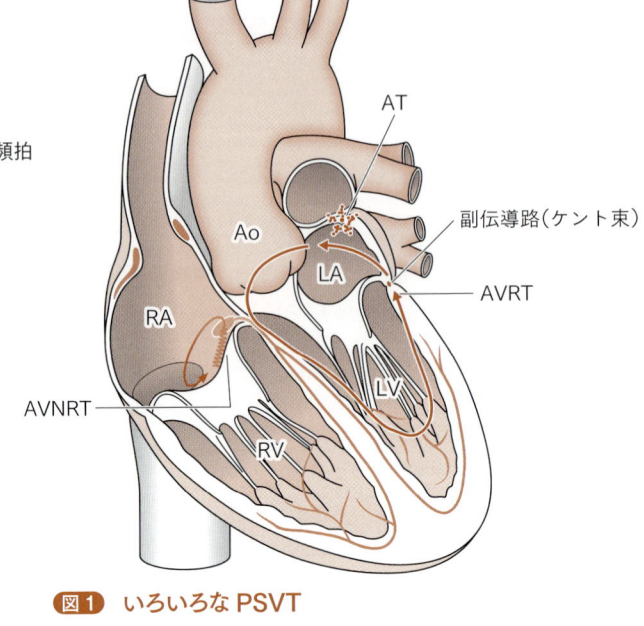

図1　いろいろな PSVT

余計な電線とグルグル電気回路

PSVT がどのように生じるかを考えてみましょう．キーワードは"余計な電線"と"グルグル電気回路"の2つです．

心臓の確実な収縮を支えているのは，刺激伝導系という心筋内にくまなく張りめぐらされた電線網です．正常の心臓では最上階にある"豆電球"（洞結節）が一定のペース（50～100/分）で点滅し，そこからの電気シグナルが電線を上から下へ流れて房室結節を経て心室の各所に伝わっていきます．これらの電気シグナルは一方通行が基本で，逆戻りはできないようになっています（図2）．

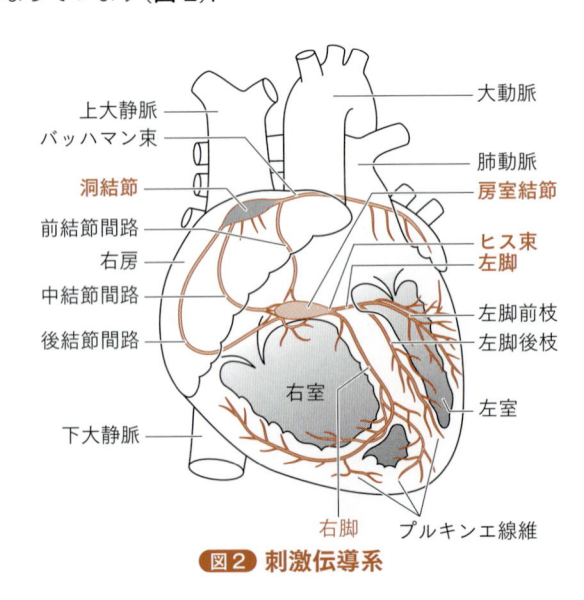

図2　刺激伝導系

しかしながら，AVNRTやAVRTを生じる患者さんでは正常の人にはない余計な電線を持っていて，ふとした拍子に電線がショート（短絡）してしまい，電気の逆戻りが起こってしまいます．そのため，150〜250/分（200±50/分）という異常なペースで発火するグルグル電気回路が"竜巻"のように回り始めてしまい，下剋上的に洞結節をおさえて心臓全体を支配するようになってしまうのです．これがPSVTの主な機序です．

余計な電線として有名なのはWPW症候群の患者さんに認められる副伝導路（accessory pathway）で，AVRTを生じる黒幕とされます．一方，AVNRTは本来なら心房と心室とを1本道でつなぐはずの房室結節が二股（ふたまた）に分かれていて，速伝導路（fast pathway）と呼ばれる正常な電線以外にボロ電線である遅伝導路（slow pathway）が存在するために生じるとされます．これらの余計な電線は普段はなりを潜めているのですが，ふとしたキッカケで暗躍してグルグル電気回路が形成されてしまうわけです．グルグル電気回路の正式名称はリエントリー（reentry）といいます．次に発作的にPSVTが生じる仕組みについてもう少し詳しく説明してみましょう．

AVRTが生じるしくみ

いよいよ余計な電線が暗躍してグルグル電気回路のPSVT発作を生じさせる過程を知りましょう．詳細な話は電気生理学の難しい話になりますが，そのへんシンプルに3コマ漫画で考えてみましょう．

まずは理解しやすいAVRTからです．これはWPW症候群の患者さんに生じるPSVTでしたね．正常人では心房から心室へ電気シグナルが通過する際，唯一の"窓口"になるのは房室結節だけです．WPW症候群の患者さんではケント（Kent）束と呼ばれる副伝導路が余計についており，ここからも心室に電気が漏れ出します．しかも，"副"伝導路はその名前にそぐわず通電性が良いため"本家"の房室結節が伝えるよりも先に心室へ電気シグナルを伝えてしまうのです．このため心電図では心房（P波）と心室（QRS波）とが正常よりも接近しているように見えます．副伝導路を経由する電気の流れはデルタ波という独特の波形で認められるためQRS幅が一見広く見えてしまうことになるのです（図3）．このため，WPW症候群は別名"早期興奮症候群"とも言われます．

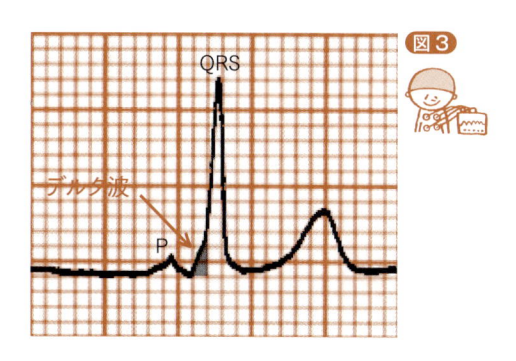

PSVT（AVRT）が生じるためには何らかの形で電気シグナルの逆戻りが必要になるわけです．でも，洞調律時には房室結節から心室へやって来る電気シグナルと副伝導路から心室へと入る電気シグナルがぶつかる（衝突）だけで逆戻りは生じません．副伝導路を有している患者さんもふだんから頻拍発作を生じているわけではないわけです（図4A）．

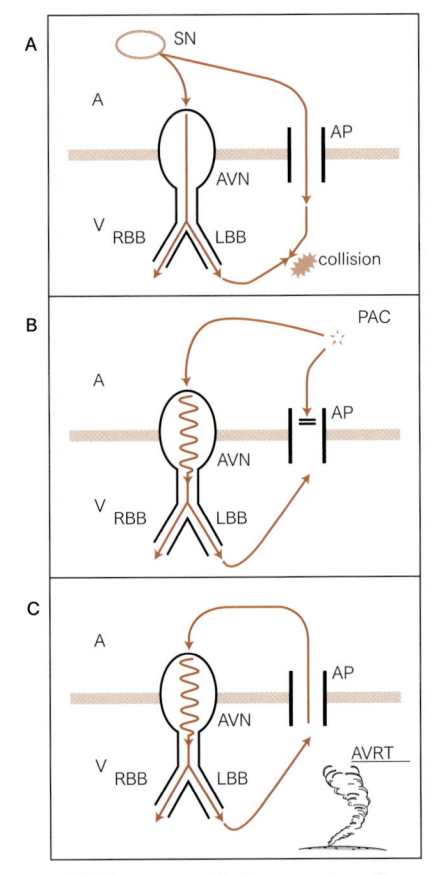

図4　AVRTを生じるメカニズム
A：心房，V：心室，SN：洞結節，AVN：房室結節，RBB：右脚，LBB：左脚，AP：副伝導路，collision：衝突，PAC：心房期外収縮，AVRT：房室リエントリー性頻拍

頻拍のひきがねをひくのは？

　発作が生じるためには普段とは違う特殊な状況が起こり，"スイッチON"とならねばならず，そのひきがねとなる代表例が心房期外収縮（PAC）です．房室結節や副伝導路は1回電気シグナルを通すとしばらく不応期と呼ばれる休憩時間に入り昼寝をするのですが（しばらく時間が経つとまた目覚めて心房からの電気シグナルを受け入れます），毎回の休憩時間の長さが房室結節と副伝導路とで異なるためにPACが起こった時の振舞いに差が出てしまうというのがポイントです．

　一般的には副伝導路のほうが不応期が長いとされます．今，予定された洞調律のタイミングより早期にPACが出た際，房室結節は目覚めているのに副伝導路はまだ昼寝中であったとしましょう．当然，副伝導路は心房からの電気シグナルに気づかず心室へ伝えることもしませんが，房室結節は寝ぼけマナコのためいつもよりは緩慢なペースにはなりますが，「いつもよりタイミング早くない？」と思いながらもきちんと心室へ電気を通してしまいます（図4B）．

　房室結節が伝えた電気シグナルにより心室が収縮した後，興奮冷めやらぬ電気シグナルはいつもとは逆向きに副伝導路の近くに忍び寄ります．この際に副伝導路がまだ眠り

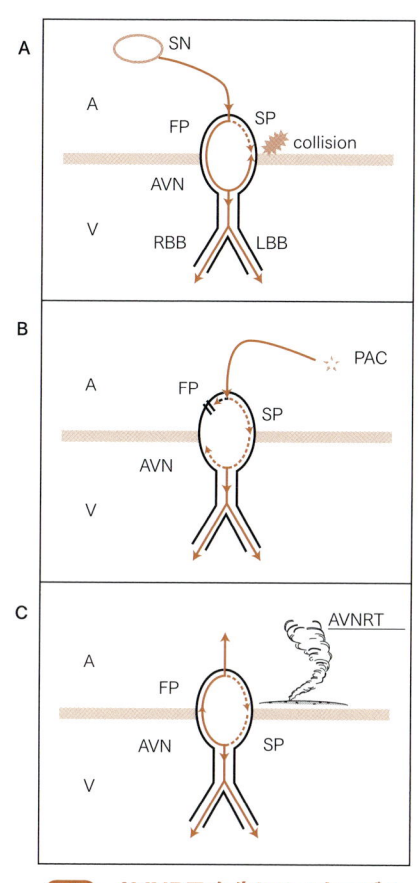

図5　AVNRT を生じるメカニズム

A：心房，V：心室，SN：洞結節，AVN：房室結節，RBB：右脚，LBB：左脚，AP：副伝導路，collision：衝突，PAC：心房期外収縮，FP：速伝導路，SP：遅伝導路，AVNRT：房室結節リエントリー性頻拍

についていれば何事も起きませんが，タイミング悪く副伝導路が目を覚ましてしまったらどうなるでしょう？　起きたばっかりの副伝導路は寝ぼけて自分の本来の仕事とは逆であるのにも気づかず心室からの電気シグナルを心房側へと通過させてしまうのです．この電気の逆戻りが起こった瞬間，AVRT のリエントリーが成立してしまうのです（図4C）．これで竜巻が起きてしまいますね．

いったんスイッチが入ってしまうと，心室→副伝導路（逆行）→心房→房室結節→心室…という大がかりなグルグル電気回路の竜巻は気がすむまで回り続け，患者さんは動悸発作を自覚するのです．これが WPW 症候群の患者さんに AVRT が生じるしくみです．

AVNRT が生じるしくみ

AVNRT の発生も AVRT と同じような考え方で理解できます．房室結節に速伝導路と遅伝導路の分かれ道がある場合でした（正式には二重房室伝導路と言います）．速・遅は電気シグナルを心房から心室へ伝えるスピードだと思ってください．遅伝導路を有している人でも，ふだんの洞調律時には速伝導路がさっさと心室に電気シグナルを伝えてしまい，マイペースで働いている遅伝導路の仕事場に逆向きに乱入して仕事を台無しにしてしまい（これも衝突），遅伝導路の存在は日の目をみません（図5A）．

しかし，AVRTの時と同様，いつもとは違った事件としてPACが生じた場合には状況が一変します．速伝導路や遅伝導路にも**不応期**，つまり休憩時間が存在し，ふだんは仕事の遅い**遅伝導路も目覚めるのだけは早い**（不応期が短い）のがポイントです．速伝導路はまだ寝ているのに遅伝導路は起きている時間帯にPACを生じた時，事件は起こります．お休み中の速伝導路には電気は通れず邪魔も入らないため，遅伝導路はゆっくりマイペースで仕事をしてトロトロながらも心房から心室へ電気シグナルを伝えることができました（**図5B**）．いつもより長い昼寝なのでしょうか，この時点でも速伝導路はまだ寝ています．遅伝導路は恐る恐る速伝導路の仕事場へも電気を逆向きに流してみました．ヤバイッ，その時に速伝導路が目を覚ましました！　ただ，時既に遅しであり，途中まで逆向きに流れてしまった電気シグナルを寝ぼけた速伝導路が何も考えずに心房側に投げ入れてしまいました．この逆戻りが起こってしまったら大変です，この瞬間から**リエントリーの竜巻**が回りだしてしまいます（**図5C**）．AVNRTはグルグル電気回路が房室結節内のみで生じる小さな竜巻ですが，勢いはバカにならず心房と心室はものすごいペースで興奮を始めるのです…．以上，AVNRTが生じるしくみもおわかりいただけましたでしょうか？

心電図を用いたPSVT頻拍機序の推定

　PSVTが生じるしくみがわかったところで，**心電図所見からPSVTの頻拍機序を推定する**ことを考えましょう．12誘導あるいはホルター心電図でも基本的には同じですが，もちろん誘導数の多い12誘導心電図で頻拍発作がとらえられれば情報が多いためベター（better）です．
　PSVTの心電図による頻拍機序推定のポイントは次の3つです．いずれも一つだけで確定診断できるわけではなく，常に3つの所見を総合して考えてください．

> **心電図からPSVTの頻拍機序を推察する方法**
> 1）安静時心電図で**デルタ波**はあるか
> 2）PSVTの**心拍数**はどうか
> 3）**P波**はどこにいるか（頻拍中）

デルタ波がなくてもAVRTは生じうる

　まず1つ目は**デルタ波**の有無です．ふだんからデルタ波があれば**WPW症候群**ということで基本的にはAVRTの可能性大とわかります．ただしWPW症候群の患者さんに二重房室伝導路があればAVNRTが起きてもいいわけですし，より強調したいのは，

> 安静時心電図にデルタ波が**なくても**AVRTは生じることがある

ということです．デルタ波は電気シグナルが"心房→心室"のように流れる際に副伝導路を経由する場合にのみ生じます．当然，一般的なAVRTの時のように電気が"心室→心房"と伝わる際に副伝導路を経由してもデルタ波は出現しません（AVRTはnarrow QRS tachycardiaでしたね）．では，もし仮に**心室→心房にしか電気を通さないひねくれものの副伝導路**があればAVRTが起こると思いませんか？　実は，このような特殊なWPW症候群が実際に存在し，**潜在性（concealed）WPW症候群**と呼ばれます．

潜在性WPW症候群では，副伝導路は"心房→心室"とは電気シグナルを通せないため，洞調律時にはデルタ波は認められず，健常人と区別がつきません．ですから，あなたは，

> 【問題】PSVT患者で安静時心電図にデルタ波がなければほぼAVNRTといってよい．これは○か×か？

と聞かれても，既に悩まず"×"を選択できますね（実際には"○"と思っている方が少なからず見受けられるので注意しましょう）．

心拍数からアタリをつけるのも大切

2つ目のポイントは **PSVT時の心拍数** です．これには原則があって，

> AVRTの方がAVNRTよりも心拍数が速い傾向にある

です．AVNRTは頻拍回路の中に **遅伝導路** を含むため，ここでの伝導時間が足を引っ張って，心拍数があまり速くなれないのです（AVRTの多くでは房室結節として速伝導路を利用します）．何か漠然としていて，皆さんに「具体的な数で！」と言われそうですが，かの有名な心臓病のテキストである『Braunwald's Heart Disease』にもAVRTもAVNRTも「150～250/分（概して **AVRTはAVNRTより速い傾向** あり）」と記載されています．たまに，「○○○～○○○/分ならAVNRT，△△△～△△△/分ならAVRT」のように書いてある本を見かけますが，何を根拠にしているのか判然としませんし，両者にオーバーラップがあり有用な記載とも思われません．ただし，明らかに例えば140/分のPSVTなら「少し遅めだからAVNRTかな？」あるいは200/分を超えるPSVTなら「まずAVRTだろうな」という感覚は身につけて欲しいセンスだと思います．これをイメージ図で示しておきましょう（**図6**）．

図6

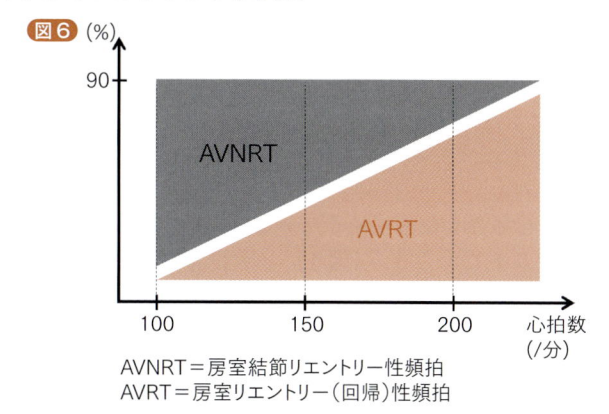

AVNRT＝房室結節リエントリー性頻拍
AVRT＝房室リエントリー（回帰）性頻拍

P波を見つけ出そう─さながら"谷間の宝探し"

最後の3つ目が一番大事で，ズバリPSVTの機序推定の最大のポイントになります．

> 頻拍中に隠れた **P波** がどこにいるのか

がポイントです．慣れてくればどこの誘導で見つけてくれても構いませんが，大多数を占めるAVNRTやAVRTに限って言えば，II・III・$_aV_F$誘導ではP波は陰性（下向き）を

示すはずなので参考にしてください（心房頻拍［AT］の場合にはその限りではありません）．AVRT でも AVNRT でも心房は"下（心室）→上（心房）"という通常とは逆の電気シグナルで興奮するため心臓を下側から眺めたこの３つの誘導のペアからは離れていくＰ波，すなわち陰性Ｐ波として見えるわけです．今，１拍分の R-R 間隔に注目してみましょう（図７左）．

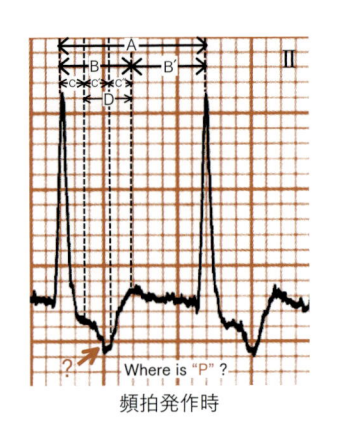

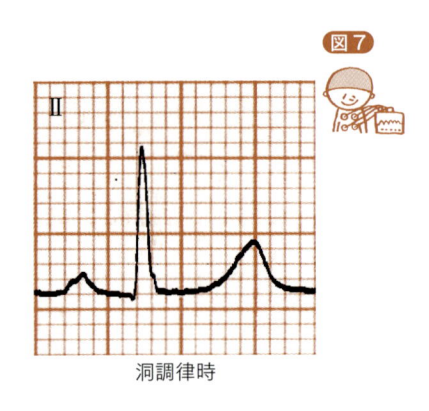

図７ 頻拍発作時 ／ 洞調律時

　PSVT の大部分のＰ波は R-R 間隔（A）を二分した前半部分（B・B' のうち B 部分）にいるとされます（これは覚えてしまいましょう）．なお，ここで少しだけ触れておきますが，例外的に B' 部分にＰ波のいる PSVT は "long RP' tachycardia" といって少しだけ難しい話になるので興味のある人は教科書を見てみましょう（AT や特殊な AVNRT や AVRT が登場するはずです）．

　さて，Ｐ波は注目している B の部分のどこかに必ず隠れているはずですので，詳しい捜査をするために更に B 部分を３分割しましょう（左から C，C'，C" としましょう）．こうした上で，洞調律時の QRS 波形（図７右）を横目に睨みながらＰ波がどこにいるのか探し出し，

> Ｐ波が B の前半 1/3（図７ C）にいれば AVNRT，それ以降の中・後半（図７ C〜C" ＝ D）にいれば AVRT と考える

のです．ちなみに，どうしてこうなるか知りたくなると思いますが，ヒントは最初の方に示した頻拍回路のイラストにあります（図１）．AVNRT では房室結節の中にグルグル電気回路があり，ここを中心として心房にも心室にもほぼ同時に電気が流れていきます．そのため，心室興奮（QRS 波）と心房興奮（Ｐ波）がほぼ重なって記録されるのが AVNRT の特徴になるわけです（"P-on-QRS 型"と表現されます）．

　一方，AVRT の頻拍回路はずっと大回りで，心室興奮（QRS 波）を生じてから電気シグナルが副伝導路を逆行性に上がって心房に到達しＰ波が形成されるため，両者の間に多少のタイムラグ（ズレ）を生じてしまいます．そのため，AVRT では QRS 波から離れてＰ波が観察されるというわけです．ちなみに，図７左では（↗）の部分にＰ波がいると考えられるため（この部分は C' に相当します），頻拍機序は AVRT と予想されます．

もう一例考えてみよう

　では少し慣れたところで，次の PSVT 症例の心電図（図 8A）はどうでしょう．洞調律時の心電図も併せて提示します（図 8B）．

アドバンス

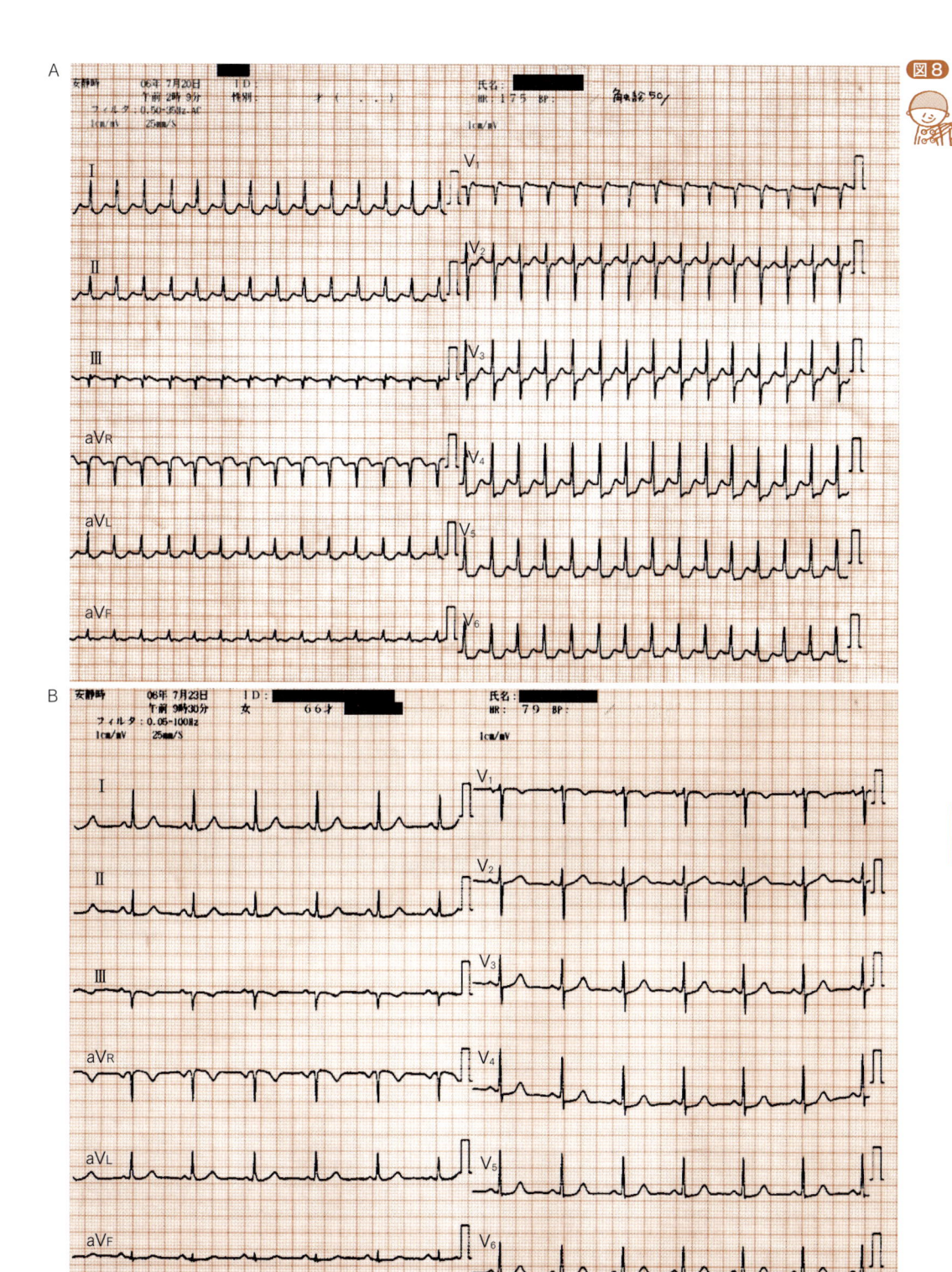

8 発作性上室性頻拍あれこれ

図8

安静時心電図（図8 B）には明らかなデルタ波はなく，頻拍時の心拍数は約180/分と明らかに速くも遅くもないため決め手にかけます．そこで頻拍時のP波に注目しましょう．II誘導を見ますと，洞調律時にはII誘導のQRS波にはs波が認められないのに，PSVT時にはあるように見えませんか？

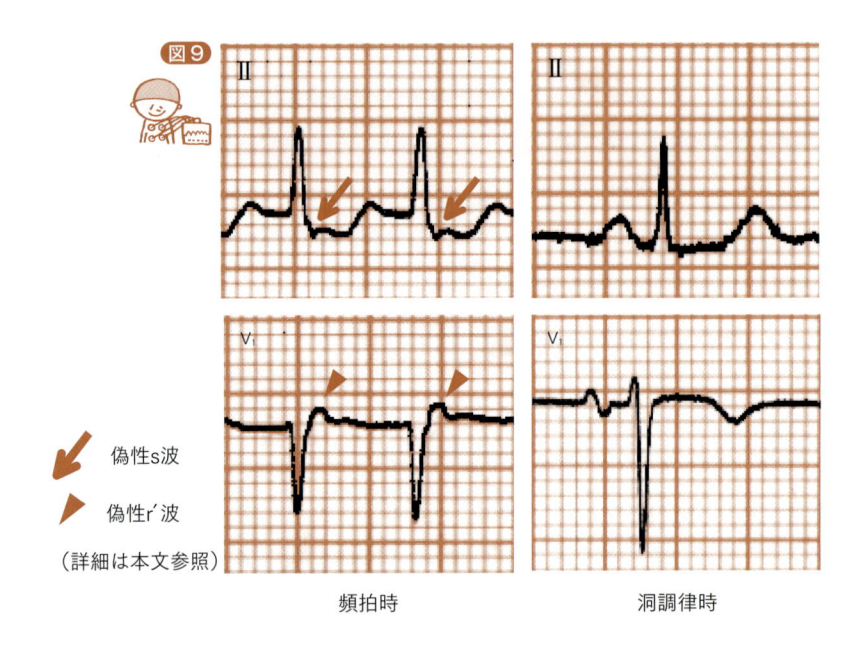

図9

↙ 偽性s波
▶ 偽性r'波
（詳細は本文参照）

頻拍時　　　　　　　　　洞調律時

　ということは……そう，いますねっ！　この陰性の波がP波です（図9↙）．このP波はあたかもニセのs波に見えるため偽性s波（pseudo-s wave）と呼ばれます．しかも前半1/3にいるようです．とすると頻拍機序はAVNRTでしょうか．図9（↙）なんて，さながら"谷間の宝探し"です．ちなみにV₁には頻拍時にのみ小さいr'波が出現しており一見してrSr'パターンに見えてしまいますが（図9▶），これも偽性r'波（pseudo-r' wave）あるいはlate rと呼ばれる所見でAVNRTに特徴的な所見とされるので余裕があれば知っておくと良いでしょう．なお，本症例はカテーテルアブレーションが施行され，その際の診断も見事AVNRTでした．

PSVTは本当に鑑別する必要があるのか

　心電図によるPSVTの頻拍機序予測はいかがでしたか？　アクロバティックなザ・心電図学という感じですよね．難しいですか？　筆者もこれを覚えたての頃はこの鑑別診断がしてみたくてしてみたくて，PSVTの患者さんが来るたびに「AVRTかな？AVNRTかな？」とワクワクし，教科書を見ながら心電図を楽しく眺めたのを記憶しています．しかし，ホルター心電図や心臓電気生理検査なども含めてたくさんのPSVT患者さんを担当させていただいた結果，ついに次のような大胆な結論に至りました．

> ホルター心電図のレポートには"PSVT"以上の細かな推定診断は不要

「一通り説明し終えた後に何を言ってるんだ！ どんな心電図やホルター心電図の教科書にも大事だって書いてあるぞ！」とお叱りを受けるかもしれません．もちろん，AVNRT や AVRT あるいは AT などが分かる能力は素晴らしいと思いますが，著者がそれほど重要だとは思わない理由は3つあります．それを述べましょう．

1つ目は不整脈にふだんから親しんでいない限り（専門にしていない限り），心拍数やP波の診断基準が正確に覚えられないということ．循環器を一通り勉強した5〜6年目のレジデントの先生でも PSVT の心電図は苦手というのが現実ではないでしょうか？

2つ目はこうした一見厳密そうな診断法が意外とあてにならないこと．かつて，そして今でも筆者は PSVT 患者さんのカテーテルアブレーションを担当する際に事前に心電図からその頻拍機序を検討するようにしています．正式にカウントしたことはなく，主観的な意見になりますが，70〜80％くらいは事前の予想が当たっているような気がします．逆に言えば不整脈の専門家が見ても2〜3割は予想が外れてしまうということです．その理由は PSVT 中の心電図で P 波を正確に見分けることが難しいことにあります．先ほども述べたように，しばしば

> 洞調律時の波形と見比べながら PSVT 時の心電図波形を見よ！

と言われ，これには筆者も全く同感で研修医やレジデントの先生方に質問された時にはそのように答えています．これは，PSVT は narrow QRS tachycardia の代表ですから，QRS 波・ST 部分・T 波が正常（洞調律）時と全く同じであってくれさえすれば両者で違う部分に P 波が隠れているということを見つけやすいためです．ただし，現実はそうは甘くなく，PSVT 時には洞調律時に比べて ST が低下し T 波が陰性化していることもしばしばあるのです．図7，図8ともにそうでした．"谷間の宝(P波)探し"と称した理由はこれです．PSVT では ST 部分〜T 波の間に P 波がいることが多いわけですが，その土台自体が大きく変わってしまえば間違った判断のもとになるでしょう．しかも R-R 間隔の半分や，さらにその3分割などを正確に識別するのは困難ですし，不運にも境界線ピッタリという症例も多いのです．

最後の3つ目は細かな鑑別は治療法にほとんど無関係なことを挙げておきます．薬物でいえば AVNRT も AVRT も房室結節をリエントリー回路に含むため後述するようにワソラン®ないしアデホス®が著効します．また，非薬物治療の代表格であるカテーテルアブレーションでは AVNRT でも AVRT でもその他でもはじめに準備するカテーテルの種類や留置部位は一般的には共通なのです（図10）．

図10

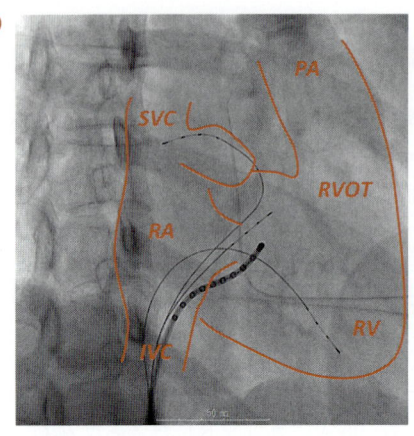

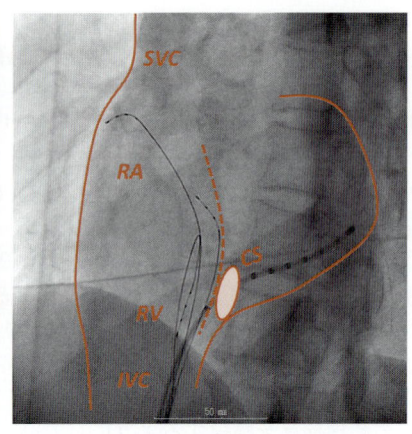

心臓電気生理検査における電極カテーテルの基本配置．A：右前斜位像，B：左前斜位像
SVC：上大静脈, RA：右房, RV：右室, IVC：下大静脈, CS：冠静脈洞, RVOT：右室流出路, PA：肺動脈

　カテーテルアブレーションをする際には手術台の上で寝ている患者さんの心臓にカテーテルから電気刺激を加えて頻拍を誘発し，電気生理学的に正式な頻拍機序診断をしてから個別の治療に入ります．その際に使用するシースやカテーテル類はあらゆるケースに対応可能なように事前に準備しておき，「どうせAVNRTだろうからこのカテーテルしか準備しない」などということはありません．それでも事前に頻拍機序がわかっていなくてもいけませんか？ もちろんPSVTの機序診断予想がムダだと言ってるのではなく，ただでさえ難しいと抵抗感をもたれがちな不整脈の面白さを知ってもらうには，あまり肩肘はらずに気軽に取り組んでもらうことの方が重要だと思っての私見です．

薬で頻拍を止めたらそれでおしまい？

　AVNRTもAVRTもいずれも頻拍のリエントリー回路に房室結節を含んでいるため，房室伝導を一時的に遮断する薬剤が"特効薬"とされます．具体的にはベラパミル(ワソラン)やアデノシン三リン酸(ATP)製剤であるアデホスが用いられることは前述しましたね．来院した患者さんの動悸発作がPSVTだと診断し，例えばアデホスを静注すると多くの場合はたちまち頻拍は止まりますから，患者さんには非常に感謝されます．ただし，これに気を良くして「今日はこのまま帰っていいですよ．また発作が起きたら来てください」あるいは「今度はワソランを動悸発作時に2錠まで飲んでも止まらなかったら来てください」とだけ案内しているケースが非常に多いように思います．これは本当に適切な判断なのでしょうか？

　いくらワソランが特効薬だと言っても，頻拍発作をくり返せば薬が効くまでは必ず不快な動悸発作に悩まされる時間帯があるわけで，病気を根治するには至りません（つまり対症療法です）．根治性もないわけで明日また頻拍発作に悩まされるかもしれませんし，大事な試験や仕事の最中にチャンスを失うことにもなるかもしれません．

安全な根治療法としてのカテーテルアブレーション

何を言いたいのですかって？ それは,

> カテーテルアブレーションは確実性・安全性にすぐれたPSVTの"根治療法"

だということです．約7,700症例からなるメタ解析でもPSVTに対するカテーテルアブレーションは成功率94.6％（再発率6.5％）であり，安全性についても死亡率0.1％，有害事象発生率2.9％ときわめてすぐれた治療法であることが示されています（Spector P, et al. Am J Cardiol 2009；104：671）．にもかかわらず，実際の臨床現場では頻拍だけ止めてカテーテルアブレーション治療で根治が望めることも説明せずに患者さんを帰宅させてしまうのは，知らないうちに最適な治療を選択する患者さんの権利の一部を奪っていると見ることもできないでしょうか．これは心電図からPSVTの頻拍機序がわからないのよりも大罪なのではないかと筆者は強く思います．

ですから，この本を読んで勉強されているあなたには，"谷間の宝探し"にばかり気を取られ，教科書片手に競馬の"予想屋"のように「AVRTだと思う，いやAVNRTかな？」などと言う前に患者さんを一度は不整脈専門外来に紹介してカテーテルアブレーションの適応につき相談してもらう機会を作ることの重要性を第一に考えて欲しいと思います．

最後にまとめ

救急外来などでPSVTの患者さんを診察した時の対処の仕方をまとめておきましょう．特に4)が大切なことは既に述べた通りです．

> **発作性上室性頻拍（PSVT）の患者さんを見た時の正しい対応**
> 1) まずは頻拍時心電図を正しく診断する（PSVTかどうか）
> 2) 適切な応急処置（アデホス or ワソラン）にて頻拍を停止させる
> 3) 次回発作時の対応（息ごらえなど）を伝え頓服薬（ワソラン）を持たせる
> 4) カテーテルアブレーションで安全に再発なく根治できる可能性が高いことを説明する（可能な限り不整脈専門医外来を紹介・予約してあげよう）
> 5) 時間に余裕があればPSVTの頻拍機序を心電図から予想する

以上，長くはなりましたが「たかがPSVT，されどPSVT」です．PSVTの楽しさ，奥深さの一部でも伝わればと思って本項を終わります．ただ，大事なことは…ですね！

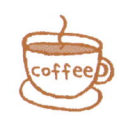

§8-1

Coronary Heart Disease（1）
── ST 変化を論じる前に ──

ST 部分ってどこ？

👨‍🦳 長かった不整脈(A)を終えたので，今回からのテーマは"Coronary Heart Disease"だよ．主に冠動脈疾患の診断について扱おう．

🧑 はじめの2文字で"CH"でしたね．別名，虚血性心疾患とも言いましたね．不整脈よりは ST 変化を見るほうが少しは得意な気がします．

👓 では始めに，冠動脈疾患の心電図で最も大切な ST 部分とはどこを言うのかな？

📖 QRS 波，というか S 波のおわりから T 波のはじまりまでです．文字通り"S-T"部分ですね．

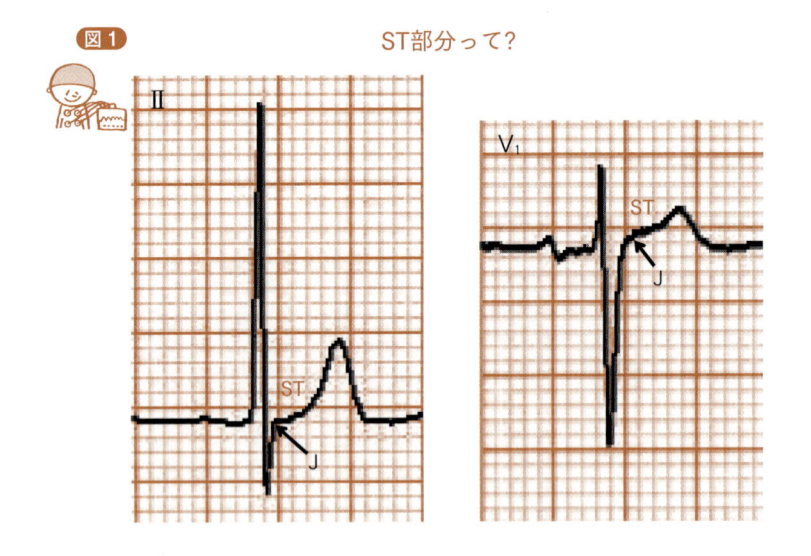

👓 そうだね．図1 で確認しておこう．

図1 ST部分って？

J 点がタイセツ

👓 S 波のおわりには名前がついていて，J 点と呼ばれるよ．図1 では，左のⅡ誘導では，急にガクンとカーブが変わって一番飛び出た部分が J 点だよ(⬇)．Ⅱ誘導の場合はわかりやすいですね．右の V₁ 誘導で J 点はわかる？

📖 うーん，どこまでが S 波？って意外に微妙ですね．J 点というのは，いわゆる変曲点のことで，カーブの際に相当する部分ですよね．

🤓 T波のはじまりはもっとわかりづらくて，実はST部分が正確にどこかというのは難しい問題なんだ．でも，<u>STの低下とか上昇を議論する時の目印としてはJ点が使われる</u>ので，ST全体にはあまりこだわらなくていいよ．

📘 わかりました．J点なら僕でもだいたいの場所はわかる気がします．

ST基準点（12誘導心電図）

🤓 じゃあ，次に一歩進んだ質問．ST部分が低下しているとか上昇していると言われるわけだけれど，どこの<u>基準点</u>に対して測るか知ってるかな？

📘 ふつう平坦な部分がありますよね，心電図には．そこだと思います．

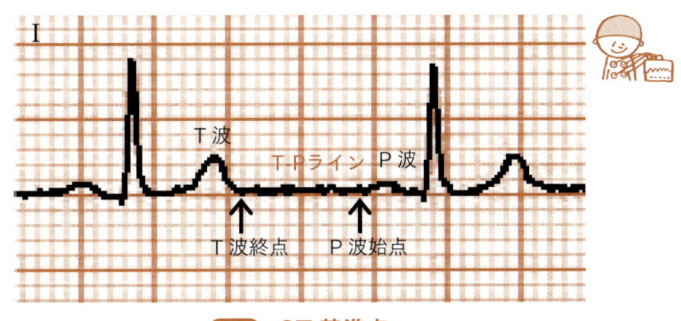

🤓 言いたいことはわかるよ．次の心電図で見てみよう（**図2**）．

図2 ST基準点

正式には <u>T-Pライン</u> あるいは <u>等電位線（isoelectric line）</u>といってT波のおわりとP波のはじまりとをつなぐ線がST計測の基準線になるんだよ．この部分は心臓のすべての電気活動がお休みしている時間帯に相当し，君が言ってくれたように通常はフラットになるよ．

> 心電図での一般的なST計測は等電位線（T-Pライン）に対して行う

📘 なるほど，T-Pラインが"ゼロ点"なわけですね．以前，ここは，P波の見つけ方で出てきた"安全地帯"の一部ですよね（⇨ §5 p.46「P波を見つけるコツ」参照）．

ST基準点（ホルター心電図）

📘 先生，では，<u>ホルター心電図でのST計測</u>も同じ基準に対して行えばいいわけですね？

🤓 いや，ホルター心電図では体動その他の影響でこの基線が揺れてしまうことが往々にしてあるんだ．だから，安静時に記録する通常の12誘導心電図と同じ測り方というわけにはいかなくて，

> ホルター心電図での ST 計測は PR(Q) 間でほぼ等電位 (0 mV ≒ 基線上) になる点に対して行う

という約束になっているよ．これはトレッドミル検査などの運動負荷心電図での評価法に習ったものなんだ．

🛡 へぇー，なるほど．言われると納得です．たしかに PR(Q) 部分も原理的にはフラットですから基準点になりそうです．

👓 でも以前，ホルター解析器は QRS 波はわかっても，P 波の認識には弱いって学んだよね？（⇨ §6-2 p.82「期外収縮認証のしくみ」参照）．

🛡 だとすると，PR(Q) 部分も認識できないことになってしまいますね．

👓 だから，実際には機械が確実に認識できる QRS 波の頂点（ピーク）からいくらか手前に戻った部分が便宜上の "ゼロ点" として用いられるんだ．この数字は覚えなくていいけれど，代表的な設定では 64 ms になっていて，だいたい PR(Q) 部分にくるんだ．

🛡 なるほど．直接 PR(Q) 部分を認識しているわけじゃないんですね．

ホルター心電図での ST 計測点

👓 ホルター心電図での ST 計測の基準点はわかったね．では，この基準に対して ST レベルはどこの地点で計測するでしょう？

🛡 うーん，そう言われるとギブアップです．

👓 実は ST 低下と上昇で微妙に違うんだ．ST 上昇については後々扱うとして（⇨ §8-3 参照），頻度的に圧倒的に多い ST 低下の計測の仕方を考えよう．正確には，

> ST レベル計測は J 点（S 波のおわり）から 80 ms 後方の地点で行う

のが一般的とされるよ．これは 12 誘導心電図と同じだよ．J 点より 80 ms 後方での計測値は ST_{80} 値などと略記されるんだ．ここを ST 部分の代表点と考えるワケだね．

🛡 たしかに普通の心電図やトレッドミル検査で ST 低下しているかどうかは，J 点から小さい目盛り 2 つ分後ろで判断しろって習いました．心電図での 1 目盛りは 40 ミリ秒 (ms) に相当するんでした．

👓 ただやっぱりホルター解析用のコンピュータでは J 点を直接認識するよりは…．

🛡 また目印は QRS 波の頂点ですか？

👓 そのとおり．製造会社によって違いがあるけれど，QRS 波ピーク（頂点）から後ろに 100〜120 ms の部分で ST 計測がされるのが一般的だよ．ただ，ここらへんは本質的なことじゃないから細かな数値は忘れてしまって結構だよ．考え方だけをおさえてね．

🛡️ そうやって測るとだいたい ST_{80} 値に近くなるんですね．わかりました．

👓 今までの関係を**図3**にまとめておこう．

正式な定義（12誘導）　　　ホルター心電図

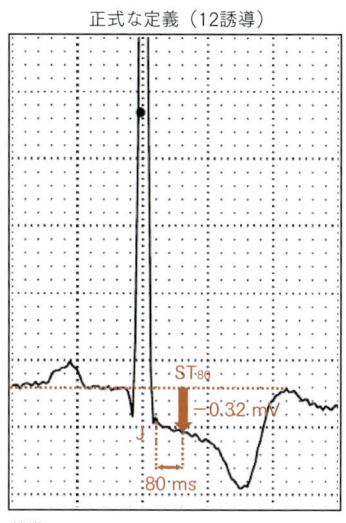

基準：T-P ライン
測定：J 点から 80 ms 後方

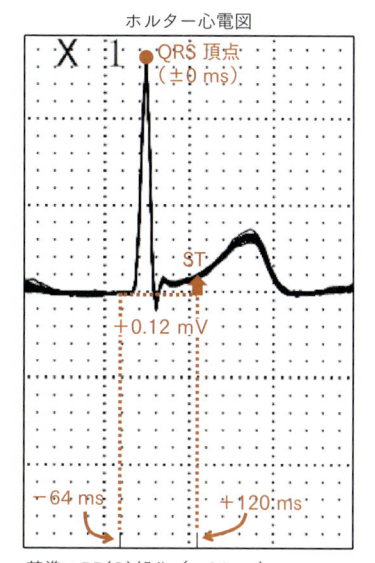

基準：PR（Q）部分（−64 ms）
測定：+100〜+120 ms（この場合は +120 ms）
※0 ms→QRS 波の頂点（ピーク）

図3 ST 計測法

ST トレンドグラム

👓 ホルター心電図での ST 計測のしくみはわかったかな？

🛡️ ちょっと難しいところもありましたが，言われたことはわかりました．

👓 ホルター解析は，1日約10万発のすべての QRS 波に対して今話したしくみで ST レベルを計測して，折れ線グラフとしてわかりやすく表示してくれるんだ．これは **ST トレンドグラム**と呼ばれるよ．実際の解析冊子で確認してみよう（**図4**）．

🛡️ 上段は心拍数（R-R）トレンドグラムでしたね．たしかに ST レベルもグラフになっています！　なるほど，これで1日の ST 部分の推移が大まかにわかりますね．

👓 そうだね．ホルター心電図の世界では一般的に PR（Q）部分の基準点をゼロ（±0 mV）として

> ST 低下を**負の値（−）**，ST 上昇を**正の値（+）**として表示する

約束になっているよ．これは直感的にも理解しやすいよね．

🛡️ −0.2 mV だったら，基準点から 0.2 mV の ST 低下と読んで，逆に +0.1 mV なら 0.1

mVのST上昇と考えるんですね．

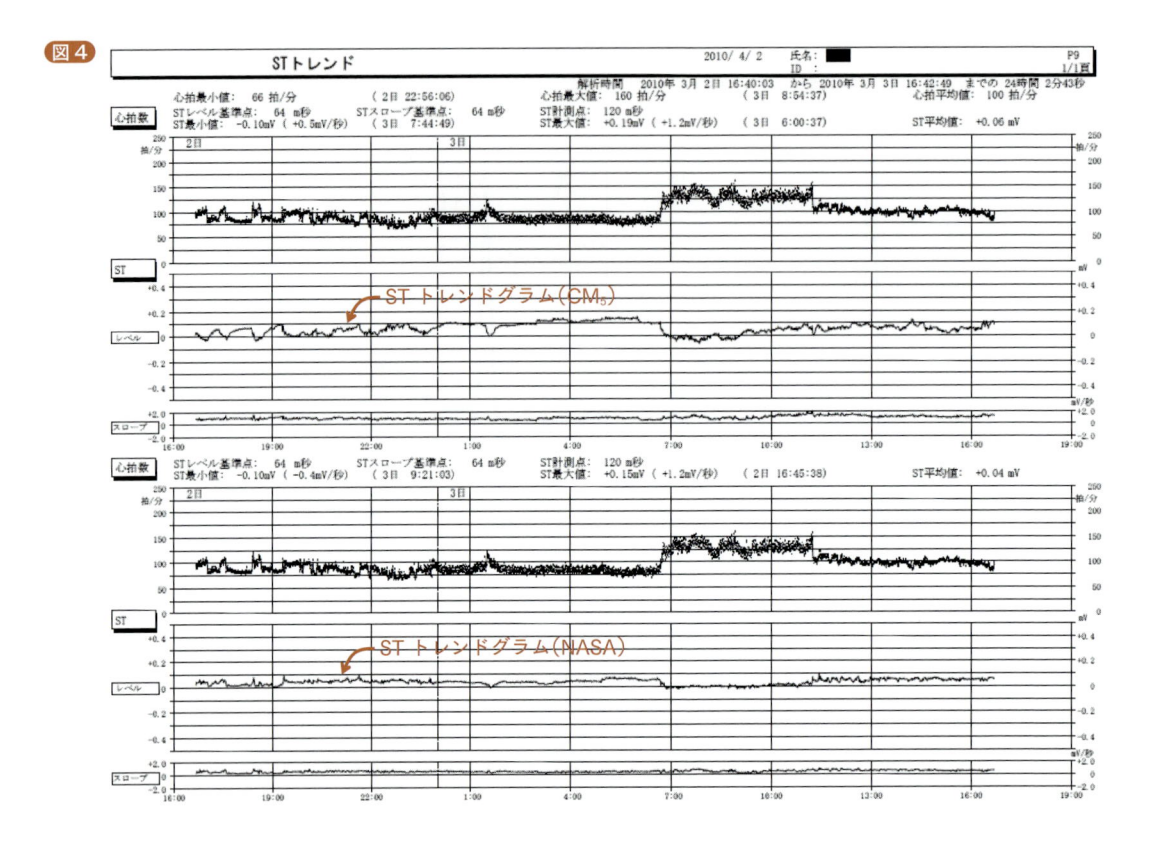

図4

[STトレンドのグラフ：上段CM₅、下段NASA、2010/3/2〜3/3の24時間記録]
ST トレンドグラム(CM₅)
ST トレンドグラム(NASA)

STトレンドグラムでの注意

👓 ここで，もう一度確認しておきたい大事なポイントとして，

> STレベル(計測値)はST_{80}値と異なる可能性があるため，STトレンドグラムだけを見ていてはダメ！

ということなんだ．

🔰 えー，せっかく覚えたのに．先生，それはどんな時なんです？　不安だなぁ…．

👓 正常なQRS幅が80ミリ秒(ms)くらいだとすると，QRSの頂点からJ点までは半分の40 msだよね．だから，QRSの頂点から100〜120 msの地点はどんな点になる？

🔰 J点から60〜80 msの点ということになります．**図3**の右図でもだいたいJ点から80 ms後方になっていました．これは，QRS幅が正常ならST_{80}値の近似値となるような測定法なんですね．ということは，幅広いQRS波の時に問題となりますか？　脚ブロックとか心室ペーシング波形ですね，注意すべきは．

👓 そのとおり！　君の理解力には脱帽だ．もちろん，ST計測点は臨床検査技師さんたち

232

が私たち判読医よりも先に解析してくれる時点で設定できるし，慣れた人だったらST計測点を工夫して遅めに設定してくれるけれど….

先生の言いたいことがわかりました．機械の表示してくれる値だけを見ないで，

> STレベルの計測点が妥当な部分かを必ず自分の目で確認する習慣をつける

ということですね．

だいぶ成長したね．少し付け加えると，"-0.15 mV"と表示されていても，本当にSTが低下しているかは実波形を必ず確認して欲しいんだよ．実際の見方は次回勉強するからね（⇨ §8-2参照）．

2誘導だけで大丈夫？

心電図を用いた代表的な冠動脈疾患の診断検査として運動負荷心電図があるけれど，ここではその誘導数に注目してみよう．

トレッドミル検査，僕も週1回検査当番やってるんです．通常の心電図と肢誘導が少し違うけれど，基本的に12誘導を記録しながら行いますよね．

一方，ホルター心電図での誘導数はどうだった？

一般的にはCM_5誘導とNASA誘導の2つでした．3つ目の誘導が載っている冊子もあるって聞いたことがありますが．

冠動脈疾患の診断では各誘導でのST低下・上昇を評価するわけだけど，12誘導と比べて2誘導だけっていうと少し役不足な感じがしない？

たしかに．本当にホルター心電図で心筋虚血診断ができるのかって不安になってきました．どうなんです，本当のところは？

実は運動負荷検査をしながら，12誘導心電図とホルター心電図とを同時に記録した研究があるよ．その結果の概略を示そう．

【ホルター心電図の心筋虚血診断】

1) CM_5誘導のみで心筋虚血の89%が検出可能
2) CM_5誘導を含む2誘導では心筋虚血検出能は91〜94%に上昇
3) 誘導を3つに増やしても検出感度は96%

（Lanza GA. Am Heart J 1994 ; 74 : 1216）

CM_5誘導ってすごい！たしかV_5誘導モドキでしたよね．

そうなんだ．一般的にQRS波高が高い誘導ほど鋭敏にST変化を検出できる傾向があって，V_5誘導は12誘導の中でQRS波の高さが最も高いことが多いからね．

🛡 トレッドミル検査の判定でも，慣れるまでは V_5 誘導だけ見てろって習いました．

👓 この報告では，さらに CM_5 誘導にもう一つ加えて 2 誘導にすると 91〜94% まで診断感度が上がるとされたよ．でも，使われたのは NASA 誘導とは少し違った誘導なんだけれど．一般的には，

> ホルター心電図での心筋虚血診断（ST 評価）は基本的に CM_5 誘導のみで行う

と考えていいよ．

🛡 それでも 12 誘導の時の約 9 割はわかるわけですからね．いやー，決して役不足ではないんですね．

👓 次回学ぶように圧縮波形のページでは ST 評価もするんだけれど（⇨ §8-2 p.264「スーパーインポーズ波形」参照），通常は CM_5 誘導の全波形が圧縮波形で表示される理由もこれだよ．

🛡 なるほど．ちなみに，先生に質問なんですが，誘導を 2 つにすると 94% わかるわけで，そこから 3 つに誘導を増やして 96% を目指す必要はあるんでしょうか？

👓 +2% のために 1 つ誘導を増やす必要はないよね．だから，心筋虚血診断の観点からはホルター心電図での誘導数は 2 つで十分とされるよ．

リアル・ワールド

🛡 ホルター心電図って本当にすごいですね．不整脈はもちろんですけど，冠動脈心疾患に対しても有効なんだぁ．

👓 ここで紹介したのはホルター心電図が運動負荷試験と同等とする良い報告だったけれど，逆にホルター心電図の心筋虚血検出の限界を指摘する報告も少なくないよ．実際には，

> ホルター心電図の冠動脈心疾患に対する感度・特異度はせいぜい 6〜7 割程度

との見解が一般的で，ガイドラインでも冠動脈疾患のスクリーニング検査としてはホルター心電図よりは運動負荷心電図が適していると明記されているんだ（⇨ アドバンス 9 参照）．

🛡 先生がいつも言われるように，ホルター心電図は基本的に不整脈の検査ですからね．

理想的な記録時間

👓 次には記録時間について学ぼう．心筋虚血をキッチリつかまえるには最低何時間記録が必要かっていう次の問題はどうだろうか？

> 【問題】心筋虚血の検出に適したホルター心電図の記録時間は？
> 　　　　1）12時間
> 　　　　2）24時間
> 　　　　3）48時間
> 　　　　4）その他（わからない）

📕 一般的なホルター心電図検査の多くは24時間記録されることが多いと思います．別名24時間心電図でしょ，ホルターって．だから2）かな？

👓 そうなんだけど，いくつかの論文で検討された結果は3）の **48時間以上** が望ましいということになっているんだ．欧米のガイドラインにも記載されているよ．

📕 ひゃあー，夏場とかきつそうです．最近はシャワーを浴びられるホルター心電計もあるみたいだし，狭心症は冬場に多そうだからいいのかもしれませんけど…．

👓 不整脈でもそうだけれど，ホルター心電図では **日差変動(day-to-day variability)** の問題が常につきまとうんだよ．明らかに虚血性心疾患ありと判明している人でも，通常の **24時間記録の場合では64％しか検出できない** とする報告もあるよ(Causse C. Arch Mal Coeur Vaiss 2001 ; 94 : 779)．

📕 24時間ホルター心電図記録では3分の1くらいの虚血患者さんを見落とすってことですね．せいぜい10分ちょっとの運動負荷心電図に比べると24時間って十分長い気もするんですけど…．

👓 ちなみに48時間にすると83％，72時間ではじめて94％の検出率とされたよ．でも，君の言うとおり2日間にわたってのホルター心電図検査がつけられるケースは非常に稀で，24時間記録なことがほとんどだよ．

📕 これもホルター心電図が冠動脈心疾患の適切な診断にはあまり適していないとされる一つの理由になりそうですね．

👓 そうだね．だから，限られた24時間内で少しでも見落としをなくすための工夫として，

> ホルター心電図の記録中はなるべく普段と同じ感じで生活してもらう

と患者さんに十分に伝えることが大事なんだ．ホルター心電図の検査日だけ家でジーッとおとなしくされちゃうとダメなんだよ．

📕 ただでさえ24時間では過少評価なのに，心拍数も上がらず心臓に負担がかからない状況では心筋虚血が出現するチャンスが更に少なくなってしまいますからね．了解です．

"してはならぬ"その時には

🔍 最後に「こういう時には ST 評価しちゃダメ！」っていう話をしよう．これは心電図を用いて冠動脈疾患の診断をする運動負荷心電図でも基本的に共通だけれど．

📖 最初のほうで少し聞いた気がします（⇨ §2 p.18「内服薬には要注意」参照）．

🔍 まずは 12 誘導心電図で気づく病態から．慣れてきたら一発で診断できるよ．

> **ダメ！ ① 12 誘導心電図を見た段階で除外すべき病態**
> - 左室肥大
> - 完全左脚ブロック（完全右脚ブロックは OK）
> - ペースメーカー植込み後（心室ペーシング）
> - WPW 症候群　など

📖 "IT REACHES TOP" の語呂合わせの最初の "Information" で "ABCDE" の "E" は 12 誘導心電図の "E" でしたから，この時点で気付くはずですね．

🔍 まず，次の 12 誘導心電図を見て（図5）．これは左室肥大の症例だよ．

📖 V_5 とか V_6 誘導の QRS 波高が非常に高くなるし，下行型の ST 低下と陰性 T 波が特徴的です．たしかストレイン・パターンっていうんですよね．この ST-T 変化は．

🔍 12 誘導心電図が添付されていない時でも，CM_5 誘導は V_5 誘導に似ているはずだから，この典型的な波形を見たら左室肥大ありとして通常は ST 評価をキッパリ断念しよう．では，次の図6はどう？

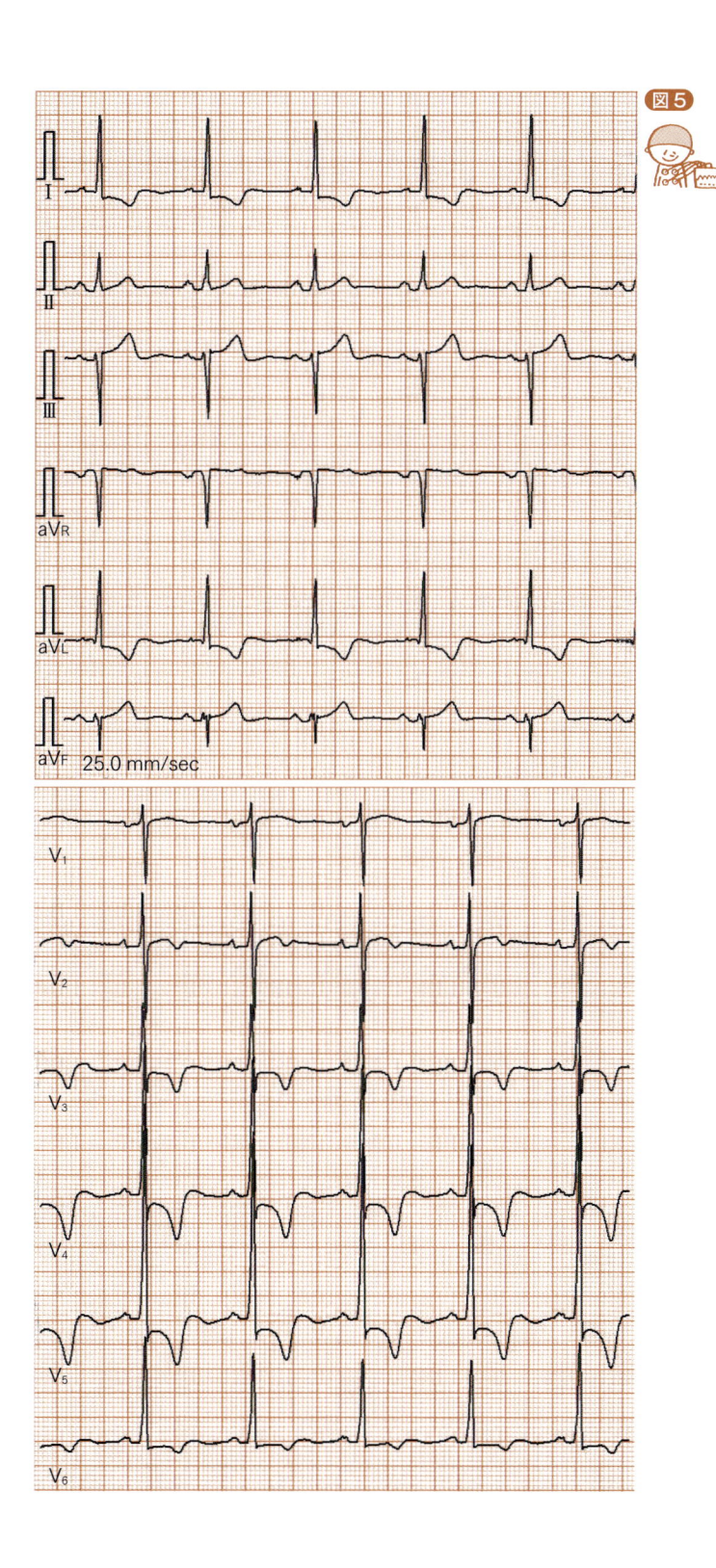

§ 8-1 　Coronary Heart Disease
ST 変化を論じる前に

図5

図6

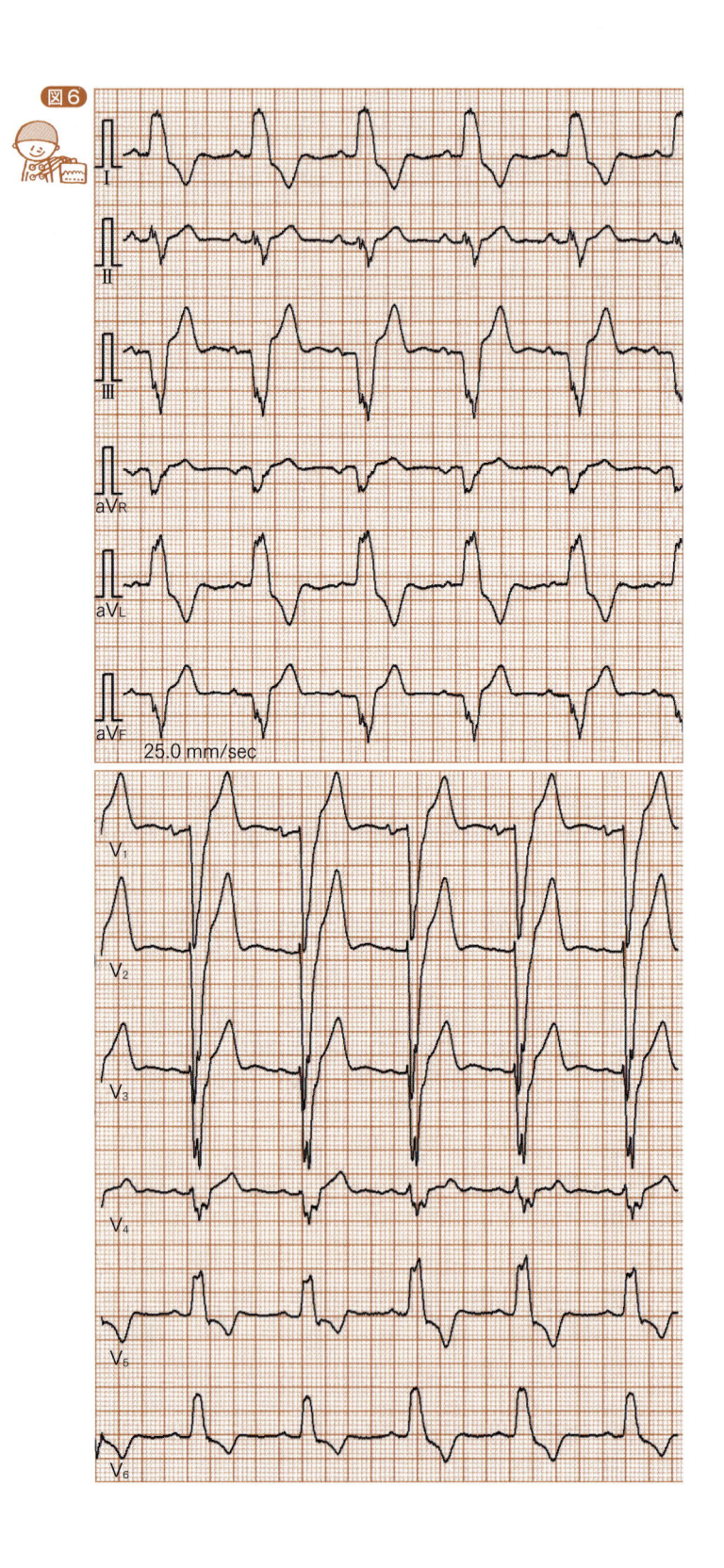

25.0 mm/sec

🛡 これは QRS 波が幅広くて，V_1 誘導で rS 型，V_5 や V_6 誘導で "火山" のようなノッチの入った RR′ 型ですから**完全左脚ブロック**です．僕もだいぶ基本的な心電図は読めるようになっているんでしょ．

👓 そうだね．ホルター心電図では，CM_5 誘導で独特な "火山" 型を見たら左脚ブロックを疑おう．始めから激しく ST 低下があって T 波も陰転化しているから，ST 評価なんてこうなるともうお手上げなんだよ．

🛡 それはペースメーカー植込み後で QRS 波がペーシング波形の人も同じですね．

👓 ちなみに，心房ペーシングのみで，心室が自己の正常 QRS 波形の場合には健常人と同様に ST 評価をして OK だからね．

🛡 心室ペーシングによる QRS 波形の場合がダメなんですね，わかりました．

左脚はダメでも右脚なら OK

🛡 ところで，同じ脚ブロックでも左脚ブロックでは ST 評価をしちゃダメで，右脚ブロックなら OK とはどういうことなんですか？　なんか不平等ですよ…．

> 完全右脚ブロックの場合には CM_5 誘導での ST 評価可能（NASA 誘導はダメ）

👓 次の症例を見てみよう（**図 7**）．

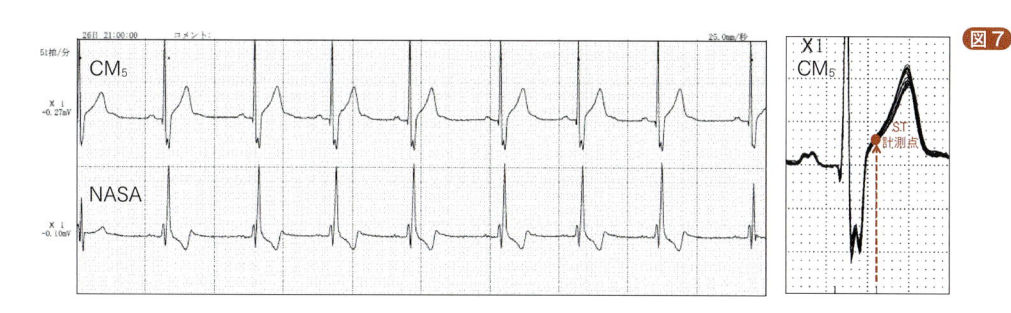

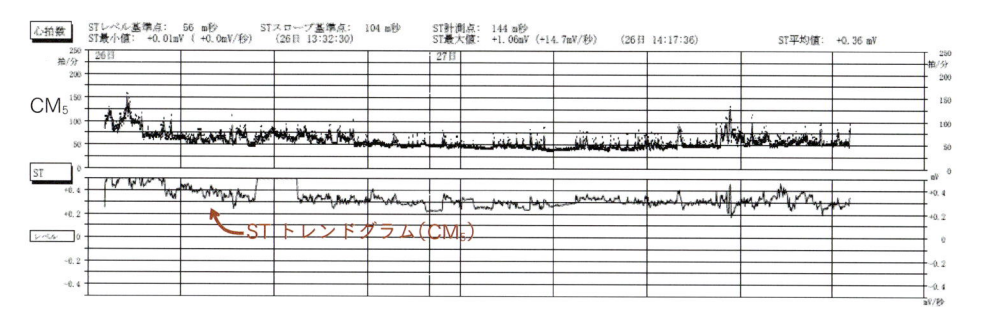

図 7

NASA誘導はV₁誘導に似ている症例で，完全右脚ブロックに典型的なrSr′型（M型）のQRS波形になっているでしょ？　また，上段のCM₅誘導では，太っちょのダラーッとしたS波が典型的だよね（**図7** 拡大波形）．

🛡 たしかにST部分は基線からもともと少し上昇していますが，計測点はちゃんとST部分の真ん中になってますね．下のSTトレンドグラムも多少ギザギザしてますが，少くとも有意な低下を示す負の値にもなっていませんね．

👓 ただし，左脚ブロック同様，もとからST-T変化が出てしまったNASA誘導のST値やトレンドグラムでは虚血性ST変化についてコメントしないようにしよう．

WPW症候群も忘れずに

👓 もう1つ．発作性上室性頻拍になることで有名なWPW症候群は，ホルター心電図がオーダーされることは多いけれど，デルタ波がはっきりある場合には心筋虚血に関しては評価不能として不整脈に関するコメントだけをしてね（**図8**）．

🛡 たしかに，V₅誘導にばっちりデルタ波（**図8** ↓）がありますね．今までは気にしてなかったけれど，WPW症候群の患者さんはベースからST-T異常も伴うんですね．

👓 WPW症候群は早期興奮（脱分極）症候群という別名もあるんだよ．実は，心筋の脱分極だけでなく，再分極相に相当するST部分にも異常が出てしまうんだよ．

🛡 わかりました．ベースラインの心電図から激しいST-T変化がある病態では，基本的にST低下・上昇から心筋虚血に関するコメントはしてはいけないんですね．

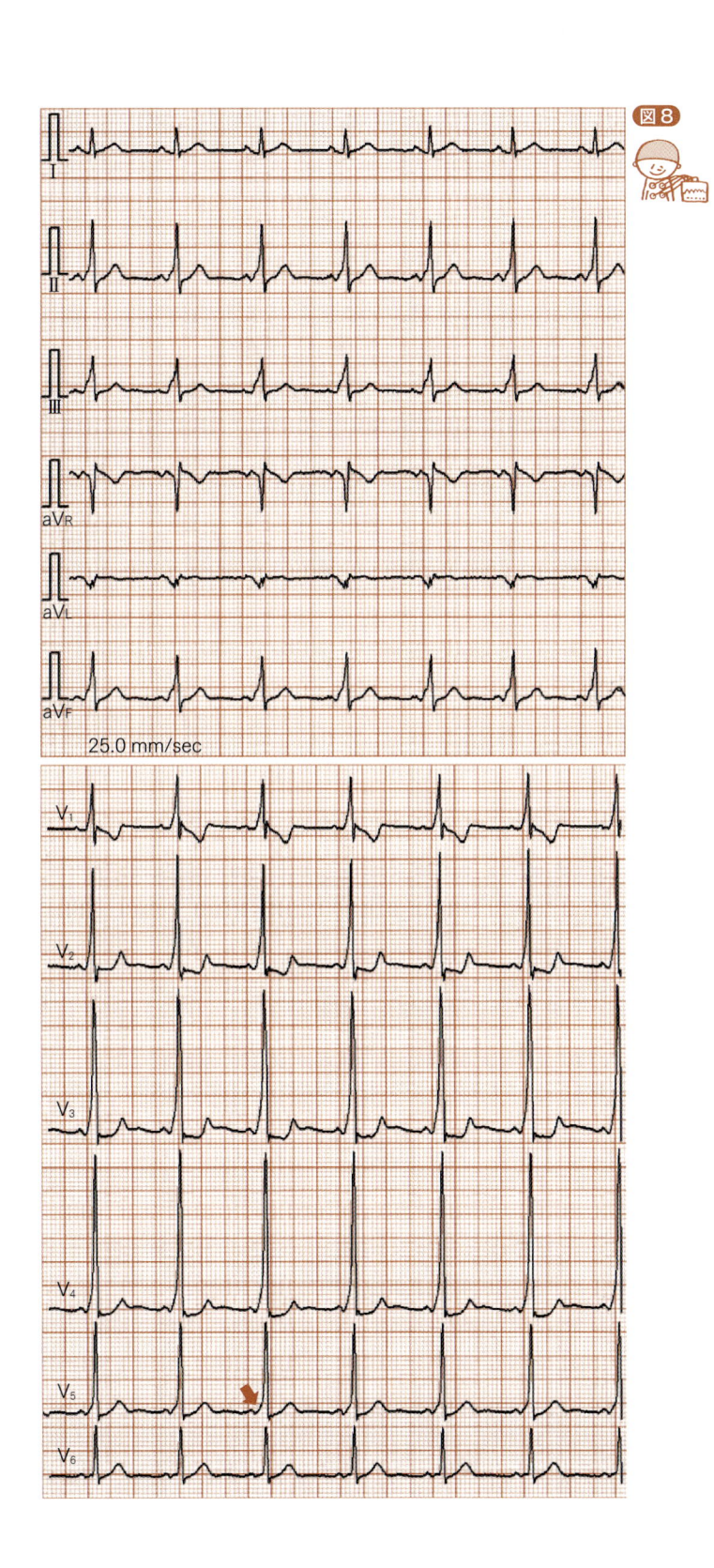

§ 8-1 Coronary Heart Disease

ST 変化を論じる前に

図8

CM₅誘導の既存のST低下

🤓 ホルター心電図での心筋虚血診断といったらCM₅誘導だったよね．ただいつでも正しく診断に使えるというわけではなく，次のような場合には注意しよう．

📌 ダメ！ ② CM₅誘導の波形にも制限あり

・CM₅誘導に0.1 mV以上の既存のST低下（特に水平・下行型）
・CM₅誘導のQRS波高≦10 mm（低電位差）

📘 はじめの条件は，何もしていない時から1 mm以上STが低下している場合には心筋虚血の有無を判断するのに慎重になれということですね．基本は左室肥大のストレイン・パターンの議論と同じと考えます．

🤓 ホルター解析冊子には，機械が計算してくれたST計測値に関する情報があるから，STトレンドグラムと一緒に必ず確認するようにしよう．図9に実例を示そう．

図9

ST情報				
STイベント	最大値	（持続時間）	時刻	
ch. 1 上昇 下降				
ch. 2 上昇 下降				

計測値		STレベル	（STスロープ）	時刻
ch. 1	最小	−0.52 mV	（−1.6 mV/秒）	12日 8:10:32
	平均	−0.34 mV		
	最大	−0.19 mV	（+0.4 mV/秒）	11日 18:05:10
ch. 2	最小	+0.01 mV	（+1.2 mV/秒）	12日 8:06:55
	平均	+0.12 mV		
	最大	+0.21 mV	（+1.6 mV/秒）	11日 17:43:40

レベル基準点： 64 m秒　スロープ基準点： 64 m秒　計測点： 120 m秒
レベル基準点： 64 m秒　スロープ基準点： 64 m秒　計測点： 120 m秒

ST上昇： 0.10 mV　ST下降： 0.10 mV　持続時間： 1分 0秒
ST上昇： 0.10 mV　ST下降： 0.10 mV　持続時間： 1分 0秒

総数： 88,602ビート
％分布 100.0％
11日 16:43:54

CM₅

NASA

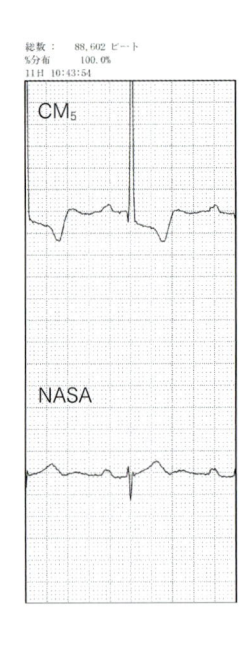

📘 心拍数と同じく，ST計測値（レベル）の平均値と最小・最大値が表示されていますね．ch. 1がCM₅誘導ですから，平均−0.34 mVってことはかなり強い既存のST低下ありですね．

🤓 右に示した実波形も確認してね．こういう時は躍起になってST変化を見ても仕方がないよね．私なら次のようにコメントするかな．

> CM₅誘導に強い既存のST低下（−0.3 mV程度）を認めるため，ホルター心電図による虚血性ST評価は困難です．狭心症状があって冠動脈疾患を除外する必要がある場合には，別種検査（核医学検査や冠動脈CT検査など）を検討してください．

CM₅ 誘導が低電位の時

📖 もう一つの条件は，CM₅ 誘導の QRS 波の高さが 10 mm 以下ならダメってことですか？

👓 さっき QRS 波が高い誘導ほど ST 変化も大きい傾向にあると言ったよね？

📖 はい．胸部誘導で V₁ 誘導からだんだん増高して普通は V₅ 誘導で QRS 波高はピークになります．だから，V₅ 誘導モドキの CM₅ 誘導が心筋虚血に適してるんですよね．逆に言えば QRS 波高が小さい時は ST 評価には適していないってことですね．

👓 過小評価になるよ，一般的に．波高の目安は，12 誘導心電図での低電位(胸部誘導)の診断基準と同じで 10 mm と考えよう．では，そんな拡大波形の実例(**図 10**)を示そう．

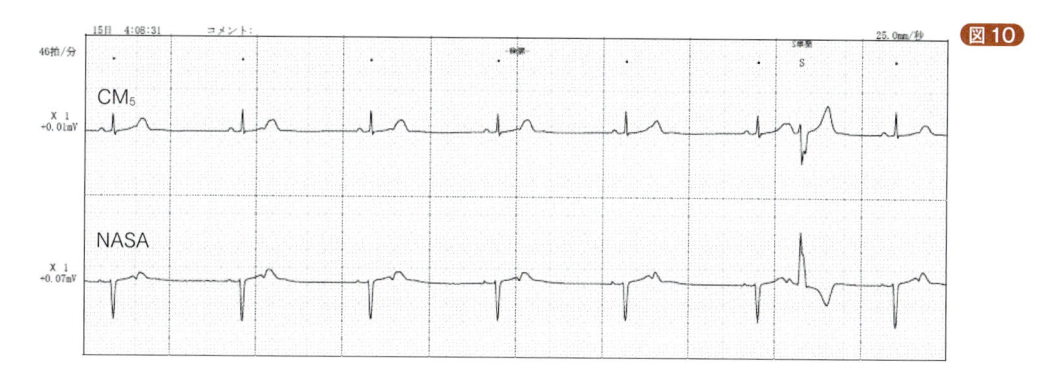

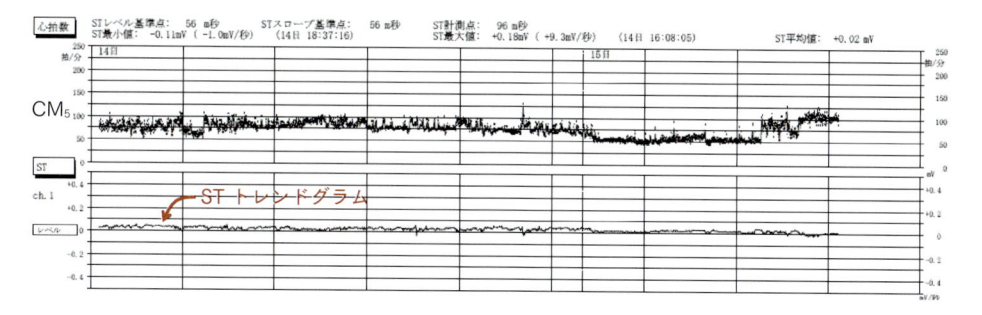

図 10

📖 CM₅ 誘導の QRS 波高は 5 mm ちょっとですから，明らかな低電位ですね．

👓 下に ST トレンドグラムも示したよ．これを見ると一日中でほとんど ST は ± 0 mV 付近のまま変化していないけれど，冠動脈疾患が完全にないとは言い切れないよね．コメント例を示そう．

CM₅ 誘導の QRS 波高が小さいため，虚血性 ST 変化の評価には適しません．ST トレンドグラムでは有意な ST 変化を認めませんが，ホルター心電図の心筋虚血診断能も考慮すれば，冠動脈疾患の存在を完全には否定できません．

🛡 条件が悪い時には，あまり大きなことを言わないようにするのがポイントなんですね．

👓 最近のホルター心電計では，電極をつける時点で波形が確認できるから，CM₅誘導で十分な波高が出るように，記録を開始する前に電極の位置を微調整すべきじゃないかな．

クスリにも注意

👓 おわりにST変化に"目隠し"をしてしまう薬剤についても知っておこう．

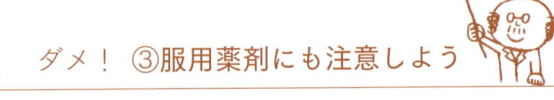

> ダメ！ ③服用薬剤にも注意しよう
> - ジギタリス製剤などの抗不整脈薬
> - 一部の抗うつ薬など

🛡 ジギタリスは盆状ST低下として有名でした．ジギタリス効果でST部分が下がっちゃうんですよね．これも広い意味では既存のST変化に入りますか？

👓 うん．その他の不整脈薬とか一部の抗うつ薬には，心筋に対して抗不整脈薬と似た作用を示すものがあってST評価はNGとされるけど，とても覚えきれないから，ベースラインでST変化がなければ一応判定してよしと考えておいていいよ．とりあえずジギタリスだけは絶対忘れないでね．

無理といえる勇気

🛡 それにしてもST評価しちゃいけない状況ってけっこうありましたね．

👓 正確に評価できない時に"不可能"とはっきり述べて，代わりにどんな検査をすべきかをオススメできる人が本当の専門家だと思うな．

🛡 先生が言うと重みがありますね．ホルター心電図で心筋虚血の診断をする前に，そもそもST評価をしてよいのか事前に十分チェックして，間違った評価をしないように気をつけようと思います．

胸痛のない狭心症もあるぞ

🛡 ところで先生，検査中に胸痛の訴えがなかったらST部分の解析はしなくていいんじゃないかって思うんですけど，ダメですか？

👓 君がそう思うも無理はないね．でも，正解はNGなんだ．狭心症といえば"angina"つまり胸痛が有名だよね．でも，やっかいなことに心筋虚血を生じていても何の症状も感じない無症候性心筋虚血という病態があると聞いたことはないかい？

🛡 そうか．たしかに糖尿病の患者さんではよく聞きますね．

§ 8-1　Coronary Heart Disease
ST 変化を論じる前に

🔍 胸痛を生じる心筋虚血イベントを症候性と呼ぶと，実は全虚血イベントのうち症候性：無症候性＝1：4 だったという報告があるよ（図 11）．

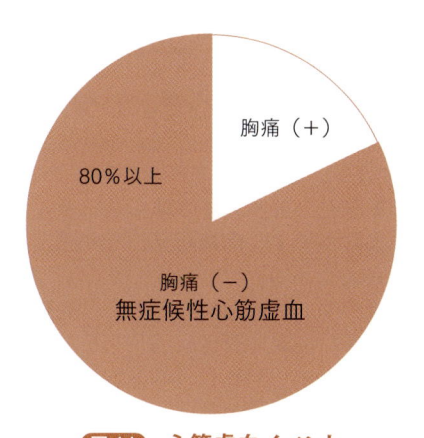

図 11　心筋虚血イベント
（Gibson CM. JTT 2007 ; 23 : 135）

📙 えー，むしろ無症候性心筋虚血のほうが多いんですか？　ビックリです！

🔍 別の報告では，心筋虚血イベントのうち胸痛を自覚するのが 10％弱だったとするものもあるよ．でも，大事なのは具体的な数ではなくて，

> 無症状だからといって狭心症は否定できない（無症候性心筋虚血）

ということだよ．ちなみに，無症候性心筋虚血は糖尿病でない人でも生じることも知っておいてね．

📙 なるほど．ホルター心電図を判読する際には，胸部症状の有無に関係なく全例で ST チェックは必要なんですね，わかりました．ラクしようとしてすみません．

🔍 すべての症例で，先入観なくひととおりの所見を系統的に拾おうとする姿勢で臨むことが漏れのないホルター判読の基本じゃないかな．

📙 了解しました！

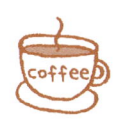

アドバンス 9
胸痛患者の初期評価
── ホルター心電図だけで本当に大丈夫？ ──

胸痛患者に出会ったら──ホルター心電図が好まれるワケ

　高血圧に対し内服加療中の58歳男性が胸痛を主訴にあなたのもとを訪れたとしましょう．症状は毎日している早朝の散歩の歩きはじめに多く，そのまま歩き続けているといつのまにか忘れてしまうようです．診察所見，心電図，心エコーは正常でした．次にあなたはどうするべきでしょう？

　もちろん詳細な問診は必要です．"いつから？"という発症時期，痛みの部位・性状や持続時間，安静・労作との関係に加えて冠危険因子もチェックしました．結果，不安定ではないものの狭心症は否定できず，何かしらの追加検査をしようと考えました．日常診療の現場では冠動脈疾患の除外が必要なこうした胸痛症例に頻回に遭遇すると思います．

　心筋虚血を検出する検査手段としては，トレッドミル検査をはじめとする運動負荷心電図，ホルター心電図，核医学検査（シンチグラフィー）や冠動脈造影CT検査などがあります．簡便性，侵襲性や費用等の面を考慮すると前二者が現実的な判断と思われます．しかしながら，わが国に多いとされる小規模クリニックでは設備面あるいは医師・臨床技師の人員面などから運動負荷心電図は不可能な場合が多く，胸痛患者の評価としてホルター心電図が選択されるケースが散見されます．§8-2を読んでホルター心電図におけるST変化の読み方について勉強したあなたなら，こうしたケースで積極的にホルター心電図をオーダーしようとするかもしれません．ここでは，冠動脈疾患の診断におけるホルター心電図の有効性を考えてみたいと思います．

ホルター心電図による心筋虚血評価は実はイマイチ？

　ホルター心電図ではV_5類似誘導であるCM_5誘導を中心とする2～3個の誘導で心筋虚血の診断を行うことを学びました（⇨§8-1参照）．トレッドミル検査などの運動負荷心電図でも，肢誘導に若干の相違はあるものの基本は12誘導記録を行います．誘導数からも2誘導システムが標準的なホルター心電図では不十分な気がしてきます．しかし，1980年代に報告されたある論文では2誘導のみのホルター心電図でも12誘導記録と同等の心筋虚血評価が可能であるとされました（Tzivoni D. et al. Am J Cardiol 1985；55：1200）．また，運動負荷心電図に勝らずとも劣りもしない，すなわち同等であるとして「ホルター心電図は冠動脈疾患の診断に有用である」とした報告もあります（Kunkes SH. J Electrocardiol 1980；13：341）．こうした報告を見ると，「体にたくさんの電極を貼られた上にキツイ運動までさせられるトレッドミル検査よりも簡単なホルター心電図で十分じゃないか」といった誘惑に駆られるのも無理はありません．しかし，物事の本質はさにあらず．大方の専門家の意見はそうではないのです．少し古い論文になりますが，胸痛を訴える患者にトレッドミル検査，ホルター心電図の両方を行い最終的に冠動脈造影検査まで施行した結果報告があるのでご覧ください（図1）．

対決！ ホルター心電図 vs 運動負荷心電図

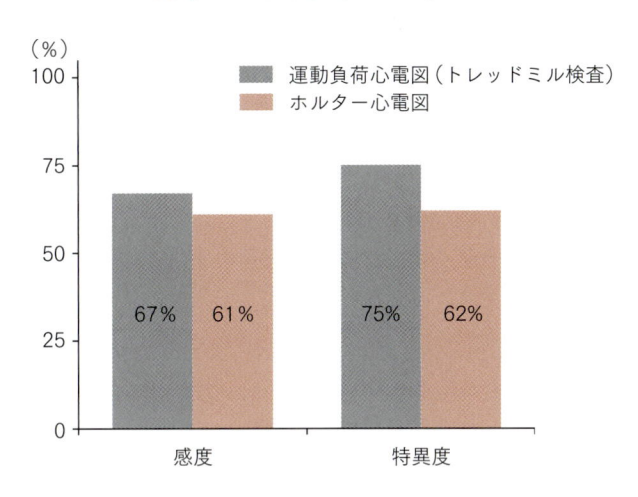

図1 冠動脈疾患に対する診断能
(Crawford MH, et al. Ann Intern Med 1978；89：1)

結果はトレッドミル検査が感度67％，特異度75％であったのに対し，ホルター心電図は感度61％，特異度62％であり，感度・特異度いずれの面でもホルター心電図の惨敗だったのです．その結果，ホルター心電図による心筋虚血の検出には限界があると結論づけられました．

もちろん，時代とともに機器の改良等もなされ，現在のようなデジタル記録式ホルター心電計を用いた場合には虚血性ST変化の診断能が向上していることが期待されます．しかし，2000年に入ってからの諸家の報告でも，実際に心筋虚血検査法の優劣性が検討されましたが，やはりホルター心電図は"連戦連敗"中です（Kertai MD, et al. Heart 2003；89：1327 および Baszko A, et al. Am J Cardiol 2001；87：959）．世界で最も汎用される AHA/ACC のガイドラインでも，

> 運動可能な胸痛患者の初期評価としてホルター心電図はクラスⅢ（有用でない・適応なし）

に指定されるなど非常に冷遇されています．スクリーニングとしては感度の高い検査，診断確定には特異度の高い検査が適切とされますが，両者ともせいぜい6割のホルター心電図は未診断の冠動脈疾患の診断・評価には中途半端で不向きであるというのがホントのところなのです．ただし，運動負荷心電図などで検出が難しいとされる冠攣縮性狭心症に関しては，唯一ホルター心電図に軍配が上がっており，検査適応としてもクラスⅠと評価されています（§8-3で後述）．

無症候例に対するホルター心電図

数多くのホルター心電図の判読をしていると，「無症状ですが虚血性心疾患（冠動脈疾患）のスクリーニングをお願いします」という依頼が少なからず見受けられます．胸部症状がない場合にどれだけの割合で虚血性心疾患が見つかるかは，ホルター心電図の感度・特異度以前に冠危険因子（糖尿病，高血圧，喫煙等）などによる検査前確率に依存し

ます．一般的には，最初に取り上げた中年男性のように高血圧のみでは，冠動脈疾患を有する検査前確率がそれほど高くないことが知られています．結果として，ホルター心電図を行っても適切なスクリーニングができないばかりか，もし仮に本当に無症候性心筋虚血を有している場合であっても見逃す可能性があり，患者に不適切な安心感を与えるだけでなく，場合によっては治療遅延を促してしまうことにもなりかねません．

以上を踏まえて

　診療ガイドラインは個々の医師の臨床判断や診療行為を束縛するものではなく，本項の内容も冠動脈疾患におけるホルター心電図の意義をすべて否定するものではありません．しかし，それに対抗するよほど十分な理由がない場合には，ガイドラインは積極的に臨床判断の礎とすべきです．したがって，

> 胸痛がある患者全例や冠動脈疾患の既往のない無症候例に対してスクリーニング的にホルター心電図をオーダーするのは慎むべき

という認識を基本とすべきです．また，ホルター心電図で虚血性ST変化を認めた場合はもちろん，有意な虚血性ST変化が検出されなかった場合でも，問診や冠危険因子などから狭心症が否定できない時は躊躇せず運動負荷心電図や核医学検査あるいは冠動脈CT検査が可能な専門施設に紹介するようにしたいものです．不整脈に対する診断検査としては超一流のホルター心電図ですが，筆者もST変化による心筋虚血の検出はあくまでも副産物（オマケ？）と考え，過度の期待はしないようにしています．

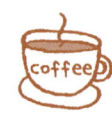

アドバンス 10
心臓の形態評価
── 何でも見える!? 心臓CT ──

心臓超音波，カテーテル検査の限界

　先に登場した薬物治療抵抗性の心房細動に悩む55歳の男性が，ようやく怖くて躊躇していたカテーテルアブレーションを受ける決意をしました（⇨アドバンス5 p.114「心房細動アブレーションの実際」参照）．さて，あなたはまず，何をしますか？

　心臓超音波や，左室造影カテーテル検査を行ったから，もう十分でしょうか？これらの検査では，左房や肺静脈の詳細な形態，カテーテルの通り道となる血管の状態はわかりません．

　近年，CTでは64列，320列など検出器の著しい多列化が進み，心臓画像診断は最もその恩恵を受けた分野となりました．ほんの数秒程度の息止めの間に，ほんの数心拍，ときにはたったの1心拍のデータから，動きのぶれがほとんどない心臓の画像を得ることができるようになったのです．このため心房細動があっても，かつてよりずっと良い画像が得られるようになりました．

　画像は，ごく小さなボクセルの集合で作られるボリュームデータとして得られます（デジカメの写真を構成する2次元の画素を「pixel」といいますが，3次元画像であるCT画像を構成する画素は立方体または直方体で，「voxel」といいます）．四腔断面や長軸断面など任意の断面で切ったり，volume rendering（VR）という3D画像で見たり，冠動脈の展開図を作ったり，シネ画像を作ったり，思いのままに編集して見ることができるようになり，他のモダリティとの比較や患者さんへの説明も容易になりました．

　MRIでも解剖情報は得られますが，空間分解能がCTに劣り，ペースメーカーや植込み型除細動器があると禁忌であることから，第一選択とはなりません．唯一の例外はヨードアレルギーで，これがあってMRI禁忌でない場合はMRIを選択するしかありません．

　すっかり身近で，使いやすくなった心臓CT，治療の参考としない手はないですよね？

不整脈治療の頼もしき右腕

　心房細動のアブレーション治療では，術前にいかに左房や肺静脈の解剖を詳細に理解しておくかが成否を決めるといっても過言ではありません．まず，左心耳に血栓があってはアブレーションができませんので，その除外をします（経食道エコーがgold standardです）．袖状心筋は左上肺静脈で最も長く，これだけで心房細動の原因の約半分を占め，あとは左上＞左下＞右上＞右下の順に短くなっていくと言われています．

　アブレーションでは，従来は原因となっている肺静脈の遠位部を全周性に焼灼する方法が一般的でしたが，最近では，入口部と同側の上下肺静脈を分けるintervenous saddleを含めた広い「肺静脈入口部」や，同側の上下肺静脈の左房接合部を含む「肺静脈前庭」など，広い範囲をアブレーションすることが増えています．もちろん，焼灼範囲が広くなればなるほど，合併症の危険も増し，困難な治療となります．

　ここで重要なのは，肺静脈入口部のごく近傍の肺静脈分岐や，上下肺静脈が左房に接合する前に合流して1本の肺静脈として流入する破格，余剰な肺静脈など，「正常型」でない肺静脈解剖の把握です．前二者は不整脈の原因となりやすい左側に，後者は右側に多いと言われます．術前CTを見る際は，入口部から始めの分岐までの肺静脈の長さ，肺静脈の直径，分岐角も，イメージを持つために確認しなくてはいけません．また，全

あるいは部分肺静脈還流異常の有無を確かめるために，胸部全体の造影CTも必要となるでしょう（これは心臓CTのついでに撮れます）．

CT付属のアプリケーションを使えば，左房容積などの体積もワンクリックで測定することができます．左房内腔像を再構成すれば自由に視点を設定できますから，入口部や前庭部の長径・短径，周囲径，面積なども，必要に応じて求められ，入念な治療計画をたてることができます．

両室ペーシング電極の設置にも

心臓CTは冠静脈の描出にきわめて長けています．

両室ペーシングの際，左室自由壁の電極は冠静脈を介して，ほとんどの場合，後左室静脈（posterior vein of the left ventricle）あるいは左鈍縁枝（left marginal vein）に挿入します．これらの静脈は，房室間溝を走行する冠静脈洞から，室間溝を走行する中心臓静脈の分岐を超えて，左室後壁～側壁で分岐します．ちなみにこれらの静脈を分枝した後，冠静脈洞は大心臓静脈と名前を変えて，左冠動脈回旋枝とともに前下行枝の近傍に達します．

問題は，後左室静脈は55％，左鈍縁枝は83％の人しか持っていないということです（Bax JJ, et al. J Am Coll Cardiol 2005；46：2153, 2168）．CTで探してみて，電極を置くのに適した静脈がなければ，手術が必要になることもありますので，事前の検査が重要です．また，冠静脈洞には左上大静脈遺残が流入していることがあります．こうした正常変異を事前に把握しておけば，カテーテルが迷入しても落ち着いて対処することができるでしょう．

もちろん一番の用途は…

心臓CTを語るときに，冠動脈を外すことはできません．勉強する機会の少い，不整脈治療への応用を先にお話ししましたが，心臓CTは，基本的に冠動脈を正確に評価することを目標に開発が進められてきました．

冠動脈狭窄診断のgold standardは，カテーテル検査による選択的冠動脈造影です．冠動脈造影は時間分解能10 ms以下，空間分解能0.1 mm以下．冠動脈は，いちばん太い部分でも内腔が男性で4 mm，女性で3 mm程度ですから，時間分解能が最高60 ms，空間分解能0.5 mm程度の心臓CTは到底かないません．64列CTでの冠動脈狭窄の検出頻度は，感度95～97％，特異度83～90％，陽性的中率64～93％，陰性的中率96～99％といわれています．石灰化や動きのアーチファクトが存在すると狭窄を過大評価するなどの弱みもあるため，陽性的中率は決して高くありませんが，陰性的中率は99％を達成しており，「冠動脈CTは，狭窄の除外診断には有効」な道具といえます（Hamon M, et al. Radiology 2007；245：720, Budoff MJ, et al. J Am Coll Cardiol 2008；52：1724）．

そんな心臓CTですが，狭窄があるときにもカテーテル検査に勝る強みもあります．心臓CTは内腔だけでなく壁の情報も提供するため，石灰化，プラークの内容（線維 vs 脂質）や解離の有無，リモデリングによる血管系の拡張なども知ることができます（図1）．完全閉塞でも，詰まっているものの性状や側副路が見えますので，インターベンションに有用な情報を提供します（図2）．

アドバンス
10 心臓の形態評価

図1
A：右冠動脈に，心筋周囲脂肪織に濃度が近い成分と，心筋に濃度が近い成分が混在するプラークを認める（矢印）．
B：curved MPR像では脂肪成分（矢印）と線維成分（矢頭）の濃度差が明らかである．

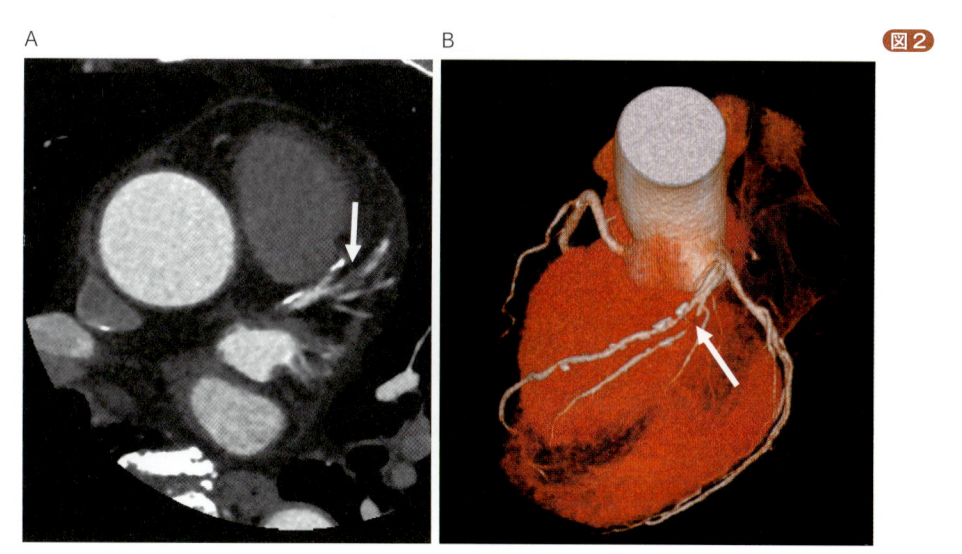

図2
A：第2対角枝起始部に，8mm程度に渡る線維性の完全閉塞を認める（矢印）．
B：volume rendering（VR）像でも，血管内腔の断絶が明らかである．

　最近では，壁運動異常の評価や心機能計測に加え，心筋perfusionやviabilityも評価可能になり，ワンストップで心筋の状態を総合的に評価できるようになっています．

ほかにも得意なことはいろいろ

　CTやMRIは，**心筋症の鑑別**も得意です．超音波で病変の全体像を見るのが難しい左室流出口狭窄や心尖部肥大型心筋症，拡張型心筋症などは**簡単に全体像を把握**することができます．得意の**脂肪検出**は，**不整脈原性右室心筋症**で威力を発揮します．その他，**心筋緻密化障害**，拘束型心筋症，心臓腫瘍，サルコイドーシスなどもCTによる診断機

会が増えました．

機械の進歩により小児の心臓 CT もうまく撮れるようになり，**複雑心奇形**の正確な診断も，ほぼ CT の独壇場となりました（**図 3**）．肺動脈閉鎖などに伴う思わぬ血管分岐も CT なら一目瞭然ですし，心室の左右の決定すら困難な場合でも，CT で得られる形態情報が重要な決め手となることがあります．こうしたケースでは心臓のみに奇形があることはむしろ少なく，肺，門脈の形態異常や多脾症，腸回転異常などももれなく診断できることは大きな強みです．

図 3

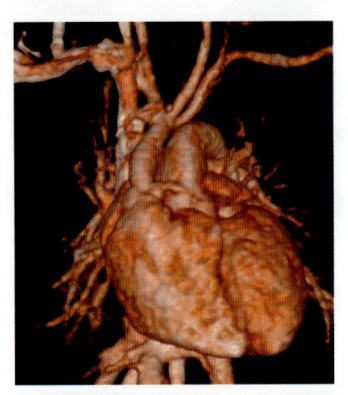

両大血管右室起始、大血管転位、大動脈離断、心房中隔欠損、心室中隔欠損の新生児．粗大な構造のほか、冠動脈の起始部まで良好に描出されている．

脳梗塞，動脈解離などの**合併症**を防ぐためには，カテーテルの経路となる血管にも目を向ける必要があります．動脈硬化が強い場合，ちょっとカテーテルが大動脈壁をつついただけでも脳や下肢などに塞栓が生じる可能性があります．

余談ですが，心臓 CT を読影していると，肺癌，気胸，大動脈解離，胸椎圧迫骨折など，しばしば**心臓所見に関係ない疾患**を発見します．現に心臓 CT を放射線科医が読んだところ，22.7％に臨床的意義のある所見を，0.8％に悪性腫瘍を認めたという研究もあります（Onuma Y, et al. J Am Coll Cardiol 2006；48：402）．

最後に

アブレーションは，ベテランの専門医でも難しいと言われます．冒頭の男性が怖がっていたように，心臓の中で心臓を焼くのですからね．通常の心臓カテーテルに加え，いろいろな合併症が起こり得ます．心内膜が焦げたり，肺静脈に解離が起きたり，左房や肺静脈に穴があいたり．その結果，心内膜腔や縦隔に出血がたまったり，長期的には肺静脈が狭窄したりと，命にかかわることにもなりえます．

解剖学的構造を十分に把握せずにカテーテルを挿入し，その把握のために何度も透視することも避けたいものです．**無駄な被曝は，患者さんにはもちろん，術者にとっても有害です！**

ことが起きてから初めて CT を撮るような事態は最悪です．初めての CT は，起きてしまった合併症の解明のためではなく，くれぐれも周到なアブレーションの準備のために撮ってください．

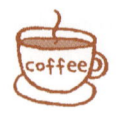

Coronary Heart Disease (2) ST低下
―― いくつかの"割り切り"がタイセツ ――

ホルター心電図でのST異常

今回はホルター心電図での具体的なST評価法を学ぼう．ST異常にはST低下とST上昇の2つがあるけれど，どちらの頻度が多いと思う？

ST上昇が問題となるのは緊急の時でしょうから，ST低下ですか？

そのとおり．

> ホルター心電図で問題となるST異常としてはST低下が圧倒的に多い

だから，今回のメインテーマは有意なST低下を見抜く方法についてだよ．

ST低下＝心筋虚血じゃない！

では，いつものように質問します．ST低下はどんな時に生じるかな？

先生は僕をバカにしてるでしょ（怒）．心筋虚血ですよ，虚血性ST低下ですよ．

それだけかな？

他に高血圧や大動脈弁狭窄症なんかで左室の壁が肥大してもST部分は下がりますよね．そう言われると，うーん困りました．

ホルター心電図を判読する上で，虚血性ST変化と正しく診断するためにはさまざまな障害があるんだ．ST評価で問題となる要因をまとめた表1を見て．

表1 虚血性ST変化の評価を困難にする要因

1. 生理的なもの
   - 体位性ST変化
   - 過換気
   - 突然の運動
   - 頻脈性不整脈に伴う二次性ST変化
2. 既存の心電図波形
   - 心室内伝導障害（脚ブロックなど）
   - 左室肥大
   - 心房細動・粗動
3. 電解質異常・薬剤の影響
4. システム・記録上の問題（較正，精密性，不適切な誘導，フィルターなど）

（Kadish AH, et al. Circulation 2001；104：3169 より引用改変）

🛡 ST 部分は呼吸や運動そして体動などの影響も受けるんですね．脚ブロックや左室肥大などの既存の ST-T 変化がある人が難しいのは前回学びました（⇨§8-1 参照）．

👓 心房細動とか心房粗動では，計測点だけでなく基準点もブレて ST 評価が難しくなるし，ノイズ・記録不良や波形処理などの影響を受けるのはもちろんだよ．

🛡 ST 低下＝心筋虚血のように 1 対 1 に対応してくれれば物事は簡単なんでしょうけど，現実はそう甘くないんですね．

体位性 ST 変化

👓 ホルター心電図での ST 評価を惑わす要因はいくつかあったけど，最もやっかいなのが**体位性 ST 変化（positional ST-change）**だよ．

🛡 体位って，立ったり座ったり寝転んだりっていうことですか？　そんなありふれた動作で ST 部分って変化してしまうんですね．改めてビックリです….

👓 だから，ホルター心電図における ST 評価のポイントは，

> 虚血性 ST 変化と非虚血性 ST 変化（特に体位性 ST 変化）をどう見分けるか？

に尽きるといっても過言ではないんだよ．

🛡 体位性 ST 変化を見て「心筋虚血の疑いあり」などとコメントしないように，しっかり見抜く必要がありますね．

👓 不整脈の検査としては"王者"といえるホルター心電図も，虚血性心疾患の診断では感度・特異度が約 60％ 程度のイマイチな検査とされる理由の一つは，こうしたフェイクが多いことにも関係しているんだよ（⇨アドバンス 9 参照）．

ST 評価の流れ

🛡 いくら不向きといっても，臨床現場では胸痛精査として"有意な ST 偏位の検出"を目的にホルター心電図がオーダーされることが多いのも現実ですから…

👓 もちろん基本的な判定法はちゃんと知っておきたいね．まず，**ホルター心電図における ST 解析法の概略**（図 1）から示すよ．

ホルター心電図における ST 評価の手順

1) CM_5 誘導（および NASA 誘導）の波形など確認（⇨§8-1 参照）
2) 平均・最大・最小 ST 計測値（レベル）チェック
3) ST トレンドグラム（24 時間）

---

4) 圧縮波形〔スーパーインポーズ波形・ST トレンドグラム（短時間）〕
5) 拡大波形で確認

§8-2 Coronary Heart Disease
ST低下：いくつかの"割り切り"がタイセツ

```
自動解析          →    医師の"目"
（スクリーニング）         （最終診断）

[ザッと見る]              [ジックリ見る]
・CM₅誘導の波形チェック    ・STトレンドグラム
・ST計測値                  （短時間：30分）
  （平均・最小・最大レベル） ・スーパーインポーズ波形
・STトレンドグラム（24時間）・拡大波形（25mm/秒）

コンピュータの自動解析結果からうまくピックアップして，
その誤りを人間の目により修正して確定診断する
```

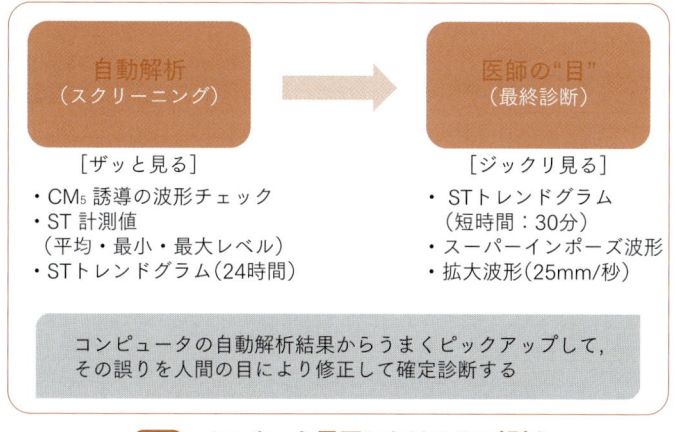

図1 ホルター心電図におけるST解析

🛡 まず，1)はCM₅誘導でST評価をして良いか，波形を事前に吟味します．

👓 不整脈の解析でも同じだったけど，コンピュータによる**自動解析結果でザッとスクリーニング**してから詳細な解析に入ろう．それが2)と3)だね．

🛡 4)と5)がじっくり見るプロセスですね．莫大な数の心拍すべてを対象とするホルター心電図ならではの**"2段階"**解析法でしたね．独特なやり方ですが，だいぶ慣れました．

STトレンドグラムとST解析表

👓 はじめにホルター心電図でのST計測の約束を復習しておこう（⇨§8-1 p.230「ホルター心電図でのST計測点」参照）．

🛡 正式にはT-Pライン（基線）に対してJ点から80 ms後方の深さないし高さを測るんでした．ST₈₀値と言いました．

👓 ただ，ホルター心電図ではPQ(R)部分をゼロ点として，機械が認識しやすいQRS波の頂点から100〜120 msくらい後方の点でST計測がされるんだったね．この方法でST₈₀値に近い値になるはずだね，普通は．

🛡 しかもホルター心電図では全心拍にわたるSTレベルの計測結果をわかりやすく**STトレンドグラム**にしてくれるんでした（**図2**）．

👓 これは24時間バージョンで，圧縮波形のページには30分の短時間の拡大バージョンもあったよね（**図3**）．

🛡 **STトレンドグラム**のおかげでST変化が視覚的にとらえられますね．心拍数（R-R）同様，これも重宝しそうです．

図2

図3

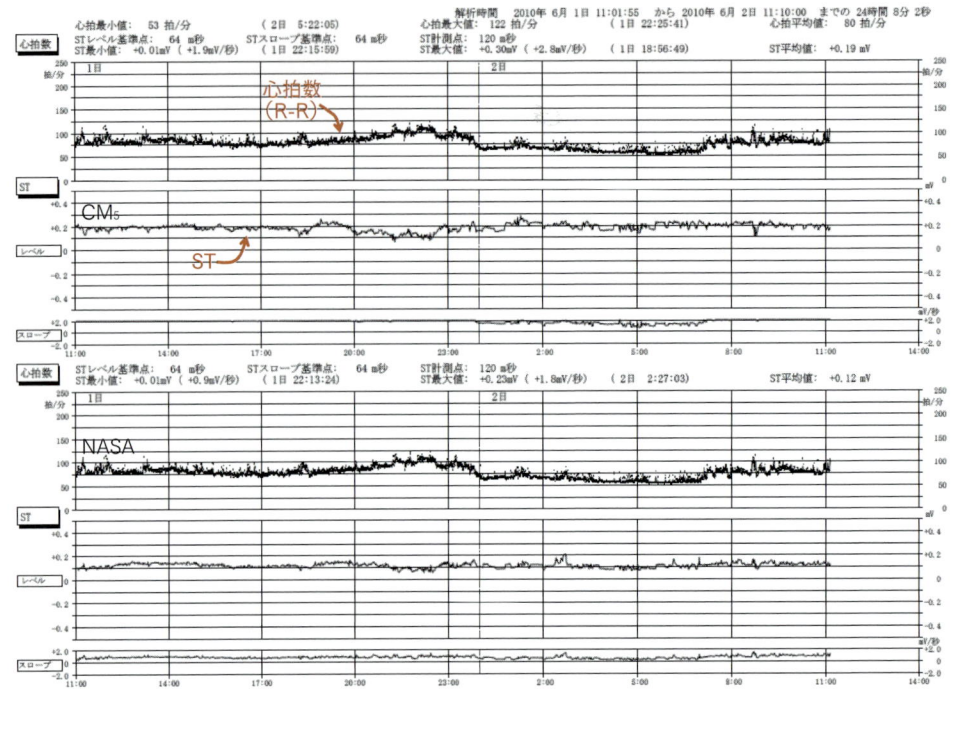

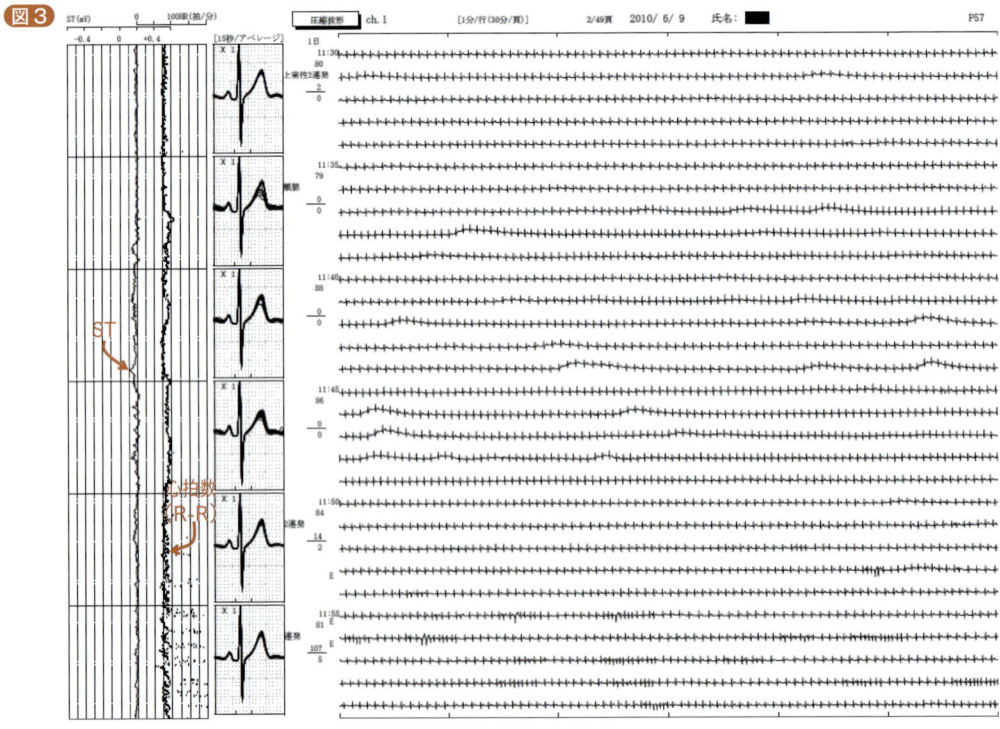

👀 ST解析をする際，具体的な数値を見る時には表形式のサマリーも便利だよ．会社ごとに様式や名前は違うけど，ひとまず **ST解析表** とでも呼んでおこう（**図4**）．

§ 8-2 Coronary Heart Disease

ST 低下：いくつかの"割り切り"がタイセツ

(A)フクダ電子

時刻	心拍数 (拍/分) 最小	平均	最大	総数 (ビート)	CM₅ STレベル/STスロープ 最小 (mV)	(mV/秒)	最大 (mV)	(mV/秒)	NASA STレベル/STスロープ 最小 (mV)	(mV/秒)	最大 (mV)	(mV/秒)
11:01	72	85	116	4,903	+0.11	+2.1	+0.29	+2.8	+0.05	+0.2	+0.18	+1.2
12:00	75	83	110	4,934	+0.11	+1.8	+0.25	+2.6	+0.07	+0.9	+0.20	+1.2
13:00	75	85	114	5,062	+0.12	+1.8	+0.25	+2.6	+0.08	+0.7	+0.20	+1.6
14:00	74	84	98	4,997	+0.14	+1.9	+0.26	+2.6	+0.10	+0.5	+0.19	+1.4
15:00	71	79	100	4,727	+0.14	+1.6	+0.24	+2.3	+0.07	+0.5	+0.17	+1.4
16:00	68	76	97	4,541	+0.12	+1.6	+0.25	+2.5	+0.08	+0.5	+0.16	+1.2
17:00	68	76	88	4,533	+0.13	+1.9	+0.24	+2.3	+0.07	+0.5	+0.16	+1.1
18:00	69	81	101	4,851	+0.08	+1.9	+0.30	+2.8	+0.06	+0.9	+0.19	+1.4
19:00	74	83	92	4,950	+0.13	+1.9	+0.27	+2.6	+0.09	+0.0	+0.22	+1.6
20:00	79	89	105	5,313	+0.09	+1.6	+0.23	+2.5	+0.08	+0.4	+0.19	+1.4
21:00	84	99	120	5,895	+0.02	+1.2	+0.19	+2.8	+0.03	+0.7	+0.17	+1.6
22:00	84	101	122	5,966	+0.01	+1.9	+0.25	+2.6	+0.01	+0.9	+0.20	+1.2
23:00	68	90	113	5,339	+0.09	+1.8	+0.25	+2.8	+0.06	+0.5	+0.19	+1.4
0:00	62	67	92	4,006	+0.13	+1.6	+0.25	+1.9	+0.08	+1.1	+0.15	+0.9
1:00	64	71	88	4,234	+0.18	+1.2	+0.30	+2.5	+0.08	+0.0	+0.17	+1.2
2:00	59	67	89	3,990	+0.16	+1.6	+0.27	+2.1	+0.06	+0.2	+0.23	+1.6
3:00	55	61	77	3,688	+0.15	+1.4	+0.25	+1.8	+0.06	+0.4	+0.14	+0.9
4:00	54	58	77	3,525	+0.13	+2.8	+0.25	+1.8	+0.06	+0.4	+0.14	+0.9
5:00	53	57	80	3,449	+0.13	+0.7	+0.27	+2.1	+0.06	+0.5	+0.14	+0.9
6:00	53	59	78	3,535	+0.15	+0.9	+0.27	+1.8	+0.05	+0.9	+0.20	+1.4
7:00	56	76	94	4,523	+0.09	+1.2	+0.25	+1.8	+0.06	+0.4	+0.19	+1.2
8:00	66	81	114	4,826	+0.04	+1.9	+0.28	+2.6	+0.03	+0.7	+0.20	+1.8
9:00	70	83	106	4,973	+0.14	+1.9	+0.28	+2.6	+0.09	+0.7	+0.19	+1.4
10:00	71	79	106	4,709	+0.14	+1.9	+0.24	+2.6	+0.07	+0.9	+0.19	+1.6
11:00 11:10	75	86	105	855	+0.13	+1.8	+0.22	+2.8	+0.07	+0.5	+0.17	+1.2
総計	53	80	122	112,324	+0.01	+1.9	+0.30	+2.8	+0.01	+0.9	+0.23	+1.8

(B)日本光電

時刻	有効解析時間	拍数	Sinus HR 最大 BPM	最小 BPM	平均 BPM	ポーズ episodes	最長 sec	プロロング episodes	最大 %	ペースメーカ Paced beats	Fail episodes	ST ch1 最大 mm	最小 mm	ST ch2 最大 mm	最小 mm	ST ch3 最大 mm	最小 mm
9	60	4523	97	62	76	0	—	0	—			-2.1	-3.2	-0.2	-1.2		
10	60	4309	90	60	72	0	—	0	—			-1.7	-3.0	-0.3	-0.9		
11	60	4585	93	63	77	0	—	0	—			-1.8	-3.1	-0.1	-0.9		
12	60	4465	88	63	75	0	—	0	—			-1.5	-2.8	0.0	-0.8		
13	60	4943	102	67	83	0	—	0	—			-1.6	-3.0	-0.2	-1.3		
14	60	4606	97	66	77	0	—	0	—			-1.8	-3.0	-0.2	-1.1		
15	60	4634	102	63	78	0	—	0	—			-1.6	-3.0	0.0	-1.0		
16	60	4475	110	63	76	0	—	0	—			-1.5	-2.7	-0.1	-0.9		
17	60	4224	95	62	71	0	—	0	—			-1.6	-2.9	-0.1	-1.0		
18	60	5350	114	75	90	0	—	0	—			-1.4	-2.4	-0.1	-0.9		
19	60	4944	103	70	83	0	—	0	—			-1.8	-3.1	-0.3	-1.5		
20	60	4232	88	60	71	0	—	0	—			-1.4	-3.2	-0.2	-1.7		
21	60	3776	81	57	63	0	—	0	—			-2.0	-3.2	-0.8	-1.7		
22	60	3790	78	59	63	0	—	0	—			-2.6	-3.3	-1.2	-1.7		
23	60	3813	88	57	64	0	—	0	—			-2.0	-3.1	-0.5	-1.7		
0	60	4012	80	60	67	0	—	0	—			-2.3	-3.2	-0.8	-1.6		
1	60	3904	83	58	65	0	—	0	—			-2.1	-3.1	-1.0	-1.4		
2	60	3784	79	58	63	0	—	0	—			-2.2	-2.9	-1.1	-1.5		
3	60	3820	85	57	64	0	—	0	—			-1.9	-2.8	-0.9	-1.5		
4	60	3759	71	59	63	0	—	0	—			-2.3	-2.7	-0.9	-1.2		
5	60	3862	95	57	65	0	—	0	—			-1.6	-2.7	-0.5	-1.2		
6	60	4741	102	59	80	0	—	0	—			-1.5	-2.8	-0.2	-1.2		
7	60	4668	99	65	79	0	—	0	—			-1.7	-2.8	-0.3	-1.3		
8	60	4123	103	58	70	0	—	0	—			-1.9	-3.5	-0.2	-1.1		
	1440	103342	114	57	73	0	—	0	—			-1.4	-3.5	0.0	-1.7		

図4 ST 解析表

🛡️ ケース・バイ・ケースでグラフと表を使い分ける必要がありますね．

👓 ST レベルの値の見方は，基線上の点を 0 mV として，

> ST 低下なら負の値（−），ST 上昇なら正の値（＋）として表示する

約束になっていたね．ちなみに，チャンネル 1（ch. 1）が CM_5 誘導，ch. 2 が NASA 誘導であることも忘れないでね．

🛡️ これにはもう慣れました．どこの会社でも基本的に同じですね．ちなみに先生，いくつ以下の ST 低下が有意と考えるべきなんですか？

👓 あとでいくつか条件を追加するけれど，単純に数値だけで言えば，**−0.1 mV 以下の ST 低下を有意**とすると考えてくれるかな．

🛡️ なるほど基準点より 1 mm 以上深い場合を問題にするんですね．

ST 低下の 3 パターン

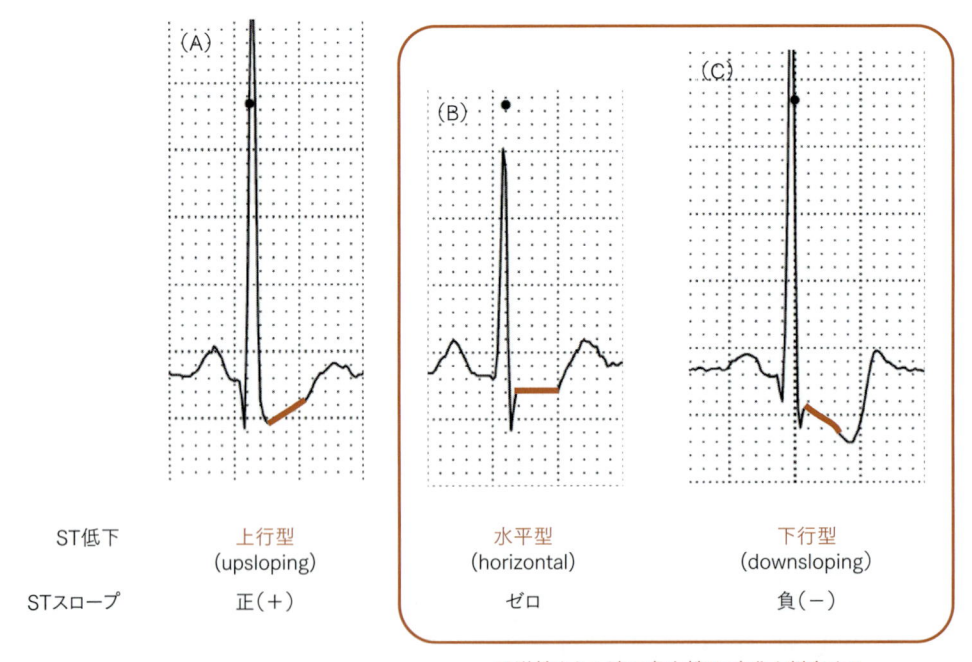

👓 一言で ST 低下といってもいくつかパターンがあるよ．**図 5** を見てくれるかな．

	(A) 上行型 (upsloping)	(B) 水平型 (horizontal)	(C) 下行型 (downsloping)
ST 低下			
ST スロープ	正（＋）	ゼロ	負（−）

可逆性ありの時に虚血性 ST 変化と判定する

図 5　3 つの ST 低下パターン

🛡️ 左から(A)上行型，(B)水平型そして(C)下行型の 3 つですね．ST 低下は何 mm 下がっているかだけでなく，カタチが大事なんですよね．特に**水平型と下行型が心筋虚血に特徴的**だと習いました．

👓 そのとおり．右の2つが**虚血性ST低下**に典型的とされるね．もう一つ**可逆的**であるということも大切な条件だから忘れないでね．

🛡 ST部分が変化を生じて水平型や下行型となり，また**元に戻る**のが大事なんですね．

STスロープとは

🛡 ところで先生，**図5**の一番下の"STスロープ"って何ですか？ なんだか聞き慣れない言葉ですが…．

👓 **STスロープ**というのは文字どおりSTの"傾き"を数値で表したものなんだよ．中学校で習った直線グラフの話を思い出そう．例えば上行型なら右上がりの直線だから，グラフの傾きは**正の値**になるでしょ．それと同じさ．じゃあ，下行型ならどうなる？

🛡 下行型ST低下の場合，右下がりグラフですから直線の傾きとしてはマイナス，つまり**負の値**になると思います．残った水平型では，傾きを考えればSTスロープは**0（ゼロ）**になりますかね？

👓 そのとおり．つまりSTスロープは，**ST変化の様子を数値で表したもの**なんだね．この値もST低下の解析をする際に重宝する数値なんだ．

🛡 特に一過性ST低下があって，その際のSTスロープが負だったら下行型でしょうから，**虚血性ST低下**の可能性を考えて実際の心電図波形を眺めよってことですね．

👓 ST上昇の場合にも表示されているけれど，通常は無視してOKさ．

> **STスロープ**
> ST低下パターンを数値化したもの
> 上行型なら正（＋），水平型ならゼロ（0），**下行型なら負（－）**

上行型の扱い

🛡 ST低下のうち，水平型と下行型なら虚血性っていうのはわかりました．でも，逆に上行型ならどんなに下がっても虚血性と言わないんですか？

👓 非常に良い指摘だね．実は運動負荷心電図などでも上行型変化でも，STスロープが緩やかで深いST低下の場合には完全に陰性と言い切れない時もあるよ．

🛡 冠動脈に狭窄があっても，ホルター心電図が記録される日常生活レベルの活動では心臓に対する負荷が不十分な場合とか．その結果，心筋虚血が誘発されずに上行型ST低下にとどまるということもありそうかなと思いました．

👓 そうだね．でも例外や特例にこだわり出すと本質を見逃してしまうよ．私のオススメとして，いっそ次のように割り切ってしまったらどうだろうか．

> 水平・下行型に進展しなければ，上行型ST低下はすべて非虚血性と考える

🔖 先生にそう言ってもらえると助かります．一応どんなに深くても上行型なら虚血性ST変化とは判定しないスタンスで僕はいこうと思います．

👀 これはホルター心電図でのST評価の際の一般的な約束と考えて実臨床ではまったく問題ないよ．初学の間はなるべく肩の力を抜いて構えるほうが長続きするよ．

いざSTスクリーニング！

👀 準備がだいぶ整ったところで，ST低下の解析法を順に学んでいこう．まずはスクリーニングとしてST値の平均値や最大・最小値に注目していこう．

🔖 不整脈で心拍数の情報をはじめに見たのと似ていますね．

👀 最初のほうのコンピュータの自動解析結果サマリーのページを見るのも共通だよ．では，次に示す胸部不快感を訴える58歳男性の例で考えていこう（図6）．心拍情報の右がST部分に関する情報になっているね（図6 ✎）．

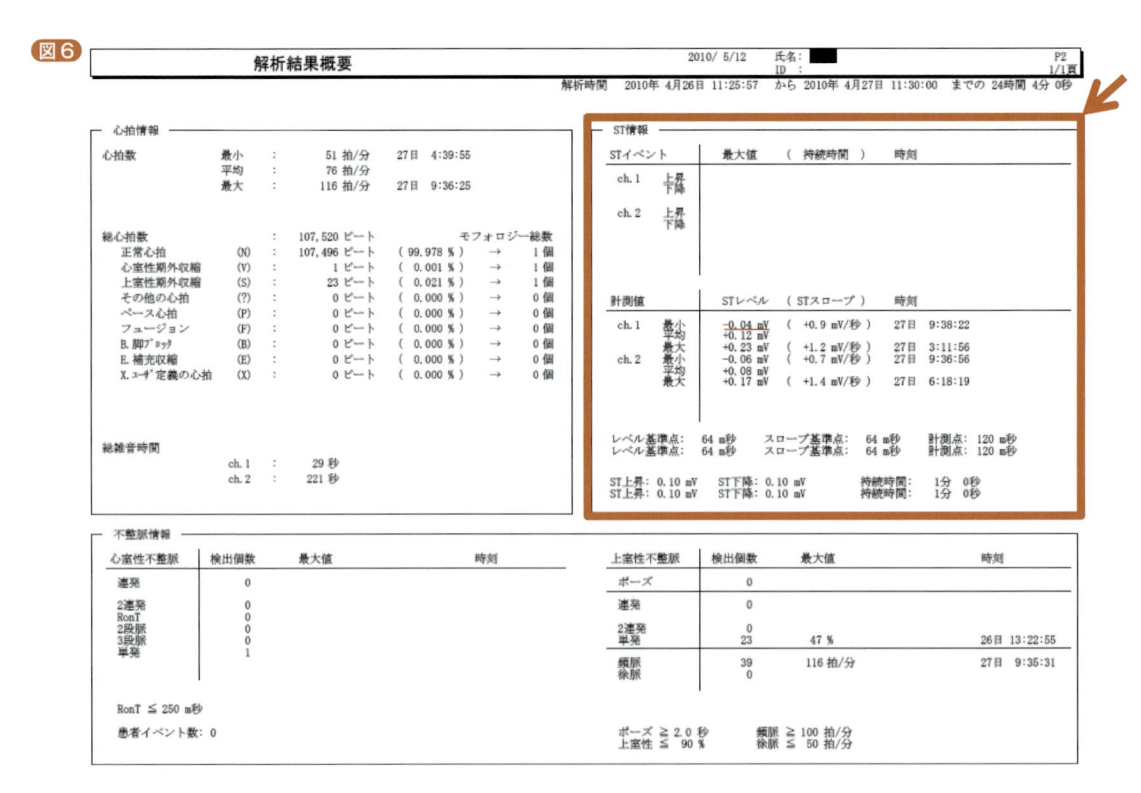

図6

🔖 心筋虚血についてはチャンネル1（ch. 1）のCM_5誘導で評価していくのが基本でしたから，ST低下を考える場合にはCM_5誘導の最小ST値に注目すべきですね．この例では最小ST値が−0.04 mVであり−0.1 mV以下ではないので，基本的には有意なST低下はなさそうです．

👓 そうだね．たしかに数字上はそうでも数字のマジックなんてこともあるから，ここで ST 低下の解析はやめずに次は **ST トレンドグラム** にも注目しよう（**図7**）．

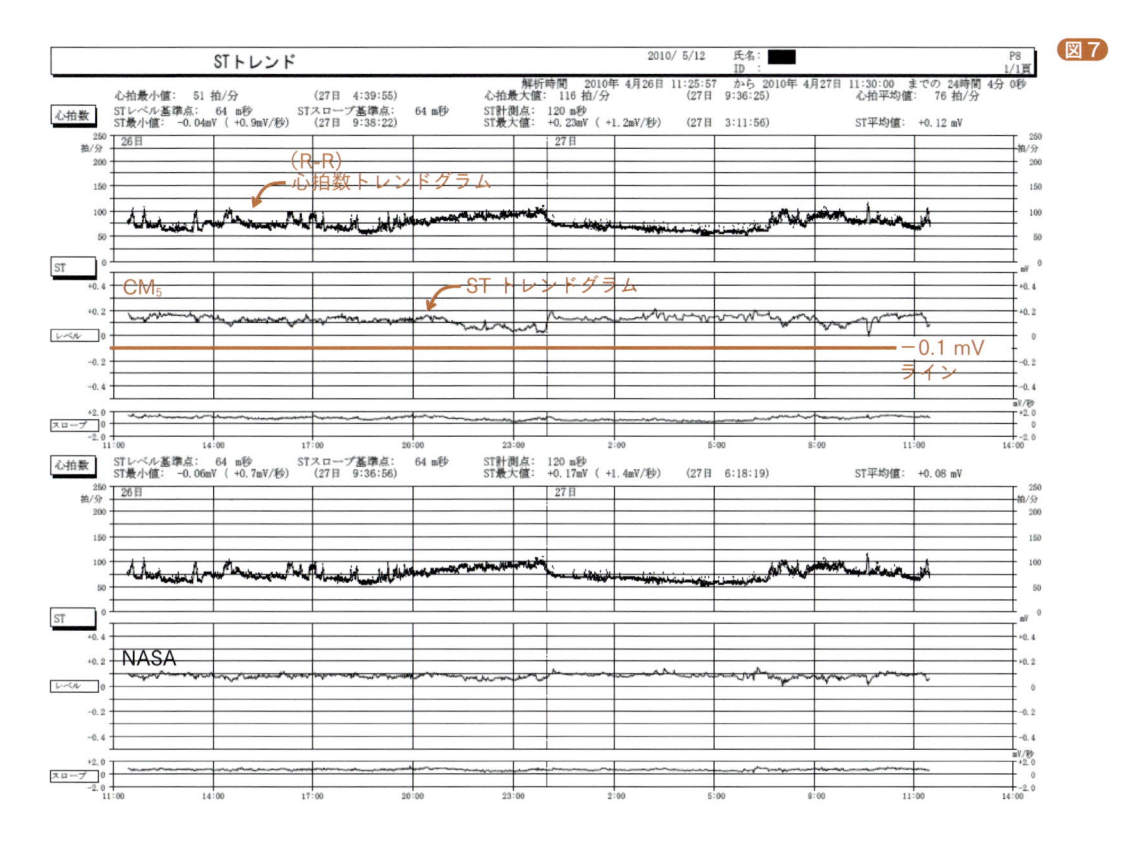

図7

STトレンド 2010/ 5/12

🛡 ここでも CM₅ 誘導に注目してみると，やっぱり －0.1 mV 以下の部分はないです．

👓 最後にダメ押しとして **ST 解析表** を確認する習慣をつけよう（**図8**）．注目する部分を赤枠で囲ったよ．ここでは1時間ごとに一番 ST が下がった値（最小値）とその時の ST スロープが表示されているね．

図8

時刻	心拍数 (拍/分)			総数 (ビート)	CM₅ STレベル/STスロープ				NASA STレベル/STスロープ			
					最小		最大		最小		最大	
	最小	平均	最大		(mV)	(mV/秒)	(mV)	(mV/秒)	(mV)	(mV/秒)	(mV)	(mV/秒)
11:25	66	80	108	2,673	+0.06	+0.9	+0.20	+1.6	−0.01	+0.4	+0.13	+1.2
12:00	58	67	87	4,031	+0.10	+0.7	+0.22	+1.8	+0.03	+0.2	+0.14	+1.1
13:00	58	71	101	4,192	+0.08	+1.2	+0.20	+1.2	+0.03	+0.4	+0.13	+1.1
14:00	66	81	105	4,788	+0.04	+0.7	+0.19	+1.6	+0.00	+0.2	+0.13	+1.4
15:00	63	71	83	4,249	+0.08	+0.5	+0.16	+1.1	+0.03	+0.4	+0.12	+1.2
16:00	64	79	98	4,676	+0.04	+0.7	+0.20	+1.4	+0.03	+0.4	+0.14	+1.1
17:00	58	71	99	4,189	+0.05	+0.4	+0.19	+1.1	+0.02	+0.4	+0.14	+1.1
18:00	54	65	91	3,839	+0.08	+0.7	+0.18	+0.9	+0.04	+0.4	+0.15	+0.7
19:00	57	75	98	4,430	+0.06	+0.2	+0.22	+2.1	+0.02	+0.4	+0.16	+2.1
20:00	70	80	88	4,759	+0.08	+0.0	+0.18	+1.4	+0.03	+0.7	+0.15	+1.4
21:00	79	87	96	5,193	+0.02	+0.2	+0.15	+1.2	+0.02	+0.4	+0.11	+1.2
22:00	80	90	101	5,351	+0.00	+0.0	+0.13	+1.1	+0.02	+0.2	+0.12	+0.7
23:00	82	94	110	5,604	−0.02	+0.4	+0.13	+0.9	+0.02	+0.5	+0.13	+1.1
0:00	66	72	92	4,291	+0.09	+0.0	+0.20	+1.1	+0.04	+0.0	+0.15	+1.1
1:00	59	69	84	4,150	+0.11	+0.2	+0.17	+0.7	+0.05	+0.2	+0.13	+0.7
2:00	57	67	78	4,003	+0.10	+0.5	+0.19	+0.9	+0.06	+0.5	+0.13	+1.1
3:00	55	62	80	3,738	+0.11	+0.4	+0.23	+1.2	+0.07	+0.5	+0.16	+1.1
4:00	51	59	76	3,549	+0.10	+0.0	+0.20	+0.7	+0.06	+0.5	+0.13	+0.9
5:00	52	58	75	3,513	+0.11	+0.4	+0.18	+0.7	+0.04	+0.2	+0.12	+0.5
6:00	57	71	98	4,180	+0.08	+0.5	+0.22	+0.9	−0.01	+0.0	+0.17	+1.4
7:00	67	85	103	5,047	+0.03	+0.9	+0.19	+1.8	−0.04	+0.4	+0.12	+0.9
8:00	79	91	108	5,410	−0.02	+0.7	+0.16	+1.4	−0.01	+0.4	+0.12	+1.4
9:00	72	82	116	4,891	−0.04	+0.9	+0.17	+1.4	−0.06	+0.7	+0.13	+1.1
10:00	64	75	92	4,499	+0.10	+0.9	+0.21	+1.6	+0.05	+0.5	+0.15	+1.2
11:00 11:30	63	77	105	2,275	+0.03	+0.9	+0.20	+1.4	+0.01	+0.5	+0.14	+1.1
総計	51	76	116	107,520	−0.04	+0.9	+0.23	+1.2	−0.06	+0.7	+0.17	+1.4

注目！

🔖 ST低下の観点では，マイナスのST値に注目し，かつSTスロープもマイナスでないか確認すればいいですね．これで波形を見る前に下行型ST低下の有無がだいたいわかりますね．この例では−0.1 mV以下の数値はないようです．

👓 そうだね．じゃあもう一例，ST解析表だけ示すよ．**図9**はどうかな？

§8-2　Coronary Heart Disease

ST低下：いくつかの"割り切り"がタイセツ

図9　ST発生表　2010/ 3/ 8　氏名：■　ID：■

解析時間　2010年 2月 2日 10:18:26 から 2010年

時刻	心拍数(拍/分) 最小	平均	最大	総数(ビート)	CM₅ STレベル/STスロープ 最小 (mV)	(mV/秒)	最大 (mV)	(mV/秒)	NASA STレベル/STスロープ 最小 (mV)	(mV/秒)	最大 (mV)	(mV/秒)
10:18	68	89	117	3,582	−0.03	+0.7	+0.08	+1.2	+0.07	+0.9	+0.22	+1.8
11:00	67	90	131	5,258	−0.03	+1.1	+0.09	+1.6	+0.02	+0.5	+0.22	+1.4
12:00	67	89	120	5,218	−0.04	+0.7	+0.09	+1.4	+0.07	+1.1	+0.22	+1.9
13:00	75	89	130	5,310	−0.05	+0.7	+0.09	+1.6	+0.04	+0.4	+0.22	+2.3
14:00	69	91	113	5,369	−0.04	+0.5	+0.13	+1.4	+0.06	+1.1	+0.19	+1.6
15:00	76	88	120	5,203	**−0.10**	**+0.0**	+0.05	+1.6	−0.01	+0.2	+0.16	+0.9
16:00	74	83	111	4,970	−0.07	+0.4	+0.05	+1.1	+0.01	−0.7	+0.18	+1.4
17:00	79	93	116	5,509	**−0.13**	**+0.0**	+0.04	+1.2	+0.01	+0.0	+0.18	+1.4
18:00	69	79	100	4,713	−0.04	+0.9	+0.13	+1.8	+0.04	+0.1	+0.15	+1.1
19:00	72	83	102	4,955	−0.01	+0.2	+0.05	+1.2	+0.06	+0.2	+0.15	+1.1
20:00	68	74	96	4,412	+0.00	+0.0	+0.05	+1.1	+0.08	+0.7	+0.17	+1.1
21:00	60	83	106	4,962	−0.05	+0.4	+0.08	+1.1	+0.05	+0.4	+0.17	+1.1
22:00	63	75	100	4,431	−0.08	+0.7	+0.07	+1.4	+0.07	+0.7	+0.18	+1.2
23:00	50	71	103	4,202	−0.09	+0.0	+0.10	+1.4	+0.04	+0.1	+0.21	+1.4
0:00	65	75	89	4,487	+0.01	+0.7	+0.09	+1.2	+0.11	+0.7	+0.19	+1.2
1:00	60	73	103	4,334	+0.03	+0.9	+0.08	+1.2	+0.10	+0.9	+0.20	+1.4
2:00	57	64	92	3,869	+0.03	+0.5	+0.12	+1.2	+0.07	+0.5	+0.17	+1.1
3:00	59	64	84	3,837	+0.03	+0.5	+0.14	+1.2	+0.08	+0.4	+0.15	+0.9
4:00	62	71	92	4,288	+0.06	+0.5	+0.11	+1.1	+0.10	+0.5	+0.17	+1.1
5:00	57	70	110	4,153	+0.01	+0.2	+0.10	+0.9	+0.06	+0.5	+0.19	+1.4
6:00	57	65	104	3,864	+0.02	+0.7	+0.13	+1.2	+0.04	+0.2	+0.16	+1.1
7:00	48	100	134	5,791	**−0.13**	**+0.7**	+0.11	+1.6	−0.09	−0.2	+0.20	+1.8
8:00	80	96	127	5,661	−0.05	+0.5	+0.05	+1.4	+0.01	+1.1	+0.25	+2.3
9:00	80	92	129	4,419	−0.06	+0.9	+0.07	+1.2	+0.04	+1.4	+0.25	+1.8
9:48												
総計	48	82	134	112,797	−0.13	+0.0	+0.14	+1.2	−0.09	−0.2	+0.25	+1.8

▽ この例では−0.1 mVの部分が3か所ほどありそうですが，その時のSTスロープは0以下になる気配はありませんから，非虚血性の可能性大ってことですか？

👓 いい感じだね．このスクリーニングが非常に大事なんだ．**ここまでの段階で怪しい部分がない場合は虚血性ST低下を見逃すリスクは非常に低い**ことが経験的にわかっているよ．

▽ この段階で「虚血性ST変化はありませんでした」というコメントへ一歩前進できるわけですね．この後の解析にも少し余裕をもって臨めそうです．まだ実波形を見てないのに！

👓 ここでスクリーニングのプロセスをまとめておこうか．

CH

ST低下スクリーニング法

波形を見る前にアタリをつけよう
1) STレベル(計測値)の最小値は−0.1 mV以下か
2) STトレンドグラム(CM5誘導)で一過性に−0.1 mV以下となる部分は？
3) ST解析表を見渡して，ST最小値−0.1 mV以下かつSTスロープが負の部分(虚血性ST変化の候補)はないか

スーパーインポーズ波形

🛡 スクリーニングのプロセスはだいたいわかりました．次に虚血性ST変化の容疑者としてアタリをつけた部分が本当に犯人なのか検証していくんですね．

👓 ST解析の1)〜3)のスクリーニングはホルター解析冊子の最初の数ページを見ればできてしまうけど，最終診断はやはり実際の心電図波形を見てすべきだからね．

🛡 数値だけではだまされる可能性があるから，必ず実際の拡大波形も確認するということですね．

👓 ただ，そうはいっても1日10万拍すべてのQRS波形を通常サイズで印刷するのは非現実的だから，ホルター心電図では圧縮波形のページでミニチュアQRS波形を見ていくんだったね(図10)．

🛡 左端が30分の短時間バージョンの心拍数(R-R)トレンドグラムとSTトレンドグラムで，右の大半を占める小さいQRS波が圧縮波形でした．先生，前から気になってたんですが，真ん中の窓枠の中の波形は何ですか？ 普通の心電図よりゴチャゴチャした感じですが．

👓 良いところに気づいたね．色枠部分はスーパーインポーズ波形といって，ホルター心電図における心筋虚血診断では最も大切な診断ツールといっても過言ではないよ．

🛡 スーパーインポーズ？ いきなり難しそうな言葉を使わないでくださいよ…．

👓 親しみやすく言うと，重ね合わせ波形かな．この場合は15秒ごとのQRS波形(1分間に4個)を平均したものを5分間分，つまり1つのウィンドウに20個の心電図波形を"重ね書き"したものなんだよ．

🛡 たくさんの波形が重なってるから，こんなふうにシャープじゃなく見えるんですね．なるほど．ところでなぜこれが心筋虚血の診断に使えるんですか？

👓 詳しくは後で説明するけれど，このスーパーインポーズ波形は時間とともにST部分が連続的に変化していく様子を視覚的にとらえることができるんだよ．ところで，君はパラパラ漫画を知ってるかい？

§ 8-2　Coronary Heart Disease

ST 低下：いくつかの"割り切り"がタイセツ

図 10

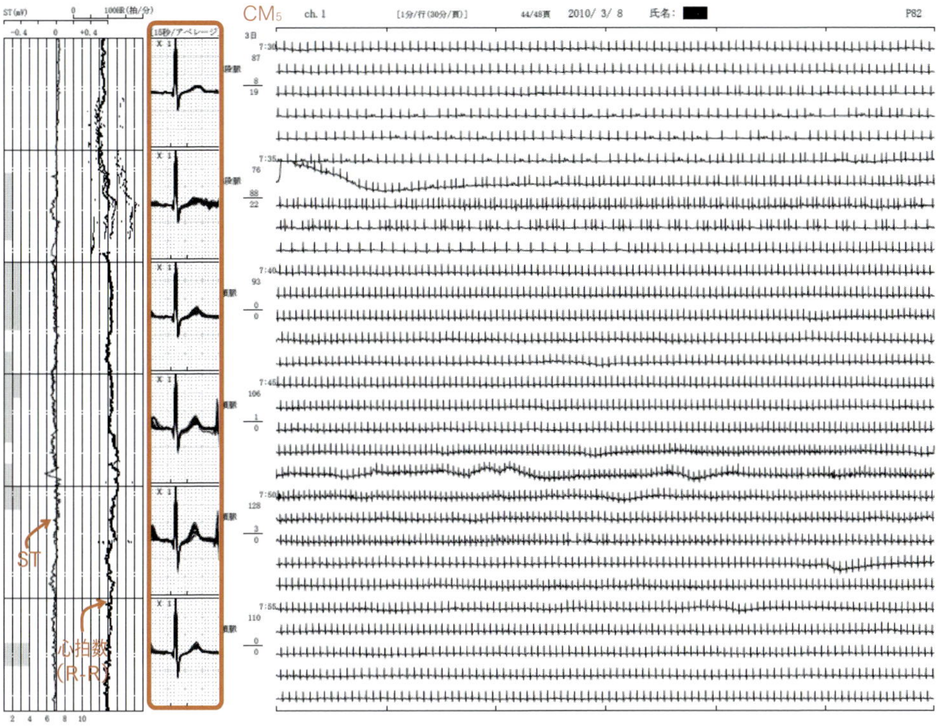

🔰 はいはい，ページをめくっていくと象の鼻とかゴリラのシンバルが動いて見えるやつですよね．子供の時に遊びました．でもなぜ，今そんな話を？

👓 この圧縮波形の 1 ページには 30 分に相当する 6 枚のスーパーインポーズ波形が表示されているね，24 時間なら約 50 ページぶん，つまり 300 枚のパラパラ漫画になるから，これをザーッとめくれば数分で一日の ST 変化の動向がわかるんだよ．画期的さ．

> スーパーインポーズ波形の解析はホルター心電図の心筋虚血診断の要！

🔰 では，CM₅ 誘導と NASA 誘導の両方の圧縮波形でパラパラ漫画すればいいですね．

👓 もちろんそうしたいところなんだけれど，紙の問題もあってか，

> 圧縮波形のページには CM₅ 誘導(ch. 1)だけが表示されることが多い

んだよ．もちろん，ノイズなどで CM₅ 誘導の記録がきわめて汚い場合などでは NASA 誘導の圧縮波形が選択されたり，最近では親切に CM₅ 誘導と NASA 誘導の両方の圧縮波形を表示してくれるシステムもあるけれど，スーパーインポーズ波形も含めて通常は CM₅ 誘導で虚血評価を行うのが標準になっているよ．何度か言ったようにね．

🔰 心筋虚血といえば CM₅ 誘導でしたものね．わかりました．

虚血性ST低下の条件

では、実際にホルター心電図で虚血性ST低下と診断するための条件を確認しておこう。いわゆる"定義"だね。

> **ホルター心電図における虚血性ST低下**
>
> 1) 一過性に出現する水平型あるいは下行型で−0.1 mV以下のST低下
>   （上行型・J型［junctional-type］の場合には何mVでも虚血性とは判定しない）
> 2) 1分以上かけてゆっくり低下のピークに達し、元に戻る場合にも基本的に同じだけの時間を要する
> 3) ST低下状態が1分以上持続する（30分以上続くことは少ない）

1)はわかります。はじめにさんざん叩き込まれました。次に、2)の「1分以上かけてピークに達する」や「元に戻るのにも同じ時間がかかる」とは？

虚血性ST低下の場合、一過性に1 mm以上の水平型あるいは下行型ST低下が出現するわけだけど、これらの所見はある瞬間にいきなり出現して突然消えてしまうわけではないんだ。1分という具体的な値が重要なわけではなくって、

> 心拍数増減に応じてゆっくりとした可逆性を示す

というのが虚血性ST低下の大切な特徴なんだよ。

ゆっくりとした連続的な変化を示すのは生体としての特性ですかね。ふだんの洞調律のR-R間隔の変動にも言えることでした（⇨§5 p.55「洞調律の"ゆらぎ"と連続性」参照）。その目安が"1分"なんですね。なるほど。

だから、ST部分が低下しはじめてからピークに達するまで最低でも1分以上かかって、元に戻る時にも平常点からピークに至るまでにかかった時間と同じくらいの時間がかかるはずだよね、基本的に。

3)の持続時間もまたまた"1分"ですね。まさに"1分づくし"ですね

ST低下はピークに達したらすぐに低下しはじめるんじゃなくって、−0.1 mV以上の有意な変化がしばらくキープされるっていうのも大切だよ。その変化も通常は数分のオーダーであることが多くって、逆に30分以上は続かないとされるよ。

逆に30分以上とか長期に持続する場合には別の原因を考えるってことですか？

体位性をはじめとする非虚血性ST低下が代表例さ。もちろん少ないながら心筋梗塞の一歩手前の本当に危険な不安定狭心症っていうことも稀にはあるけど例外的だね。

最初に考えるべき状況ではないってことですね。セオリーからおさえていくのが学習の基本でした。

§8-2 Coronary Heart Disease
ST 低下：いくつかの"割り切り"がタイセツ

典型的な虚血性 ST 低下

👓 では早速，今までに学んだことを実例で確認してみよう．労作性胸痛を訴える 72 歳男性の例でどうぞ（図 11）．上段の ST トレンドグラムで朝の 7：30 前後に着目してみよう．

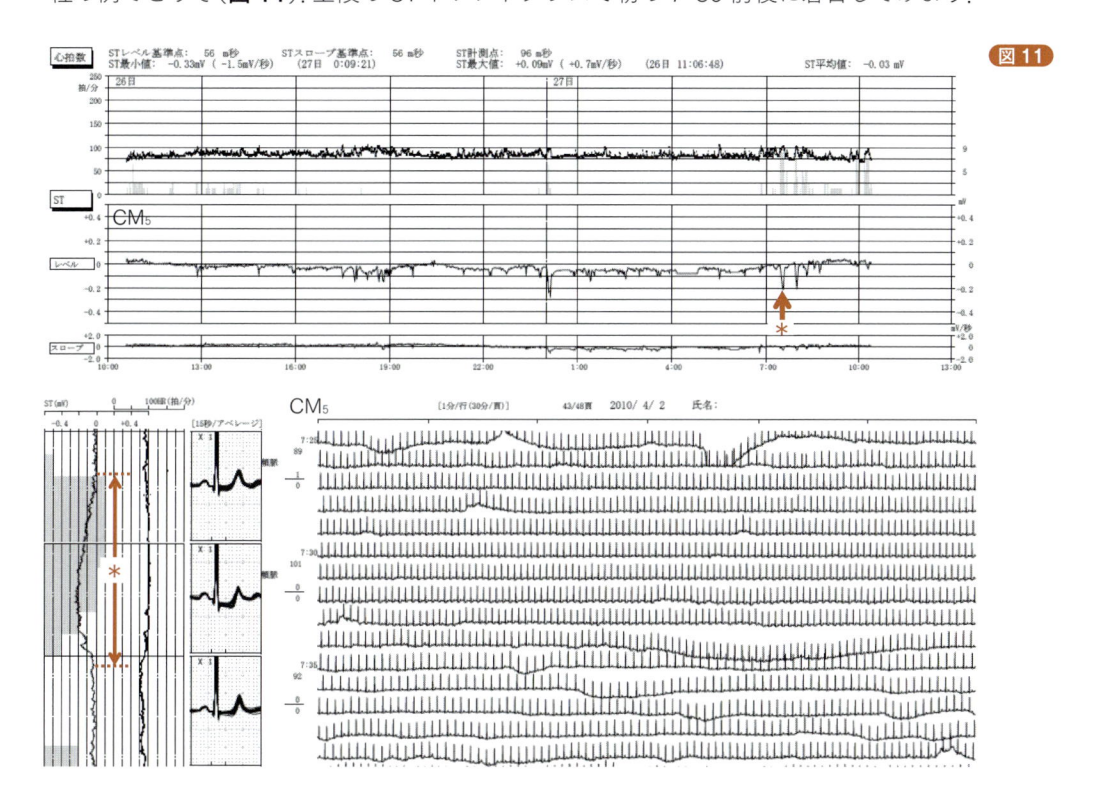

📖 狭心症状の出やすい朝方ですね．たしかに ST トレンドグラムでは "V 字" というか爪状に ST 低下があって，−0.2 mV 程度になってます（図 11 ↑）．しかも，下の小さな ST スロープのグラフでも負の方向に振れてますから怪しいですよ，これは．

👓 下段に示したのが，この時の圧縮波形だよ．左の ST トレンドグラムを見ると，7：27 くらいから ST 部分の下行が始まって，7：32 くらいにピークに達しているね．

📖 約 5 分かかってますね．しかも，ピークの−0.2 mV 程度の ST 低下が 2〜3 分ほど維持された後に，やはり 2 分ほどかかって 7：35 ごろにほぼ元の状態に戻っていますね．

👓 典型的な **虚血性 ST 低下** と言えそうでしょ？ これはわかりやすい例だね．

これはどうでしょうか

👓 では，もう 1 例見てみよう（図 12）．次の ST トレンドグラムで 18：30 前後（図 12 ↑）ぐらいだけど，ST が低下しているよね？

図12

🛡 たしかに．でも，STスロープのほうはプラスのようです…．そうなると上行型かなぁ？下段の圧縮波形を見ると，ピークまでは1〜2分かかって到達していますね．

👓 ということは虚血性かな？

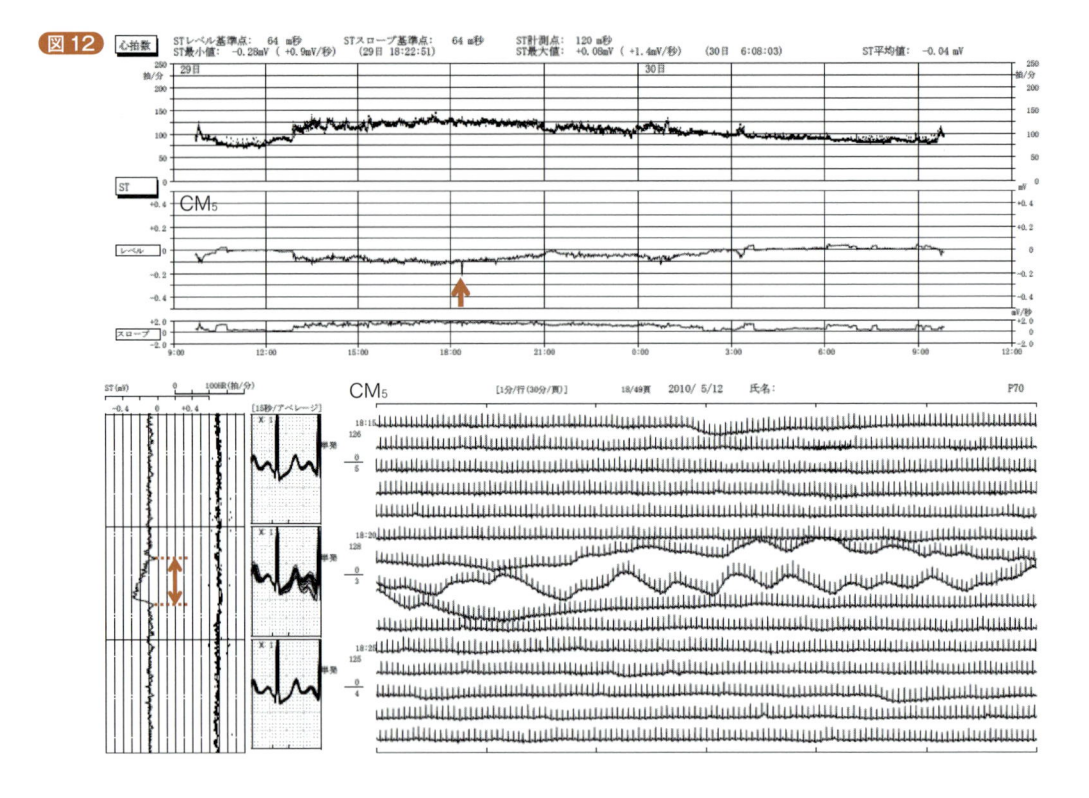

🛡 いや，ピーク点からすぐに回復に転じて1分以内に元どおりに戻っています．総合的に考えてこれは非虚血性ST変化ではないでしょうか．

👓 素晴らしいね．まさにそのとおり．これが急激に生じるST変化の例で，右の圧縮波形で基線が揺れているのがわかるよね．

🛡 ということは体動に伴って生じたものですか，これは．

👓 おそらくそう．実際の拡大波形は示してないけれど，スーパーインポーズ波形も上行型だよね．

虚血性ST低下のスーパーインポーズ波形

🛡 STトレンドグラムの見方はだいぶわかってきました．もう一つ重ね合せ波形でST変化を調べるのが重要なんですよね．パラパラ漫画形式で．

👓 ホルター心電図における心筋虚血判定ではスーパーインポーズ波形が非常に役立つと前にも言ったけど，ここで詳しく触れておこう．図13を見てくれるかな．A〜DすべてCM₅誘導で今はST部分に注目してね．

§ 8-2　Coronary Heart Disease

ST 低下：いくつかの"割り切り"がタイセツ

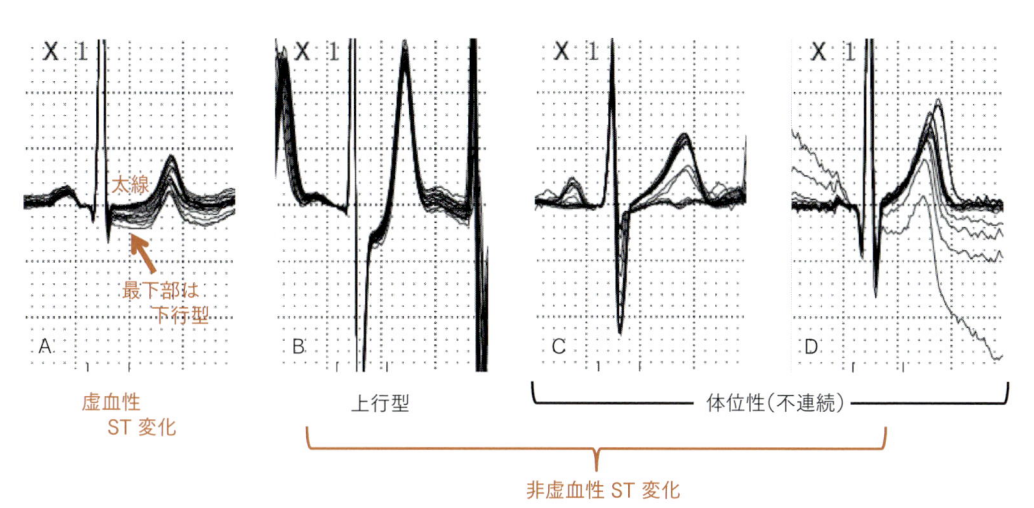

A: 太線／最下部は下行型／虚血性 ST 変化
B: 上行型
C, D: 体位性（不連続）
非虚血性 ST 変化

図 13　スーパーインポーズ波形

🔰 いくつかの波形が重なって描かれていて，たしかに ST が低下している波形がどれにも含まれているようです．

👓 ところで虚血性 ST 低下はゆっくりと連続的に変化していくのが特徴だったから，例えば 15 秒ずつ QRS 波形を重ねていくと A のような**ベターッとした太線状**になるはずじゃない？

🔰 徐々に ST 部分が変化していく様子が見事に描き出されていますね．

👓 さらにもう一つのポイントは ST 低下のカタチだよ．**虚血性 ST 低下**と判定されるためには一過性に**水平型**または**下行型**の ST 低下を呈する必要があったから，スーパーインポーズ波形の **ST 最下部**はどちらかのパターンになっているはずでしょ？

🔰 なるほど．虚血性 ST 低下であった**図 11** はまさにこの条件を満たしますね（下行型）．一方，図 13 の B ではずっと**上行型**ですから，太線状になっていても非虚血性 ST 低下なんですね．

👓 見直せば，**図 12** の例も**上行型**だったね．次の 2 点は必ず押さえておこうね．

> **スーパーインポーズ波形における虚血性 ST 低下**
> ・基線から下方向への**太線**として塗りつぶされる
> ・低下のピーク部では**水平型**または**下行型**を示す

体位性変化は突然に

👓 もう一つ，非虚血性 ST 変化のうち代表的な**体位性 ST 変化は短時間でいきなり生じる**ため，それがそのままスーパーインポーズ波形に反映されるよ．

🔰 なるほど．図13のCとDは飛び飛びというかバラバラというか，そんな不連続な波形になっていますね．T波の部分が特にわかりやすいです．

🤓 こうやって足並みがそろっていない波形の場合，線分の間にスペースがくっきり出てしまうから，いくら数値の上でST値が低下していても，このスーパーインポーズ波形を見たら一発で非虚血性と診断して相手にしなくていいんだよ．

> 不連続なスーパーインポーズ波形なら体動によるST変化と思え

🔰 なるほど，ここまでくれば拡大波形を見る前にだいたい虚血性かの目星がつきそうです．

🤓 でもね，STトレンドグラムやスーパーインポーズ波形はあくまでもコンピュータが作成してくれた合成画像だから，やっぱり最終判断は拡大波形で確認しよう．図14は図11の例の実際の一連の心電図だよ．

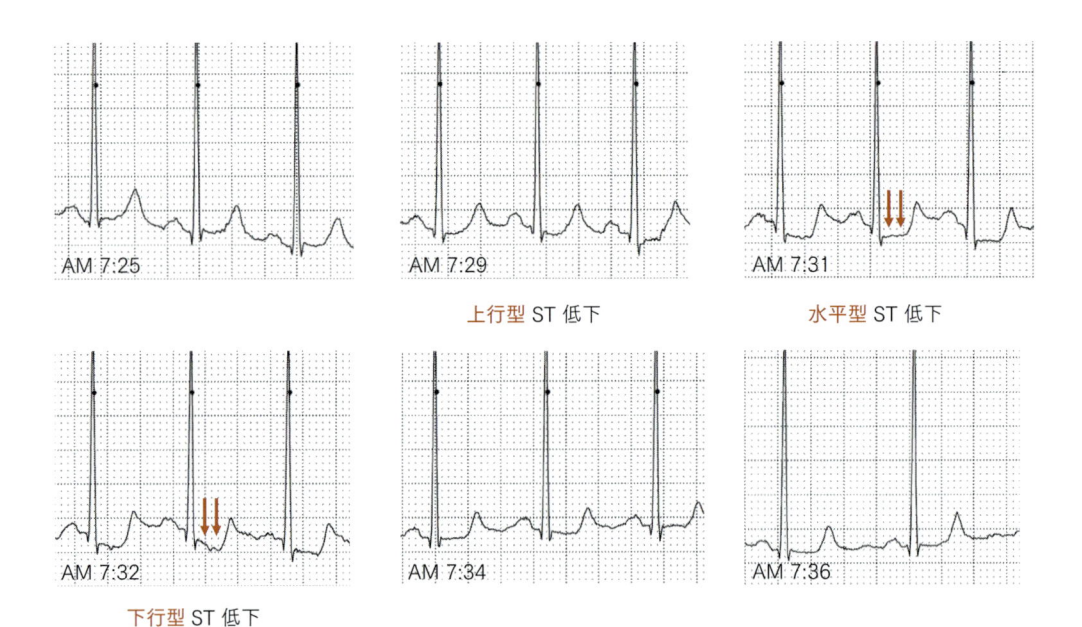

AM 7:25

AM 7:29
上行型 ST 低下

AM 7:31
水平型 ST 低下

AM 7:32
下行型 ST 低下

AM 7:34

AM 7:36

図14 虚血性 ST 低下
経時的に変化する一連の流れに注目する

§ 8-2 Coronary Heart Disease
ST低下：いくつかの"割り切り"がタイセツ

📖 たしかに定常状態から上行型→水平型→下行型と順に変化して，また元に戻っていっています．ここまで確認できれば**虚血性ST低下**と診断できそうです．

👓 核医学検査（シンチグラフィー）や冠動脈造影CT検査による精査に一歩近づくね．

"っぽくない"所見

👓 ホルター判読をしていくと，虚血性かどうか悩ましい例に必ずぶつかるよ．そんな時，逆に虚血性"っぽくない"ST変化の特徴を知っておくと重宝するよ．

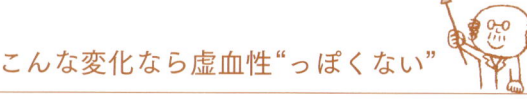

📖 こんな変化の仕方は**非虚血性**を思わせるっていう逆の発想ですね．

> こんな変化なら虚血性"っぽくない"
> 1) 恒常的（既存かつ不変）なST低下
> 2) 心拍数増加を伴わない
> 3) 一瞬でピークに達し，元に戻るときにも一瞬
> 4) 心拍数変化と鏡像的な関係

もともと下がったままの時

👓 1)の恒常的なST低下はもともとSTが下がっているということだ．大切なポイントは，

> 既存のST変化が水平型だろうが下行型だろうが**恒常的**なら心筋虚血とは考えない

ということなんだ．

📖 ST低下＝心筋虚血と1対1対応するのではなくて，一時的に下がって，また戻ってくる**可逆性**が虚血性ST変化には大切でしたね．

👓 例えば**図15**のような場合さ．

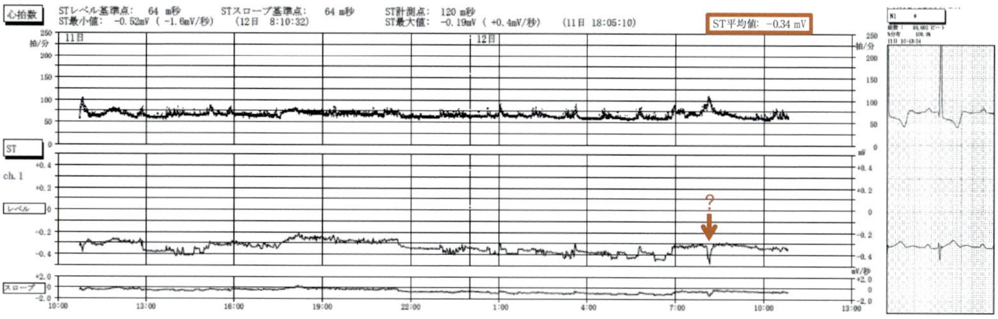

図15

CH

271

🛡 平均 ST 値が−0.34 mV で洞調律時の CM_5 誘導波形が既にストレイン型ですね．終日にわたって重症虚血というよりは別の原因を考えるべきですね．

👓 この例は無治療の高血圧による高度の左室肥大例なんだ．朝 8：00 前後（**図 15 ⬇**）は心拍数増加も伴っていて少し微妙だけれど，こうした場合はそもそも最初から虚血性 ST 変化の判定をするべきではないと考えたほうが安全だよ．

🛡 あまりに強い既存の ST 低下の場合には，評価"困難"あるいは"不能"といえる勇気が大切でしたね．

心拍数増加がない時

👓 次に 2)について．ホルター心電図における<u>虚血性 ST 低下</u>の特徴として，

> 虚血性 ST 低下の 90％以上は<u>心拍数増加（＋10/分以上）</u>が先行する
> 　（Krittayaphong R, et al. Am J Cardiol 1996 ; 78 : 266）

という大事な報告があるよ．

🛡 トレッドミル検査などでも，運動して心拍数や血圧を上昇させて心臓に負荷をかけることで心筋虚血を誘発しますからね．それと同じなんですね．

👓 これは ST トレンドグラムを見る時に注意してね．必ず心拍数トレンドグラムも一緒に見るクセをつけよう．心拍数が増えてもないのに ST が変化している場合には虚血以外の原因を考えるほうがいいよ．

🛡 <u>10/分以上</u>の心拍数アップが基本なんですね．

短時間で生じる変化

👓 最後の 2 つの 3)と 4)も ST トレンドグラム関連だよ．虚血性 ST 変化の大事な特徴としてゆっくりとした<u>連続性</u>が大切だったよね（⇨本項 p.266 参照）．

🛡 心拍数の増加を伴って緩やかに低下していくのでした．

👓 そう．だから，ST トレンドグラムを見た時に数秒とか 1 分以内に<u>あっという間にピークに達していたら体位性か</u>なと思ってよかったね．**図 16** を見てごらん．夜中の 2：00 から 5：00 ごろに注目しよう．

§ 8-2 Coronary Heart Disease
ST 低下：いくつかの"割り切り"がタイセツ

図16

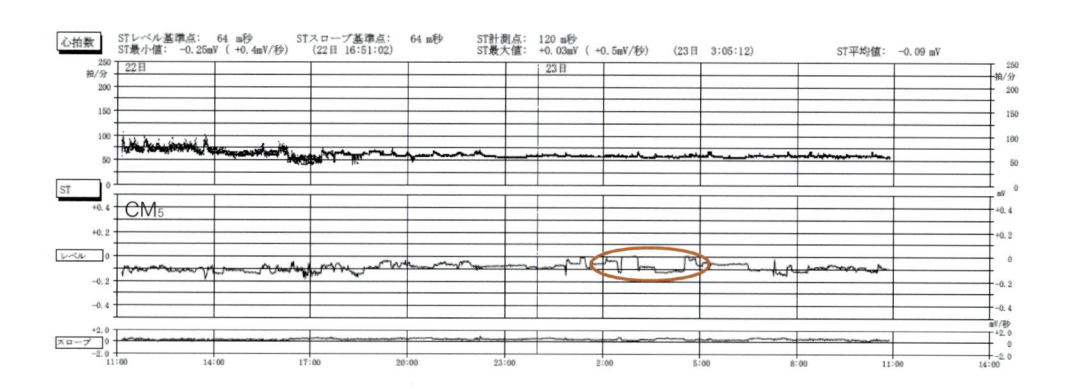

図（心拍数・STトレンドグラム）

🛡 ST が不自然に急低下してガッタンガッタンしていますね．

👓 こういう形を"箱型"変化といって，体位性 ST 変化の代名詞と言えるよ．実は，ST 上昇の場合でもまったく同じことが言えるから知っておいてね．

🛡 たしかに箱型です．虚血性ではこんなにいきなりカックンって変化したりはしないんですね．

微妙な遅れもポイント

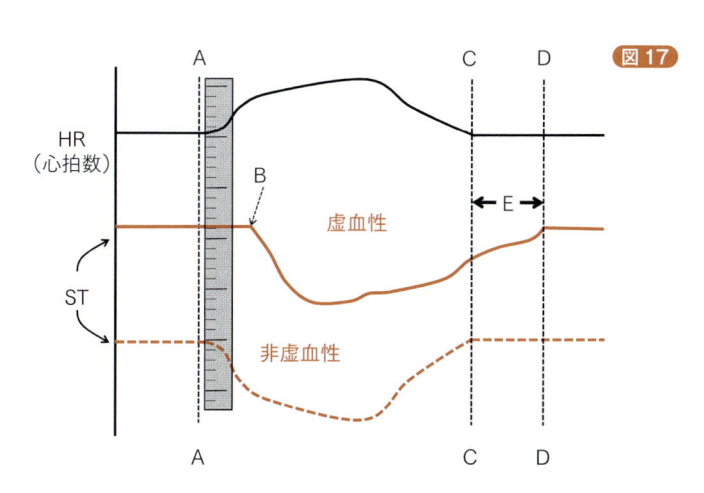

🛡 だいぶ心筋虚血"じゃない"条件がわかってきました．最後の鏡像とは何ですか？

👓 これも ST トレンドグラムでの話だよ．大半の ST 低下は心拍数増加と一緒に生じるんだったね．今，患者さんが運動した状況を考えてみよう．図17 を見てくれるかな．

図17

🛡️ 一番上が心拍数トレンドグラムで下に 2 つの ST トレンドグラムがありますね．両方とも心拍増加に伴って ST が下がっていますか？

👓 両者の違いは？

🛡️ 下がり始めのタイミングでしょうか．下の ST トレンドグラムでは A の時点で心拍数が増え出すのとほぼ同時に ST が下がり始めていますが，上の ST トレンドグラムでは少し遅れて B 点から低下しはじめているように見えます．

👓 実際には図のように定規を当ててみるとわかりやすいよね．この遅ればせな感じが虚血性 ST 低下の典型的なパターンだよ．次に回復過程にも注目してみよう．C の時点で心拍数が元の値に戻っているけれど，ST はどうかな？

🛡️ 下の点線の ST トレンドグラムでは C の時点で ST も元のレベルに回復しています．あっ，ひょっとしてこれが鏡像の意味ですか？

👓 そう，まさに鏡に映したように裏返しの関係だよね．こういう鏡像パターンは虚血性"っぽくない"ST 変化なんだよ．これに比べて上の ST トレンドグラム（実線）はどう？

🛡️ 最終的には D の地点で元の値に回復していますが，心拍数が回復した C 点からはずいぶん遅れてダラダラ回復しています．

👓 E がそのズレの部分に相当するけれど，心拍数が回復してからも ST 低下が遷延しているね．これも虚血性 ST 低下の特徴とされるよ．最後に実例を示そう（**図 18**）．

> 虚血性 ST 低下の開始・回復は心拍数増減のタイミングから遅れて生じる

🛡️ たしかに心拍数がピークに達するのから遅れて ST がピークを迎えていますし，7：54 ごろに心拍数がほぼ平常に回復した後にも ST が低下して，数分後に回復しています．この微妙なズレがあるのが虚血性 ST 低下なんですね．

👓 スーパーインポーズ波形も連続的で T 波の陰性化まであるよね．

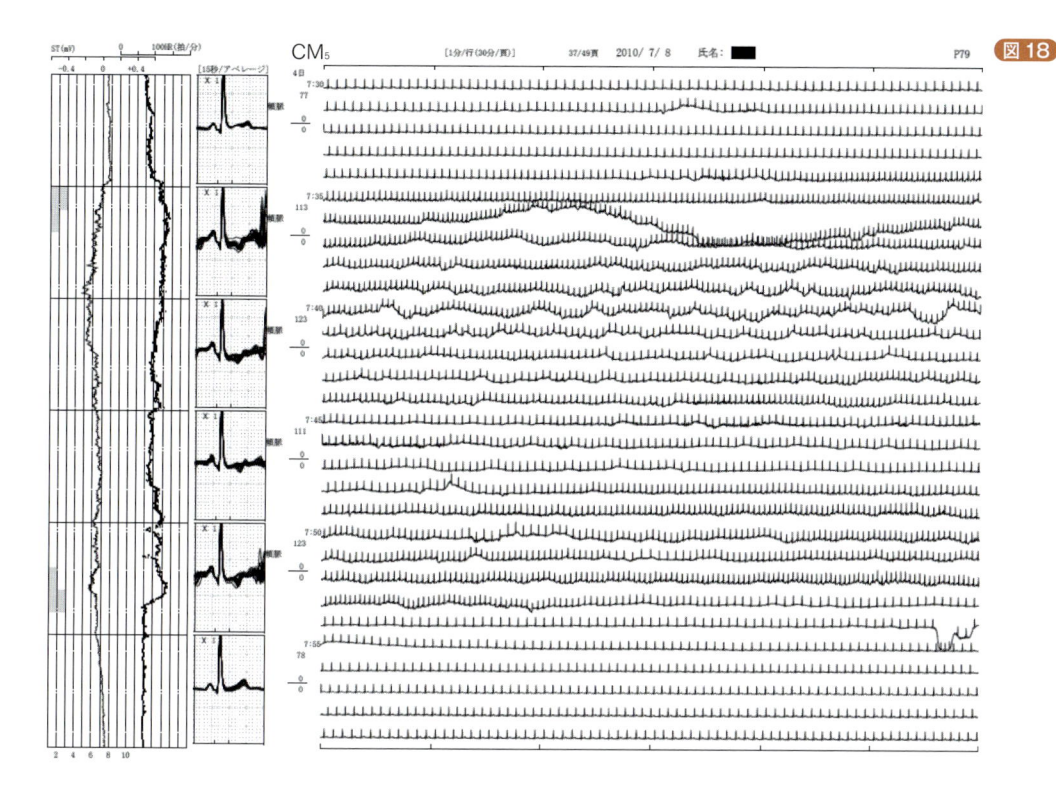

§ 8-2　Coronary Heart Disease

ST 低下：いくつかの"割り切り"がタイセツ

図 18

おわりに

🤓 以上，長くなったけれど具体的な虚血性 ST 低下の判定法を中心に学習したね．ホルター心電図での ST 評価にはそもそも限界があるわけだから，割り切って考えて決して無理をしない姿勢が大切じゃないかな．

📗 でも，少しは論理的に ST 低下を考えられるようになった気がします．自分の見ている ST 変化が虚血性変化かどうかは "らしい" 所見 と "らしくない" 所見 を両面から考えて最終結論を出せば良いということでした．勉強になりました．

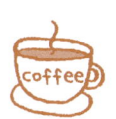

アドバンス 11
STを測る（応用編）
── 既存の変化の扱い方 ──

ST計測―応用編

　ホルター心電図におけるST変化（偏位）は体動などによる基線動揺の影響を受けやすいため，運動負荷心電図に習ってSTレベルの基準をPR(Q)部分とすること，そしてJ点から80 ms後方付近に相当する部分（正確にはQRS波ピークから100〜120 ms後方）でズレを計測することは学びました（⇨§8-1 p.230「ホルター心電図でのST計測点」参照）．この関係を示したものが図1です．

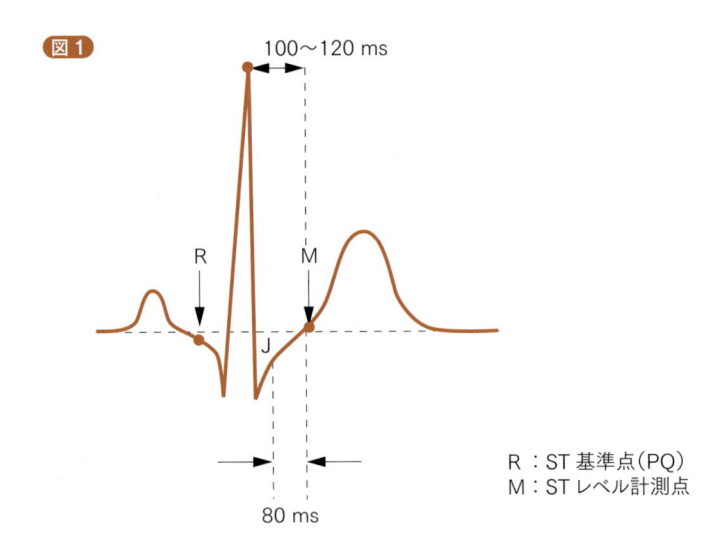

図1　100〜120 ms
R：ST基準点(PQ)
M：STレベル計測点
80 ms

　ところで，患者さんによっては安静時心電図から既にST部分が低下していたり上昇していたりすることは皆さんもよくご存じだと思います．よく"既存のST変化"と表現されますね．今回のテーマは，この既存のST変化を有する患者さんでのST評価法を扱います．臨床的にはST低下を認める場合が多いため，ここでは主に新たに生じたST低下について考えてみましょう．ここらへんについては理解があやふやの方が案外，多いのではないでしょうか．

もともと下がっていたら

　早速図2Aを見てください．上段が例えば安静時のCM_5誘導だとしましょう．一見して上行型のST低下を呈しており，J点から80 ms後方での計測値（ST_{80}）が－0.10 mVであるとします．さて，その後運動をして心拍数の上昇とともに下段のような心電図に変化しました．やはりST低下のパターンは上行型ですが，STレベルは基準点から下方に0.25 mVにまで増悪しています．さて，ここで質問です．

> **【問題 1】** もしも安静時 ST 部分が基線(0 mV)上にある正常人での話に置き換えるとこの人の ST 低下は実質いくらでしょう？
> 　　　　1)−0.25 mV
> 　　　　2)−0.15 mV
> 　　　　3)評価してはいけない(または"その他")

　3)については既にダメ！②として述べましたが(⇨§8-1 p.242「CM$_5$ 誘導の既存の ST 低下」参照)，−0.1 mV なのでギリギリ・セーフとしましょう．1)の答えは絶対値，2)の答えは 0.25−0.1＝0.15 mV から算出されていて，安静時(ベースライン)からの差をとったものと考えてください．

　この正解は 2)になります．もともと安静時から ST 低下を生じている症例において更なる ST 低下増悪を認めた場合，実質的には差に相当する ST 低下が新しく加わったものと考えましょう．

> もともと ST 低下のある例では変化前からの差分が実質生じた ST 低下に相当

　これについてはご存じの方も多いでしょう．なお，ホルター心電図の世界では，こうした上行型 ST 低下に関しては程度の如何を問わず虚血性 ST 変化とは評価しません．体動や頻脈その他に関係した ST 低下と解釈するのでしたね(⇨§8-2 p.259「上行型の扱い」参照)．

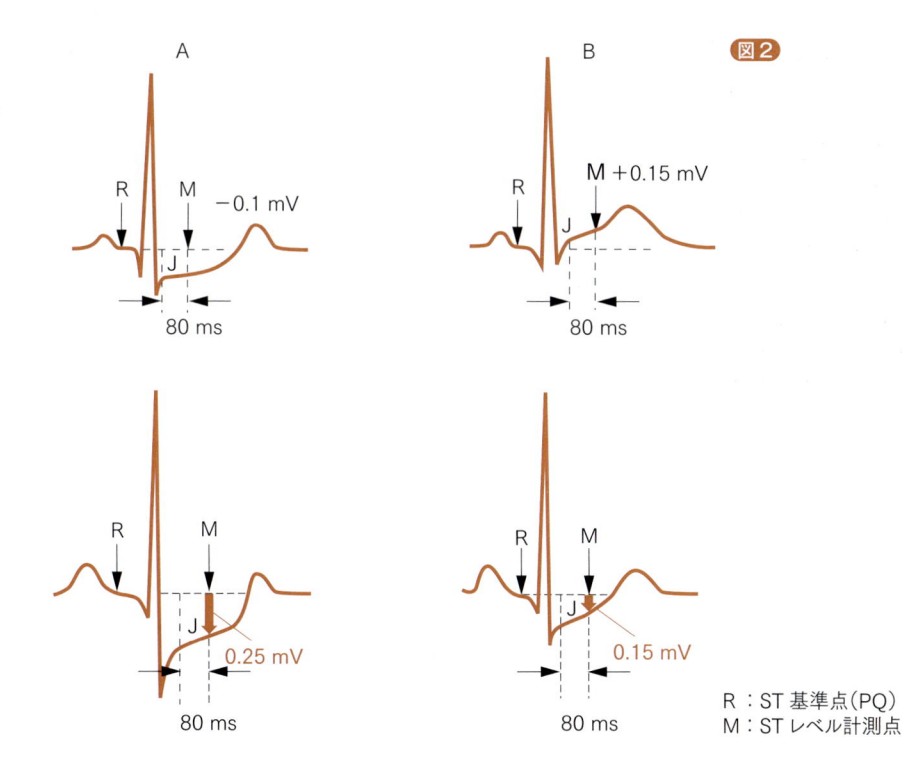

図2

R：ST 基準点(PQ)
M：ST レベル計測点

もともと上がっていたら

では，次の問題はどうでしょう．**図2B**を見てください．そう，低下の次は**もともとST上昇を認める症例**においてST低下が出現した場合です．ST上昇の場合，正式にはJ点で上昇度を計測することが標準的となっていますが（⇨ §8-3 p.281「ST上昇の計測法」参照），今は仮にJ点から80 msで計測して0.15 mV上昇しているとします．さて，ここで問題です．

【問題2】問題1と同様，この人のST低下は実質いくらでしょう．
　　　　1）−0.30 mV
　　　　2）−0.15 mV
　　　　3）評価してはいけない（または"その他"）

先程の問題を応用して考えると1）の−0.30 mVを選択された方もいるかもしれません．そうなると低下度としてはかなり高度ですね．しかし，正解は2）です．

もともとST上昇があってもST低下は**基準点（PQ(R)部分）から計測する**

教科書などでは「心内膜が……や，はたまた心外膜まで……」などわかったようなわからないような説明が書いてありますが，読むと余計混乱するだけなので，見なかったことにするほうがよいと思います．

筆者は研修医の先生や学生さんに指導する際，特に何の症状もないST上昇は**見なかったことにする**と伝えた上で「ST上昇とST低下は別物（別の現象）と考えよう」と教えています．だから，STレベルを計測するのも基本に立ち帰って**PQ(R)部分から計測すればよい**のです（臨床的にはこれでまったく問題ありません）．ですからこの症例では2）の当然−0.15 mVが正解になるわけです．つまり，一見すると**図2B**のほうが**図2A**よりひどいST低下を生じている気もしますが，実は両者とも同等なのです．ある時は引き算，またある時はそのままの値（絶対値）など混乱しやすい部分ですが，ここで述べた簡単な原則を知っておけばそれほど難しいことではないと思います．わかりにくい物事は単純化して考えることが上達への早道ではないでしょうか．ちなみに，このようなST低下の考え方はそのまま運動負荷心電図の解釈にも当てはめることができますので，是非とも整理しておいてほしい知識です．

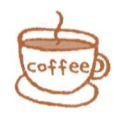

§8-3

Coronary Heart Disease (3) ST 上昇
―― 頻度は少いけれど重要 ――

ST 上昇をきたす病態

ST 低下の読み方について理解を深めたところで，今回はもう一つの ST 変化である **ST 上昇**について勉強していこう．

ST 上昇といえば**心筋梗塞**ですよね．しかも急性の．

一般的には**冠動脈が完全閉塞**してしまうと ST 部分が上昇するよね．でも，その他にも ST 上昇を生じる病態はたくさんあるんだ．**表1**を見てくれるかな．

表1 ST 上昇を呈する疾患・病態

- 心筋虚血・梗塞
    - 急性心筋梗塞
    - 冠攣縮性狭心症（異型狭心症）
    - 陳旧性心筋梗塞（心室瘤形成）
- 急性心膜炎
- 早期再分極パターン（症候群）

- ブルガダ型心電図
- Ic 群抗不整脈薬
- DC カーディオバージョン後
- 頭蓋内出血
- 高カリウム血症
- 高カルシウム血症
- 低体温（J 波・Osborn 波）

- その他（稀なもの）
    - 心筋傷害・心筋炎
    - 心臓腫瘍（左室浸潤）
    - 外傷（心室損傷）

〔Braunwald E, et al (eds). Braunwald's Heart Disease 7th ed より引用改変〕

心筋梗塞以外に，そういえば急性心膜炎なども習いましたね．一方で，一見して病気のない人でも ST 上昇のある人がいて，**早期再分極パターン**と言うんですよね．

早期再分極症候群とも言うかな．健診でよく見つかるよ．

冠攣縮性狭心症

心筋梗塞や心膜炎をホルター心電図で診断しようとする人はいないのが普通だから，ホルター心電図の世界で標的とする ST 上昇は主に**冠攣縮性狭心症**になるよ．ガイドラインでも**クラスⅡa**に指定されているよ．"やったほうがいいかもしれない"と考えて．

心筋虚血に対する適応

クラスI なし

クラスIIa
1. 異型狭心症の疑いのある患者

クラスIIb
1. 運動ができない胸痛患者の評価
2. 運動ができない血管手術患者の術前評価
3. 冠動脈疾患を有するが非典型的胸痛症候群の患者

クラスIII
1. 運動ができる胸痛患者の初期評価
2. 無症状患者におけるルーチン検査

〔日本循環器学会：慢性虚血性心疾患の診断と病態把握のための検査法の選択基準に関するガイドライン（2005年改訂版），循環器病の診断と治療に関するガイドライン（2004年度合同研究班報告），p10, 2005〕

🛡 いわゆるスパズム（spasm）ですね．冠動脈が急にキューッと細くなっちゃうんですよね．

👓 実際に冠動脈造影時に冠攣縮誘発試験を行った造影写真をお見せしよう（**図1**）．左がアセチルコリンという薬で冠攣縮が誘発したものだよ．

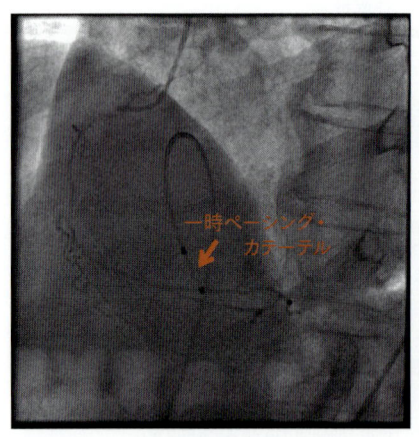

アセチルコリン注入後
（冠攣縮誘発）

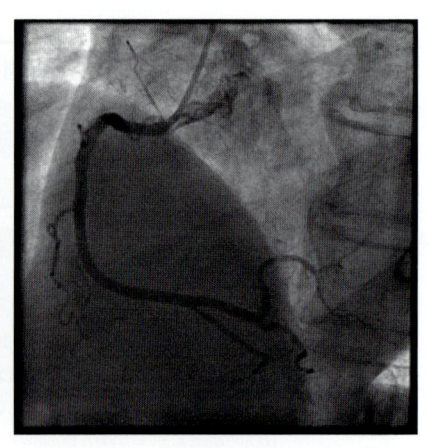

硝酸薬注入後

図1 冠攣縮誘発試験

🛡 右冠動脈ですね．たしかに入口部からほとんど閉塞してしまって髪の毛くらいにチリチリになっていますね．誘発試験**陽性**なんですね．

👓 こうなると急性下壁心筋梗塞と同じだから，II・III・aVF誘導でSTが上昇するし，高率に房室ブロックになるんだよ．だから，一時的ペーシング・カテーテルがあらかじめ挿入されているね．硝酸薬を注入した後の右の画像はどうかな？

§ 8-3　Coronary Heart Disease

ST 上昇：頻度は少いけれど重要

📖 とても同じ人の冠動脈とは思えませんね．きれいに拡張していて器質的狭窄はなさそうです．冠攣縮性狭心症には硝酸薬が効きますからね．

👓 話をホルター心電図に戻そうか．冠攣縮性狭心症には**夜間とか早朝に発作が起きやすい**という特徴があるんだけれど，なかなか朝6時とか夜中の11時に病院へ来てもらって心電図をとるわけにもいかないよね．

📖 しかもトレッドミル検査とか核医学検査（シンチグラフィー）でも診断が難しいのですから．その点，朝晩関係なく心電図を記録し続けてくれる**ホルター心電図は冠攣縮性狭心症を疑う患者さんにはうってつけの検査**と言えそうですね．

👓 労作性狭心症ではクラスⅡb〜Ⅲのひどい扱いを受けているホルター心電図が，心筋虚血の分野で一矢報いているのが**冠攣縮性狭心症**の診断についてなんだね．

ST 上昇の計測法

👓 さて，質問です．ST 上昇は心電図のどこで測るでしょう？

📖 ST 低下と同じで J 点から 80 ms の点での上昇度でいいのでは？

👓 実はそれが違うんだよ．正確な定義では，

> ST 上昇は **J 点**で測定する（基線に対して **+0.1 mV 以上**で有意な上昇とする）

だよ（図2）．もともと上昇がある誘導では**ベースラインからの差分**をとってね．

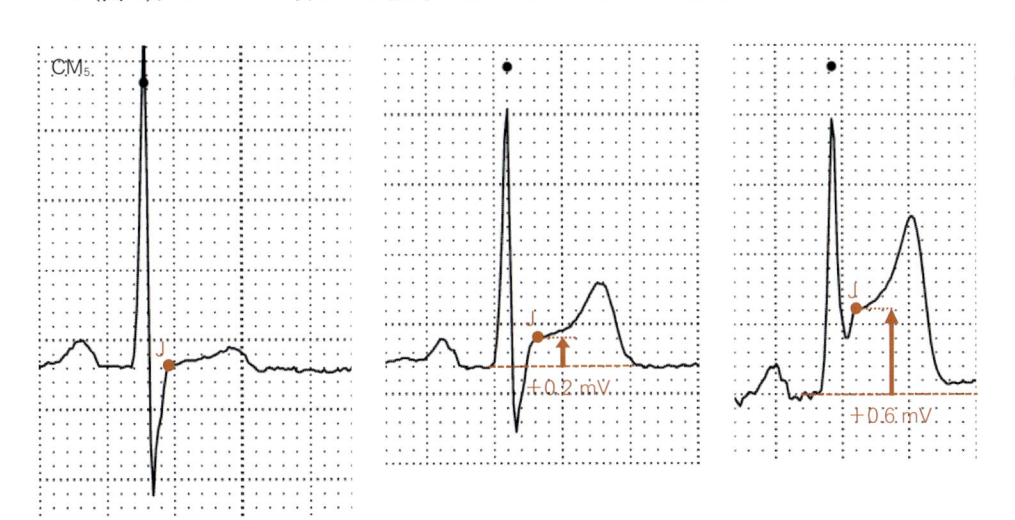

図2　ST 上昇の計測法
基準点*（基線）に対する J 点の上昇度として計測
（+0.1 mV 以上をもって有意な ST 上昇とする）
*T-P ラインが基本ながらホルター心電図での計測は **PQ(R)部分**を基準とする．

📕 ST_{80} 値の表現に習えば ST_0 値になりますかね．ちなみに，ホルター心電図の自動解析でも J 点レベルの推移も表示してくれますか？

👓 それはしてくれないよ．機械による J 点の認識の問題もあるからね．だから，実際には ST 低下の解析に用いた ST_{80} 近似の ST 計測値（レベル）を用いるんだ．

📕 なるほど．結局は ST 低下検出のプロセスと同じですね．

👓 本当に病的な ST 上昇なら J 点で上昇していて 80 ms 後にいきなり正常化するとは考えにくいから，このスクリーニング法で大きなエラーは起こらないと思うな．

ホルター心電図での ST 上昇評価

👓 さて，いよいよホルター心電図での ST 上昇の解析について学ぼう．まずは評価のポイントのまとめからどうぞ．

> **有意な ST 上昇を評価するためのポイント**
> 1) CM_5 誘導だけでなく NASA 誘導も確認する
> 2) ST トレンドグラムでスパイク状を呈することが多い
> 3) 必ずしも心拍数の上昇と同期しない
> 4) 付随所見にも注目すべし（不整脈や胸部症状など）

👓 ST 低下の場合には基本的には CM_5 誘導だけ見てれば OK と言ったけど，ST 上昇に関しては NASA 誘導の情報も利用するようにしよう．

> ST 上昇を見るには NASA 誘導が意外に有用

📕 ST 上昇のスクリーニングとして，必ずチラッとは NASA 誘導の ST トレンドグラムも見るようにということですね．

👓 次の 2) に関してだけれど，冠攣縮性狭心症で ST が上昇する場合には ST トレンドグラムがかなり急峻なスパイク状になるとされるよ．例えば早朝の安静時胸痛を訴える 46 歳男性の ST トレンドグラムで考えてみよう（図 3）．

📕 たしかに何度かスパイク状に ST 値が上昇している部分がありますね（図 3 ✎ など）．特に朝の 7 時前後はひどいですね．NASA 誘導はもちろん，CM_5 誘導でも ST 上昇が顕著です．

👓 この患者さんは冠動脈造影まで施行したけど，結局 3 本の冠動脈とも高度な狭窄はなかったんだ．そして冠攣縮性狭心症と診断したんだ．

📕 3 つ目は心拍数との関連ですね．ST 低下では約 9 割は心拍数上昇に伴って生じるという特徴がありましたが（⇒ §8-2 p.272「心拍数増加がない時」参照），ST 上昇の場合には違うんですね．

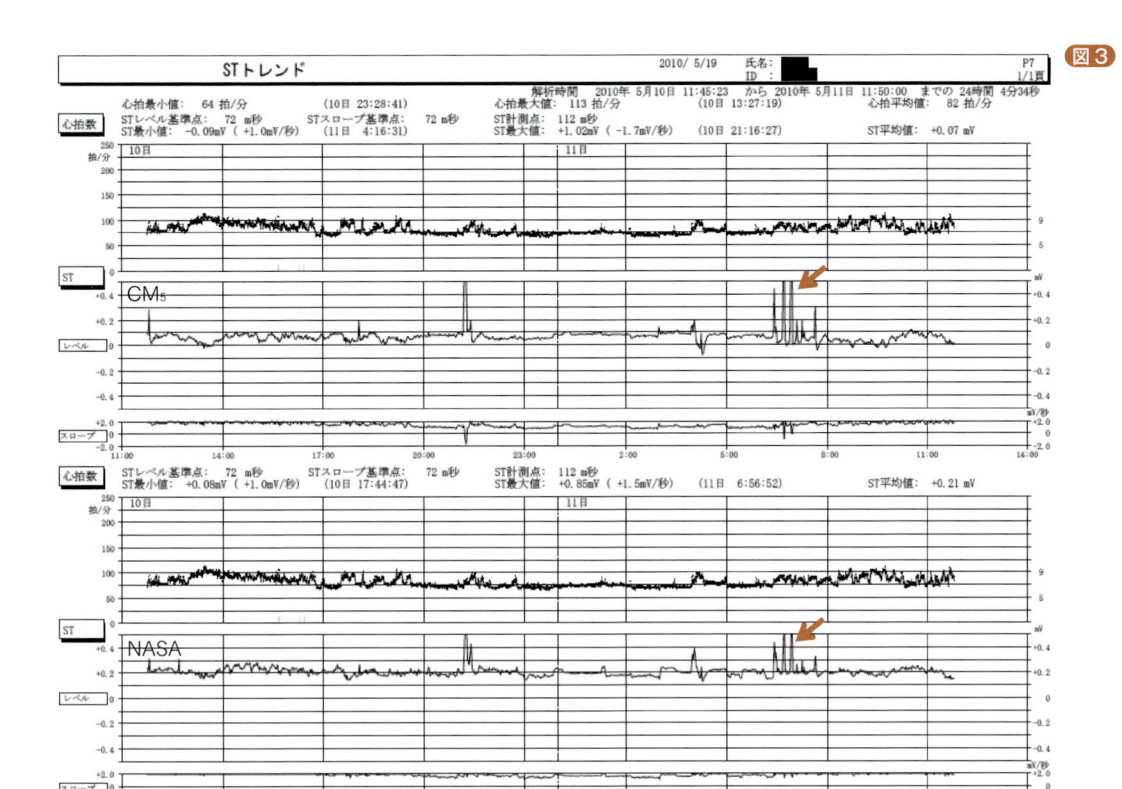

§ 8-3　Coronary Heart Disease

ST 上昇：頻度は少ないけれど重要

図3

🔍 症状としては，朝起きがけにベッドの中で胸が締め付けられる感じを自覚するそうだよ．冠攣縮性狭心症は典型的には労作とは無関係な安静時胸痛を生じるんだね．

🛡 どおりで運動負荷試験でも誘発されづらいわけですね．わかりました，有意な ST 上昇を生じた際には必ずしも心拍数が増加していなくてもいいわけですね．ST 低下との微妙な違いに注意しなきゃ．

ST 上昇時の SOS サイン

🔍 最後の 4 つ目は，ホンモノの ST 上昇の時に見られる所見について考えよう．さっきも触れたけど，右冠動脈が閉塞して生じる心筋梗塞で生じる不整脈といえば何？

🛡 房室ブロックです．完全房室ブロックにもなったりするんですよね．インターベンション治療をする際にも一時的ペーシング・カテーテルがほぼ必須ですね．

🔍 その他に付随所見はいくつかあって，先ほどの図 3 の症例では心室期外収縮（PVC）が見られたよ．拡大波形を確認してみよう（図 4）．

図4

🛡 2種類のPVCが出ていますね．そしてしっかりST上昇が確認できます．

👓 人によってはPVCが連発することもあるよ．次の**図5**は別症例のホルター心電図だけれど，ST上昇発作時に9連の非持続性心室頻拍を認めたよ．

図5

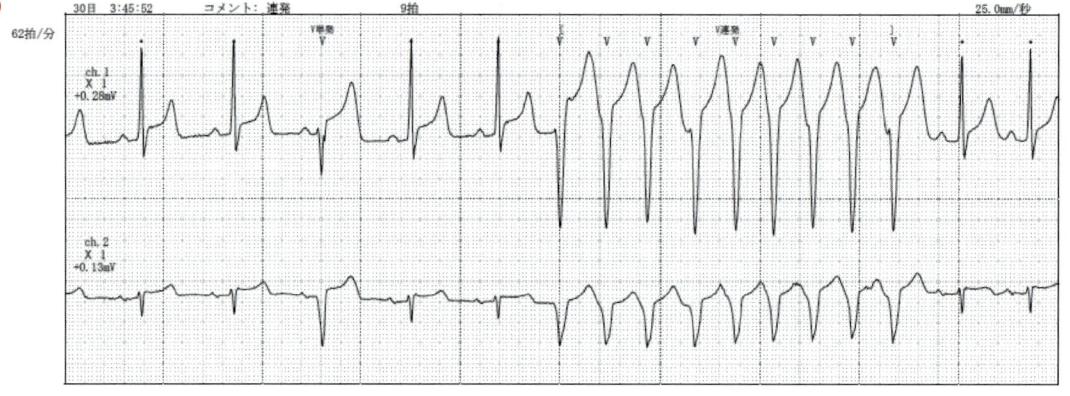

🛡 これはヤバイです！ どれも虚血に陥った心筋から発せられるSOSサインですね．

👓 よく房室ブロックなら右冠動脈，PVCや(非)持続性心室頻拍なら左前下行枝の完全閉塞って教科書に書いてあるけれど，あくまでも原則と考えて決めつけないことだね．

🛡 SOSサインから責任血管の過度な推定はするなってことですね．

ST上昇のスーパーインポーズ波形

👓 さて，ST上昇に関する基本事項を確認したところで，次は圧縮波形の見方を考えよう．**図3**の46歳男性の早朝の様子を示した圧縮波形が**図6**だよ．

§ 8-3　Coronary Heart Disease

ST 上昇：頻度は少ないけれど重要

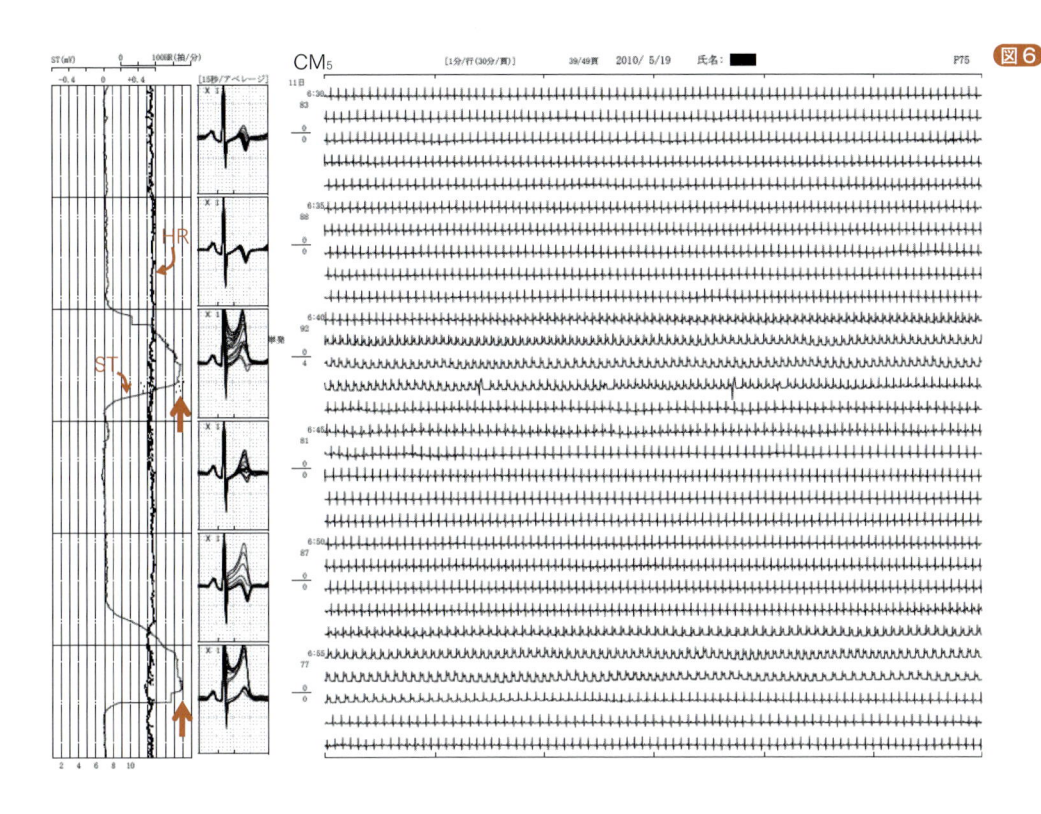

図6

📕 ST トレンドを見ると 2 回ありますね（↑），ST 上昇イベントが．たしかに心拍数はほとんど変化していないですね．

👓 ここでスーパーインポーズ波形に注目して欲しいんだ．ST 低下の時には，虚血性 ST 低下の場合にはスーパーインポーズ波形が塗りつぶされた太線になったよね．

📕 はい．ゆっくりとした連続的な変化が虚血性 ST 低下の特徴でした．

👓 ただ，ST 上昇の場合には製造会社にもよるけれど

> ST 上昇のスーパーインポーズ波形はしばしば不連続になる

ことが多いのが一般的だよ．図6 でも例えば 11 日 6：40〜6：45 の間で ST 部分が連続的に上昇している様子はわかるけれど，ST 部分を示す線の間にはスペースがあるよね．

📕 えー，こうやって間の開いた場合には体位性だって習ったのに．

👓 これは ST 上昇の場合は低下と比べて生じるスピードが若干速いことによるもので，ST 上昇が ST トレンドグラムでよりとんがったスパイク状に見えたりするのと同じ原理だよ．

📕 一見不連続に見えても ST 上昇の場合は必ず拡大波形も確認しなきゃダメですね．

👓 この ST 上昇の実波形の一部は図4 だから，もう一度確認しておいてね．

ごく稀だけれど―急性冠症候群

🔍 今までST上昇の原因として主に冠攣縮性狭心症のみを想定していたよね．でも，実臨床では非常に稀だけど，ホルター心電図中に，いわゆる**不安定狭心症**による**ST上昇**が見られることがあるよ．**図7**のSTトレンドグラムはどうかな？

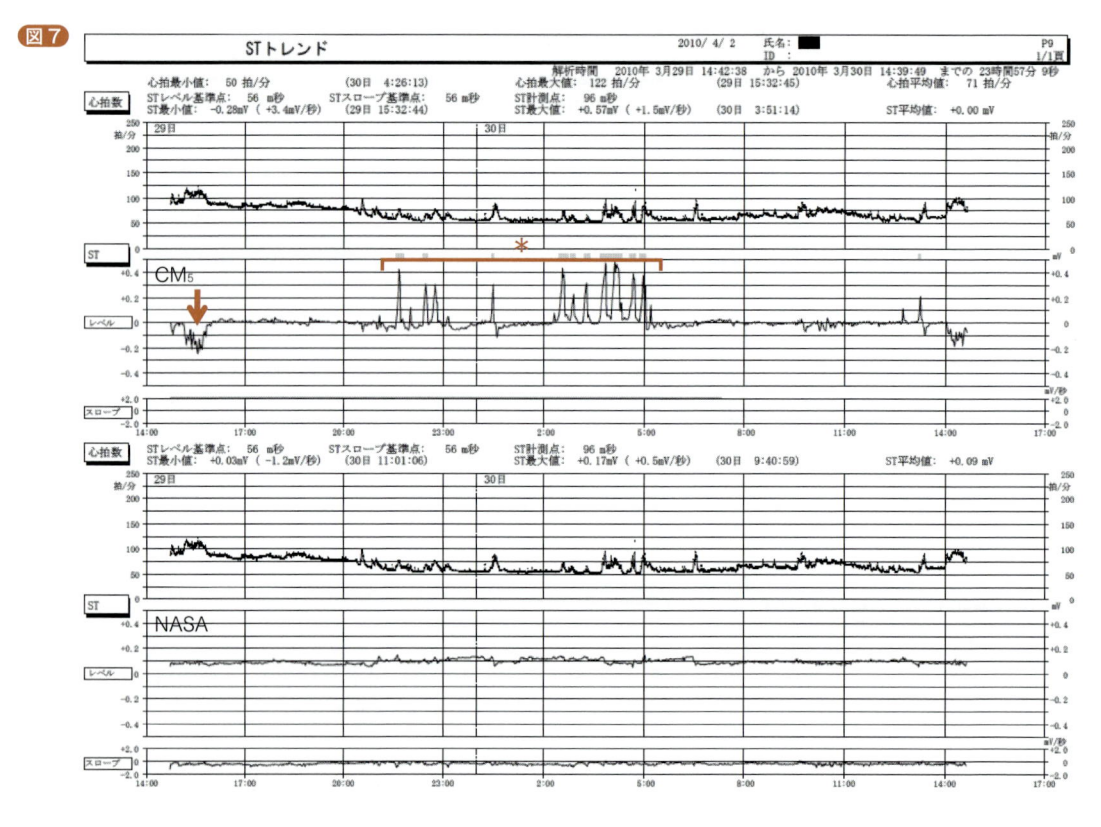

🛡️ ありゃりゃ，これは大変なことになっています．特にCM₅誘導が(**図7＊**)．

🔍 行動記録カードにも息切れと**胸痛**の欄にチェックがたくさんついていたよ．それで，診断はどうだろうか？

🛡️ 冠攣縮性狭心症なのか冠動脈プラークが破綻しているのかはこれだけじゃわかりませんけど，一過性にでも冠動脈閉塞による心筋虚血を生じている可能性が高いと思います．これはいかにもホンモノっぽい感じですね．

🔍 最近は**急性冠症候群**と呼ばれることが多いよね．決して見逃してはいけない病態なのは明らかだね．冠動脈造影やインターベンション治療ができる施設へ速やかに紹介してくださいとコメントしたよ．

🛡️ 場合によっては，直接電話して救急搬送することも必要かもしれません．よく見ると心拍増加時にST低下が見られている部分もありますね(**図7 ↓**)．

§8-3 Coronary Heart Disease

ST上昇：頻度は少いけれど重要

👓 何となく冠動脈の器質的狭窄がありそうな雰囲気だね．まさに心筋梗塞の一歩手前の危険な病態だよね．

フェイクにご注意

👓 さて最後に，**図8**は期外収縮の精査として施行されたホルター心電図だけれど，ここで注目したいのは真夜中のST上昇(✱✱)だよ．これを説明してくれる？

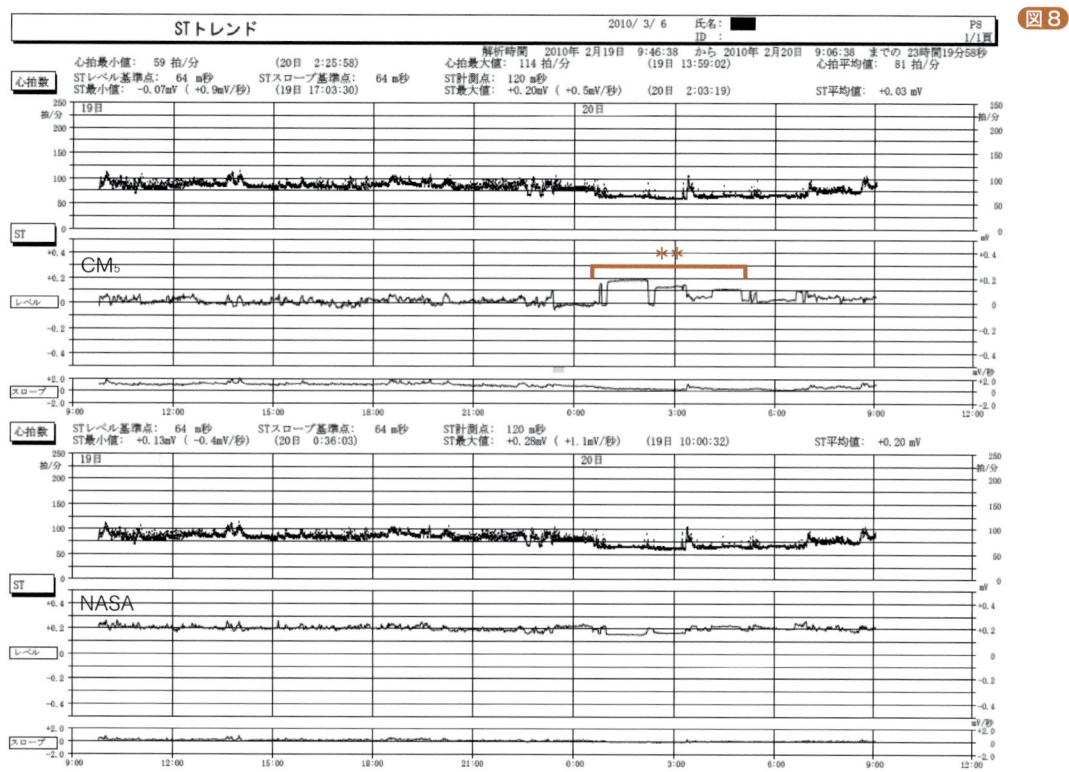

図8

🛡 CM₅誘導ですね．日中はだいたい0 mV付近をさまよっていますが，夜中の1：00～5：00ごろにかけて最大+0.2 mVST上昇イベントがありますね．でも，前回習ったようにスパイク状ではなく**箱型**ですね（⇨ §8-2 p.272「短時間で生じる変化」参照）．

👓 さすが鋭いね．ST低下の時もそうだったけど，こういう変化は**体位性ST変化**の特徴だったね．当然，胸痛などの症状記載もなかったし，就寝中だね．寝返りかもね．

🛡 数時間にわたって持続するのも変です．**非虚血性変化**としてOKですね，これは．

👓 ブラボー！　君もこの短時間で心筋虚血のにおいがかぎ分けられる男になったじゃないか．頼もしいよ．では，ST上昇についてはここで終わろう．

アドバンス 12
ブルガダ症候群
―― 働き盛りの男性を襲う"ぽっくり病" ――

夜に突然忍びよる"死神"

あなたは心臓に特別な病気もなく，明らかに健康そうな働き盛りの男性が，夜寝ている間に唸り声をあげて突然死してしまうという病気を耳にしたことはありますか？
　我が国では古くから"ぽっくり病"とも称された，この夜間突然死症候群の存在は以前から知られてはいました．1992年に有名なブルガダ兄弟（Brugada P, Brugada J）が，そのうちの一部に独特な心電図波形が見られ，突然死の原因は心室細動であると報告したのです（Brugada P, et al. J Am Coll Cardiol 1992；20：1391）．以後，ブルガダ症候群と呼ばれるようになったこの突然死症候群は一気に脚光を浴びることとなりました．

ブルガダ心電図とは？―"類似品"に注意！

ブルガダ症候群に特徴的な心電図波形とはどのようなものなのでしょう？　当初，Brugadaらは（完全）右脚ブロック，QT間隔正常および右前胸部誘導（V_1〜V_3誘導）でのST上昇が特徴であると報告しました．しかし，その後の検討で必ずしも右脚ブロック波形を呈するわけでなく，ST上昇などその他の心電図所見にもいくつかのパターンがあることがわかってきました．新知見が次々と見つかる中，2002年，混乱を防ぐためブルガダ症候群の心電図波形に関する統一見解として，特にST部分の波形と上昇具合に注目した分類（診断基準）が提唱されました（図1）．これをご覧ください．

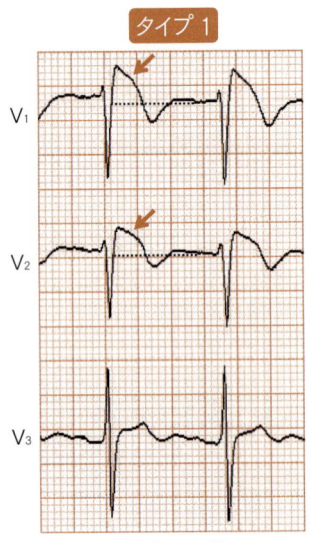

タイプ1	タイプ2	タイプ3
V_1〜V_3誘導のいずれかで2 mm以上のcoved型ST上昇に陰性T波が続発する．	V_1〜V_3誘導でsaddle-back型ST上昇（2 mm以上で基線に戻ることなく陽性T波に移行）．	V_1〜V_3誘導でcoved型ないしsaddle-back型ST上昇があっても1 mm以内．

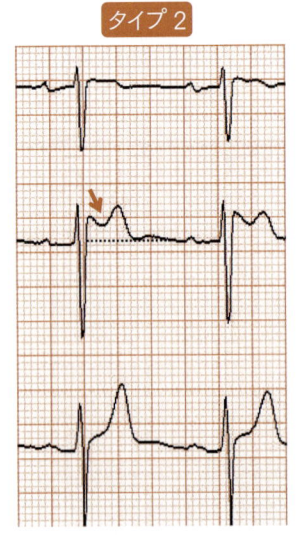

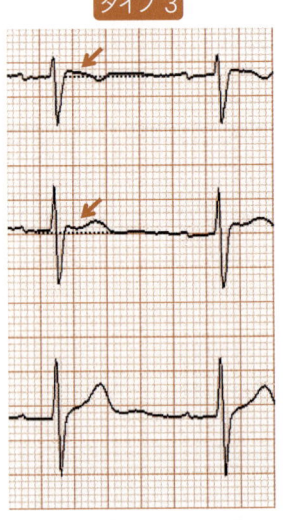

図1　ブルガダ（型）心電図の分類
（Antzelevitch C, et al. Circulatin 2005；111：659を参考に作成）

ここではじめに強調したいことは，

> 基本的にタイプ1（coved型）のみをブルガダ心電図（Brugada ECG）と呼び，その他のタイプ2（saddle-back型）やタイプ3はブルガダ型心電図（Brugada sign）と呼び区別する！

ということです．

　まずは心事故発生率が他よりも高いとされ"THE・ブルガダ的心電図"ともいうべきタイプ1の心電図を見てください．coved型という英単語は我々日本人には耳慣れないですが，深いS波の谷間から急上昇して昇りつめた山の頂点（この折り返し地点をJ点といいます）から"断崖絶壁"のように急降下する様子を表現しているとされます．このJ点が基線（T-P line）から2 mm（0.2 mV）以上高くなって，その後のT波が陰性を示すものです．

　一方，タイプ2のsaddle-back型とは乗馬などで用いる"鞍"の形に似ているということから名付けられました．これは，J点（あるいは最高点）が＋0.2 mVより上でそのまま0.1 mV以上のST上昇を維持して陽性（あるいは二相性）T波につながるものです．残ったタイプ3はいずれの形でもST上昇が1 mm（0.1 mV）以下のものです．これらは頭であれこれ考えたりするのではありません．図1の実際の波形を見て，特にタイプ1だけでも目に焼きつけてください．

右脚ブロックとの関連

　ブルガダ心電図の心電図はQRS幅は幅広くないことが多く，V_1〜V_2誘導あたりで一見するとrSr'パターンのように見えることもあり，ちょっと前までの教科書ではST上昇を伴う"不完全右脚ブロック"と表現されていました．たしかに，タイプ2などはよく似ていますね．でも，よく見るとブルガダ心電図では典型的な右脚ブロックとは違ってV_5〜V_6誘導に特徴的なダラーとした幅広なs波が見られません（292ページの図2で確認してみてください）．このような相違点から，最近では右前胸部誘導に見られる第2の陽性波（rSr'パターンのr'波に相当）もJ波と別の名前で呼ばれて区別されるようになってきました．ですから，こうした心電図を見てブルガダ症候群を想起するためのキッカケとして覚えておくのはOKですが，"不完全右脚ブロック"という言葉は口にしないほうが無難かもしれません．

診断は心電図だけじゃダメ！

　ブルガダ症候群は特徴的な心電図波形ばかりが強調され，あたかも心電図だけで診断するようなイメージを持たれている方が多いでしょう．でも，正確にはそうではありません．もともと，「比較的若く一見健康そうな人に心室細動が生じて突然死する集団」というのがブルガダ症候群のスタートだったわけで，心電図所見に加えて既往歴・家族歴や他の臨床所見とあわせて診断する必要があります．汎用される基準は以下のものです．

ブルガダ症候群の診断基準

> タイプ1（coved型）の心電図波形とともに以下のうち1つ以上が認められる時にブルガダ症候群と診断する．
> 1）心室細動・多形性心室頻拍のドキュメント
> 2）家系内に45歳未満の突然死歴あるいはタイプ1（coved型）ST上昇
> 3）失神歴（あるいは夜間の死戦期あえぎ呼吸）
> 4）電気生理学的検査で心室細動・多形性心室頻拍が誘発可能
> （Antzelevitch C, et al. Circulation 2005；111：659より引用）

すなわち，診断にはタイプ1ブルガダ心電図＋αが大切なのです．もちろん，1）で救急搬送された蘇生例は文句なしにブルガダ症候群と言えますが，そこまで典型的なケースはそれほど多くなく，2）や3）の突然死の家族歴および本人の失神歴をうまく聞き出すことがポイントになります．

まず突然死の家族歴についてですが，一言で突然死と言っても，若くして，具体的には45歳未満という条件付きであることを忘れないでください．「おじいさんが78歳で突然死しました」という病歴の場合には，罹患率から考えても心筋梗塞や脳卒中など別の病気を考えたほうが良く，ここらへんはしっかりと問診する必要があります．もちろん，今まで突然死の家族歴がなくても，あなたが目の前にしているその患者さんが不幸にして"1番最初の"家族歴になる可能性は否定できないので注意が必要です．家族歴を有する場合には非常に有用な情報になるので正しく尋ねるようにしましょう．

次に失神歴に関しても問診の仕方が重要です．ブルガダ症候群の場合には原因として心室細動（あるいは多形性心室頻拍）が想定されるため，自然停止して一過性意識消失発作のエピソードで終わるというのは通常は考えにくいです．さらには好発年齢である壮年期の男性であれば意識を失うほどお酒を飲み過ぎたり，若年者などでは迷走神経反射などによると思われる意識消失発作を経験している場合も少なくないでしょう．ですから，患者さんが訴える失神が生じた状況に関して注意深く質問してください．

最後に心臓電気生理検査ですが，ブルガダ症候群に対しては主に右室に留置した電極カテーテルからプログラム刺激を行い心室細動あるいは多形性心室頻拍が誘発可能かどうか調べるものです．ただし，タイプ1心電図が認められる全例に対して行われるわけではなく，施設による差異もありますが家族歴あるいは失神歴の一方あるいは両方を有し，さらには加算平均心電図における心室遅延電位（late potential；LP）の有無などを参考にして適応が検討されます（各種ガイドラインも公開されています）．

ブルガダ症候群とホルター心電図

ブルガダ症候群の診断やリスク判定を1回の心電図検査や失神歴・家族歴に関する問診だけで判定するのは若干困難な面があります．いくつかの検査結果が参考所見とされますが，なかでもホルター心電図は，例えば健診などでブルガダ型心電図（タイプ2または3）を指摘され精査を依頼された時にしばしばオーダーされます．しかし，検査を行った24時間でたまたま心室細動や多形性心室頻拍などの心電図エピソードがとらえられる可能性は高くなく，注目するのは主にST部分になります．ここで知っておいて欲しいのは，

> ブルガダ症候群の心電図での ST 部分（上昇）は日内変動を示す

という事実です．つまり，普段はタイプ 2（saddle-back 型）であっても時間帯によってはタイプ 1（coved 型）の ST 上昇を示しているかもしれませんし，健診での心電図が coved 型ながら軽度の ST 上昇の場合（タイプ 3）でも有意な上昇となっているかもしれないのです．

タイプ 1（coved 型）を示す集団はそうでない集団よりも心事故発生率が有意に高いとされ（Brugada J, et al. Circulation 2002；105：73），coved 型 ST 上昇は悪性所見の一つなわけです．したがって，一日の中での coved 型 ST 上昇を示す時間帯の有無やその程度を知っておいて損はないのです．この情報を知るためにはホルター心電図以外には適した検査は原則ないと思います．ですから，自分でホルター心電図を依頼する場合には，検査前に「ブルガダ型心電図の精査です．V_1〜V_2 誘導に近似した誘導記録をお願いします」などと検査室に連絡しておきましょう．慣れた臨床検査技師なら 12 誘導心電図と見比べながらあなたの要望に応えてくれると思いますよ．

実例を見てみよう

次ページの図 2 を見てください．V_1 誘導では明らかな coved 型，V_2 誘導もそれに近い ST 上昇所見がありますね．

この患者さんは 48 歳の男性で，親戚の叔父に突然死している方がいるとのことで紹介されてきました．症状に関しては明らかには自覚はないもようです．ただ，当直勤務明けで疲れた日に葬式に出席した際，飲酒もしたようですが意識を失っていたようだと他人から指摘されたことが 1 回だけありました．ホルター心電図では ch. 1 は普通通り CM_5 誘導ですが，ch. 2 は NASA 誘導モドキで 12 誘導と比べると V_2 誘導に類似していることがわかりますね（図 3）．次に 24 時間の ST トレンドグラムもご覧ください（図 4）．

図2

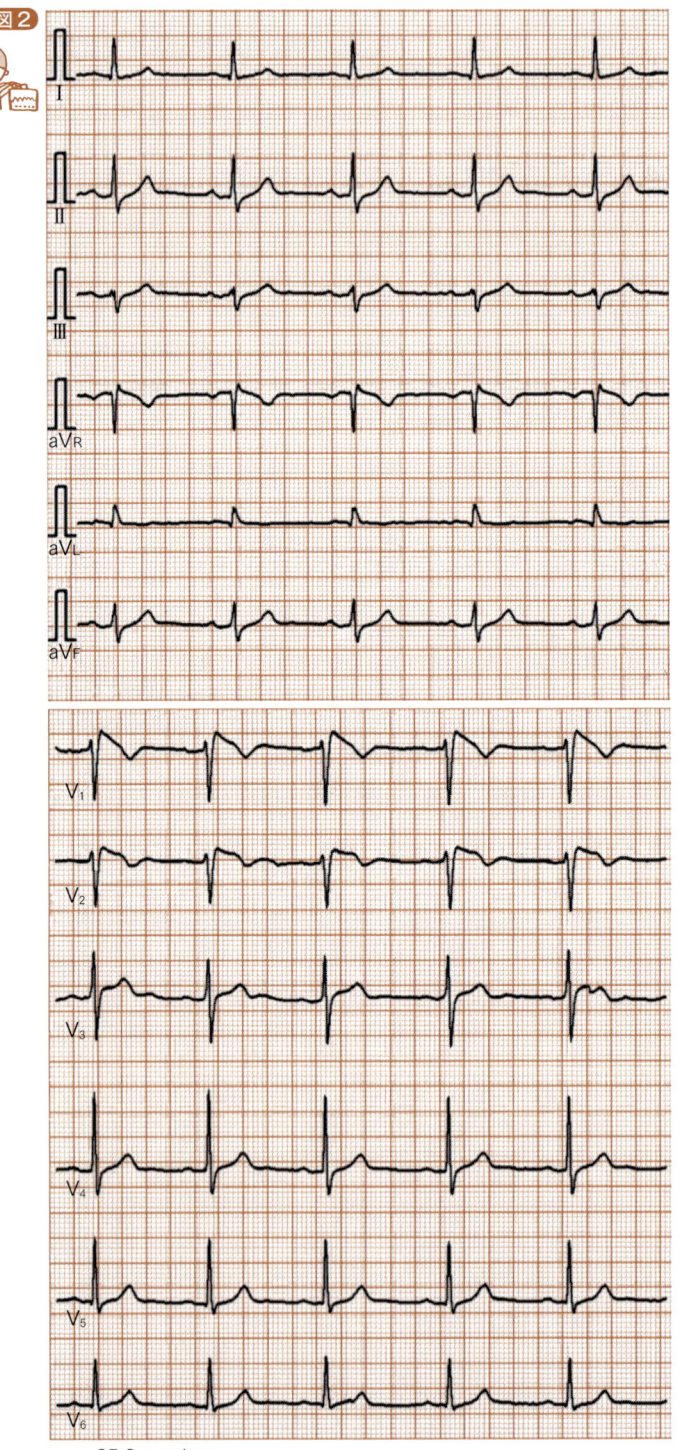

25.0 mm/sec

アドバンス

12 ブルガダ症候群

図3

図4

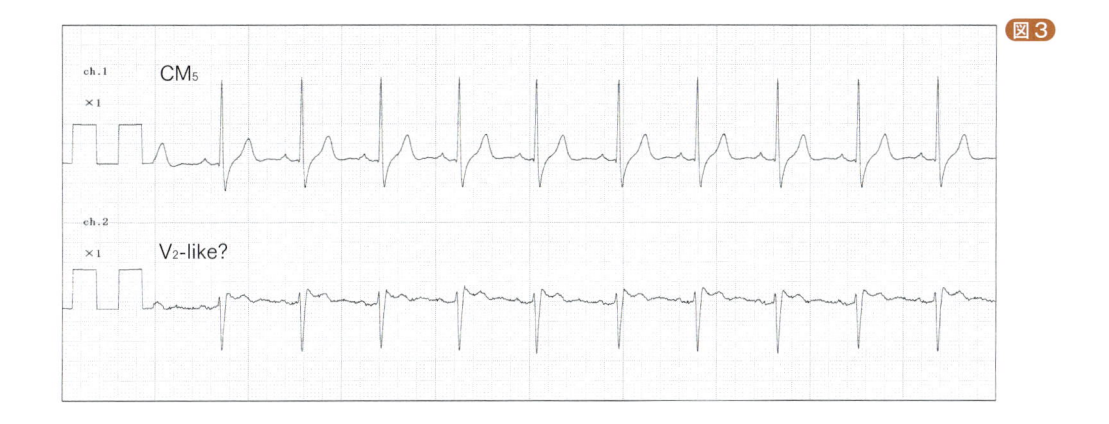

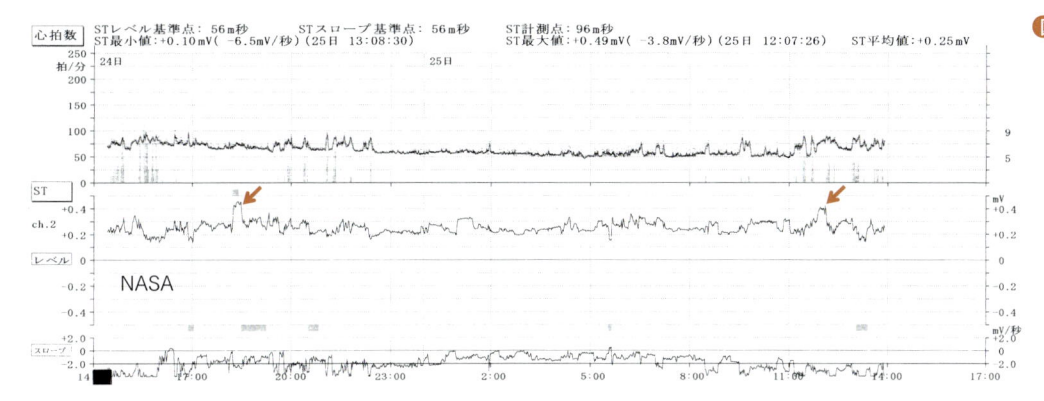

　ch. 2においてベースラインからST上昇は認められるようですが，saddle-back型のようです．**図4**で(↙)で示した部分では，一過性にさらなるST上昇が見られ，実際に同時間帯の拡大波形を見ると明らかな coved型ST上昇 が認められることがわかります(**図5**)．この症例に対しては，たとえば次のようにコメントするのはどうでしょうか．

図5

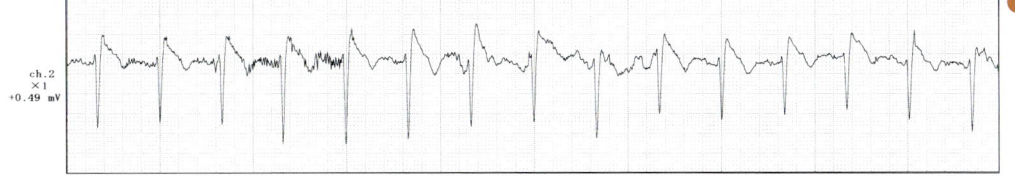

> ch. 2は12誘導心電図でのV₂誘導に類似しており，ベースラインから saddle-back型ST上昇を認めます．同誘導のST部分は日内変動を示し，最大0.4 mV程度の明らかな coved型ST上昇 に変化し，ブルガダ心電図(タイプ1)に相当すると思われます．めまい・失神などの症状記載はなく，非持続性心室頻拍や心室細動・多形性心室頻拍はいずれも今回の記録中には認められません．ブルガダ症候群を思わせる自覚症状，失神歴および突然死の家族歴がないか確認してください．

　ちなみに，本症例はLPも陽性を示したため，心臓電気生理検査を行いました．その結果，心室細動が再現性をもって容易に誘発されました(**図6**)．

図6 A

心室細動(VF)

B

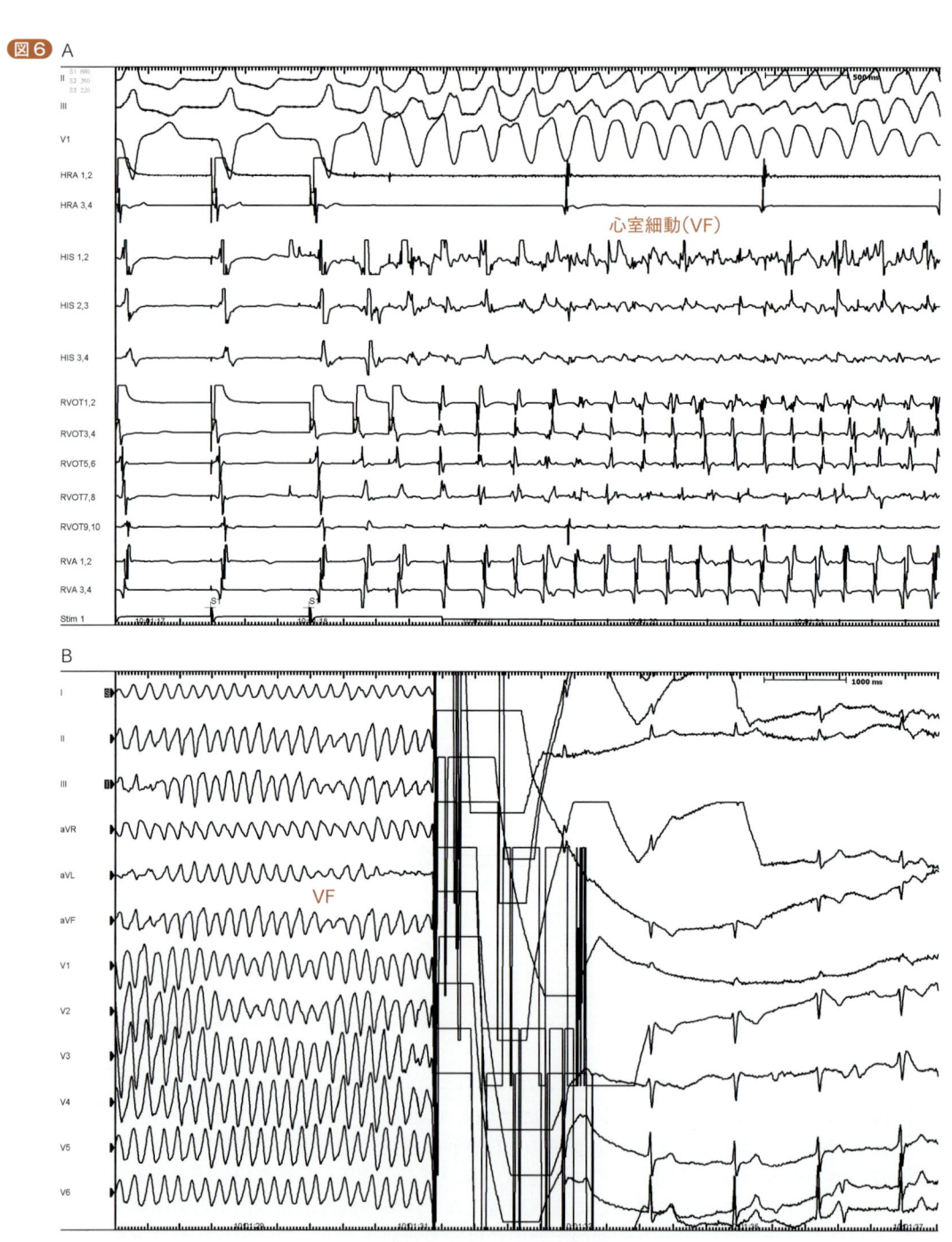

VF

A：右室流出路(RVOT)からのプログラム刺激(期外刺激法)にて心室細動(VF)が誘発された．
B：VFは維持し血行動態破綻をきたしたため，電気的除細動(DC)を施行した．

アドバンス
12 ブルガダ症候群

　この他にもブルガダ症候群の患者さんには種々の不整脈が合併することも知られています．それらのチェックも兼ねて非侵襲的に検査可能なホルター心電図は，ブルガダ(型)心電図に対する精査において有用なツールであると考えられます．

ブルガダ症候群の治療法

　ブルガダ症候群の診断についてだいぶ詳しくお話ししました．より大切な治療法の話に入りましょう．実はブルガダ症候群の4～5人に1人(20～25％)の割合で3番染色体上のNaチャネルをコードするSCN5A遺伝子に変異があり，QT延長症候群などと同じく遺伝子レベルのイオンチャネル病である可能性が報告されています(⇒アドバンス13参照)．

　残念ながら現在までにブルガダ症候群の原因(根治)療法は見つかっておらず，一部の薬剤(キニジンなど)の有効性の報告もありますが，確立されたものではありません．その中で唯一，生命予後改善(突然死予防)効果が証明されている治療法として植込み型除細動器(ICD)があります(Brugada J, et al. J Electrocardiol 2000；33：41)．最近では医療機関ではもちろん，駅や空港などの公共機関や学校，デパートなどに設置されている自動体外除細動器(AED)のおかげで尊い人命が救われたというニュースをテレビや新聞などで目にします．ICDとは，簡単にいえばAEDをあらかじめ体内に植込んでおき，夜に誰もいない部屋で心室細動が起きても自動的に電気ショック治療を行って心室細動による突然死をくい止めるようにしたものです．現在のICDは小型・軽量化が進んでおり(縦・横5～6 cm，厚さ1.5 cm，重量70～80 g程度)，基本的にはペースメーカー手術と同様に局所麻酔下・前胸部への植込みが可能となっています．実際にICD植込みを行ったブルガダ症候群の患者さんの胸部X線をお示ししましょう(図7)．

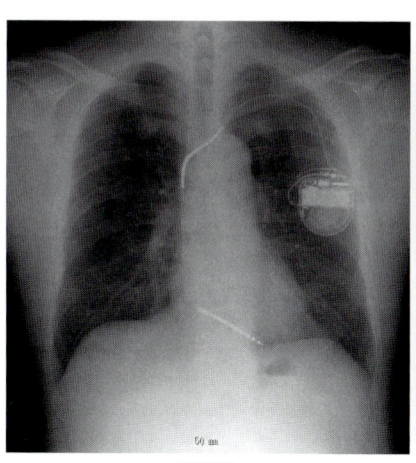

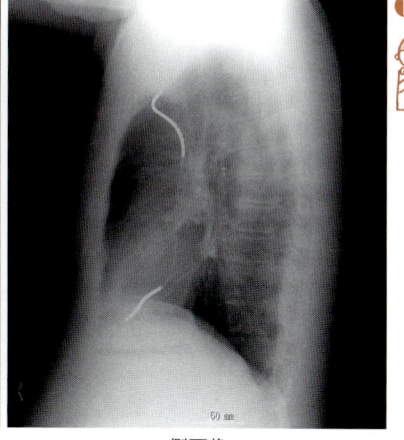

図7

正面像　　　　　側面像

心電図所見だけでは"深入り"しないほうが無難？

　健診などの心電図では，タイプ1（coved型）までの典型例とまではいかなくても，saddle-back型などのブルガダ型心電図には高率に遭遇するとされます．実際，健診での心電図において，タイプ1が0.12％，タイプ2・3になると0.58％も見られたとするわが国からの報告があります(Miyasaka Y, et al. J Am Coll Cardiol 2001；38：771)．他の報告や前述のようにタイプ2・3の中にも日内変動でタイプ1を示している可能性な

CH

295

ども考慮すれば，1,000人に1〜2人くらいは"ブルガダ候補生"がいることになるでしょう．これらの多くはめまい・失神などの既往や自覚症状を有さない**無症候性ブルガダ症候群**といわれる集団です．私たちはこれら全員に対して突然死リスク判定のための精査，特にわざわざ入院してもらって電気生理学的検査をして ICD 植込みに関して検討すべきでしょうか？ この質問は医療経済の面からも重要です．

　これに関して，欧米でも予後良好で精査不要とする見解と無症候性でも心事故（失神，突然死）発生率は低くないため積極的な精査が必要とする見解が対立しており一定の指針は得られていません．しかし，わが国におけるブルガダ心電図を有する症例における突然死発生率は **0.5〜1％/年** と海外のそれに比べて圧倒的に低いのです（Atarashi H, et al. J Am Coll Cardiol 2001；37：1916, Miyasaka Y, et al. J Am Coll Cardiol 2001；38：771）．また，最近ヨーロッパから報告されたタイプ1ブルガダ心電図を示した約1,000例の調査（平均観察期間2.6年）でも，心事故の年間発生率は心停止事故群の7.7％や失神既往群の1.9％に比して無症候群は0.5％と格段に低い数字となっています（図8）．

　ですから，一般的にブルガダ（型）心電図を呈するだけで突然死の家族歴も失神歴もない場合には（これらの問診だけなら無料でできるわけです），心臓電気生理検査を含めて，それ以上の精査はしないというのが暗黙のルールとなっています．日本循環器学会のガイドラインも一度目を通してみてください．

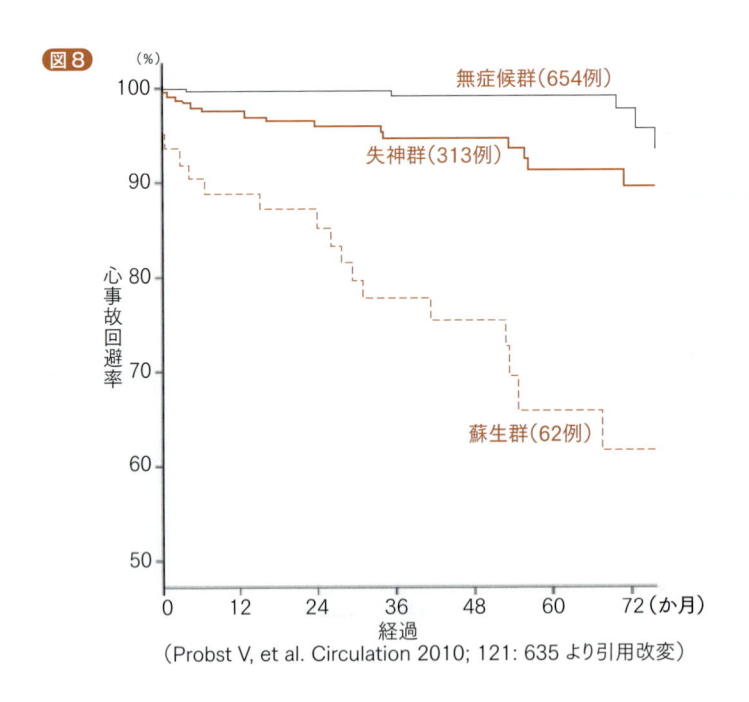

図8

（Probst V, et al. Circulation 2010; 121: 635 より引用改変）

アドバンス

12　ブルガダ症候群

Brugada 症候群に対する電気生理検査の適応

クラス I
1. タイプ 1　Brugada 心電図（薬剤負荷後を含む）を呈する患者で，心室細動・多形性心室頻拍は確認されていないが，失神・めまい・動悸などの不整脈を示唆する症状を有する
2. タイプ 1　Brugada 心電図（薬剤負荷後を含む）を呈する患者で，心室細動・多形性心室頻拍は確認されてなく，また失神・めまい・動悸などの不整脈を示唆する症状はないが，若年〜中年者の突然死の家族歴がある

クラス II a
1. タイプ 2，3　Brugada 心電図を呈する患者で，心室細動・多形性心室頻拍は確認されていないが，失神・めまい・動悸などの不整脈を示唆する症状を有する
2. タイプ 2，3　Brugada 心電図を呈する患者で，心室細動・多形性心室頻拍は確認されてなく，また失神・めまい・動悸などの不整脈を示唆する症状はないが，若年〜中年者の突然死の家族歴がある
3. Brugada 心電図（タイプ 1，2，3）を呈する患者で心室細動・多形性心室頻拍が確認されているが，電気生理学的薬効評価が必要な場合

クラス II b
1. Brugada 心電図（タイプ 1，2，3）を呈する患者で，心室細動・多形性心室頻拍の記録，不整脈を示唆する症状，若年〜中年者の突然死の家族歴，のいずれも認めない場合
2. Brugada 心電図（タイプ 1，2，3）を呈する患者で，心室細動・多形性心室頻拍が確認されている

〔日本循環器学会：臨床心臓電気生理検査に関するガイドライン，循環器病の診断と治療に関するガイドライン（2004-2005 年度合同研究班報告），2006〕

　ですから，ブルガダ（型）心電図を見ただけで「あなたは突然死するかもしれませんよ」などと軽々しく言わないように注意してくださいね．これは，論文を読む上でも欧米と日本との人種差を意識する必要を認識させてくれる好例だと思います．

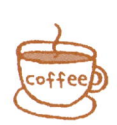

アドバンス 13

不整脈の領域におけるゲノム解析の意義

"遺伝"・"遺伝子"とは？

「遺伝」という言葉は，「親の体質が子に伝わること」を言います．人のからだの状態は，遺伝と環境によって決まりますが，遺伝により100％決定されるものとしては血液型などがその代表的なものであり，一方，転落や事故で起きる骨折などは骨の脆弱性を別にすれば遺伝的な要因はなく，環境要因によると言えます．親から子へ体質が「遺伝」するのは「遺伝子」が親から子へと伝えられるからですが，この遺伝子は精密なからだの「設計図」と言ってよいでしょう．毎日からだで起きているほとんどすべてのことはこの遺伝子の働きと関係しています．そして私たちの細胞の中の核の中に収められたDNA（デオキシリボ核酸）が，その設計図そのものです．このような遺伝子は，ヒトの顔かたちが異なるように少しずつ違います．私たちは父親からひと組，母親からひと組の2つの遺伝子のセットを持っており，それをもとに日々生命が維持されています．そのわずかな違い，変化が病気や薬，治療の効き具合，副作用などに関連があることが知られています．臨床の話から少し離れますが，しばらくお付き合いください．

"遺伝子多型"とは？

遺伝子はヒトの顔かたちが異なるように少しずつ違います．その違いについて多型とよばれるものや変異というものがあります．遺伝子は4つのA，T，G，Cの文字が並んでいますが，例えばある遺伝子のある場所がTであることが多いが，たまにそこがCになることもあるとします．

> 例：あるタイプ：ATTTGGA
>   別のタイプ：ATTCGGA

遺伝子はTとCの2種類があるとすると父親，母親から1組ずつ受け取っているので，実際にはTT，TC，CCの3とおりがあるはずです．

図1に実際の解析の実例を示します．遺伝子は4つのA，T，G，Cで書かれた巨大な辞書のようなものですが，それを順番に読んでいくと図のように一つ一つの文字を読み取ることができます．4番目のところが父親と母親から両方Tをもらえばと T と T ですからTしかでません．両親からCをもらえばCとCなのでCしかでてきません．一方の親からC，他方の親からTを受け取れば，CとTが両方出てくるので2つの色の山が重なって出てくることになります．

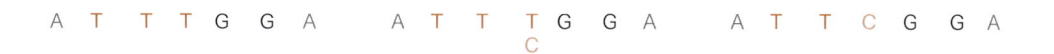

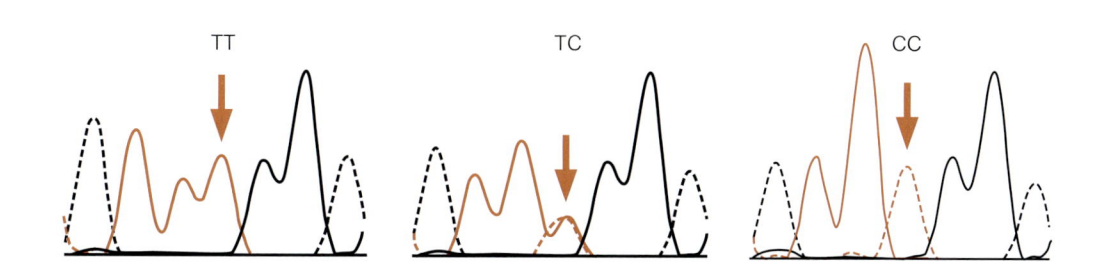

アドバンス
13　不整脈の領域におけるゲノム解析の意義

図1　遺伝子解析の一例

```
A T T T G G A    A T T T G G A    A T T C G G A
        C
       TT              TC              CC
```

　例えば100人について調べたところ，TTが36人，TCが48人，CCが16人だったとしましょう．このようにそれぞれの遺伝子のタイプが一定数以上認められるものを多型と呼びます（正確には最も頻度の低いタイプが1％以上あることと定義されます）．

　代表的な例として耳垢が乾いている人と湿っている人がいることはご存じでしょうか？　これはある遺伝子 *ABCC11* のある場所がAかGになるのですが，AAのタイプだと乾いており，AGまたはGGのタイプだと湿っているということが知られています．つまりGがひとつでもあれば耳垢は湿っているのでこれを優性遺伝（誤解がないようにいいますが，"優れた性質"という意味ではありません．）と呼び，一方，Aが2つそろわなければ耳垢は乾いた型にならないのでこれを劣性遺伝と呼びます（これも"劣った"という意味ではなく，影響力が相対的に小さいと考えてください）．不整脈の領域でこの遺伝子多型として実際に臨床に役立ちそうなものの例としてワーファリン®（ワルファリンカリウム）というお薬の効き具合に着目してみましょう．

薬の効き具合を決める遺伝的な素因は？―ワーファリンの必要量と遺伝子多型

　みなさんが日々，心房細動や人工弁症例などでワーファリンを投与するとき，同じ治療目標であっても，ワーファリンの必要量は1日あたり1～10 mgと大きな開きがあることを経験すると思います．その理由の一つとして，ワーファリンを分解する肝臓の酵素の遺伝子（*CYP2C9*）のタイプや，ワーファリンが実際に体の中で作用する標的となるタンパク質の設計図である遺伝子 *VKORC1* の遺伝子のタイプに依存することが知られています．遺伝子 *VKORC1* についてみてみると，その遺伝子のある場所がCかTになっているところ（多型）があります．表1に当院のデータを示します．

表1　ワーファリンの必要量と遺伝子多型

遺伝子のタイプ	頻度	ワーファリンの平均必要量（1日あたり）
CC型	1.4%	4.7 mg
CT型	21.4%	
TT型	72.8%	3.5 mg

　ご覧のとおり，TT型ではワーファリンの必要量は一般的な3～4 mgですが，CCまたはCT型ではワーファリンを5 mg前後と多く服用しなければなりません．このよう

に，遺伝子のタイプを組みあわせることでワーファリンの必要量を予測することが，ある程度可能です．実際の臨床現場で，遺伝子を調べてからワーファリンを投与することは今のところありませんが，さまざまな薬についてこのような薬の効果や副作用の違いにかかわる遺伝子が最近知られるようになり，近い将来これらの遺伝子の情報を活用した薬物投与がなされることが期待されます．

遺伝子変異とそれによる遺伝性疾患

次に遺伝子変異の話に移ります．ほとんどの人が遺伝子のある場所がAであるのに対して，ある特定の人，家系だけがGになっているものを変異と呼びます（つまり非常に頻度が低いが影響力の大きな変化のことを指します）．遺伝子のある場所がAからGに変わっても，それが100％病気に直結するわけではなく，そのような遺伝子の変化により，遺伝子（設計図）をもとに作り出されるタンパク質の性質が変わったり，作られる量が増えたり減ったり，あるいは作られなくなったりすると，それが病気の原因になります．遺伝子変異を持っているとほぼ100％発症する病気もありますし，持っていても病気になったりならなかったりすることもあります．実際にはヒトは皆，自分自身が知らなくても多数の遺伝子の変異（突然変異を含む）を持っており，たまたま病気に結び付くところに変異があると，遺伝的にその病気を発症する，あるいは発症しやすくなるわけです．表2に不整脈の領域で遺伝性疾患として知られるものを挙げます．

表2 代表的な遺伝性不整脈疾患

QT延長症候群
QT短縮症候群
カテコラミン誘発性多型性心室頻拍
不整脈源性右室心筋症
乳幼児突然死症候群
ブルガダ症候群
進行性心臓伝導障害（Lenègre病）
家族性洞不全症候群
家族性心房細動

中でもQT延長症候群はその代表であり，1990年ごろから盛んに研究がなされています．原因遺伝子としては現在10数種類が知られていますが，代表的な3つの遺伝子*KCNQ1*，*HERG*（*KCNH2*），*SCN5A*で全体の9割以上を占めるとされており，それぞれQT延長症候群1型，2型，3型と称します（LQT1，LQT2，LQT3）．前2者はKチャネル，後一者はNaチャネルであり，Kチャネルの働きが低下するか，Naチャネルの働きが増強することで心臓の再分極（心臓の筋肉が興奮から冷めていくところ）に時間がかかることになり，結果としてQT時間が延長します．QT延長症候群では原因遺伝子により，その発作の起こり方や薬の効き具合が異なることが知られており，その意味でも遺伝子診断は単なる病気の診断という意味ではなく，治療方針の進路を決める大切な検査であり，今日この遺伝子検査は保険診療として承認されています．表3に代表的なQT延長症候群の3つのタイプの違いをまとめます．

表3 QT延長症候群の遺伝子判定に基づく治療

	LQT1	LQT2	LQT3
遺伝子変異	KCNQ1	KCNH2	SCN3A
比率（％）	42	45	8
誘因（％）	97	51	39
運動・情動による発作	+++	+	+
そのほかの誘因	潜水	大きな音	睡眠・安静
10歳前のイベント（％）	40	16	2
40歳前のイベント（％）	63	46	18
初回発作年齢	9	12	16
平均QTc時間	490 ± 43	495 ± 43	510 ± 48
運動によるQT短縮	異常	正常	異常
β遮断薬の有効性	+++	++	+
メキシレチンの有効性	−	+	+++

（Wehrens XH, et al. Ann Intern Med 2002；137：981 より引用改変）

　そのほか日本人に比較的多い疾患であるブルガダ症候群の原因遺伝子の一つとして*SCN5A*があります．これはQT延長症候群のところでも出てきましたが，ブルガダ症候群ではむしろこの遺伝子により作られるNaチャネルの働きが低下することで危険な心室性不整脈が生じることが知られています．ブルガダ症候群ではピルジカイニド負荷をすると心電図変化が強まったり，心室細動が起こりやすくなったりしますが，ピルジカイニドは純粋なNaチャネル遮断薬ということを考えると，原因遺伝子との関係もうなずけます．

遺伝子多型・変異―実際はどうやって調べているのか

　多くの場合，白血球からDNAを取り出し，調べたい部分についてPCR法と呼ばれる方法で（何百万倍にも）増幅し，A，T，G，Cの4つの文字をそれぞれ蛍光色素をつけながら読んでいく作業を行います．一部の病気に関連する遺伝子については外注も可能で，血算用か血漿用のスピッツで採血し外注すれば，DNA抽出から解析まで行ってもらうことができます．しかし大半の遺伝子については大学病院や研究所など限られたところで解析されているのが現状で，大半のコストは研究機関の研究費で賄われています．遺伝子解析は年々簡便にかつ低コスト化しつつありますが，遺伝情報は個人の"究極のプライバシー"でもあります．十分なインフォームドコンセントや，結果を知らせる場合のカウンセリング体制が必要です．研究的な色彩が強いものは，施設の倫理委員会などで審議を受ける必要性があります．

　遺伝子を調べる技術は日進月歩であり，次世代型シークエンサとよばれる超高速解析システムが開発され，最近はヒトの遺伝子全部を調べるのが"1,000ドル"で可能という話"1,000ドルゲノム"まで出てきています．臨床現場からはまだまだ遠い話ですが，このような技術の進歩で，今までわからなかった"体質""病気の原因"の正体が将来解明されることでしょう．

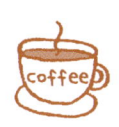

§9

Event/Symptom
— 自覚症状を考える —

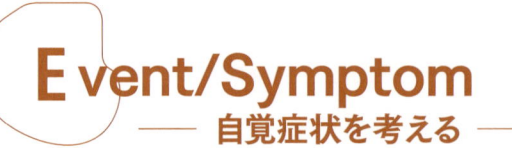

どういう時に検査すべき？

👦 ゴールまであと一息ですね．今回のテーマは"Event"と"Symptom"で"ES"ですね．

👨‍⚕️ 今までは心電図を中心に勉強してきたけれど，少し毛色を変えて患者さんの訴える自覚症状に焦点を当てて学んでおこうか．まず，次の質問に答えてね．

> どんな症状を訴える患者さんにホルター心電図をするべき？

👦 どういうことですか？

👨‍⚕️ 例えば，お腹が痛くて君のところにやって来た患者さんにホルター心電図をオーダーするかな？

👦 先生，僕のことバカにしてるでしょ（怒）　もちろん，しませんよ．動悸とか胸痛とか息切れなどですね．胸部症状でしょ．

👨‍⚕️ そうだね．まずはじめにホルター心電図のガイドラインを確認しておこう．

リズム不整に関する自覚症状（ホルター心電図の適応）

クラスⅠ
1. 原因不明の失神・前失神状態，発作性めまいのある患者
2. 原因不明で再発性の動悸がある患者

クラスⅡb
1. 発作的息切れ，胸痛，疲労（不整脈由来の）のある患者
2. 発作性心房粗・細動が疑われる神経学的症状のある患者
3. 失神，発作性めまい，動悸などがあり，不整脈以外の原因が特定されたが，この原因の治療にもかかわらず，症状が持続する患者

クラスⅢ
1. 失神，発作性めまい，動悸などの症状があり，検査によって不整脈以外の原因が特定された患者
2. 脳血管発作がみられ，不整脈の証拠のない患者

（日本循環器学会：慢性虚血性心疾患の診断と病態把握のための検査法の選択基準に関するガイドライン　2005年改訂版，p.10より転載）

§9 Event/Symptom
自覚症状を考える

🛡 あ，失神やめまいを忘れてました．先生，ちなみに基本的なことですが，クラスいくつってどういう意味でしたっけ？　少し不安になりました．

ガイドラインの意味するところ

👓 そうだね．診療ガイドラインを見る時，必ず出会う表現だよね．正確ではないかもしれないけれども私はいつも次のようなイメージを持ってるよ（表1）．

表1　ガイドラインの見方

クラスI	ぜひやるべき
クラスIIa	やったほうがよい〜やってもよい
クラスIIb	やってもよい〜やらないほうがよい
クラスIII	やってはいけない（禁忌）

🛡 なるほど．クラスIだと"是非やろう"，逆にクラスIIIなら"やっちゃいけない"っていう感じですね．IとIIIはわかるんですが，クラスIIが難しいです…．

👓 ここだけ2つに分かれていて，どちらかというと前向きなのがクラスIIaで，「別にやめろとまでは言わないけれど，どちらかといえばやらないほうがオススメ」と若干後向きなのがクラスIIbかな．

🛡 クラスIIaなら"やっても良い"ですから，検査をしても基本的に文句は言われないんですね．

👓 もう一つ，はじめに確認しておきたいのは，以前の繰り返しになるけれど，ホルター心電図は基本的に不整脈の検査だということは忘れないでね（⇒§7-1 p.118「不整脈の診断検査は心電図だけ！」参照）．

🛡 患者さんが訴える自覚症状が実際に出現した時，実際にどんな不整脈が出ているのかを調べるというのが基本スタンスですもんね．

👓 そう．だから，ホルター心電図をオーダーする時，患者さんの訴えが不整脈で説明可能な症状なのかをまず考える必要があるんだ．

🛡 失神とか動悸，それにめまいなどは不整脈が絡んでいる可能性が高いからガイドラインでクラスIなんですね．

2種類のめまい

👓 そうそう，クラスIに"めまい"という記載があるけれど，めまいには2種類あるという話を聞いたことはない？

🛡 たしかにあります．内科診断学の授業で習いましたよ．

めまいには2種類あるので注意！

回転性めまい（vertigo）	"グルグル"
動揺性めまい（dizziness）	"フワフワ"

ES

回転性というのは「天井がグルグル回ってます」というタイプ．もう一つの動揺性は「船の上のユラユラ」とか「フワーッと宙に浮いてるような感じで頭がクラッとする」ということでしたね．

🤓 不整脈に関連してるのはそのうちの一つなんだけれど，どっちだと思う？

📙 えー，じゃあ**動揺性**のほうですか？

🤓 正解！　これは問診する時に大事なポイントになるね．患者さんの話ではどちらともいえない訴えの方もいるけれど，**明らかな回転性めまいは不整脈"じゃない"**という大きなヒントになるから覚えておいてね．不整脈ではグルグルにならないんですね．

▌自覚症状から考える

🤓 ここで**自覚症状の性質と不整脈との関係**をまとめておこう．

> **自覚症状から不整脈の可能性を探る**
>
> 1) 不整脈"らしい"症状
>   失神，前失神状態(presyncope)，動悸，動揺性めまいなど
> 2) 不整脈"らしくない"症状
>   息切れ，胸部不快感，衰弱(虚弱)，冷汗，神経症状，回転性めまいなど

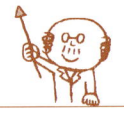

📙 今回の最初に見たホルター心電図に関するガイドラインでも，不整脈"らしい"ほうの症状が**クラスⅠ**で，"らしくない"ほうが**クラスⅡb**にそのまま相当しますね．

🤓 患者さんの訴える症状をよく問診して，うまくアタリをつけてホルター心電図をオーダーするようにしたいね．

📙 何でもやたらめったら検査すればいいわけではないですからね．

▌胸痛にはダメ？

📙 先生，前にも少し話題になりましたが（⇒ §8-1 p.234「リアル・ワールド」参照），やはり**胸痛**に対してホルター心電図で精査するのはダメですか？

🤓 労作時の胸痛，それとも安静時かな？

📙 典型的な**労作性狭心症**のイメージです．ホルター心電図の依頼書にも「狭心症疑いのためST変化のチェック目的」というオーダーが多いと思うんです．

🤓 たしかに君がそう思うのも無理はないかな．でもね…というのが本音かな．以前習ったガイドラインに戻ってみて（⇒ §8-3 p.280「心筋虚血に対する適応」参照）．

📙 そうでした．冠攣縮性狭心症以外の狭心症に対してホルター心電図は後向きな適応（クラスⅡb〜Ⅲ）でしたね．高齢その他の理由で運動ができない患者さんの胸痛でもクラ

スIIbということは，"やってくれるな"という感じですよね．

🤓ましてや運動可能な場合だとクラスIII，つまり禁忌に近いというわけさ．つまりこのガイドラインが言いたいことは，

> ・労作性狭心症の診断のためのホルター心電図は基本的に不適切
> ・労作時胸痛の精査にはホルター心電図でなく運動負荷心電図をすべき

ということなんだよね．腹部エコーで胃癌がわかる時もあるかもしれないけれど，本気で診断しようとするなら上部消化管内視鏡（胃カメラ）をするのが本筋でしょう．それと同じさ．

📘なるほど．先生はいつもホルター心電図は不整脈の検査でST評価はオマケと強調されていますからね．でも，オマケでも評価できればいいのでは？

🤓クリニックにトレッドミル装置がないからといって，代わりにホルター心電図で済まそうと考えるのではなく，むしろマスター階段試験などの運動負荷心電図を勧めたいね．

📘マスターなら踏み台昇降用の"階段"と心電図さえあればできますからね．

🤓もう一つ大事なクラスIIIとして，

> 無症状の人に狭心症スクリーニングとしてホルター心電図を入れちゃダメ

ということも非常に大事なポイントだから復習しておいてね（⇒アドバンス9 p.247「無症候例に対するホルター心電図」参照）．

行動記録カード

🤓ホルター心電図を考慮すべき自覚症状がわかったところで，今度は実際に検査中に出現する患者さんの症状について考えてみよう．

📘ホルター心電図では患者さんに何かおかしいぞ，と思う症状が出たらイベントボタンを押してもらうんでしたよね（⇒§1 p.4「ホルター心電図もイベント心電図の一種」参照）．まさに医師と患者さんとが協力して検査する感じですよね．

🤓そしてイベントボタンを押すのと一緒に，患者さんには行動記録カードを記録してもらうんだよ．まずは実例をお見せしよう（図1）．

📘あー，この表見たことありますっ！　症状を感じた時刻を記入して，何をしてる時かと一緒に✓印をつければいいですね．

🤓動悸や胸痛，めまいや息切れ以外の症状なら"その他"に✓印をつけて具体的にどんな症状かは一番右の自由欄に記入してもらえばいいさ．

📘わかりました．

図1

行動記録カード 　　入院 ・ 外来

氏　名：	殿 男 ・ 女 　才 　ホルターNo.：
住　所：	電　話：
カルテNo：	職　業：
記録開始：	年 　月 　日 午前/午後 　時 　分 から
返 却 日：	年 　月 　日 午前/午後 　時 　分 頃に来院して下さい。
病　名：	
使用薬剤：	
誘 導 名：	NASA・CM_5・CC_5

時刻	行動												症状					メモ
	服薬	トイレ	バス電車	歩行	運動	休憩	階段昇降	食事	飲酒	起床就寝	仕事	運転	胸痛	動悸	息切れ	めまい	倦怠感	
午前/午後 12時10分	（記入例）				レ								レ		レ			ランニング
午前/午後 時 分																		
午前/午後 時 分																		
午前/午後 時 分																		
午前/午後 時 分																		
午前/午後 時 分																		
午前/午後 時 分																		
午前/午後 時 分																		
午前/午後 時 分																		
午前/午後 時 分																		
午前/午後 時 分																		

東京大学医学部病院

患者さんの中にはイベントボタンを押し忘れて行動記録カードにだけ記入してたりする人もいるから，イベントボタン操作がなくても行動記録カードは必ずチェックするようにしてね.

時計を合わせよう

もう一つ，検査を始める時に是非とも確認して欲しいものとして**時計のチェック**があるんだ.

解析する医師は，患者さんが書いてくれた時刻付近の心電図波形を入念に見るわけですから，その時刻がそもそも不正確だと話にならないです.

当たり前のようだけど，次の事項を確認していこう.

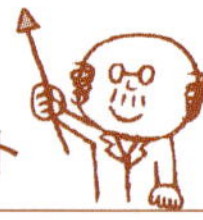

ホルター心電図における症状・イベント記載のポイント

1)患者さんの時計をホルター心電計の時計に合わせる
2)症状が出現した時刻はホルター心電計の内蔵時計の時刻で記入してもらう
3)症状が出現したら，忘れないうちに"その場"で記載するよう指示する

時間と自覚症状と心電図所見とを結びつけるのがホルター心電図ですから，こうした地味な努力が正確な診断につながるわけですね.

注目すべきは後じゃなくて前

さていよいよ実際の例を見てみよう．その際のポイントをどうぞ.

§9 Event/Symptom
自覚症状を考える

> **症状自覚のタイミングと心電図異常との関連**
>
> 症状が出現した時刻と ほぼ同時 か 直前 に心電図異常はあるはず！
> （少くとも症状記載の 後 に異常が出現することは原理的にない）

🔰 なるほど．基本的に"不整脈→自覚症状"の順に起きるわけですから，症状が出たという時刻より やや手前 を見るのが基本なんですね．

👓 もちろん時計合わせがされていなかったり，患者さんが後から思い出して「たしか○○時○○分ごろだったかな？」のように書いたりするケースも想定されるから，実際の解析では"後"も含めて"前後周辺"を見直すべきだけどね．

🔰 でも，どちらかと言えば症状イベント"直前"を優先して見直す姿勢を身につけたいですね．

イベント解析の実例

👓 では，実例で考えてみよう（図2）．突然はじまり停止する動悸発作を主訴にホルター心電図がオーダーされた75歳男性だよ．夜中の0時半に行動記録カードの"動悸"の欄に○がついていて，ほぼ同時にイベントボタンも押されていたよ．

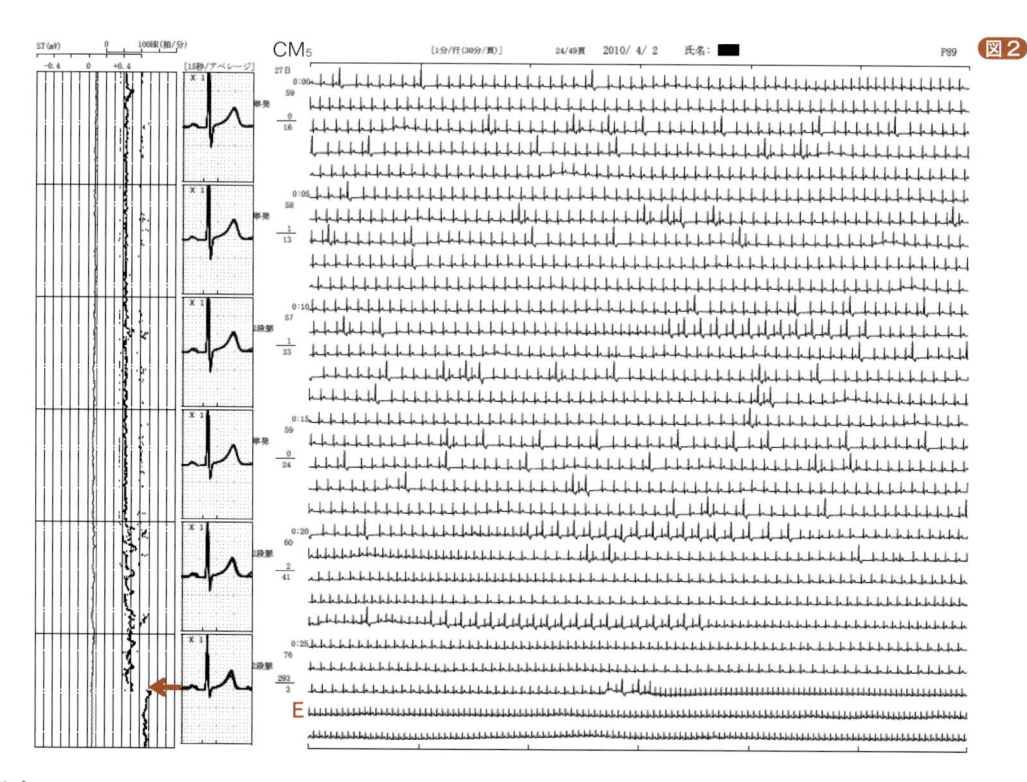

🔰 Eの印がイベントマーカーですね．正確には0：27に突然120/分くらいの narrow QRS tachycardia の頻拍になっていますね．これは発作性上室性頻拍ですか？

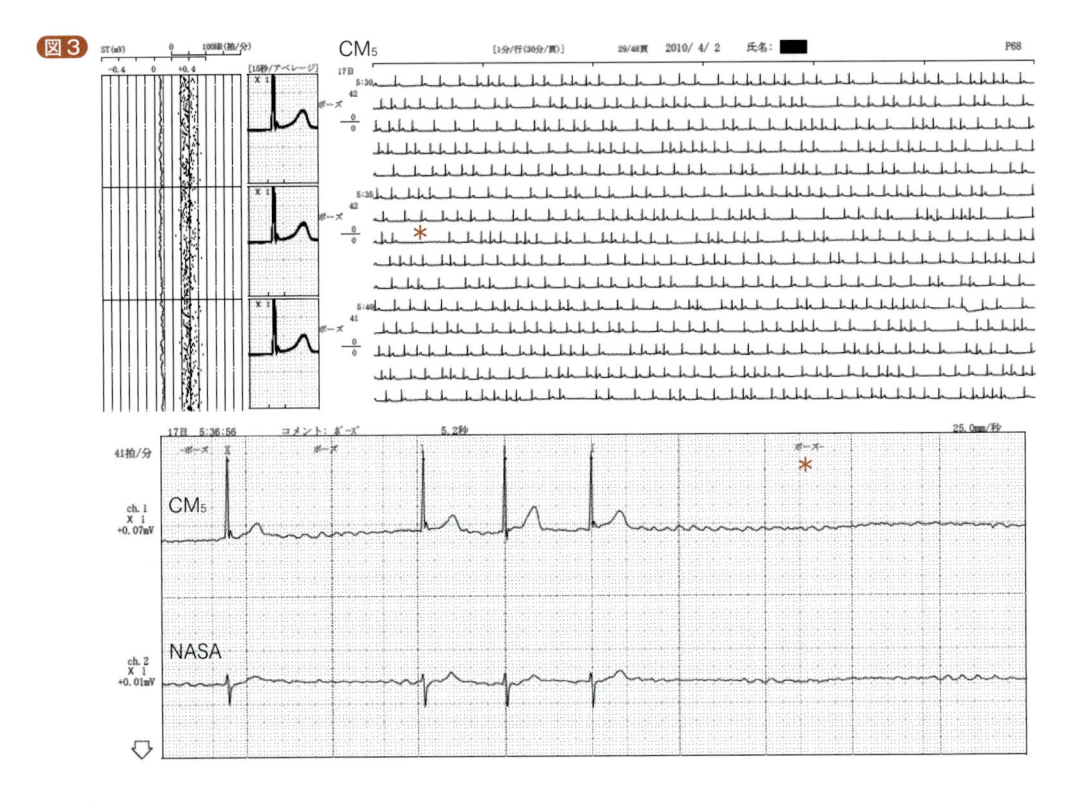

🤓 そう，動悸発作の原因は**発作性上室性頻拍**と考えてよさそうだね．では，もう1例だ（**図3**）．朝方，トイレに起きて廊下で失神した82歳男性だよ．

📘 心拍数トレンドグラムが典型的な**星くずパターン**だから**心房細動**ですね（⇒ § 7-7 p.195「まずは心房細動の"A"」参照）．ところどころR-R間隔があいているようですが．

🤓 この症例では残念ながらイベントボタン操作はなかったけれど，行動記録カードによれば，朝5：35に失神に〇印がついていたよ．これをヒントに見直してみて．

📘 たしかに，5：37のR-R延長が一番長そうですね．

🤓 下に拡大波形を示したよ．これは一過性に完全房室ブロックになって，補充調律が出なかったために，約5秒間心停止になってしまったようだね．

📘 これが失神の原因ですね．ペースメーカー植込み適応ありと考えてOKですね．イベント解析の仕方がだいぶわかってきました．ホルター心電図の**イベント心電図**としての側面を見ました．

稀なイベントをどうするか？

📘 さきほどの症例では失神した現場をホルター心電図で見事にとらえることができてラッキーでしたが，いつもこんなにうまくわけではないと思うんですが．

🤓 頻脈でも徐脈でも一過性に生じるイベントをホルター心電図でキャッチするのは容易で

はないよね．ここでは主に頻度の低いイベントの扱い方を考えよう．

🔖 1回のホルター心電図で見つからないなら，検査を繰り返し行うしかないと思いますが…．違いますか？

👓 実は，ホルター心電図とは少し違って症状を感じた時に患者さん自身が心電計の電極を胸にあてて心電図を記録してもらう携帯心電計という機器(図4)があるよ．

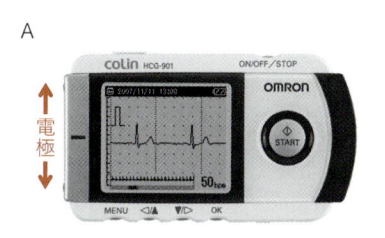

A：HCG-901(オムロン・コーリン社)
B：実際の心電図記録の様子

図4

🔖 これは見たことがあります．別名イベント心電計とも言うんですよね．

👓 ホルター心電図でなかなか見つからない発作性上室性頻拍などでは，私はこのイベント心電計を積極的に使用しているよ．病院で3日〜1週間ほど貸し出しするものや，電気屋さんで患者さん個人に購入してもらうこともできるんだよ．

🔖 ホルター心電図とイベント心電計，用途に合わせて使い分けたいですね．

患者さんがボタンを押せない時―失神

👓 次に患者さんがイベント発生時にボタンを押したり，自分で心電図を記録できない状況を考えてみよう．具体的には失神に関してだよ．

🔖 意識がなくなりますからね．患者さんは自分でボタンを押せませんね．

👓 ちなみに，失神精査としてホルター心電図を記録した場合，原因が判明するケースはどれくらいあると思う？

🔖 ひどい徐脈や心室頻拍・細動などの不整脈などの時ですね．肝心な時に限って発作は起きないんですよね．

👓 実際に失神の精査としてホルター心電図を繰り返し行った研究があるよ．結果は1回目の検査では15％しか異常が見つからず，2回目でさらに11％，3回やると4.2％増えて結局3回の検査でも30％しか原因がつかまらなかったんだ(Bass EB. Arch Intern Med 1990；150：1073)．

🛡 3回やっても30％ぐらいですか．残りの7割は闇の中なんですね．

👓 これはかなり良いほうで，実際には1回のホルター心電図で失神の原因が判明する確率は**1〜2％**のみとされているよ．

> 1回のみホルター心電図で失神の原因が判明するのは**1％程度**（Fitzpatrick AP. Heart 2006；92：559）のため，ホルター心電図が正常でも不整脈性失神は否定できない

🛡 失神って難しいですね．

👓 でも失神を放置するのは危険な気がするよね．実際に失神イベントは再発することが多くて，特に心臓に関連したものは悪性なんだ．

植込み型ループ式心電計

👓 失神でも心電図異常を伴う**心原性失神**の患者さんの予後は不良であることが知られているから（Soteriades ES, et al. N Engl J Med 2002；347：878），何としてでも原因を見つけて治療をしたいよね．

🛡 それなら失神するまで患者さんの心電図を記録し続けるしかないですね．ただ，ずっと何日間もモニター電極をつけるのは苦痛ですし，普通の生活ができませんよ．

👓 その単純な発想が実は正しくって，最近では**植込み型ループ式心電計**という小さなデバイスが失神患者さんに植込まれることがあるんだ（**図5**）.

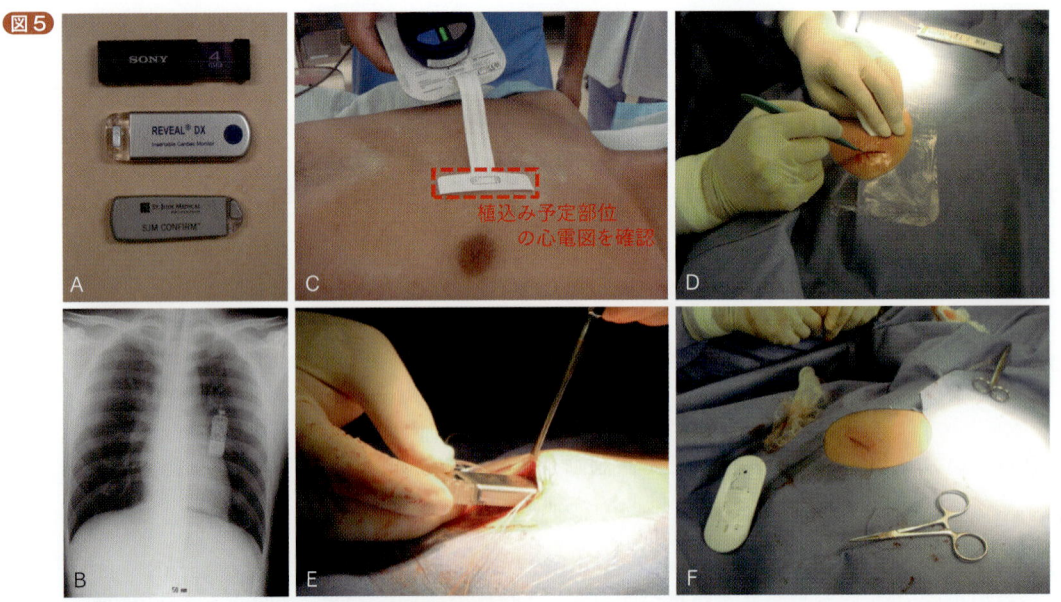

図5
A：植込み式ループ心電計（ILR；サイズはUSBメモリとほぼ同じ）
B：胸部X線像，C〜F：ILR植込み手術の様子（約1時間で可能）

🛡 サイズも USB メモリくらいですね．これなら皮膚切開も 2 cm ぐらいですみそうです．

👓 これは 3 年まで電池が持つんだけれど，**1 年で約 4 割の失神の原因が判明した**というデータもあるよ（Krahn AD. Circulation 2001；104；46）．

🛡 すごいですね．ホルター心電計や心臓電気生理検査などで失神の原因がうまく見つからない場合には，今後はこの植込み型ループ式心電計が使われるチャンスが増えてくるかもしれませんね．

症状あり＝心電図異常ではない！

👓 では，最後に次の例はどうだろう．32 歳の若い女性の動悸精査で行われたホルター心電図だよ（**図 6**）．動悸や胸痛の訴えに一致する部分の心電図だよ．

図 6

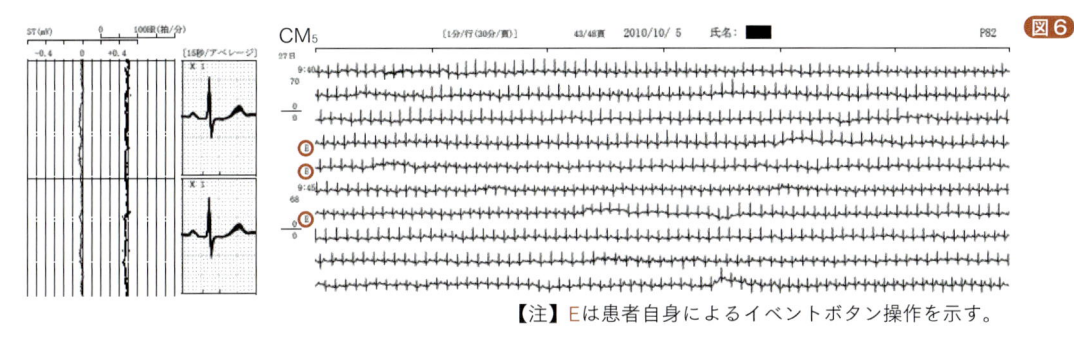

【注】E は患者自身によるイベントボタン操作を示す。

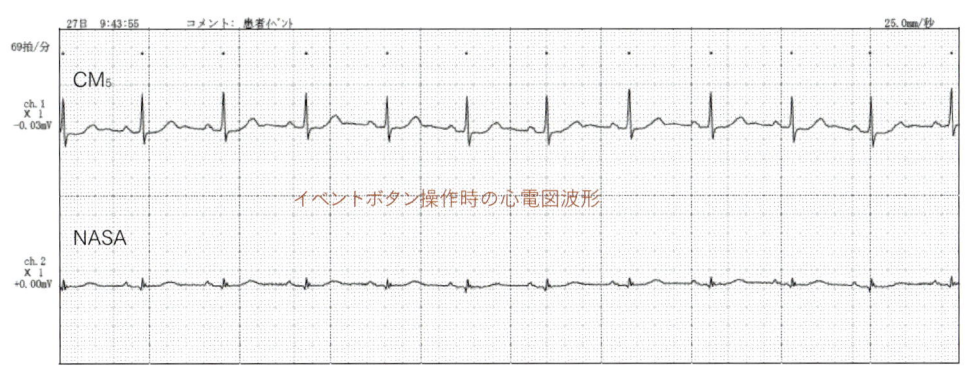

イベントボタン操作時の心電図波形

🛡 10 分のうちに 3 回も E マークがあるので，イベントボタンを 3 回も押しているんですね．圧縮波形なので完全ではないですが，おそらく洞調律で目立った不整脈や ST 変化もないようです．期外収縮すらありませんね．

👓 そう．**図 6** の下にイベントボタン操作時の拡大波形の 1 例を示そう．この女性は 24 時間の記録中に，動悸や胸痛の訴えとともに実に **25 回のイベントボタン操作**があったよ．ほぼすべての症状記載やイベントボタン時には有意な心電図異常はなかったんだ．

🛡 でも，この女性は動悸を訴えているのですよね．難しいですね．どうしてですか？

👓 彼女を悩ます動悸イベントの際には心電図異常を呈さないんだ，きっと．つまりその原因が別にあるんじゃないかって考えさせるよね．実は，

> ホルター心電図記録中の患者の症状記載の **3分の1** には心電図異常を伴わない

という研究報告があるくらいなんだ(Zeldis ET. Chest 1980 ; 78 : 3)．

📕 つまり動悸の原因が **非心原性** である可能性を示唆するのですね．他の部分も含めて再現性があれば，これはこれで有意な所見と言えますね．

> 症状イベント時に心電図が正常な場合は大事な **陰性所見** となる

無症候性イベントにも注意

👓 逆に，しっかりと不整脈が起きているにも関わらず，自覚症状もイベントボタン操作がなされないことも多いよ．

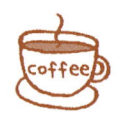

📕 多くの期外収縮はそうですし，無症候性心房細動という言葉もありますよね．

👓 もちろん患者さんの症状が全くあてにならないというわけではないけれど，不整脈の評価をする上では，こうした事実は知っておいてほしいな．患者さんの自覚症状についていろいろ学んできたけれど，今回はこれで終わろう．

アドバンス 14
ザ・動悸学
――ドキドキの謎に迫る！――

動悸とは

"動悸"の意味を国語辞典で調べてみると，「心臓の鼓動が平常よりも激しいこと，胸がどきどきすること」や「心臓の拍動を自覚した状態，あるいは心拍動を異常に強く意識すること」などとあります．人によって感じ方はさまざまであり，同じ鼓動でもある人には何にも感じられなかったり，別の人にはものすごくひどく感じられるわけです．動悸の訴えは基本的に他覚症状でなく自覚症状であることがわかりますね．

動悸を主訴に内科・循環器科外来を訪れる患者さんは全体の約16%にも上るというデータがあります（Kroenke K. Arch Intern Med 1990；150：1685）．また，ホルター心電図の依頼目的のうち「動悸の精査」は最も多いものの一つで，海外の報告では3〜4割を占めるとされます（Zeldis ET. Chest 1980；78：3, Clark Pl. Chest 1980；77：722）．

以前，一度気になり出したら疑問が解決するまでは居ても立ってもいられなくなる筆者の性分が騒いだ際，連続647例の自験例でホルター心電図の依頼目的を調査してみたことがあります．その結果をお示ししましょう（表1）．依頼元の多くはクリニックの開業医の先生で，22ページの図3で紹介したような代表的なホルター心電図の解析依頼用紙で，いくつかのリストから検査目的を選んでいただきました（重複選択可）．筆者の元に解析依頼のあった症例の約4分の1（24%）に相当する156例では解析依頼用紙が添付されておらず（悲しいことですが，これが現実です），検査目的が判明したのは491例でした．以下，この491例における各目的の占める割合を示します．検査目的欄は複数回答が可能であったため，必ずしも全部を足して100%にならないことにもご注意ください．

表1 ホルター心電図の依頼目的（自験例：n=647）

不整脈の検査（動悸・結滞精査）	294例	（45%）
狭心症（ST偏位）の検査	144例	（22%）
自覚症状と心電図変化との関連	22例	（3%）
その他	148例	（23%）
不明（依頼用紙添付なし）	156例	

結果は，動悸や結滞といった自覚症状の精査としての「不整脈の検出」が4〜5割と最多でした（欧米の報告より若干多くなりましたが，診療や検査のシステムなども違うので一概に比較はできないと思います）．次いで，胸痛などの精査として狭心症を念頭に置いた「ST偏位の検出」と「その他」（スクリーニングや心房細動の心拍数チェックやその他の症状精査などがメインでした）がともに2割強ずつであることもわかります．これは依頼元の先生方が不整脈を中心とするホルター心電図の適応をおおむね正しく理解してオーダーしていることを示す喜ばしいデータの1つです．また，実地医家の先生が日常臨床で動悸患者さんに頻回に遭遇しているのかも示唆されますね．

一言に動悸といっても，治療を要する病的なものから経過観察でよいものまで，その原因は多岐にわたります．ここではプライマリー・ケア（primary care）における動悸の扱い方について考えてみましょう．

動悸の疫学

実際に動悸を主訴に外来受診した 190 人の患者さんに関する一報告を紹介しましょう（Weber BE. Am J Med 1996；100：138）．**表2** を見てください．

表2 動悸の原因

心原性	43.2%	精神疾患（パニック発作，不安障害など）	30.5%
心房細動	10.0%	その他	10.0%
上室頻拍	9.5%	薬物	2.6%
心室期外収縮	7.9%	甲状腺中毒症	2.6%
心房粗動	5.8%	カフェイン	1.6%
心房期外収縮	3.2%	コカイン	1.1%
心室頻拍	2.1%	貧血	1.1%
僧帽弁逸脱	1.1%	アンフェタミン	0.5%
洞不全症候群	1.1%	Mastocytosis	0.5%
ペースメーカー不全	1.1%	不明	16.3%
大動脈弁閉鎖不全	1.1%		
心房粘液腫	0.5%		

（Weber BE. Am J Med 1996；100：138 より引用改変）

もちろん対象集団にもよるため，細かい部分がどうこうというよりは大まかな傾向をつかんで欲しいと思います．全体の 84％で動悸の原因が判明し，その内訳を見ると，**心原性**が 43％，精神疾患が 31％を占めており，薬物などのその他の要因が 10％であることがわかります．やはり，"動悸＝心臓"という大まかなイメージは間違っておらず，不整脈や弁膜症（僧帽弁逸脱症候群など）やペースメーカー関連などの原因が並んでいますね．これらに対しては，ホルター心電図を含めた心電図や心エコーによる精査の良いターゲットになるでしょう．

一方，少し意外ですが次に多い**精神疾患**にはパニック障害や全般性不安障害，うつ病などが含まれており，動悸患者の 3 分の 1 弱を占めることも知っておくとよいでしょう．ちなみに，311 ページの「症状あり＝心電図異常ではない！」でも少し触れられていますが，動悸をはじめ何らかの胸部症状を訴えるケースの約 3 分の 1（34％）では心電図異常を伴わず，非心原性要因の関与が示唆されるという既述の報告にも近いでしょうか（Zeldis ET. Chest 1980；78：3）．これらは患者さんの"動悸"の訴えが主観的な症状であることを改めて教えてくれる良い例だと思います．ここで動悸の疫学をまとめておきましょう．

> 動悸の原因の約 4 割は**心原性**（不整脈など），約 3 割は**精神疾患**（器質的疾患なし）

心原性要因による動悸をどう見抜くか

動悸の原因は非常に幅広いとはいえ，あわせて 4 分の 3 は心臓かメンタルな問題なわけです．なかでもプライマリー・ケア医の最大の関心事は，**動悸の原因が"心臓関連"ではないか否か**でしょう．動悸の鑑別診断をする上で，約 3 分の 1 の症例では綿密な問診と診察（理学所見），安静時心電図と一般血液検査のみで診断可能とされますが（Weber BE. Am J Med 1996；100：138），心原性要因の場合には**ホルター心電図**などの追

加検査が補助診断として有用です．しかし「動悸症例は全員ホルター心電図を」などというのでは能がなく，医療費や患者さんの負担面からも疑わしい症例に絞って行うほうが適切な対応になります．12 誘導心電図で不整脈などの心電図異常がある場合はもちろんですが，問診などで次の項目をチェックすることも動悸が心原性か否かを判断するのに有用なので頭の片隅に入れておきたいものです．

> **動悸が心原性であることを示唆する 4 つのヒント**
> ① 男性
> ② 心疾患の既往あり
> ③ 5 分以上持続する
> ④ 脈不整の訴え

これら 4 つの条件のうち 1 つで 26％，2 つで 48％，さらには 3 つ満たしていれば 71％は心原性だという，さながら探偵みたいな気分にさせてくれる報告です(Weber BE, Am J Med 1996；100：138)．ですから，少くともこれらの要素をいくつか満たすものについて心精査を行うことは現実的かつ適切な対応策の一つではないでしょうか．

動悸患者の予後は本当に良好か？

患者さんは，「動悸だ…こりゃー大事！」ということで受診するわけですが，プライマリー・ケア医を訪れる動悸患者の生命予後は一般的に良好とされます．先の Weber らの報告でも 1 年以内の死亡率は 1.6％，脳卒中などのイベント発生率は 1.1％でした．また，3.5 年にわたって健常コントロール群との間に死亡率で有意差がなかったとする報告もあります(Knudson MP, J Fam Pract 1987；24：357)．

心原性が 4 割も含まれているにも関わらず予後良好というのにあなたは違和感を覚えるかもしれません．でも，不整脈などといっても，実際には上室あるいは心室期外収縮が大半を占め，これらは器質的心疾患がなく心機能良好な人では予後に影響を与えないためでしょう(⇒ §6-3 p.97「心房期外収縮(PAC)は良性」，p.100「心室期外収縮(PVC)は心疾患次第」参照)．心室頻拍などの致死性不整脈が一般外来での動悸患者に含まれることは非常に稀なのです(救急外来などは別ですが)．

こう考えると，動悸の原因を追求し治療していく"動悸学"は生命予後よりは QOL 改善のための医学という側面を有しているともとらえられるのではないでしょうか．しかし，せっかく原因が判明し，また生命予後に無関係であるとしても，初診から 1 年以内に 75％の例で再発を認め，一部では仕事などへの社会的影響を及ぼすなど，動悸は意外にしつこく時にやっかいな敵であることもわかります．ですから，私たちが診療の現場で動悸患者さんに接する場合，矢継ぎ早にあらゆる検査をし尽くして(患者さんが望む場合もありますが)「何ともないですよ」とすぐにサヨナラしてしまうのではなく，ゆっくり根気強く，時には心療内科や精神科をはじめ他科の先生方ともうまく連携していく必要があるのです．まさに全人・包括的医療が試されていると思います．

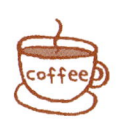

§10

Treatment/Overview/Propose
── いよいよファイナル ──

めざせトータル・マネージメント

いよいよ最後の回だよ．今回は語呂合わせの最後"TOP"を一気にまとめて扱おう．

"O"は"Overview"で全体を見渡す，そして"P"は"Propose"で自分のサインをつけてレポートを提出するプロセスですから，実際には"Treatment"の"T"についてがメインテーマですね．治療方針の提案ですね．

治療だけでなく，"T"は"Total Management"ともとらえて欲しいんだ．心電図所見を淡々と述べるだけでなく，経過観察でいいのか，それとも治療が必要なのかしっかりコメントするのが大切だよ．

循環器的なトータル・マネージメントですね．ホルター心電図をオーダーする側のすべてが循環器のプロではないのですから，所見だけズラズラと列挙して報告されても，「じゃあ結局どうすればいいの？」って思うと思います．

そうだね．"IT REACHES TOP"プロジェクトの集大成として，もう一度全体を簡単におさらいしていきながら，個々に対する方針選択について確認していこう．

まずは"I"

"Information"では"ABCDE"を見るんでした．患者さんの年齢・性別や既往症に加えて，ホルター心電図がオーダーされる理由となった自覚症状（主訴）を確認します．もちろん，服用している薬剤の情報や12誘導心電図も添付されていればじっくり見てから判読に入るんでした．

そのうち，特に大切なのは"C"で，オーダーしてくれた先生は患者さんの主訴である自覚症状と心電図変化との関連を知りたいはずだよね．この質問に答えられるよう事前に確認しておこう．

患者さんが動悸や胸痛，めまいなどを感じた時に心臓で何が起こっているかですよね．

でも，症状の出現頻度によっては検査中に何のイベントも起きない時もあるよね．

日差変動を意識しないとダメでしたね．3〜4日に1回しか出ない症状，1回の24時間記録で見つかる方が珍しいかもしれません．

例えば"突然始まる動悸"の精査のホルター心電図で考えてみて．大事なことは，仮にその動悸発作が記録中に認められなくて，全体で特に異常所見がなかったとしても，

> 今回の記録中には問題となった"動悸"は認められなかったため，正確には心電図所見との対比はできていません．その他の部分を含め特別な心電図異常は見られませんが，同症状が非心原性である証拠にはならないことにご注意ください．

のようにコメントするほうが良いよ．発作イベントが見つかるまでホルター心電図を繰り返すか，はたまた別の検査をしていかないといけないね．

🔰 最近はイベント心電計もあるんでした．逆に心電図は正常なのにいろいろな症状記載があったり，イベントボタンが押されていることもありましたね．

👓 一例として，患者さんの何らかの訴えの約3分の1では心電図異常を伴わない，というデータを前回紹介したよね（⇨§9 p.311「症状あり＝心電図異常ではない！」参照）．

🔰 患者さんの訴えすべてを疑う必要はないですが，何でも鵜呑みにせずに冷静に前後の心電図所見と対比させて考える姿勢が必要ですね．

👓 症状があっても心電図異常がない場合，患者さんの訴えが不整脈や狭心症といった心原性要因に起因するものではないことを示唆する有力な証拠と考えて良かったんだね．

"Time"も大事

🔰 次の"T"は記録時間で，最低でも 18 時間，可能なら1日の8割に相当する 20 時間は必要でしたね．

👓 それより短い場合には過小評価になっている可能性をコメントしようね．

記録時間に関するコメントの仕方
記録時間 18 時間以下 → "不十分"（明らかに短く過小評価の可能性あり）
記録時間 18〜20 時間 → "短め"

1つ目の"R"は心拍数

🔰 "R"には2つありましたね．最初は"Rate"で心拍数のチェックでした．

👓 1日総心拍数（THB）や最大・最小心拍数の値を見るんだったね．正常な1日総心拍数の目安はいくつだったっけ？

🔰 10±2万でしたから8万〜12万/日で，平均心拍数に換算すると 60〜80/分 でした．これは洞結節の正常興奮ペースを表しているんでした．

👓 そのとおり．自動解析で算出された心拍数の情報を見て，

> **心拍情報を活用した不整脈スクリーニング**
>
> ・徐脈性不整脈を疑う所見
> 総心拍数＜7〜8万/日（平均心拍数＜50/分）　または　最小心拍数＜40/分
> ・頻脈性不整脈を疑う所見
> 総心拍数＞14万/日（平均心拍数＜100/分）　または　最大心拍数＞150/分

と考えて，問題となりそうな不整脈のスクリーニングに使うんだったね．

🛡 頻脈の患者さんに関しては，運動負荷試験などで用いられる目標心拍数として，（220－年齢）×0.85 を計算しておくと参考になりました．

👓 電卓が必要なのが少し面倒だし，個々人の生活様式にもよるけれど有用な目安になると思うな，私は．是非うまく活用してね．

▌2つ目の"R"は調律

🛡 "R"の2つ目は"Rhythm"でした．まず洞調律か否かの判定が大事でした．

👓 正確には洞調律かどうかは CM₅ 誘導と NASA 誘導の2つだけでは難しいけれど，両方のP波は陽性のことが多くて，独特の滑らかな"ゆらぎ"があるんだったね（⇨§5 p.54「ホルター心電図での洞調律」参照）．

🛡 もちろん，添付されていれば 12 誘導心電図でも確認するようにします．先生の提示してくださったケースでは心電図約4分の1にしか添付されていないという現実も教わりました（⇨§2 p.18「内服薬には要注意」参照）．ずっといい加減にしてきたけれど，今は自信をもって洞調律と宣言できると思います．

> **洞調律の定義**
>
> 基本的にP波形・心拍数のみで定義・分類される！
> 1) 明確なP波が認識できて，P波の極性が以下のような場合に洞調律という
>
> | 肢誘導 | P波 | 胸部誘導 | P波 |
> |---|---|---|---|
> | I | ＋ | V₁ | |
> | II | ＋ | V₂ | |
> | III | | V₃ | |
> | aV_R | － | V₄ | ＋ |
> | aV_L | | V₅ | ＋ |
> | aV_F | ＋ | V₆ | ＋ |
>
> 2) 次に心房レート（P-P 間隔）で分類する
> ＜60(50)/分なら洞性徐脈，60(50)〜100/分なら正常洞調律，＞100/分なら洞性頻脈という

§ 10 Treatment/Overview/Propose

いよいよファイナル

基本調律を高らかに宣言しよう

洞調律かの判定をしつつ，1日のうち3分の1から半分(2分の1)を占める調律を基本調律として記載するんだったね．具体的には次の中から選ぶことになると思うよ．

基本調律の宣言
①洞調律
②異所性心房調律
③心房細動・粗動など(心房性不整脈)
④ペースメーカー調律
⑤その他

特殊な状況として，

心房と心室とが別々の調律で支配されている場合には各々別個に記載する

っていう約束でした．これは少し難しかったなぁ(⇨§5 p.59「心房と心室の調律が違う場合」参照)．良く復習しておかなきゃ．

そこでも出てきたペースメーカーに関しては，初めのうちは難解で敬遠されがちだからほとんど述べなかったけれど，他の教科書なんかで見て徐々に勉強していってね．

"E"その1—心房期外収縮

"R"の次の"E"は期外収縮(extrasystole)だったね．期外収縮には大きく分けて2種類あったけど，何と何？

心房性と心室性です．カッコよく言うとPACとPVCでした，エッヘン．

まずはPACから考えよう．通常，ホルター心電図をすると約60個のPACは誰でもあるんだったね(⇨§6-2 p.89「期外収縮リアル・ワールド」参照)．

でも，PAC自体は何個出ていても基本的には予後良好な不整脈でしたね．

まったくその通り．だから，ある程度頻発したPACについてコメントする場合には，

PACへの対処をする上での観察ポイント
1) 発作性心房細動(または心房粗動)
2) 自覚症状(動悸・結滞感など)
3) 器質的心疾患(心機能，左室駆出率)

の3つの有無を確認することを促しつつ，

> 原則として，PAC 単独に対する治療（抗不整脈薬）はしない

ことを基本的なスタンスとするんだったね．目安としては 1,000〜3,000 個以上の時にコメントすれば良かったね．まぁ，1,000 個あったら軽くコメントしようかな．

📕 どの薬を使うかよりもまずタバコやアルコール，カフェインなどの嗜好やストレス・睡眠不足の解消など身近な生活改善をアドバイスしたりするのが先決でしたね．

👓 生活指導が大切なんだね．

📕 PAC 多発を見た時の対処としては当然，1)〜3) の 3 つともなければ無治療ですね．

👓 心房細動や心房粗動があれば必要に応じて薬物を使うわけで，結果として PAC も抑制される方向に働くよね．ただ一番大切なのは，心機能が悪い人への抗不整脈薬はかえって危険なので控えるべきという認識だね．

📕 臨床試験が教えてくれた教訓でした．PAC 数を減らす薬物を勧めるより前に

> PAC 頻発（または散発）の背景に何かしらの器質的心疾患がないか検索してください．特に心機能低下例への抗不整脈薬投与は時に悪影響を及ぼす可能性があり，原疾患への対処が優先されます（PAC 単独への薬物療法の適応は少いです）．

のようにコメントするのがホルター判読医としては適切ですね．

👓 君，すばらしいコメントじゃないか！　PAC に対して抗不整脈薬を使うのは，肺癌が原因で生じた咳に対して咳止めだけを延々と処方することに似ているよ．

📕 咳の回数は多少は減るでしょうけど，治すべきは咳ではないんですよね．

"E" その 2 ― 心室期外収縮

👓 期外収縮のもう一つは PVC だね．これも通常のホルター心電図では 15 個ぐらいは普通に見つかるんだったね（⇨ §6-2 p.89「期外収縮リアル・ワールド」参照）．

📕 問題は 1,000 とか 3,000 個以上とたくさん認めた場合ですよね．PAC と違って PVC のほうが怖いイメージがありました．

👓 PVC の場合には器質的心疾患があるかないかで治療が大きく分かれるんだったね．まず，器質的心疾患がない場合には基本的には PAC 同様，予後には無関係と考えていいよ．

> 器質的心疾患がない場合の PVC
>
> 自覚症状（−）→経過観察のみ（年 1 回のホルター心電図など）
> 自覚症状（＋）→最小限の薬物治療（β遮断薬など）を試す
> 　　　　　　　カテーテルアブレーションが有効なこともある

§ 10 Treatment/Overview/Propose
いよいよファイナル

👓 だから，自覚症状がある場合でも，よほど生活に支障をきたすほどでないと投薬はしないほうが無難だよ．

📖 なるべく抗不整脈薬は使わない，というスタンスは誰に対しても同じなんですね．最近ではカテーテルアブレーションが成功率も高かったです．一生薬を飲み続けることを考えると，患者さんの希望があれば積極的に専門施設へ紹介してあげなきゃ．

心疾患のある PVC には慎重に

👓 次は器質的心疾患のある場合だよ．これはガイドラインも復習しておいてね（⇒§6-3 p.108「基礎心疾患を有する PVC への対応」参照）．

📖 これは左心機能，つまり心エコーでみた駆出率(EF)と心筋梗塞の既往がポイントでした．

👓 ガイドラインのフローチャートを細かく覚えるというよりは，心機能が低下していたり，陳旧性心筋梗塞の既往がある患者さんに PVC が多発している場合には，

> 循環器専門医へのコンサルトを優先させる

のが大切な姿勢だったね．

📖 抗不整脈薬全般について言えることですが，ガイドラインに載っているアミオダロン（アンカロン®）やソタロール（ソタコール®）やベプリジル（ベプリコール®）などは循環器専門医以外には特に手が出しにくい薬ですから．

👓 場合によっては心臓電気生理検査(EPS)をして心臓突然死予防のための植込み型除細動器(ICD)の適応について検討しなくてはいけないからね．これは"不整脈屋"さんの仕事だよ．

不整脈の"A"―まずは徐脈

👓 不整脈については心電図，特にホルター心電図の独壇場だったね．不整脈は大きく徐脈性と頻脈性に分けられたけど，まずは徐脈から復習しよう．

📖 1 日総心拍数＜7〜8 万/日あるいは最小心拍数＜40/分の場合には要注意でした．

👓 具体的な数値も重要だったけど，徐脈の治療を考える上で最も大切なのは自覚症状だったね．基本的に徐脈関連症状があるかないかでペースメーカー適応が決まるわけだからね（図1）．

ペースメーカー適応となる徐脈関連症状

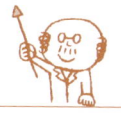

1) 一過性脳虚血症状(めまい，ふらつき，眼前暗黒感，頭部浮遊感，失神など)
2) 運動耐容能低下(易疲労感，労作時息切れ)
3) 心不全症状・徴候(労作時呼吸困難，体重増加，下腿浮腫など)

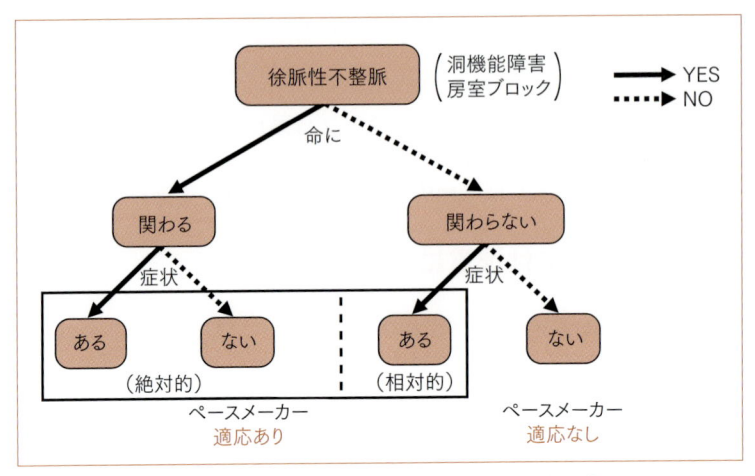

図1 ペースメーカー治療の基本的な考え方

🛡️ 症候性徐脈なら治療するのが原則でした．でも，時には無症状でも命にかかわる危険な徐脈もありましたね．

👓 洞不全症候群は基本的に"死なない"不整脈という認識でOKだったけど，房室ブロックの場合は別だったね．特に，

> モービッツⅡ型，高度，完全の3つ房室ブロックでは無症状でもペースメーカー適応

と判断するのが無難だったね．"ザ・ジャッジ"(⇒§7-5 p.179 図17参照)の裁判の様子をもう一度復習しておいてね．

🛡️ 2度以上の房室ブロックを見たら，たとえウェンケバッハ型だけであっても，何らかの形でペースメーカー適応の有無についてのコメントはすべきでしょうけどね．

👓 通常ウェンケバッハ型は良性だったね．最後に特殊な徐脈として，一般的には頻脈性不整脈とされる心房細動が徐脈になることもあったよね．

🛡️ 徐脈性心房細動ですね．目安は1日総心拍数で7〜8万/日以下の時でした．特にR-R間隔が遅くてレギュラーになった時は要注意でした．

👓 そういう時には完全房室ブロックを基本に，少し応用編として心房静止という病態も勉強したね．徐脈性心房細動でも，治療方針の基本はやはり自覚症状の有無だったね．ガイドラインも復習しておいてね(⇒§7-6 p.183「徐脈性心房細動のペースメーカー適応」参照)．

🛡️ 要は徐脈に基づく症状があればペースメーカー適応でしたから，特別なことはありませんね．

頻脈もチェック

次は頻脈だね．頻脈性不整脈は上室性と心室性通常とに大きく分けられたね．細かいことは考えずに，まずは QRS 幅を見て，

> QRS 幅が正常（narrow）→上室性頻拍
> QRS 幅が広い（wide）　→心室頻拍

で OK だったね．心電図の目盛 3 つ分の 0.12 秒以上 QRS 幅がある時に wide と言うよ．

ヤバイぞ！　wide QRS tachycardia

上室性頻拍でも QRS 幅が広くなることはありましたが，そうは言っても wide QRS tachycardia はほとんど心室頻拍（VT）でしたね．

約 9 割はそれで OK さ．上室性の頻脈でも何らかの異常があることが普通だから，

> wide QRS tachycardia という診断名で専門施設へ紹介する

のが最も賢い方法だったね．細かい診断基準よりも wide QRS tachycardia を見たらなるべく早く循環器専門医へというのが，医師としての大事なコモンセンスだよ．

いろいろある narrow QRS tachycardia

次は上室性頻拍ですね．QRS 幅は正常というか狭いんでした．鑑別がいろいろあったような…．

その通り．上室性頻拍の多くは narrow QRS tachycardia で，

> ①心房細動（A）②洞性頻脈（S）③心房粗動（A）④発作性上室性頻拍（P）⑤その他

があったね．慣れてくると 12 誘導心電図よりもホルター心電図のほうがずっと診断しやすくなるよ．具体的な鑑別は "ASAP" の手順で行うんだったけど（⇒§7-7 参照），ここではそれぞれに対する対処法を考えていこう．

当然，②の洞性頻脈なら多くは生理的で病的意義はないですから経過観察ですよね．

次に心房細動・粗動

①と③の心房細動と粗動は大事だったね．まずは慢性心房細動では抗凝固療法はもちろんとして，基本的に心拍数コントロールをするんだったね（⇒アドバンス2参照）．

ジギタリス製剤やβ遮断薬そしてワソランやヘルベッサーなどのカルシウム拮抗薬が使われるんでした，心拍数コントロールに．

発作性心房細動をどうすべき？

👓 次に発作性心房細動あるいは粗動を見つけた時の対応について考えよう．最初に概略を示しておこう．

発作性心房細動・粗動の治療の概略

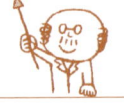

1) 器質的心疾患のチェック
2) 抗凝固療法（ワルファリンかDOAC）→ $CHADS_2$ スコア
3) 薬物治療 → 調律コントロール または 心拍数コントロール
4) カテーテルアブレーション → 心房粗動◎，心房細動△〜○

🛡 まずは 1) の背後に心疾患がないかチェックするのは心房細動や粗動に限りませんね．

👓 臨床的には高血圧だけとか，背後にまったく何もないという孤発性心房細動が日本では多いとされるよ．次に 2) の抗凝固療法について考えよう．

🛡 いわゆる"サラサラ薬"ですね．心房細動単独では通常は命が奪われませんが，脳梗塞が起こってしまうと辛いです…．死亡率も高いと聞きますし．

👓 脳梗塞が発症しやすい人の特徴をいくつ備えているかで抗凝固薬の内服を勧めるか判断しよう．最近よく使われる簡便なものとして $CHADS_2$ スコアというものがあるよ．

脳梗塞リスク予測因子　$CHADS_2$ スコア

（うっ血性）心不全，高血圧，年齢（75歳以上），糖尿病 ＝ 各1点
脳梗塞または一過性脳虚血発作の既往 ＝ 2点
※**C**ongestive heart failure, **H**ypertension, **A**ge, **D**iabetes mellitus, **S**troke/TIA の頭文字をとったもの．　　（Gage BF, et al. JAMA 2001；285：2864）

🛡 これは覚えやすいですね．ちなみに何点以上でサラサラ薬になりますか？

👓 昔から使われてきたワルファリンの場合なら $CHADS_2$ スコア2点以上で勧めるのが一般的だね．

🛡 発作性心房細動が見つかって，既往に脳卒中イベントが一度でもあれば1発で2点になるからワルファリンしないとダメなんですね．たしかに再発リスクは高そうです．$CHADS_2$ スコア，覚えておきます．

👓 ちなみにごく最近まで抗凝固療法と言えばワルファリンと相場が決まっていたんだけど，ワルファリンが使われるようになって50年近くたってようやく，代替となり得る薬が登場したよ．DOAC あるいは NOAC と呼ばれる新規経口抗凝固薬がすでに4つも市販されているよ．ここは最近ホットなトピックの1つかな．

§ 10　Treatment/Overview/Propose

いよいよファイナル

心房細動の薬物治療

🔍 無症候性心房細動といって，心房細動になってもまったく何も感じない人なら抗凝固療法だけの検討だけで OK だけれど，動悸や極度の頻脈傾向を呈する人ではそれだけじゃ不十分だったね．

🛡 心房細動・粗動そのものに対する治療が必要なので，まずは 3）の薬物治療を検討するんですね．大きく分けて抗不整脈薬を用いた調律コントロールと慢性の時と同じ心拍数コントロールがありました．両者の間で生命予後に差はないですよね．

> 心房細動に対する調律コントロールと心拍数コントロールは生命予後や重大な心血管系イベント発生に関しては同等（AFFIRM 試験など）

🔍 日本で行われた J-RHYTHM という大規模臨床試験では「QOL までを含めると調律コントロールの勝利」という解釈もできるから，心房細動になった時の症状が強い場合で特別な心疾患がなければ抗不整脈薬を用いていくのも一手かな．

"新顔"カテーテルアブレーション

🔍 最後にカテーテルアブレーションについても簡単に触れておこう．大半の心房粗動は根治率 90〜95％と既に有効性が確立しているから，積極的に考慮したいね．

🛡 心房細動に対するアブレーションはどうですか？

🔍 方法や対象症例にもよるけれど，一般的な有効率は 70〜80％と考えよう．脳梗塞や心タンポナーデ，食道傷害などの危険な合併症や専門医の数の問題もあって，冠動脈インターベンションのようには普及していないのが現状かな（⇒アドバンス 5 参照）．

🛡 薬剤の効きづらい心房細動なら不整脈専門家に一度相談してみるというスタンスで OK ですね．最近心房細動アブレーションってよく耳にする気もします．

最後に残った発作性上室性頻拍

🛡 上室性頻拍の最後の④発作性上室性頻拍の多くにはワソランが特効薬でした．

🔍 発作性上室性頻拍に関しては，もはやカテーテルアブレーションによる治療をはじめから考慮してもいいよ．根治率も約 95％ときわめて高かったよね．

🛡 僕もホルター心電図で発作性上室性頻拍を見つけたら，積極的にカテーテルアブレーションを勧めるようにしたいと思います（⇒アドバンス 8 参照）．

オマケの冠疾患"C"

🛡 不整脈の次は "C" の冠動脈疾患ですね．ホルター心電図は基本的に不整脈の検査であっ

TOP

てST評価はあくまでもオマケと考えるのが基本でしたね.

🤓 その具体的な根拠として,

> **ホルター心電図が心筋虚血診断に向かない理由**
> 1)"こんな時は評価しちゃダメ"という前提条件が意外に多い
> 2)記録時間として24時間では不十分(理想的には48時間以上)
> 3)感度・特異度は60%程度(偽陽性・偽陰性が多い)
> 4)運動ができる場合には運動負荷心電図にはかなわない

を挙げたよね(⇨§8-1,アドバンス9参照).

📖 ガイドラインでも,運動が可能な場合の心筋虚血評価には基本的にトレッドミル検査などの運動負荷心電図をすべきとなっていてホルター心電図の扱いが良くありませんでした(⇨§9 p.302「ホルター心電図の適応」参照).

🤓 日本に多い小規模クリニックでの設備や医療連携の問題にも関連するけれど,原則は知っておいてほしい知識かな.

現実的な対処

🤓 とはいっても,すべてを否定していても始まらないから,次のように考えよう.

📖 そうですよ.せっかく理論的なST解析法を習ったんですから…(⇨§8-2参照).

> **ホルター心電図による虚血診断**
> 1)運動負荷心電図(トレッドミル検査)の代替とは考えない
> 2)無症状なのに虚血性心疾患のスクリーニングとして行うのは基本的にNG
> 3)判定困難な症例では不用意なコメントは避ける
> 4)感度・特異度はせいぜい60%であることをわきまえる
> 　―虚血性ST変化(+)でも別種検査での確認が必要
> 　―虚血性ST変化(−)でも臨床症状から狭心症が疑われるなら否定しない

📖 1)と2)はオーダーする時に気を付けます.特に2)はガイドラインでもクラスⅢで禁忌相当でした.

🤓 3)はいろいろ悪い条件が重なったり,明らかに虚血性変化とは言い切れない微妙な変化の時には,躊躇せず"評価不能"とコメントするようにということだったね.最近では,虚血性心疾患に関する診断検査は,

> § 10 Treatment/Overview/Propose
> いよいよファイナル

虚血性心疾患の診断検査

1) 侵襲的検査(観血的検査)
　心臓カテーテル検査(冠動脈造影)
2) 非侵襲的検査
　運動負荷心電図，心筋シンチグラフィー(核医学検査)，冠動脈造影CT検査(⇒アドバンス10参照)，ドブタミン負荷心エコー，心臓MRI，PETなど

のように充実したラインナップとなっているのだから．

🛡 多くはクリニックや小規模病院レベルでできる検査ではないのが弱点ですが．

👓 患者さんのためを思うのであれば，心筋虚血評価はホルター心電図で"すませる"のではなく，疑わしい場合にはより精密な検査ができる専門病院を紹介すべきだよ．

🛡 最後の4)では陽性でも陰性でも"決めつけない"のが大切だってことですね．

👓 特にホルター心電図で陰性でも冠危険因子がたくさんあって，臨床的に狭心症が除外できない胸部症状がある場合には，心筋虚血を検出できていない可能性を忘れないようにね．

🛡 個人的には不整脈の検査なのに心筋虚血に関する情報もわかるなんてスゴイとも思いますが，基本的な認識はあくまでもオマケなんですね．

最後に"ES"

👓 残りは"Event"と"Symptom"でまとめて"ES"だったね．

🛡 ホルター心電図を受ける患者さんの自覚症状などに関して，イベント時の心電図所見を確認するプロセスでした．

👓 イベントボタン操作や行動記録カードに記載された症状記載に注目して，ほぼ同時刻ないし少し手前を重点的に調べるんだったね(⇒§9 p.306「注目すべきは後じゃなくて前」参照)．

🛡 患者さんの時計と心電計の時刻がズレていることもあるので，実際には多少余裕をもって前後を調べるべきでした．めまいやふらつき，胸痛や動悸などの症状を説明可能な不整脈やST-T変化がキャッチされれば治療にも一歩前進するんでした．

👓 これはホルター心電図に特有なイベント解析法といえるけど，うまくいくと"捕まえたっ！"という警察官が現行犯逮捕するのにも似た感動があるはずだよ．

休憩室にてコーヒーを飲みながら

👓 いやぁ，今まで本当に長かったけど，ホルター心電図についてひととおりのことはお話できたんじゃないかなぁ．君はもう免許皆伝だよ．

- たまに理解するのが難しくて辛い時もありましたけど，先生のおかげでホルター心電図を使った不整脈や心電図の勉強を楽しく続けることができました．

- 君たち若い先生方の「患者さんを救おう」という情熱は日々の仕事ぶりから十分伝わってくるよ．循環器医にはそうした気合いや情熱が欠かせないよ．

- まだまだ知らないことだらけですので，もっと経験・勉強を重ねて，困っている患者さんに対して迅速に適切な治療方針を提示できるようになりたいです，先生のように．

- "医は知なり"で良質な医療を提供するには知識や経験が欠かせないからね．圧倒的な知力を持った熱いお医者さんになって欲しいな，君には．

- はいっ！　頑張らなきゃ．ここで習ったことを糧に日々精進していきます！

～これにて"ホルター心電図道場"はひとまず終了．若者たちの挑戦は続く…～

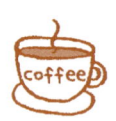

索引

数字

1日総心拍数　27, 29, 132
Ⅱ型洞機能不全の分類法　151
2：1心房粗動　210
2：1房室ブロックへの対処　181
2度房室ブロック　175, 175, 191
3次元マッピングシステム　62
4：1房室ブロック　178

A

age　17
aberrancy　75
aberrant conduction　73, 75
ablate and pace 治療　162
AFFIRM 試験　35
arrhythmia　4, 118, 122, 131, 143, 163, 183, 194
atrial standstill　186
atrioventricular nodal reentrant tachycardia（AVNRT）　215
atrioventricular reciprocating/reentrant Tachycardia（AVRT）　215
AVID 試験　110

B

β遮断薬　42
background　17
bigeminy　95
blocked PAC　160
bradycardia-tachycardia syndrome　147
Brugade ECG　289

C

chief complaint　17
electro-anatomical mapping（CARTO）　63
Cardiac Arrhythmia Suppression Trial（CAST）　108
$CHADS_2$ スコア　324
chest modified V_5（CM_5）　20
coronary heart disease　4, 228, 253, 279
coupling interval　70
coved 型 ST 上昇　288, 293
crista terminalis（CT）　65

D・E

drug　17
electrocardiogram（ECG）　17
ectopic atrial rhythm　50
non-contact mapping（EnSite）　63, 65
escape rhythm　60
event　5
events and symptoms　4, 302
extrasystole　4, 67, 81, 319

H・I

HR トレンドグラム→心拍数トレンドグラム
inappropriate sinus tachycardia（IST）　161
information　3
isorhythmic AV dissociation　174
IT REACHES TOP　3

J・M

J-RHYTHM 試験　35
myocardial sleeve　113

N

narrow QRS　69
narrow QRS tachycardia　194, 323
　──の鑑別手順　214
NASA 誘導　20
nonsustained ventricular tachycardia（NSVT）　83, 96

O・P

overview　9, 316
premature atrial contraction（PAC）　67
　──の変行伝導　73
PAC ショートラン　83
pause　71, 133
positional ST-change　254
propose　11, 316
pseudo-sinus bradycardia　76
pulmonary vein isolation　114
premature ventricular contraction（PVC）　67, 283
　──起源推定の原則　102
P 波
　──と QRS 波の"つながり"　163
　──の極性，洞調律における　46

P 波
　―― のないポーズ　154
　―― を探せ　168
　―― を見逃さないためのコツ　47
P 波極性，各肢誘導と　62
P 波形，CM$_5$・NASA 誘導における　54
P′波　75

Q

QRS 電気軸　50
QRS 幅
　―― が広い心房期外収縮　75
　―― による頻脈分類　126
QT 延長症候群の遺伝子判定　301

R

R-R 間隔，期外収縮をはさむ　71, 75
R-R トレンドグラム→心拍数トレンドグラム
　―― の読み方　136
rate　4, 27
rhythm　4, 45
Rubenstein 分類　144

S

saddle-back 型 ST 上昇　288
SCD-HeFT 試験　110
SCN5A 遺伝子　295
sinus bradycardia　144
sinus rhythm　45
ST 解析表　255
ST 上昇　279
　―― の計測法　281
　―― を呈する疾患・病態　279
ST スロープ　259
ST 低下　253
ST トレンドグラム　231, 255
ST–T 変化，既存の　21

T

time　3, 23
total heart beat (THB)　28
treatment　9, 316
trigeminy　95
T 波の見つけ方　168

V・W

Vaughan–Williams 分類　101

ventricular response　183, 198
wide QRS　69
wide QRS tachycardia　129, 323
WPW 症候群　217, 240

あ・い

圧縮波形　5, 7, 23, 134
イベント　5
　―― と症状　4
イベント解析の実例　307
イベント記載のポイント　306
イベント心電計　99
イベントボタン　5, 327
異所性心房調律　50
遺伝子多型　298
遺伝子判定，QT 延長症候群の　301
遺伝性不整脈疾患，代表的な　300
遺伝的な素因，薬の効き具合を決める　299
一過性の不整脈　132

う・え

ウェンケバッハ型（2 度房室ブロック）　176
右脚ブロック　75
右室流出路　102
右室流出路起源心房期外収縮　104
植込み型除細動器　110
植込み型ループ式心電計　310

か

カテーテルアブレーション　104, 227, 325
解析時間に関するコメントの仕方　26
拡大波形　5, 8
紙送り速度，心電図の　13
完全左脚ブロック　239
完全代償性期外収縮　74
完全房室ブロック　166, 170, 283
　―― の診断基準　166
冠動脈疾患　228, 325
冠攣縮性狭心症　279
患者情報　3
間入性心室期外収縮　74

き

キャリパー　155
既往症　316
記録時間　3, 23
　―― と解析時間　25

索引

──に関するコメントの仕方　317
基本調律　4, 45
　──の宣言　59, 319
期外収縮　4, 67, 319
　──の個数に関するレポート　89
　──をはさむ R-R 間隔　69, 71, 75
期外収縮パターン　138
期外収縮連発　140
偽性洞性徐脈　76
休止期　71
急性冠症候群　286
虚血性 ST 低下　266
虚血性 ST 変化　253
虚血性心疾患　4
　──の診断検査　327
胸痛患者の初期評価　246
胸痛への適応　304

け・こ

結節間伝導路　65
コビトの世界　77
孤発性心房細動　324
行動記録カード　305, 327
後結節間伝導路　65
高度房室ブロック　178
根治療法　227
　──，上室性頻拍の　128

さ

左室肥大　236
最小心拍数　28
最大・最小心拍数　132
最大心拍数　28, 32
催不整脈作用　19
三尖弁輪　204

し

ショートラン　140
ジギタリス効果　19
刺激伝導系　143, 216
　──と徐脈の関係　143
肢誘導の方向　62
自覚症状　302, 316
　──の性質と不整脈　304
持続性心室頻拍　84
失神　309
主訴　17

徐脈　4, 31
徐脈鑑別の大前提　143
徐脈性心房細動　122, 143, 183, 199
徐脈性不整脈　121, 122
　──の存在を疑う所見　32
　──を疑うヒント　133
症状自覚のタイミングと心電図異常　307
上室期外収縮　68
上室性頻拍　126
情報収集　17
心筋梗塞　107
心原性失神　310
心原性要因による動悸　314
心室性頻拍　126
心室 2 段脈，心室 3 段脈　95
心室応答　183, 198
心室期外収縮（PVC）　67, 283, 320
　──，器質的心疾患がない場合の　320
　──，心疾患のある　321
心室調律　60
心室ペーシング　60, 239
心臓 CT　249
心電図波形表示の約束　61
心内心電図　63
心拍数　4, 317
　──，ホルター心電図で注目すべき　28
　──の正常範囲　27
心拍数計算法　12, 16
心拍数コントロール　325
心拍数コントロール指標　35
心拍数情報を活用した不整脈スクリーニング　318
心拍数スケール　29
心拍数トレンドグラム　55, 133, 202
　──の読み方　136
心房期外収縮（PAC）　67, 75, 164, 319
　──の原因，健常人で認める　100
心房細動　195, 323
　──＋完全房室ブロック　187
　──での至適心拍数　35
　──，ホルター心電図に見る　38
　──の心室応答　199
　──の診断基準　195
　──の薬物治療　325
心房細動アブレーション　114
　──，根治療法としての　116
心房静止　186, 187

心房粗動　195, 323

す・せ・そ

スーパーインポーズ波形　264, 266
　──, ST 上昇の　284
　──, 虚血性 ST 低下の　268
生活指導　320
潜在性（concealed）WPW 症候群　220
前結節間伝導路　65
早期再分極症候群　279
早期再分極パターン　279
袖状心筋　113

た・ち

体位性 ST 変化　254
治療　9
　──, 徐脈頻脈症候群の　149
　──, 上室性頻拍の　127
　──, 心室頻拍の　130
　──, ブルガダ症候群の　295
遅伝導路　221
調律　318
調律コントロール　325

と

等頻度房室解離　173
糖尿病　245
洞（結節）機能不全→洞不全症候群
洞性頻脈　195, 201
洞性不整脈　51
洞調律
　──, 2 次元で見る　61
　── の心拍数トレンドグラム　57
　── の定義　46, 318
　── の判定（法）　45, 51
　── の"ゆらぎ"と連続性　55
洞調律時の電気の流れ　62
洞停止　154, 158
洞不全症候群　122, 143, 161, 189
洞房ブロック　154, 158
動悸　313
　── の原因　314
動悸患者の予後　315
突然死　170

に・ね・の

二重房室伝導路　219
日差変動　316
年齢　17, 316
脳梗塞リスク予測因子　324

は

バッハマン束　65
波形登録　92
背景疾患　17
肺静脈隔離術　114
肺静脈起源の上室期外収縮　113
判読に欠かせない周辺情報 ABCDE　17

ひ

非持続性心室頻拍　83, 96, 284
頻脈　4, 323
頻脈性心房細動　199
頻脈性不整脈　121, 125
　── の存在を疑う所見　33
　── を疑うヒント　132
頻脈誘発性心筋症　42

ふ

ブルガダ症候群　288
　── の診断基準　290
ブルガダ心電図　289
ブロックされた心房期外収縮（PAC）　75, 160
不安定狭心症　286
不整脈　4, 118
　── って何だろう　119
　── の領域におけるゲノム解析　298
不整脈スクリーニング, 心拍数情報を活用した　318
不整脈発生表　40, 87
不整脈ヒストグラム　85
分界稜　65

へ

ペースメーカー治療の基本的な考え方　322
ペースメーカー調律　60
ペースメーカー適応　124, 125
　── となる徐脈関連症状　321
平均心拍数　27
変行伝導　75
　── を伴う心房期外収縮　75, 79

索引

ほ

ホルター心電図
　──，無症候例に対する　247
　── が心筋虚血診断に向かない理由　326
　── での洞調律の確認　54
　── における不整脈の解析法　131
　── による虚血診断　326
　── の依頼目的　313
　── の心筋虚血診断　233
　── 判読前の12誘導心電図　20
ホルター心電図依頼書　22
ホルター心電図報告書　10
ボーン・ウィリアムズ分類　101
ポーズ　133
ポーズイベント　151
補充収縮　68
補充調律　60, 170
報告書の作成　9
房室回帰性（リエントリー性）頻拍　215
房室解離　172
房室結節は偶数がお好き　207
房室結節リエントリー性頻拍　215
房室接合部期外収縮　68
房室ブロック　122, 143, 162, 163, 175
　── の程度分類　164
発作性上室性頻拍　195, 213, 215, 325
　── と2：1心房粗動の鑑別　214
発作性心房細動　319, 324
　── の定義，ホルター心電図における　201

ま・む

マスター階段試験　305

無症候群イベント　312
無症候性心筋虚血　245
無症候性心房細動　325
無症候例に対するホルター心電図　247

め・も

"めざせ頂点"プロジェクト　2
めまい　303
モービッツⅡ型（2度房室ブロック）　176
モフォロジー登録　92
目標心拍数，運動負荷心電図における　32

や・ゆ

薬効評価　19
薬剤　17, 316
薬物療法，上室性頻拍の　127
ゆらぎ　57

ら・り・る・れ

ラダーグラム　154
両室ペーシング　250
ルーベンシュタイン分類　144
　──Ⅰ型（洞性徐脈）　144
　──Ⅱ型（洞停止・洞房ブロック）　150
　──Ⅲ型（徐脈頻脈症候群）　146
レポート　9
連結期　70

わ

ワーファリン　324
　── の必要量と遺伝子多型　299